中医经典

·跟读名师手记·

伤寒辑

总主编 周春祥

总审 顾武军

伤寒论纲目

[清]沈金鳌/辑

王振亮/笺注

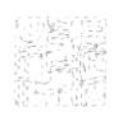

上海科学技术出版社

图书在版编目（CIP）数据

伤寒论纲目 /（清）沈金鳌辑 ；王振亮笺注. -- 上海 ：上海科学技术出版社，2021.9
（中医经典·跟读名师手记 / 周春祥总主编. 伤寒辑）
ISBN 978-7-5478-5465-5

Ⅰ. ①伤… Ⅱ. ①沈… ②王… Ⅲ. ①《伤寒论》—研究 Ⅳ. ①R222.29

中国版本图书馆CIP数据核字(2021)第169314号

伤寒论纲目
[清]沈金鳌/辑
王振亮/笺注

上海世纪出版(集团)有限公司
上 海 科 学 技 术 出 版 社 出版、发行
(上海钦州南路 71 号　邮政编码 200235　www.sstp.cn)
上海盛通时代印刷有限公司印刷
开本 787×1092　1/16　印张 28.75
字数：600 千字
2021 年 9 月第 1 版　2021 年 9 月第 1 次印刷
ISBN 978-7-5478-5465-5/R·2368
定价：78.00 元

伤寒论纲目

内容提要

自仲景《伤寒杂病论》成书以来，注释《伤寒论》者不计其数。清代名家沈金鳌的《伤寒论纲目》独树一帜，循六经之次，析各款之繁，以仲景论为纲，历代诸家之语为目，是历代注家中以症类证的唯一一部著作。

本次笺注，以沈金鳌《伤寒论纲目》为引，力主从临床应用出发，结合当今伤寒名师写就的手札笔记，从“注文浅释”“医理探微”“临证薪传”“案例犀烛”四个方面，对注文中的医理、辨治思路、应用要点、存在争鸣处进行诠释与解读，使《伤寒论》深厚的理论更加通俗易懂，使读者在名师的点拨下领悟经典的含义，明确方药理论的应用思路。

本书以笺注形式全面、深入诠释《伤寒论纲目》，希冀读者能在作者的心得体会中全面、深入领悟沈金鳌注解《伤寒论》之宗旨，汲取《伤寒论》精华，提升临证能力。

王序

学中医，不可不读《伤寒论》，已是自隋唐至今的医界通论。其原因在于，《伤寒论》所蕴含的理法方药一以贯之的理论体系，奠定了中医临床各科学术发展的基础，是以古代学者称其为“开万世之法程，诚医门之圣书”。

《伤寒论》虽贵为圣书，但其难以参悟，也是医界之共识。古今医家，皆深谙读懂《伤寒论》难，用好《伤寒论》更难，故历代名家纷纷将一得之见记录于笔端，以至千余年来《伤寒论》注本卷帙浩繁，难以数计。而正是这些注本铺就起后世读者读懂《伤寒论》的坚实阶梯。

《伤寒论》的注本，种类繁多。据不完全统计，截止于中华人民共和国成立前，有名可查的注本竟达 1040 本之上；而注本之中，各家又观点各异：有非议王叔和、成无己，倡言错简者；有反对乱编原文，维护旧论者；也有另辟蹊径，重在研究辨证精华者。如此浩繁之注书，如此杂乱之注家，如何参考，如何择善而从，又给现今的《伤寒论》学人带来了迷惘、疑惑乃至后续的懈怠。

古语有云“将登泰岱，舍径奚从；欲谒扶桑，无舟莫适”，如何在众多的注本中选取平正公允、观点上乘的注本，如何在伤寒学派中选取最具代表性的注家，如何对注家的观点进行进一步的注疏阐释，从而为当今的学者开拓一条攀登《伤寒论》高峰的蹊径，为欲达仲景学术彼岸的追求者提供一叶扁舟，是当前众多学者应当认真思考的问题。基于此，上海科学技术出版社编辑出版了这套“中医经典·跟读名师手记”伤寒辑，丛书力求承先贤之见，并能对注本玄幽奥秘之处做全面深入解析，意在从艰深玄奥的医理中明晰其理路，领会其精神，把握其要领，进而更好地将《伤寒论》理论灵活运用于实践，可谓用心良苦！

通过对《伤寒论》注本不同学术流派的梳理，丛书选取迄今伤寒界最具学术代表性的注本为底本，包括《注解伤寒论》《伤寒论条辨》《伤寒论集注》《伤寒溯源集》《伤寒来苏集》《伤寒贯珠集》《伤寒论纲目》七种，由二十世纪八十年代享誉全国的南京中医学院陈亦人教授的嫡传弟子们作深层次的笺注解读。鉴于他们都是国内高等中医药院校及三级医院的学科带头人，深厚的理论功底与丰富的临床经验，使得笺注内容异彩纷呈。

余早年在刘渡舟先生门下攻读博士研究生时，曾遵恩师之嘱，借在全国遍访《伤寒论》各家注本之机，专程去南京拜见陈亦人先生。当时曾多蒙教诲，而本人对陈老之著作，更是认真研习，受益颇深。此次"中医经典·跟读名师手记"伤寒辑书成，出版社邀余作序，又认真学习了各位专家的注疏之文。笺注中各位名师对辨治思路、应用要点的解析，对前人注本内容的补充与订正，以及切中要点、彰显隐秘的临床案例，都对余有很大的启发与开拓。

相信这套丛书对读者领悟经典原文、熟悉历代中医大家学术特点、拓宽经典临床应用视野都大有裨益。

是为序。

北京中医药大学

王庆国

2021 年 8 月

刘序

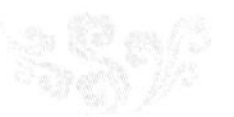

仲景祖述轩岐越人，宪章神尹，作《伤寒论》，将医经经方裁合为一，为医道之久远奠立法脉准绳。其论言至简而义蕴深，若非经年累月精究细琢，并得名师点拨，实难入其堂奥。因之，不少读伤寒人喟叹“百年钻故纸，何日出头时”！

忆 1989 年往南京随亦人老学习，吾师常以“孔圣作《十翼》为《周易》注释，垂万古而不弊”之例劝勉我等同门，谓研读《伤寒论》须多读历代注本，以汲取其丰厚滋养。博览众家，激荡思维，不时亦有柳暗花明、豁然开朗或是英雄所见略同之感。

“问渠那得清如许？为有源头活水来”。如今业已成一方伤寒名家的众位同门，各出机杼，由师弟春祥教授担纲，编纂出版一套带笺注的《伤寒论》注本，欲将诵读注本之活水直趋经典之源，使之成为《伤寒论》学习进阶之梯，让后来者明仲景之理，达仲景之事，以期精英辈出。同时，师门众师兄弟还深思熟虑，精心挑选了伤寒界迄今最具学术代表性的注本为底本，融入各人学习心得、临床体会，既实现了与注家的互融互通，以帮助读者较好地把握伤寒学的学术发展脉络，亦可拉近经典理论、注家学术与临床实践的距离。

“百战归来再读书”。理论方药固不可少，但临床应用更为重要。该丛书不仅汇集了陈老师门一众师兄弟们的理论见解，尤为可贵的是其中镶嵌了较多临床案例及诊疗心悟，堪能犀烛后学。

作为师门的一分子，既为众师兄弟付出的努力击掌，亦感惭愧不已。一赞伤寒园中又添新枝，更赞吾师之衣钵有继，是为序。

刘力红

2021 年 8 月

丛书编纂散记
（代前言）

看着案头甫定的"中医经典·跟名师读手记"伤寒辑笺注本书稿，思绪不禁拉回到三年前的沪上之旅，忆起与上海科学技术出版社编辑们商讨编纂这套丛书的缘起。

在上海一条记不起名字的弄堂里，一间简陋但却整洁的小酒屋中，我们以茶代酒敲定了这套丛书的编纂出版计划。

上海科学技术出版社曾以出版全国高等中医院校第五版中医教材蜚声海内外。先师陈亦人教授撰写的《伤寒论译释》影响数代中医人，出版方亦是上海科学技术出版社。近年来，在中医本科生、研究生《伤寒论》教材编写、出版方面，我们有过数度愉快的合作。

出版社此次新的编纂出版计划，开初着实令我吃惊！要知道，虽然三年前"读经典，做临床"已成为中医界的蔚然之风，但在崇尚"大道至简"、效率至上的时代，所谓的"读经典"实际是有其特定内涵的。以研读经典《伤寒论》为例，在众多人印象中，且不论诵读带笺注的注本，即或连读全本《伤寒论》似乎亦是问题，大家抱怨全本《伤寒论》太厚、责怪现代教材欠精要，于是经方成为当下最能迎合人们胃口的"快餐"。这样的背景下，确定编纂出版一套带笺注的《伤寒论》注本，无论对出版社还是对作者其实都是莫大的挑战，需要足够的勇气与底气。

这样一件做起来不易且可能难以"叫座"的活儿，为什么我们会欣然接下？这可能与我们过往接受的教诲与训练有关，是曾经的学习与成长经历让我们与出版社产生了强烈的共鸣。

谈起引发上述共鸣的具体动因，要回溯至二十世纪八十年代。考上陈亦人老师研究生、忝列门墙的我，与一众师兄弟都曾有过诵读注本的共同经历，在我们每届研究生的培养计划中赫然条列着《注解伤寒论》《伤寒论条辨》《伤寒来苏集》等必读的注本书目；此外，在培养目标中甚至还会看到诸如读一本注本需要摘记多少张读书卡片、发表几篇读后感等至为具体的考核指标，这俨然是一份放在当下也算时髦的教学过程管理计划。如此培养模式不仅造就了我们这一代，其中的合理内核在我们指导研究生时也得到了全面的继承，在我们师门中，这一读书习惯似乎已浸润骨髓。这可能亦是后来我将丛书编写计划在师门公开后，虽未作过多说明，大家仍踊跃参与的缘由。

为什么读《伤寒论》一定要读注本？步入师门的第一堂专业课，接受的便是陈亦人老师针对这一问题令人信服的解答。陈师认为经典是示范、是永恒，但是，经典难读。他甚至援引“昔孔圣作《十翼》之传为其注释，将《易》之奥义转变为系统化的哲学思想，垂万古而不弊”来佐证经典注本的重要。谈到《伤寒论》，他感佩前人总结的“经语奥深，句字藏櫽”，“详其句说，审其字意，知一章各有其源，六经各有其本，片言必有其归，只字必体其蕴”，认为《伤寒论》著成后，正是因为众多医家的皓首穷经，并结合自身临床实践，才能从不同学术视角，在注释中见仁见智、各出机杼，明《伤寒论》之理，发其奥旨，使这部经典著作得以流传，珠光闪耀，并亦因此促进了伤寒学术的进步。所以，是不同时代注家为《伤寒论》注入了强大的生命动力，注本提供了维系《伤寒论》历一千八百年而不衰的活力支撑。

讲到这里，或许仍有人质疑，诵读注本对专门从事《伤寒论》教学、理论研究者来说确实无可非议，但与临床家可能关系不大。要回答这一问题，我们不妨从古今医家的众多著述以及他们的成长之路中寻找答案。无论是金元四大家的刘、张、李、朱，还是温病学派的叶、薛、吴、王，在他们著述中都可以窥见对《伤寒论》注家学术的关注与临床运用的剪影。不只这些古代著名的临床大家如此，即或在其他众多近代医家身上也不难发现这样的端倪。如徐灵胎巧妙引用注本理论为《临证指南医案》评点；俞根初汇聚前人著述发扬与完善热病遗证辨治理论……当代众多国医大师在辨治现代疾病时更是从《伤寒论》注本中汲取了充足的养料。周仲瑛教授结合历代医家创见，运用蓄水、蓄血理论辨治流行性出血热；张伯礼院士在后世注家创用《伤寒论》复法启示下，巧用合方，最终成为“新冠”战场的人民英雄……

因此,凡是从事医、教、研工作的中医人,对经典的关注都不应仅限于经典本身!如果经典本身是中医学术之源,则经典之注应该是经典学术得以延续的活水。

明确了中医人读经典需读注本后,读哪些注本成为需要回答的第二个重要问题。众所周知,在一千八百多年的历史长河中,流传下来的《伤寒论》注本可谓汗牛充栋,这是一个大洋般的知识宝库,如何在偌大的书库中抽取代表性样本,尽最大可能地窥一斑而知全豹,这是一个颇难把握的技术问题。

值得庆幸的是,《伤寒论》注本虽然内容、特色各有千秋,但历代医家的研究积累为我们提供了极大的帮助。依照前人经验,结合学界共识,丛书将学界公认的《伤寒论》常见流派及其学术特点作为选取注本时的首要参考,同时充分考虑了注本作者的学术影响力。在上述原则指导下,本套丛书第一批选定了伤寒界迄今最具学术代表性的注本为底本,包括《注解伤寒论》《伤寒论条辨》《伤寒论集注》《伤寒溯源集》《伤寒来苏集》《伤寒贯珠集》《伤寒论纲目》七种,它们或倡导以经解经,或强调维护旧论,或执着错简重订,或属意辨证论治,可谓各显风采,争相斗艳。借助这套丛书,能够大概领略《伤寒论》色彩斑斓的注本世界。

在《伤寒论》研究史上,整理、校订《伤寒论》注本有较多的范例,而以注本为底本,针对注释内容进行全面、深入的补充订正与分辨剖析,本套笺注本的编纂可谓是做了一次有益的尝试。本次笺注,拟定从"注文浅释""医理探微""临证薪传""案例犀烛"四个方面,真实记录现代伤寒名师读书心悟,为方家抛砖引玉。亦希冀读者能在名师札记中全面、深入领悟前人注解《伤寒论》之宗旨,更希望以此为契机踏上高效学习《伤寒论》之路。

如果将注本喻作攀登经典高峰的阶梯,则笺注应该能成为阶梯上一道道能帮助大家攀梯的鲜明指引。借助笺注,不仅能让读者加深对注家作注的认识、解读出各注本精妙微奥的义蕴、把握住伤寒学学术发展脉络,也可以藉由笺注中指出的注释偏颇,帮助大家在攀援阶梯时避开歧路与误区。此外,由于笺注中嵌入了较多的鲜活案例,因而,本套丛书除能帮助读者藉注本进一步领悟《伤寒论》深厚理论外,还能帮读者拉近经典理论、注家学术与临床实践的距离。

由于新冠肺炎疫情阻隔,尽管正式编纂前门内师兄弟们曾进行过数度线上交流与论证,但仍不如线下交流那么直接与顺畅,加之作为总主编的我协调能力有限，导致不少有益建议未能悉数摄纳其中，由此可能直接影响了丛书的编纂质量，这些，都应该责之于我。

希望丛书在出版发行后能得到大家批评与教正，以便下次再版时更上一层楼。

周春祥

2021 年 6 月

导读

沈金鳌与《伤寒论纲目》

《伤寒论》作为四大经典之一，在中医学中具有不可替代的地位，研读《伤寒论》也是成为一名合格的中医必须做的重要功课。《伤寒论》成就了历代名学大家，同时，历代医学先哲也通过他们的长期实践、反复钻研、临床验证、不辍耕耘，使《伤寒论》成为一门专门的学科。从历代研究和注解《伤寒论》的方法来看，大致可以概括为四大流派：一是以成无己为代表的随原文顺序注释派，二是以方有执和喻昌为代表的错简重订派，三是以张志聪和张锡驹为代表的维护旧论派，四是以柯琴为主的辨证论治派。其中辨证论治派又可分为以经类证、以方类证、以因类证、以症类证四种。《伤寒论纲目》就是以症类证的代表。

一、《伤寒论纲目》与作者

《伤寒论纲目》为清代医家沈金鳌所撰。沈金鳌，江苏无锡城内西水关堰桥人，字芊绿，晚号尊生老人，生于康熙五十六年（1717 年），卒于乾隆四十一年（1776 年）。早年习儒，博闻强记，经史诗文、医卜星算，皆多涉猎。曾举孝廉，因屡试不进，中年后遂潜心医学。他披阅仲景以降大量诸名家医籍，详研其理，审其要旨，参互考订，辑录成书。由于长期受儒家思想熏陶，使其有强烈的“尊生重命”思想，认为“人之生至重，必知其重而有以尊之，庶不致草菅人命”，故以“尊生”为书名，编成其代表作《沈氏尊生书》（1773 年），其中包括《伤寒论纲目》十八卷、《脉象统类》一卷、《诸病主脉诗》一卷、《杂病源流犀烛》三十卷、《妇科玉尺》六卷、《幼科释谜》六卷、《要药分剂》十卷，共七种计七十二卷。此书辑前贤名论，撷各家之长，附己之灼见，括各科要义，凡药物、脉象、伤寒、杂病、妇儿科等，内容赅博，论述精辟。更为难能可贵的是，他治学严谨，追本溯源，重在务实求效。如其在《妇科玉尺》凡例中所言：所采古方，除试验获效外，其余必取方药之性味，按合所主之症，再四考订，果属针对不爽，才敢载笔。这种治学作风和品格，无疑为其著作增辉添彩，成为后世学者推崇的重要典籍。其中的《伤寒论纲目》，也成为《伤寒论》注本中独具特色的代表著作之一。

二、《伤寒论纲目》的学术成就

《伤寒论纲目》成书于乾隆三十九年(1774 年)。卷首冠以总论，分为脉证、六经主证、阴阳、表里、传变、愈解 6 篇；自卷一至卷十五，编列张仲景《伤寒论》原文为纲，选辑后世医家“其语尤精且当者”注解为目，其分属六经次第者，则以柯琴之说为主；其不得分属六经者，如伤寒后证、伤寒所属诸病、辨脉法、平脉法等悉列于后。沈氏认为如此排列，虽有剪缀之嫌，却可揭仲景《伤寒论》辨证之旨。同时他还认为，《伤寒论》所论伤寒病证不全，乃王叔和编次之误，于是取《金匮要略》中属伤寒证者补之，以发先旨之微奥，于后世伤寒更加翔实、精当。

1. 崇古为法，变化不泥

《伤寒论纲目》是《沈氏尊生书》的一部分，其中有沈氏编写《沈氏尊生书》时的重要思路和方法，即“崇古为法”。他在《杂病源流犀烛》中于每篇源流之下，首列《灵枢·经脉》的十二经脉起止循行及某经之气血多少，再以《黄帝内经》《难经》脏腑学说以澄其源，并采后世各家论述来析其流。《伤寒论纲目》的撰写也以此手法进行论述，如在《摇头直视》条下的“目”中选戴元礼注云，“《针经》云‘五脏六腑之气，皆上注于目而为之精。精之窠为眼，骨之精为瞳子，筋之精为黑睛，血之精为络，气之精为白睛，肌肉之精为约束，裹撷筋骨血气之精与脉并为系，上属于脑’”；在《身疼》条下的“目”中选王肯堂注云，“又《经》云，‘无阳则阴无以生’”；在《筋惕肉瞤》条下的“目”中选陶华注云，“《内经》曰，‘阳气者，精则养神，柔则养筋’”。如此例子，俯拾皆是。沈氏崇古尊古，然并非泥古不化，而是“变化不泥”。如在《自序》中所言：“《内经》揭伤寒之症，未详伤寒之变，自仲景创论，分阴阳，析六经，立方治，人始知伤寒之病之大与伤寒之病之治矣，而实未知其所以大、所以治也……不知一百一十三方，方方皆活；三百九十七法，法法皆通，即其法与方，融会贯通之，诚有取之无尽，用之不竭者。”其论经方临床应用，也紧贴实践，而无虚妄之言。

2. 仲景为先，兼顾诸家

沈氏对仲景成书以降的《伤寒论》注本进行深入研究，在撰写《伤寒论纲目》时，以仲景为先，将《伤寒论》原文为“纲”。为明仲景奥旨，采后世精华而为之羽翼。“纲也者，以为主也，伤寒之论，创自仲景，故独主仲景而取其论以为纲；目也者，以为发明也，仲景论后……独采叔和以下若干家，各摘其语之尤精且当者以为目。”“以仲景论为纲，历代诸家之语足以阐明仲景者为目，庶览是书者，可寻流溯源，而晓然于仲景之旨矣。”遍览该书，所有仲景条文，皆以此方式进行剖析，为后学研读《伤寒论》提供了便利。

3. 立足症状，剖析病机

《伤寒论纲目》主要是“以症类证”，也就是说从症状入手来辨析疾病病机。在症状的具体病机分析中，《伤寒论纲目》有以下几个特点。

（1）从脏腑角度分析病机：如对茯苓桂枝甘草大枣汤证、桂枝加桂汤证及栀子豉汤证“动气”的病机分析：“首条脐下悸，乃肾水乘火而上克……二条，……是水邪欲乘虚而犯心……三条，胃中以下而空虚，邪之客上焦者，必不因下而除，故客气动于膈也。”

（2）从六经角度分析病机：如在解析“其脉浮而数，能食，不大便，此为实，名曰阳结”条文中的“不大便”时，认为“此条本论阴结，阳结亦是陪客，以阳结即是胃家实也。阴结本少阴病，无表症，当用温药。”明确阳结不大便属于阳明燥屎内结，阴结乃少阴阳虚，阴寒凝滞。再如在论述“小便难”的病机时，认为“三阳皆有小便不利症，不获太阳也。如少阳伤寒五六日，中风，往来寒热，心烦，胁痛，或心下悸，而小便不利者，仲景则主小柴胡汤；若五六日已汗复下，胁满微结，渴而不呕，但头汗出，心烦，往来寒热，为未解，而小便不利者，仲景又主柴胡桂姜汤；若八九日下之，烦惊，谵语，身重，而小便不利者，仲景又主柴胡加龙骨牡蛎汤也。”皆从六经角度来阐释具体症状的病机。

（3）从表里（内外）角度分析病机：在解析“太阳病，发热而渴，不恶寒者，为温病”的“口渴”时，认为“所以名之曰温者，以内外皆热也，发热为外热，渴为内热，所以别于中风、伤寒也”。再如解析“疮家身虽疼，不可发汗，汗出则痉”的“痉”症时，认为“疮家病与风寒不同，风寒外症，必头项痛、身腰痛、骨节痛，非痛偏一处；风寒内症，必呕逆，或干呕、不得饮食。故发热恶寒虽亦相同，而辨其内外症则可知彼此之异，不得误认痈脓为风寒而错治矣”。

(4) 从三焦角度分析病机：在解析条文"湿家，但头汗出，背强，欲得被覆向火，若下之则哕，胸满，小便不利，舌上如苔者，以丹田有热，胸中有寒，渴欲得水而不能饮，口燥烦也"中的"口渴"时，认为"背强、恶寒尚属太阳，寒湿本当汗解，不汗而下，必致阳气扰上焦而满，伤中焦而哕，伤下焦而小便不利，既三焦受病矣。口燥烦而舌上苔，由丹田之有热，不能饮水，是湿犹在中"。

(5) 用类比方法分析病机：在论述条文"病者一身尽疼，发热日晡所剧者，此名风湿。此病伤于汗出当风，或久伤寒冷所致也"的"身疼"病机时，认为"风湿身疼与伤寒身疼各不同，盖伤寒身疼无止时，风湿身疼多在日晡时发，若更遇阴雨，与天气相合，则疼更甚，亦不必拘于日晡时矣"。这种用类比法分析症状病机的方法，迄今仍是临床鉴别疾病病机的主要手法。

4. 补遗拾缺，揭示经旨

在《伤寒论纲目·卷首总论》中，沈氏直言："叔和后，注释者不下什百家，又各以意颠倒，纷纭傅会，更兼日久残缺，仲景之原文益失，仲景之书益难读矣。"为了使读者全面整体把握《伤寒论》，他辑"百合病、狐惑病、阴毒、阳毒……妇人伤寒十篇"等《金匮要略》内容"次于六经之后"，且不惧"剪缀割裂之讥"，只为"苟可以发明仲景之书之旨"，为求仲景著作全貌，为解仲景经旨的苦心，昭然若揭，值得肯定。

沈氏《伤寒论纲目》有其鲜明的撰写特点和独到的学术成就，他"分条析款，各循六经分次，而其论有不得分属六经者，因辑脉症总论、六经主症、阴阳、表里、传变、愈解六篇冠于前"，并将症状条析于后，为后来研究和学习《伤寒论》者提供了不同的视角和借鉴。但也存在一定的不足，如其本来以症状为基础阐释病机，但有非症状者而以症状列出，如"蓄血""结胸""脏结"本是病名，而列于症状之中；"可下""不可下"乃是治法，也杂入症状之列。尽管如此，《伤寒论纲目》仍瑕不掩瑜，开创了"以症辨机"注解《伤寒论》的先河。

三、品读《伤寒论纲目》的目的和意义

学习中医经典著作的目的在于应用，应用的目的在于解决临床实际问题。如何将掌握的中医学知识正确、合理、便捷、有效地施用于临床实践，它的抓手在哪里，也就是说开启中医临证大门的钥匙在哪里，是每位中医人必须明了的一个核心问题。而这个核心就是病机，这把钥匙就是主症。主症从症状群中采集而来，病机则从主症中分析而得。沈氏的《伤寒论纲目》，从症状着手，条缕清晰地

辨析仲景原文，真正找到了破解中医临床的奥秘，这是《伤寒论纲目》的独具匠心之处。我们品读该书，目的就是启迪读者思路，使中医学人明晰仲景学术的奥旨，领会《伤寒论》的精神实质，找到中医临床捷径，使经典著作能更好地指导临床诊疗工作。这也是我们注释该书的意义所在。

四、如何学习《伤寒论纲目》

1. 熟记条文

由于年代久远，文法特点，我们在读《伤寒论》时总有词句謇涩深奥，医理义幽难明之感。中国有句古话谓“书读百遍，其意自见”。学习《伤寒论》亦然，要不断读，反复读，认真揣摩，仔细研究。熟记原文是学好《伤寒论》的前提和先决条件，只有对条文熟悉到一定程度，才能熟而生巧，为之后的领会、贯通、拓展、应用打下坚实的基础。

2. 理解原意

熟记是为了理解，只有在理解的基础上，才可能将之应用于临床实践。要理解《伤寒论》条文本旨，领会仲景原意，明晰其精神实质。理解了原意，才能站在先贤的肩膀上，并以之为工具，去透析疾病的本质。

3. 参考注家

知识积累既可依靠自己的直接努力，又可借助他人的间接成果。《伤寒论纲目》为我们提供了历代名家解析《伤寒论》的真知灼见，从不同层面展现了《伤寒论》的精华，这些宝贵的知识，可以启迪我们的思路，开拓我们的视野，避免我们走弯路，引领我们从不同的视野去透析《伤寒论》的精髓，使我们能更快、更好、更加全面地掌握仲景学术的精神实质。

4. 归纳类比

以症类证是《伤寒论纲目》撰写的最大特点，它已经为我们总括了《伤寒论》具体症状的病机，并将相关条文归于一体，但由于引用注家较多，认识难免莫衷一是，且论述平铺直叙，难于明其要点。在研读时，需要我们进一步将之按症归纳，分辨相同症状的不同病机，类比对照，如此才能执简驭繁，简明扼要，更好地理解和应用。

5. 联系所学

《伤寒论》既是中医学理论的基石，又是临床实践的指导，它是跨越理论与实践的桥梁和纽带，是中医思维的圭臬和临床实践的准绳，而《伤寒论纲目》是对这种圭臬和准绳的解析和展示。我们在研读该书时，要时刻联系《中医学基础》《中医诊断学》《中药学》《方剂学》等中医基础知识，只有这样，才能系统、整体、全面地掌握中医学术，活学活用中医经典，提高临床技能。

6. 临床应用

学习《伤寒论纲目》，要在学习中实践，实践中总结，总结中领悟，领悟中研究，研究中提高，理论——实践——再理论——再实践，反复揣摩，用心体悟，不断提高。如此反复，临床诊疗时必将得心应手，而医疗水平也会有一个质的飞跃。

王振亮

2021 年 7 月

中医经典·跟读名师手记

伤寒论纲目

目录

卷首总论

卷一太阳经症

卷二

卷三

卷四

卷五

卷六

卷七

卷八阳明经症

卷九

卷十

卷十一少阳经症

卷十二

卷十三太阴经症

卷十四少阴经症

卷十五厥阴经症

卷十六

自序

《内经》揭伤寒之症，未详伤寒之变，自仲景创论，分阴阳，析六经，立方治，人始知伤寒之病之大与伤寒之病之治矣，而实未知其所以大、所以治也。伤寒之病，有传经，有直中，有始终不传，有风寒交中，千态万状，棼[①]如乱丝，稍涉疑似，汗吐下误施，致生他变，又复误治，至再至三，其焉有不毙者乎?！乃犹语于人曰："吾固用仲景法，其如病之不治何?"夫不知病之所犯，于脏腑经络轻重虚实之何若，而但云用仲景法，其曷有济？乃又诡言仲景但知治外感，不知治内伤，又诡言但取仲景法，不取仲景方，夫方因法立，法就方施，仲景方果不足取，仲景之法亦非法矣。不知一百一十三方，方方皆活；三百九十七法，法法皆通，即其法与方，融会贯通之，诚有取之无尽，用之不竭者[②]，人顾不此之思，欲妄言以文其谬，可慨已！廿年来，余专读《伤寒》书，至百余家，人各一说，不胜繁冗驳杂之虑，倘欲学者如是以为业，恐白首不获所据，不如是以为业，又空空罔所识知，乃不揣著为《纲目》一书，循六经之次，析各款之繁，以仲景论为纲，历代诸家之语足以阐明仲景者为目，庶览是书者，可寻流溯源，而晓然于仲景之旨矣。

时乾隆三十九年甲午十一月中浣[③]沈金鳌芊录氏书

①【注文浅释】
棼：通"紊"。纷乱，紊乱。

②【注文浅释】
仲景治病，灵活机变，示人活法，医者切不可泥古不化，或拘于经方原方原量，临床必须随机应变。

③【注文浅释】
中浣：指中旬。

凡例

一、是书各循三阳三阴之六经，而又析六经所发之款症。不循经，但据款析言之，则如各经皆有头痛之类，难于识别；不析款，但循经挨言之，则又依文顺义，不能令读者一览易晓。故循经、析款，是书所由以成。

二、仲景《伤寒》书，自叔和窜乱后，其六经条款，凡注释家各以意为前后，讫无一定。独柯氏论注，其分隶六经者，颇有理据，今《纲目》所定，皆依柯本。

三、论者，即仲景之《伤寒论》，仲景有论，继仲景而言者亦为伤寒论也。

四、纲也者，以为主也，伤寒之论，创自仲景，故独主仲景而取其论以为纲；目也者，以为发明也，仲景论后，说者无虑千百家，然或偏或驳，或浅或庸，无足取者甚多，故独采叔和以下若干家，各摘其语之尤精且当者以为目。

五、各经各款，引仲景之论为纲，固已。或有遗而未备者，必其与逐款无关，不便夹入；或语意与所已录者大同小异，故亦置之；亦有条款太繁，不必备录者，阅者当为意会，毋以挂漏为咎。

六、各经条款，彼此相同，如各经俱备载，毋论已。其有详于此经，不复赘于他经者；或因候治相同，或因所列之款相互，须彼此连及，故他经不必再详。阅者当以意会，前后参看，毋得拘泥。

七、采辑前人诸说，或由理势所及，或因仲景论之前后相附，不以世代之远近为拘。

八、诸家方论，俱系专集，择其至精、至当者录之，固已骈珠刻玉，各咀其英，各撷其髓①矣。癸巳春，从邑中嵇氏假得钦定《古今图书集成》中艺术部，按次而详读之，不啻深入龙宫海藏，遍赏奇宝，非复人间耳目近玩矣。私心窃喜，故特表而志之。

①【注文浅释】采集精华之义。

卷首

沈金鳌　辑

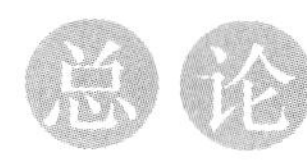

脉症总论

鳌按：仲景自序云："著《伤寒杂病论》十六卷。"仲景原书故合伤寒、杂病而为一也，迨叔和编次，始分伤寒、杂病为两书，于本论削去杂病，然论中杂病，留而未去者正多，于是仲景原书，后人不得一见。叔和后，注释者不下什百家，又各以意颠倒，纷纭傅会[①]，更兼日久残缺，仲景之原文益失，仲景之书益难读矣。鳌今辑《伤寒论纲目》，分条析款，各循六经分次，而其论有不得分属六经者，因辑脉症总论、六经主症、阴阳、表里、传变、愈解六篇冠于前，以为卷首。又辑诸寒热症、阴阳易、劳复食复、百合病、狐惑病、阴毒、阳毒、阴阳交、差后诸病、妇人伤寒十篇，次于六经之后。实不免剪缀割裂之讥，然仲景原书，既不复睹，而苟可以发明仲景之书之旨，将质诸冥冥，仲景当亦曲恕，而不以剪缀割裂为余首罪也，阅者其更谅之。

【纲】仲景曰：病有发热恶寒者，发于阳也；无热恶寒者，发于阴也[②]。

【目】朱肱曰：太阳、阳明、少阳，皆阳症也[③]。桂枝汤、麻黄汤、大青龙汤，治太阳伤风寒也；大柴胡汤、大承气、小承气、调胃承气汤，治阳明伤寒也；小柴胡汤，治少阳伤寒也。其他药，皆发汗吐下后症也。若阳气独盛，阴气暴绝，即为阳毒，当以酸苦之药投之，令阴气复而大汗解，如苦参、大青、葶苈、苦酒之类，皆复其阴气也，微止用苦，甚则兼用酸苦，折热复阴。若热极发厥，阳症似阴者，

①【注文浅释】
傅会：同"附会"。凑合，集合。

②【注文浅释】
关于病发于阳和病发于阴，历代争议颇大，至今未有定论。

③【注文浅释】
从此来看，朱肱认为发于阳为病在三阳，发于阴为病在三阴。

当以脉别之。太阴、少阴、厥阴，皆阴症也。三阴中寒微，则理中汤；稍厥或中寒下利，干姜甘草汤；大段重者，四逆汤；无脉者，通脉四逆汤。若阴气独盛，阳气暴绝，则为阴毒，急灸脐下，服以辛热之药，令复阳气而大汗解，如桂枝、甘草、干姜、附子之类，能复其阳气也，微用辛甘，甚则用辛苦。若阴极热躁，阴症似阳者，亦当以脉别之。

戴原礼曰：凡治伤寒，须辨阴阳二候。阳经有三，阴经亦有三，经之阴阳，以脏腑言，腑阳、脏阴也；病之阴阳，乃是外邪之阴阳，阴气、阳气也。病在太阳，则热在皮肤之分，翕翕怫怫而热，便有头疼、恶寒、体痛，其脉浮紧；病在阳明，则热在肌肉之分，或壮热，或熇熇[①]热，或蒸蒸热，便有头额痛，或潮热自汗，其脉长大；病在少阳，则必半表半里之热，或往来寒热，便有头角痛、口苦、呕而胸满胁痛，其脉弦数；病在太阴，则手足渐冷、脉息渐沉，或自利腹满、呕吐不渴；病在少阴，虽发热、手足自冷，其脉沉细；病在厥阴，则手足厥冷，甚则舌卷、唇青、囊缩，其脉微缓。三阴症，虽肌表有热，以手按之，则不甚热，阴甚者，则冷透手也。阴阳二气，皆能犯脏腑，故阳气犯太阳，则为伤风，恶风而有汗；阴气犯太阳，则为伤寒，恶寒而无汗[②]。在太阳未得解，转入阳明、少阳二经，则纯乎阳，不如太阳之易治；若阳气未能罢，以次传入阴经，则为阴中之阳，盖缘阳经之阳气来入阴经，虽有自利欲寐、唇青、厥冷、舌卷、囊缩等症，亦不可妄投热药，宜泻其阳之在阴经也。若阳病下之太过，阳气已脱，遂变为阴，所谓害热未已，寒病复起；或初得病便是阴症，此是阴中之阴，盖缘阴气攻阴经，阴自得传，非自阳经传来，只当以温药回其阳。故阳入阴者变阳以救阴，阴入阳者用阳以救阳，二者不可不辨。有伤寒正病，有伤寒杂病。伤寒杂病者，难以正病治，如病人症状不一，有冷有热，阴阳显在目前，当就其中大节先治，其余症则徐治，然亦不可用独热、独寒之剂。又如呕渴烦热，进小柴胡汤，呕渴烦热止矣，而下利不休，以小柴胡为非，则呕渴烦热不应止，以为是，则下利不应见；吐利厥逆，进姜附汤，吐利厥逆止矣，而热渴谵语、昏不知人，以姜附汤为非，则吐利厥逆不应止，以为是，则热

①【注文浅释】
熇熇(hè hè)：火势旺盛。

②【注文浅释】
此处阳气、阴气，似当看作风邪、寒邪。但从后面“阳气入阴经”“阴气攻阴经”等说来看，戴氏所谓的阴阳，只是一个属性归类概括而已。

便，多畜血下焦，为发狂、其人如狂也。《伤寒》有九经，何谓也？太阳、阳明、少阳、太阴、少阴、厥阴，是为六也；有太阳阳明，有少阳阳明，有正阳阳明，是为三也，非九而何?！阳明者，太阳、少阳皆入于胃，故曰正阳阳明也；前三经者，阳明自病，不入于里，谓之在经，不为正阳阳明矣[①]。三阳从中治，何谓也？太阳阳明，大承气汤；少阳阳明，小承气汤；正阳阳明，调胃承气汤。以汗症言之，以少阳居其中，谓太阳症为表，当汗；阳明症为里，当下；少阳居其中，故不从汗下，以小柴胡汤从少阳也。以下症言之，阳明居其中，谓太阳经血多气少，阳明经气血俱多，少阳经气多血少，若从太阳下，则犯少阳；若从少阳下，则犯太阳，故止从阳明也。此三阳合病，谓之正阳阳明，不从标本，从乎中也，缘阳明经居太、少阳之中，此经气血俱多，故取居其中而不从太阳、少阳也。阳明自病，调胃承气汤；三阳并病，白虎汤，是从乎中也。如何是入阴可下？答曰：阳入于阴者可下，非入太、少、厥阴之三阴，乃入三阳也，三阳亦非太、少、阳明之三阳，乃胃与大小肠之三阳也，三阳皆为腑，以其受盛水谷，传导有形，故曰入乎阴也，仲景云“已入腑者可下”是也。仲景太阳阳明，大承气；少阳阳明，小承气；正阳阳明，调胃承气，是三阳已入于脏者，泄之也。太阴，桂枝汤；少阴，麻黄附子细辛汤；厥阴，当归四逆汤，是三阴未入于腑者，汗之也。

李梴曰：阳明夹于二阳之中，阳气盛极，故曰阳明。脉尺寸俱长，长而微洪，经病；长而沉数，腑病。太阳脉静则不传，如脉数急、欲吐者，此寒邪变热传于阳明，当二三日发。以其经中客邪，故目痛、鼻干；身热者，阳明主肌肉，邪甚则身前皆热；不眠者，烦盛津干，胃气不和也。太阳未罢者，发热恶寒，太阳已罢者，不恶寒而反恶热；烦渴作呕，津干便鞕，或即狂言，谓之正阳明；少阳阳明，胁满，不大便而呕，或瘀血发黄，或下血谵语，或胸烦懊侬，皆此经所主。然亦有里寒下利，或寒气结积而为痼瘕者，不可不知。

柯琴曰：阳明为传化之腑，当更实更虚，食入，胃实而肠虚；食下，胃虚而肠实。若但实而不虚，斯为阳明之病

①【注文浅释】此说不妥。

根矣。胃实不是阳明病，而阳明之为病，悉从胃实上得来，故以胃家实为阳明一经之纲领也。阳明病外症，身热汗自出，不恶寒，反恶热。

【纲】**仲景曰：少阳之为病，口苦，咽干，目眩也。**

【目】李杲曰：少阳症，胸胁痛，往来寒热而呕，或咳而耳聋，脉尺寸俱弦，小柴胡汤主之，须各随仲景本条下加减用之。少阳忌发汗，忌利小便、大便[①]，故名“三禁”，汤乃和解之剂。若犯之，则各随上下前后，本变及中变与诸变不可胜数，宜详之。如何是半表半里？答曰：身后为太阳，是阳中之阳，阳分也；身前为阳明，为阳中之阴，阴分也。阳为表，阴为里，即太阳、阳明二分邪在其中矣，治当不从标本，从乎中治，此乃治少阳之法也。太阳膀胱，水寒也；阳明胃经，燥也。邪在其中，近后膀胱寒水，则恶寒；近前阳明燥金，则发热，故往来寒热也。此为三阳之表里，非内外之表里[②]也，俱不可认作宜下之里，故以此药作和解之剂，非汗、非下也。邪在荣卫之间，谓之半表里也；太阳、阳明之间，少阳居身之半表里也；五苓散分阴阳，膀胱经之半表里也；理中汤治吐泻，上下之半表里也[③]。

李梴曰：少，初也，阳气初嫩，亚于阳明，故曰少阳。脉尺寸俱弦而滑数者，阳极发厥；弦而和者，病欲散。少阳受病，当三四日发，以其脉循胁，络于耳，故风热上壅不利则耳聋，胁痛，寒热往来，不食，呕而口苦、咽干、目眩。若不呕吐而能食者，为三阴不受邪也；若身无大热，躁闷者，阳去入阴无疑矣。似疟、妇人血结，皆此经所主。

柯琴曰：太阳主表，头项强痛为提纲；阳明主里，胃家实为提纲；少阳居半表半里之位，仲景特揭口苦、咽干、目眩为提纲，奇而至当也。盖口、咽、目三者，不可谓表，又不可谓里，是表之入里、里之出表处，所谓半表半里也，三者能开能阖，开之可见，阖之不可见，恰合枢机之象，故两耳为少阳经络出入之地。三症为少阳一经病机，兼风寒、杂病而言，但见一症即是，不必悉具[④]。

【纲】**仲景曰：太阴之为病，腹满而吐，食不下，自利益甚，时腹自痛，若下之，必胸下结鞕。**

①【注文浅释】
少阳忌汗、吐、下。

②【注文浅释】
表里相对而言。

③【注文浅释】
此说欠妥，容易让人混淆概念。

④【医理探微】
柯氏在此和101条结合起来论述，有积极意义。少阳但见一症，必须在太阳伤寒或中风的基础上，再“但见一症”。“但一症”非专指口苦、咽干、目眩。

【目】李杲曰：太阴症，腹满，咽干，手足自温，自利不渴，时腹痛，脉尺寸俱沉细。太阴病，可汗，可温，可下也。脉浮可汗，桂枝汤；“自利不渴，属太阴，以其脏有寒故也，可温，四逆辈”，此条虽不言脉，当知脉沉迟而弱，仲景理中汤丸，暨易老[1]人参黄芪汤，其轻重或温或热，视人之强弱虚实所宜者选用之；太阴可下者，以“本太阳症，医反下之，因而腹满时痛者，太阴也，桂枝芍药汤，大实痛，桂枝加大黄汤”。易老云：“此非本有是症，以其错下，脾传于胃，故为误下传。”太阴禁忌，“太阴病，腹满而吐，食不下，自利益甚，时腹自痛，若下之，则胸下结鞕”，“太阴病，脉弱，其人续自便利，设当行大黄芍药者，宜减之，以其人胃气弱，易动故也”，“伤寒而脉浮缓，手足自温者，系在太阴，小便自利者，则不发黄，日久利甚，必止者，便鞕，乃入腑传阳明也”。

李梴曰：阴从天降，首曰太阴。在阳为表，在阴为里，邪在表则见阳脉，邪在里则见阴脉，故尺寸俱沉。沉实有力，当下；沉细无力，当温。太阴受病，当四五日发，以其脉布胃中，络于咽嗌，故腹满或痛，而嗌喉下干燥，或大便不通，小便如常，或自利，手足温而渴者，为传经腑热；或自利不渴，手足冷者，为直中阴经，或因内伤饮食，冷气入脾，必腹痛，胸膈不快。然太阴乃三阳之终、三阴之始，阳经表气未尽，宜汗；半表里胸满多痰，宜吐；传经里热，宜下[2]；直中阴经，宜温。调脾胜邪，正在此关。

柯琴曰：阳明，三阳之里，故提纲属里之阳症；太阴，三阴之里，故提纲属里之阴症。“太阴之上，湿气主之”，腹痛吐利，从湿化也，脾为湿土，故伤于湿，脾先受之。然寒湿伤人，入于阴经，不能动脏，则还于腑也。

【纲】仲景曰：少阴之为病，脉微细，但欲寐也。

【目】李杲曰：少阴症，口燥舌干而渴，脉尺寸俱沉疾，大承气汤；沉迟，四逆汤。太阴邪入于里，上接于心，与火俱化而克金，恶候或上气，死，入胃，脉沉细而疾，疾则大承气汤下之；下入于本，与水俱化而为寒，厥逆，或见身冷静重，脉沉细而迟，迟则四逆汤温之。疾虽可下，若疾而无力者，亦不可下，为阳将尽也。少阴症，口燥舌干

①【注文浅释】
易老：指张元素。

②【注文浅释】
说明邪已不在太阴。

①【医理探微】
泻心汤虽有一个"心"字，但实为治胃，非为心脏。故不可将泻心汤证列入少阴病。

而渴，身表凉，脉沉细而虚，泻心汤，此有形、无形之药也[①]。伤寒外症，全在下症，大热而脉反细小，不可下，泻心汤。少阴受病，身凉无汗，体沉或体轻，脉沉，有头痛，不厥，麻黄附子泻心汤。其人病身热而烦躁不宁，大小便自利，其脉沉洪而无力，按之全无者，附子泻心汤；其人病上吐下泻不止，当渴而反不渴，其脉微细而弱，理中汤；渴而脉沉有力而疾者，五苓散。少阴病，发热脉沉者，必当汗，若缓汗之，用麻黄附子细辛汤；若微汗之，用麻黄附子甘草汤。少阴下利，色青者，当下之；色不青者，当温之。口中和者，当温之；口中不和，干燥者，当下之。少阴脉沉细数，病为在里，忌发汗；脉微者，忌发汗；尺脉微弱涩者，忌下。麻黄附子细辛汤，体沉，加防己、苍术，胜湿也；体轻，加石膏、知母，乃胜热也。

李梴曰：少阴次于太阴，故曰少阴。脉尺寸俱沉，沉实有力，当下；沉微无力，当温。少阴受病，当五六日发。以其脉起于足心，贯肾，络于肺系，故舌干口燥而渴。或自利清水，心痛腹胀；或大便闭鞭，不欲厚衣者，皆热入里之深也。若厥逆畏寒，欲吐未吐，腹痛自利，小便自利，或干呕，亡阳，咽痛，脉微，欲寐者，乃阴毒入脏之深也。或下利体痛，咳呕者，水气也。或饮食入口则吐，脉弦迟，厥逆，心下实者，不可下也，宜吐之。或脉沉，发热者，宜汗。盖有初得病直攻少阴，不先自太阳传次而入也。

柯琴曰：三阳以少阳为枢，三阴以少阴为枢。弦为木象，浮而弦细者，阳之少也；微为水象，沉而微细者，阴之少也。卫气行阳则寤，行阴则寐，日行二十五度，常从足少阴之间分行脏腑，今少阴病，则入阳分多，故欲寐，欲寐，是病人意中，非实能寐也，与少阳提纲，各臻其妙。

鳌按：仲景论，"病发热头痛，脉反沉，若不瘥，身体疼痛者，当救其里，宜四逆汤"，此条旧本俱入《太阳篇》，"少阴病，始得之，反发热，脉沉者，麻黄附子细辛汤"，此条旧本俱入《少阴篇》，前人因有少阴症似太阳，太阳脉似少阴，而反用药不同之说。窃思"头疼发热"固是太阳表症，然脉沉已为在里，则此条当是初起属太阳，及既入里，虚阳之浮于表者虽仍发热，而寒邪居里实属真阴难解，故脉

补、宜温，此大法也。但以经、脏言阴阳，则阴中本有阳症，此传经之热邪也；以脉、症言阴阳，则阳中最多阴症，此似阳之虚邪也[①]。惟阴中之阳易辨，而阳中之阴难知，如发热狂躁，口渴心烦，喜冷，饮水无度，大便鞕，小便赤，喉痛口疮，声粗气急，脉滑实有力者，此真正阳症也。其有身虽热，而脉来微弱无力者，此虽外症似阳，实非阳症。陶节庵云："凡发热面赤，烦躁揭衣，唇口赤裂，言语善恶不避亲疏，虚狂假斑，脉大者，人皆误认阳症，殊不知阴症不分热与不热，须凭脉下药，至为切当，不问脉之浮沉、大小亦是切脉要诀[②]，但指下无力，重按则无，便是阴脉，不可与凉药，服之必死，急与五积散通解表里之寒，甚者必加姜、附。"又曰："病自阳分传入三阴者，俱是脉沉，须以指下有力、无力为辨切脉要诀。有力者为阳、为热、为实，无力者为阴、为虚、为寒。"此节庵出人之见也。然以余观之，似阳非阳之症，不必谓其外热、烦躁、微渴、戴阳之类，即皆为阴症也。但见其元阳不足，而气虚于中，虽有外热，亦假热耳，设用清凉消耗，则中气愈散，中气既败，则邪气愈强，其能生乎？

①【注文浅释】
此说和临床较为贴切。

②【注文浅释】
亦是切脉要诀：此为沈金鳌所加批语，楷体标出以示区别。下文类同。

附录：楼氏节候用药

楼英曰：治中风自汗，用桂枝汤；治伤寒无汗，用麻黄汤，此仲景表散之法，百世不易者也。元气暴亏，以参、芪与桂枝、麻黄等药表散，此丹溪补仲景之法，亦万世不易者也。至韩祇和戒桂枝，以中风、伤寒通作一法治之者，此当时之权变，非百世之常行也。伤寒病有可汗者，仲景但统言其可汗症。及汗脉，或云"脉浮而数"，或云"脉浮紧"，或云"脉浮，无汗而喘"，或云"脉浮为在表"，今略举数条。后人但凭其脉之大概，并不分脉浮有阴阳、虚实之理，又不知有可汗、不可汗之症，误投发表药，多成阳毒之症。今举病人有汗恶风、无汗恶寒分二等，及据立春以后、立秋以前气候轻重，各立方治之，庶学者易为开悟耳。病人二三月以前，两手脉浮数，或缓或紧，按之差软，寸、关、尺若力齐等，其力不甚大不甚小者，亦未可便投解表药，此见里症，未见表脉也，宜候寸脉力小于关、尺，即可投解表药,大抵治伤寒,见症不见脉,未可投药,见脉不见症,虽少投药亦无害。凡治杂病,以症为先,脉为后;治伤寒,以脉为先,症为后[①]。病人两手脉浮数而紧,名曰伤寒。若关前寸脉力小,关后尺脉力大,不恶风,不自汗,此乃阴气已盛,先见于脉也,若不投药和之,必恶风、自汗出。若立春后至清明前,宜调脉汤;清明后至芒种前,葛根柴胡汤;芒种后至立秋前,人参桔梗汤。病人两手脉浮数而缓,名曰中风。若寸脉力小,尺脉力大,虽不恶风,不自汗,此乃阴气已盛,先见于脉,若不投药和之,必恶风、自汗出。若立春后清明前,薄荷汤;清明后芒种前,防风汤;芒种后立秋前,香芎汤[②];病人两手脉浮数,或紧或缓,寸脉短,反力小于关者,此名阴盛阳虚也。若汗出恶风,是邪气在表,阴气有余也,《素问》云:"阴气有余,为多汗身寒。"即可投消阴助阳表剂以治之。立春后清明前,六物麻黄汤;清明后芒种前,七物柴胡汤;芒种后立秋前,发表汤。病人脉浮数,或紧或缓,其脉上出鱼际,寸脉大于关、尺者,此名阳盛阴虚也。若发热冒闷,口燥咽干者,乃是邪气在表,阳气独有余也,可投消阳助阴药以解表。立春后清明前,人参汤;清明后芒种前,前胡汤;芒种后立秋前,石膏汤。病人两手脉浮数,或紧或缓,三部俱有力,无汗恶风者,此是阴阳气俱有余,可用药平之。立春后清明前,解肌汤;清明后芒种前,芍药汤;芒种后立秋前,知母汤。仲景云:"伤寒为病,脉缓者名中风,脉紧者名伤寒。"今分此二端何也?始因冬天寒毒之气中人,其内伏之阳,沉潜于骨髓之内,每至春夏发时,或因外伤寒而引内邪,或因外伤风而引内邪,既出而为病一也。古人云:"立此二端,恐后人疑其脉紧与缓,治别也。"若中风、伤寒脉异,何故仲景无别法治之?此乃后人不究仲景之心也。病人始得病,一二日至五六日,尚有表邪及表症,亦可依脉症投药,凡投解表及发表药,每一日可饮三服,病甚可至五服外,不可顿服药也。如症未解,次日再投;如症仍未解,可作热粥助之,粥内加葱白亦可;如汗出,勿厚衣盖覆,恐汗多作亡阳症也。海藏云:"韩氏《微旨》'可汗'一篇,有和解因时法,言伤寒之脉,头小尾大;伤风之脉,头大尾

①【注文浅释】
灼见,甚妙!

②【案例犀烛】
此段叙述甚妙。1990 年夏天,我曾治一病人,症见发热,微恶风寒,汗出,脉浮数,很符合太阳中风证,但夏天外感,理当辛凉解表。为了求证夏天外感是否可以辛温发表,我用桂枝汤原方治之。一剂之后,病人眼红咽痛,且发热加重,遂改用银翘散,二剂而愈。治病当须因时治宜,非为妄言。

小。李思训《保命新书》，亦分尺寸，与仲景同，非若前人总言尺、寸脉俱浮而紧，俱浮而缓，紧则为伤寒无汗，缓则为伤风自汗。又有伤寒有汗者，伤风无汗者，脉亦互参，与症不同，前人已尽之矣。惟韩、李所言头小尾大即为伤寒，尾小头大即为伤风，又间有脉症未显于尺、寸者，故韩子述为和解因时法也，又恐后人疑其不与前圣合，遂于本方内又立加减法数条，亦不越前人之意，何其当哉！"又寸口脉小，饮冷与雾露所伤，同作中焦治。今韩、李云伤寒寸小者，勿认饮冷与雾露同伤一体也。饮冷、雾露所伤，寸口举按全无，是阴气在胃不和，阳气不能升越也；伤寒寸口小者，只于关部下至膀胱本部见之，寸口虽小，只是举之微小，沉按之有也。若果寸口举按全无，即不可解表，只宜温中，不可不知。夫浅学者，只云病在表可发汗，病在里可下，或云不可汗、下，未尝有温中之说。仲景《伤寒例》云："尺寸俱沉细，太阴受病也；尺寸俱沉，少阴受病也；尺寸俱微缓，厥阴受病也。"又《辨太阴症》云："太阴病脉浮，可发汗，桂枝汤；手足温，自利，不渴者，四逆汤；腹满时痛，桂枝加芍药汤。"《辨少阴症》云："少阴病，始得之，发热，脉沉者，麻黄附子细辛汤；少阴病，二三日，麻黄附子甘草汤；少阴病，手足寒，身体痛，骨节疼，脉沉者，附子汤。"又"厥阴病，吐利，手足厥冷，烦躁欲死者，吴茱萸汤"，又"少阴病，脉沉，急温之，四逆汤"，今举仲景论中数条，最是三阴病之良法。近今每夏至前，有病伤寒人，十中七八，两手脉俱沉细数，多是胸膈满闷，或呕逆气塞，肠鸣腹痛，与仲景三阴病说理同而症不同，因不敢妄投仲景三阴病药。若以脉沉，及胸膈满，便数，下药往往不救，常斟酌仲景理中丸与服之，其病轻者，胸中便快；重者，半日许，满闷依然。或有病人脉迟细，投仲景四逆汤温之，以药力大热，后必发烦躁。因校量此形症，别立方以治之，药多对症，不可不传焉。如病人但两手脉沉细数，或有力，或无力，或关脉短及小，胸膈塞满，气短不能相接者，便可随脉症投温中药以治之。病人两手脉沉迟，或紧，皆是胃中寒也。若寸脉短，及力小于关、尺，此阴盛阳虚也。或胸膈满闷，腹中胀满，身体拘急，手足逆冷，急温之。立春后清明前，温中汤；清明后芒种前，陈皮汤；芒种后立秋前，七物理中丸。病人脉沉细无力，虽三部脉力停等，亦是阴气盛也，更不须候寸脉短治之。或胸胁满闷，身体拘急，手足逆冷，急宜温中药和之。立春后清明前，厚朴丸；清明后芒种前，白术汤；芒种后立秋前，橘皮汤。病人胸膈满闷，时时呕逆，肢节痛，两胁下痛，腹中鸣，此是停饮，二苓汤。病人服前药，胸膈不满闷者，此上焦有阳也。或药力太过，上焦有热，腹满虚鸣，时时疼痛，此被汤药消逐，得上焦阴气并入下焦也。虽是下焦积寒宿冷，奈上焦阳盛，反难用温下焦药也。病人三部脉沉，寸小于关、尺，此为阴盛，宜用温中药以消阴气，厚朴丸。神术汤亦治阴躁不渴，不可误用凉药，若热药冷服，内有伏阳则可。若脉已虚，按之全无力，或病人素无食养者，只可温服[①]。

①【注文浅释】

楼氏所言以脉言机、应机选方甚详，临证可以参考，不可拘泥。

附录：李氏大法

李梴曰：阴阳病者为虚，不病者为实。表病里和，则邪出于外而为阳虚阴盛，故发表不远热，而用辛甘之剂，所以扶阳也；里病表和，则邪入于内而为阴虚阳盛，故攻里不远寒，而用辛苦之药，所以扶阴也。若阴经自受寒邪，则为脏病，设阴阳气将脱，急宜辛热回阳抑阴，故曰："桂枝下咽，阳盛则毙；承气入胃，阴盛乃亡。"实实虚虚，损不足而益有余，医杀之耳，此汗下之枢机。汗、吐、下、温、解五法，各有不同。汗，有大汗发表，微汗解肌，以别重轻；下，有急下，少与微和，渗利以分清浊；吐，有宣涌探引，或只宽利而不敢吐者；温，有兼补者；和解，则一而已。或曰："伤寒无补法，热气得补复盛，更复下之，是重困也。"惟虚烦里寒阴症，不在此例，得中者立法动中肯綮，太过者粗工猛进，不及者中工从缓从轻[②]。凡伤寒汗下药，一服中病即止，不必尽剂，与杂病不同。伤寒不过汗、吐、下三症，若用之得当，有何传变？全在医者精以审处之耳！

②【注文浅释】

自然万物，凡事太过不及皆为过错，一切以中和为要，治病亦然。所谓寒者热之，热之寒之，虚者补之，实者泻之，都为了求得一个平衡，此即《内经》所谓"以平为期"。

有暂补法，凡尺、寸迟弱，血少也，不问风寒初症杂症，俱忌汗吐下，宜先以小建中汤，或黄芪建中汤救之。脉如素实者，小柴胡汤亦可，俟脉不迟，方可施用。伤寒题目未定之时，不知有无风湿、劳役、痰食等项相兼，似是而非，最宜详辨，故不知者宁可不治。班固有言曰："有病不治，得中医。"倘一药之误，悔将何及?! 有不可吐者，膈上寒饮干呕，少阴病也；四肢冷，胃亏也；脉微，下虚也。误吐内烦，损伤元气，遂致不救者有之。若应吐而反温之，则毒气郁结于胃而为发狂等症。

鳌按：楼氏温法，李氏补法，必精审详确。如果病属三阴，为必当温，且果初病脉弱，为有可补者方可依法治之。不然，误温误补，为害不浅，故特表出，阅者宜致思焉。毋徒一例视之，遂昧焉以为成法而用之也。

表里

表症

【**纲**】仲景曰：太阳之为病，脉浮，头项强痛而恶寒。太阳病，发热汗出，恶风，脉缓者，名为中风。太阳病，头痛，发热，汗出恶风者，桂枝汤主之。

鳌按：通部中凡言太阳病，及有表症，或表未罢，皆统表症中，举此二十条，详其正款耳，非谓表症止于此也，其他各款，亦俱从此例。

【**目**】朱肱曰：发热恶寒，身体痛而脉浮者，表症也。表症者，恶寒是也。恶寒者，属太阳，宜汗之。

刘完素曰：伤风表症，头痛项强，肢节烦疼，或目疼肌热，干呕鼻塞，手足温，自汗出，恶风寒，其脉阳浮而缓，阴浮而弱，此为邪热在表，皆宜桂枝汤。或汗出憎风而加项背强痛，宜桂枝加葛根汤；伤风及无汗者，虽已服桂枝，反烦不解而无里症者，先刺风池风府，却与桂枝葛根汤服之。不若通用双解散，免致有麻黄、桂枝之误[①]。伤寒表症，头项痛，腰脊强，身体拘急，发热恶寒，不烦躁，无汗，或头面目痛，肌热鼻干；或胸满而喘，手足指末微厥，脉浮数而紧者。邪热在表，皆宜麻黄汤，或天水散之类甚佳，无使药不中病而益加害也。风寒俱中，头项痛，肢体疼，手足温，为中风也，反无汗，恶风，脉浮紧者，为阴寒也；或

①【注文浅释】
双解散，由滑石、甘草、防风、川芎、当归、白芍、大黄、薄荷、麻黄、连翘、芒硝、石膏、黄芩、桔梗、荆芥、白术、栀子、葱白、豆豉、生姜组成。刘氏此说，有但恐辨证不准，因而寒热杂投、表里混治之嫌，不足取也。

头项痛，腰脊强，身体拘急，肢末微厥，不自汗，为伤寒也，反烦躁而脉缓者，为伤风也。风则伤卫，而寒则伤荣。

陈士铎曰：邪入皮毛腠理，将入荣卫，急宜发散，方用白术三钱，柴胡、荆芥、半夏、苏叶、甘草、苍术、丹皮各一钱，水煎服。此方平和之中有妙理，盖木气之郁，最宜平散，今所用俱是直入肝经之圣药，自然肝木疏通，枝叶条达也[①]。

柯琴曰：六经皆有表症，惟太阳主表，故表症、表脉独得其全。如浮脉为在表，太阳首三阳，其脉气浮而有力，与阳明之兼长大，少阳之兼弦细，三阴之微浮者，不侔[②]矣；头项主一身之表，太阳经络营于头、会于项，故头连项而强，与阳明头额痛，少阳头角痛者，少间矣；恶寒为病在表，六经虽各恶寒，而太阳应寒水之化，故恶寒特甚，与阳明二日自止，少阳往来寒热，三阴之内恶寒者，悬殊矣。太阳只重在表症、表脉，不重在经络主病。

【纲】仲景曰：脉浮者，病在表，可发汗，麻黄汤。脉浮而数者，可发汗，宜麻黄汤。伤寒发汗解，半日许复烦，脉浮数者，可更汗，宜桂枝汤。太阳病十日已去，脉浮细而嗜卧者，外已解也，设胸满胁痛者，与小柴胡汤；脉但浮，与麻黄汤。

【目】朱肱曰：脉浮，表阳也。《素问》云："寸口脉浮而盛，病在外。"则知脉浮者，表症也。

张元素曰：伤寒之法，先言表里，及有缓急。三阳表宜急，里宜缓；三阴表宜缓，里宜急。又曰：脉浮当汗，脉沉当下。脉浮汗急而下缓，谓三阳表也；脉沉下急而汗缓，谓三阴里也。麻黄汤谓之急，麻黄附子细辛汤谓之缓。《内经》云有"渍形以为汗"，谓汗之缓，里之表；又云"在皮者汗而发之"，谓汗之急，表之表也。急汗者太阳，缓汗者少阴，是脏腑之输应也。假令麻黄附子细辛汤，是少阴始得，发热脉沉，里和无汗，故渍形无汗；今麻黄汤，是太阳症，头项痛，腰脊强，脉浮无汗，里和是也，在皮者汗而发之可也[③]。《经》曰"治主以缓，治客以急"，此之谓也。

李梴曰：表病属太阳，凡见头疼，发热恶寒，清便自

①【注文浅释】
此说不妥。外风非内风，不可从肝治。

②【注文浅释】
侔：相等，等同也。

③【注文浅释】
此说欠妥。仲景302条言"以二三日无里证，故微发汗也"。虽仍用发汗法，但因里虚相对不甚而已，不能说是"里和"无病。

调，腰项脊强，脉浮紧者，即是表症，不拘日数多少，便宜解表，不宜下渗。有汗为表虚，宜解肌，解肌是轻剂；无汗为表实，宜发汗，发汗是重剂。但发汗亦有轻重，古谓春夏宜汗者，借天时而喻阳邪在外也。其实春月阳气尚微，秋月阳气欲敛，俱不可大汗；夏月天气热，元府开，不必大汗；冬月阳气伏藏，感冒轻者，尤不宜汗。惟伤寒重者，时令严密，皮毛坚致，非大汗无由得散，不得已而从权也。至于阴症，但厥无汗者，妄汗动经则死，或有表邪，辛热微汗以散之可也。

鳌按：首条但言脉浮而不言迟弱，可见其浮而有力矣，然必审其热果在表[①]，乃可用麻黄汤。此篇所举仲景论，亦非六经无归者，特以伤寒病，宜首辨表里，故不得不列此款以冠于首耳。

【纲】仲景曰：**太阳病，项背强几几，无汗恶风者，葛根汤主之。太阳病，项背强几几，反汗出恶风者，桂枝加葛根汤主之。**

【目】王好古曰：治伤寒须分表里，若表里不分，汗下差误，岂为上工？且如均是发热，身热不渴，为表有热，小柴胡加桂枝；厥而脉滑，为里有热，白虎加人参汤。均是水气，干呕微利，发热而咳，为表有水，小青龙加芫花；体凉，表症罢，咳而胁下痛，为里有水，十枣汤；均是恶寒，有热而恶寒者，发于阳也，麻黄、桂枝、小柴胡；无热而恶寒者，发于阴也，附子、四逆。均是身体痛，脉浮，发热，头痛，身体痛者，为表未解，麻黄汤；脉沉，自利，身体痛者，为里不和，四逆汤。以此观之，仲景表里之法甚详，学者宜究心焉。[②]

【纲】仲景曰：**结胸症，其脉浮大者，不可下，下之则死。**

【目】朱震亨曰：絜矩新书，谓有杂合邪者，当以杂合法治之。譬如恶寒发热，得之感冒，明是外合之邪，已得浮数之脉，而气口又紧盛，明为食所伤，病者又倦怠，脉重按俱有空豁意，而胸膈痞满，间引两胁，其脉轻取又似乎弦，此平昔多怒，肝邪之所为也，细取左尺，大而沉弱，此又平时房劳之过也。治法宜以感冒一节且放后，先视

①【注文浅释】
此处之热，乃表寒所致的发热症状，非为热邪。

②【注文浅释】
王好古对该段症状鉴别的论述，深得仲景精髓。

其形色强弱厚薄，且以补中，化食行滞，清凉胃火，而以姜、辣行之，则中气稍回，伤滞稍行，津液得和，通体得汗，外感之邪自解。医者不知详审求之，只顾表散外邪，又不推究兼见之邪脉，亦不穷问所得之病因，如性情之着执，巧施杂合治法，将见正日虚，邪日固，皆拙工之过也。

鳌按：杂合病以亦有表症，故附此。

楼全善曰：凡外伤风寒者，皆先因动作烦劳不已，致内伤体虚，然后外邪得入。故一家之中，有病者，有不病者，由体虚则邪入，而体不虚则邪无隙可入而不病也。故伤寒为病，属内伤者十居八九，后人泥于“伤寒无补法”一语，但见寒热，不分虚实，一例汗下，必致夭伤者多矣[①]。

里症

【纲】仲景曰：阳明之为病，胃家实也。

【目】朱肱曰：不恶寒，反恶热，手掌心并胁下濈濈汗出，胃中干燥结聚，潮热，大便闭，小便如常，腹满而喘，或谵语，脉浮而滑者，里症也。里症者，内热也，内热属阳明，下之[②]。

李梴曰：里症，始焉脉浮而大，今则沉而数；始焉惺而静，今则躁而动；始焉头疼、发热恶寒，今则不恶寒反恶热。烦躁倍加，胸连脐腹满痛，胁下、掌心自汗濈濈，以致胃干，屎燥秘结，小便赤涩，口干，发狂谵语，掀衣揭被，扬手掷足，六脉有力，即是传经热症。又谓阳盛误汗即死，或有初病即见此症者，不拘日数多少，便宜通利，失下，则血气不通而发厥矣。抑又有说，纯乎表而里无一毫病者，当解表时勿攻里；纯乎里而表无一毫病者，当攻里时勿解表。如表里俱见，或表多里少，表急里缓，则先治表，后攻里；或里多表少，里急表缓，则先攻里，后救表。又表虚里实，药宜辛凉；里虚表实，药宜辛热，皆以里为主，内气正而后可以治表，虽莫急于内，表亦不可缓也。表里虚实，而医之大分明矣。

鳌按：阳明虽亦有表病，其根总在胃家实，提纲是揭其根，非意不在表也。

【纲】仲景曰：伤寒四五日，脉沉而喘满，沉为里，

①【注文浅释】
妙言！治病要在扶正祛邪。

②【注文浅释】
阳明实证当分有形无形，有形之邪盛为实，无形之邪盛也为实也。有形当下，无形当清。

而反发其汗，津液越出，大便为难，表虚里实，久则谵语。渴欲饮水，无表症者，白虎加人参汤主之。伤寒发汗已，身目为黄，所以然者，以寒湿在里，不解故也。不可下，于寒湿中求之。阳明病，谵语，发潮热，脉滑而疾者，小承气汤主之。因与承气汤一升，腹中转失气者，更服一升；若不转失气者，勿更与之。明日不大便，脉反微涩者，里虚也，为难治，不可更与承气汤也。汗出谵语者，以有燥屎在胃中，此为风也，须下之，过经乃可下之。下之若早，语言必乱，表虚里实故也。下之则愈，宜大承气汤。

【目】朱肱曰：伤寒始发热恶寒，今汗后不恶寒，但倍发热而躁；始脉浮大，今洪实，或沉细数；始惺静，今狂语。此为胃实阳盛，再汗即死，须下之愈。发汗后不敢再表者，为脉沉实耳；脉若浮者，须再汗也。发汗后不恶寒，只发热，脉沉实，或狂语，此为胃实阳盛，即不可再汗，须下之。设令下后又不解，表里邪亦衰矣。阳明病，头疼，不恶寒，反恶热，胃实故也。阳明气实，故攻头也，调胃承气汤。病人无表里症，发热，八九日，脉虽浮数，宜大柴胡汤下之。大便秘，加大黄。亦有始得病，便变阳盛之症，便须下，勿拘日数。更有心胸连脐腹大段痞闷，腹中疼，坐卧不安，冒闷喘急极者，亦不候他症，便下之。凡大便秘，妨闷，尚有表症者，亦须少少饮小承气汤解之，不可过多，令大泄也[①]。失下，则气血不通，四肢便厥，医人不知，反认是阴厥，复进热药，祸如反掌，不可不察也。

刘完素曰：凡里症，脉实而不浮，不恶风寒，身不疼，自汗谵语，不大便，或咽干腹满者，可下不可汗也，宜三承气汤选用。又不问风寒暑湿，或表里症俱不见，但无表症而有可下者，三一承气汤。此药虽峻攻，使无表热入里，而无结胸或痞之象也；或热结极深，而诸药数下，毕竟不能通利以致将死者，宜大承气加甘遂一钱下之。病在里，脉沉细者[②]，不问风寒暑湿，或表里症俱不见，或内外诸邪所伤，有汗无汗，心腹痛满，谵妄烦躁，畜热内盛，但是脉沉者，皆宜三一承气汤合解毒汤下之。解毒调胃汤及承气汤，皆能泻大热。

魏荔彤曰：脉滑而疾，滑虽热盛于里之兆，而疾则热

①【注文浅释】
视病情缓急而定表里先后多少之治。

②【注文浅释】
在里之病，若脉沉细无力，多为虚证，则不当下，宜辨明虚实，然后治之。

未成实之征。盖热初传入腑，或由浮而变沉大兼迟滞，方可攻下，今脉滑疾，是犹带数，热变而传入，尚未坚凝结聚，小承气汤消热调津，足以已病矣，以下尤斟酌尽善之处。

鳌按：里症有虚、有实、有寒、有湿、有热，其邪之入里者，皆为里症，不专指邪实阳盛一边说也。

【纲】仲景曰：伤寒脉浮滑者，此表有热，里有邪[①]，白虎汤主之。

【目】张介宾曰：阳邪在表则表热，阴邪在表则表寒；阳邪在里则里热，阴邪在里则里寒；邪在半表半里间而无定处，则寒热往来。邪在表，则心腹不满；邪在里，则心腹胀痛。邪在表，则呻吟不安；邪在里，则躁烦闷乱。邪在表，则能食；邪在里，则不食；邪在半表里，则不欲食，未至于不能食也。邪在表，则不烦不呕；邪在里，则烦满而呕。凡初见心烦喜呕，及胸膈渐生痞闷者，邪自表方传里也，不可攻下。凡病本在表，外症悉具，脉反沉微者，以元阳不足，不能外达也，但当救里，以助阳散阴为上策。

柯琴曰：此论脉而不及症，因有白虎汤症，而推及其脉，只据脉而不审其症。虽表里并言，而重在里热，所谓热结在里、表里俱热者也。

鳌按：发热无汗，口燥渴，心烦，舌上干燥，欲饮水数升，大便秘，皆白虎汤症也，皆应得此脉。

【纲】仲景曰：伤寒脉滑而厥者，里有热也，白虎汤主之。

【目】鳌按：脉滑而厥者，阳厥也，所谓阳极似阴也。然必烦渴引饮，能食而大便难，乃为里有热。

半表半里症

【纲】仲景曰：伤寒五六日，头痛，汗出，微恶寒，手足冷，心下满，口不欲食，大便鞕，脉沉细者，此为阳微结，必有表复有里也。脉沉，亦在里也。汗出为阳微结，假令纯阴结，不得复有外症，悉入在里矣，此为半在表半在里也。脉虽沉细，不得为少阴病。所以然者，阴不得有汗，今头汗出，故知非少阴也，可与小柴胡汤。设不了了者，

①【医理探微】
表有热指热症，里有邪为热邪。热邪为本，表热为标，正因为有了里热之邪，才出现在外发热之症。

得屎而解。

【目】成无己曰：邪之客于表者为寒，邪与阳相争则为寒矣；邪之入于里者为热，邪与阴相争则为热矣。邪在半表里，外与阳争而为寒，内与阴争而为热，是以往来寒热。邪居表多则多寒，邪居里多则多热，邪半在表半在里，则寒热亦半矣。邪在表者，必渍形以为汗；邪在里者，必荡涤以取利。其余不外不内，半表半里，又非发汗所宜，又非吐、下所对，是当和解则可矣，小柴胡是也。

戴原礼曰：论中有曰太阳经病者，太阴经病者；有曰伤寒者，中风者；有但曰厥者，下利者；有但曰病者；有但曰某经者。盖以邪中其经，故以经名之，非特谓伤寒之候，谓兼有杂病也；凡云伤寒而不云经者，故非杂病也，谓六经俱有之症，难以一经拘之，中风亦然；凡云下利及厥，与夫称病人等名症者，谓六经、伤寒、中风、杂病等候俱有是症也，善治病者，须要详辨。太阳传经之邪，各经直中之邪，曾无汗、吐、下之症，火逆、水喷之症，结胸、发黄、血谛、痞利、厥逆之症？如中风、伤寒、杂病之候，一切之疾，不拘六经，但分表里，盖六经俱有表里二症，但有表症，即发汗；但有里症，即攻下[①]。或表里症俱见，则宜以攻里、发汗之药，分表里病症多少用之；病在半表里，和解之，此传经之治也。杂病寒症在表[②]者，辛温汗之；寒中里者，大热救之，亦在明其表里而已。

李梴曰：凡病或渴、或不渴，或胸中烦、不烦，或呕、不呕，或腹胁痛、不痛，或咳，或心下悸，或小便不利，少阳所主也。或烦或呕者，邪在表，方传里也。若见耳聋，胁痛，寒热，呕而口苦，胸胁紧满，脉弦数，即是半表半里，脉大，胸满多痰，或挟宿食，可吐。《百问》云："气浮上部，填塞心胸，头痛多涎，此吐症也。"《经》云："其高者因而越之。"脉虽大，无甚痰者，不可吐，只宜和解。

表里俱见症

【纲】仲景曰：中风发热，六七日不解而烦，有表里症，渴欲饮水，水入则吐者，名曰水逆。

【目】朱肱曰：伤寒表症当汗，里症当下[③]，不易之

①【医理探微】

六经皆有表里证，此言甚当，但绝非表证即当汗，里证即当下，还要看病在何经何脏，以及虚实寒热，再酌情灵活治之。故表里还应该与寒热虚实互参，才能准确遣方用药。

②【临证新传】

杂病寒证在表，也非尽用汗法。若是里热见表寒证，当用清法，如白虎汤之类；里寒见表寒证，当用温法，如理中四逆汤之属。

③【注文浅释】

从后文来看，朱氏所言下法，包括利水法。

法也。发表、攻里本自不同，桂枝、承气安可并进？然使病人脉浮而大，是表症当汗；其人发热烦渴，小便赤[①]，即当下，此是表里俱见，五苓散主之。若“不大便六七日，头痛有热”者，是里症，当下；“其人小便清者，知不在里，仍在表也，当须发汗”，此是两症俱见，即未可下，宜与桂枝汤。若“心下满，不欲食，大便鞭，脉沉细”，是里症，当下；其人“头汗出，微恶寒，手足冷”，即当汗，此两症俱见，仲景所谓半在表半在里也，小柴胡主之。若“太阳病，表症未除，医数下之，遂挟热而利不止，心下痞鞭”，仲景谓之表里不解，桂枝人参汤。“本太阳病，医反下之，因而腹痛”，是有表复有里，仲景用桂枝芍药汤；痛甚者，桂枝加大黄。“太阳病，桂枝症，医反下之，利遂不止，脉促者，表未解也，喘而汗出者，葛根黄芩汤”，“烦躁口苦，腹满而喘，发热汗出，不恶寒，反恶热”，此阳明症也；则脉反“浮而紧”，是表里俱见，不可汗下，宜栀子豉汤吐之[②]。此仲景治伤寒有表复有里之法也。

王好古曰：大柴胡汤，治表里内外俱热之症。治有表者，或脉浮，或头痛，或恶风，或恶寒，四症中有一二尚在者，乃十三日过经不解是也；治有里者，或谵语，或妄见，或掷手扬视，此皆里之急者也。若欲汗，则里症已急；欲下，则表症尚在，通用大柴胡汤。

无表里症

【纲】仲景曰：伤寒六七日，目中不了了，睛不和，无表里症，大便难，身微热者，此为实也，急下之，宜大承气汤。

【目】朱肱曰：伤寒四五日后，以至过经，无表症，又无里症，未可下者，皆可用小柴胡随症加减治之，以至十余日亦可用。十余日外，用小柴胡不愈者，若大便鞭，看症可下，则用大柴胡下之，以过经，其人稍虚，当下者，用大柴胡则稳，恐承气太紧，病人不禁也。如病人无表里症，发热，七八日，脉虽浮数，可用大柴胡下之。假令已下，脉数不解，至六七日不大便者，有瘀血也，属抵当汤。

柯琴曰：伤寒七日不愈，阳邪入阴矣，目不了了，睛不

①【医理探微】
小便不当赤，赤则为里有热，五苓散非其所宜。

②【临证薪传】
汗下误治而见心中懊侬方用栀子豉汤，且栀子豉汤也非吐剂；若未误治，则当用白虎汤。

和，何以故？身微热，是表症已罢；不烦躁，是里症未见。无表里症也，惟不大便而内实，斯必浊邪上升，阳气闭塞，下之而浊阴出下窍、清阳走上窍矣[①]。

① 【注文浅释】此解甚妙！

传变

【纲】仲景曰：伤寒一日，太阳受之，脉若静者，为不传；颇欲吐，若躁烦，脉数急者，为传也。伤寒二三日，阳明、少阳症不见者，为不传也。

【目】鳌按：一日，约辞，非定指一日也。脉静者，太阳伤寒脉浮紧，仍是浮紧之脉，未尝他变也，故病仍在太阳，而亦未他传，此据脉知之，而太阳诸症自在可见。若更验之于症，胸中之阳为在表之寒所郁，因而欲吐、躁烦，脉又不静，而浮紧变为数急，太阳之邪，势必入里而传阳明，盖欲吐、躁烦，皆阳明胃症也，此又兼审脉症而知之。阳明、少阳二经之症，至二三日不见，可知其脉仍浮紧而亦不变，此又但据症而知之也。可见一日太阳，二日阳明，以次相传之日数，未可泥矣。

【纲】仲景曰：太阳病，头痛至七日以上自愈者，以行其经尽故也。若再作经者，针足阳明，使经不传则愈。

【目】鳌按：上条是就太阳伤寒之传经、不传经辨之，此条是就太阳伤风之传经、不传经言之。其举头痛，包太阳诸症在内，太阳经尽，不再传阳明，故愈。又言“再作经”云云者，必有实欲再传之势，方可用针，不然，勿妄施也。

【纲】仲景曰：伤寒三日，三阳为尽，三阴当受邪，其人反能食不呕，此为三阴不受邪也。伤寒三日，少阳脉小者，欲已也。

【目】鳌按：此二条，申明少阳病传、不传，并愈、不愈之故。盖伤寒一日太阳，二日阳明，三日少阳，迨三日后三阳为尽，三阴当受邪，三阴必先太阴脾，脾与胃表里，今能食不呕，皆胃之握固有力，能以卫脾，故虽脾当受邪而邪不能犯。并邪之在少阳者，亦得藉中州之力，以为驱逐三阳之邪，且由少阳而已矣，故审其脉，少阳本弦，又邪在而更助其弦长，今变为小，故知其不传阴，而即从少阳解也。不得以脉之小，误认为正虚脉微。

【纲】 仲景曰：伤寒六七日，无大热，其人躁烦者，此为阳去入阴故也。

【目】 鳌按：六七日者，由少阳误治，延至日久也[①]。外无大热，似宜安静，忽内生烦躁，其三阴之受邪必矣。盖三阳之热作于表，三阴之热甚于里，躁烦者，里热盛也。阳去入阴，以少阳处于半表里，由阳入阴，其机至速，医者不可不急图于早也。

戴原礼曰：凡人伤寒，先犯太阳，以次而传，此特言其概耳。然其中变症不一，有发于阳即少阴受之者；有夹食伤寒，食动脾，脾太阴之经，一得病即腹满痛者；亦有不循经而入，如初得病，径犯阳明之类，不皆始于太阳也；亦有首尾止在一经，不传他经；亦有止传一二经而止者，不必尽传诸经也。至如病之逾越，不可泥于次第，当随症施治[②]，所以伤寒得外症为多。仲景云："日数虽多，有表症者，尤宜汗；日数虽少，有里症者，即宜下。"

吴绶曰：阳邪以日数次第而传者，由一日至七日，六经传尽，当汗出而解，七日不解，为之再经。二七日不解，为之过经。过经不解，则为坏病。寒之伤人，初无定体，或中于阴，或中于阳。《经》言"一二日，发热脉沉者，少阴病也"；又"一二日，口中和，背恶寒者，少阴病也"，此皆直中阴经之寒，非常而为变也。《活人书》："凡寒邪自背而入者，或中太阳，或中少阴，自面而入者，则中阳明之类，亦不专主于太阳也。"又曰："寒邪首尾只在一经而不传者有之，有间传一二经者，有传过一经而不再传者，亦有足经冤热而传入手经者，有误服药而致传变者多矣。"故《论》曰："一日太阳受之，脉若静者为不传；若脉数急，躁烦、欲吐者，传也。"盖太阳为诸经之首，传变居多，且热邪乘虚之经则传也，若经实则不受邪而不传也。且太阳传阳明，阳明传少阳，皆妻传夫[③]，为微邪；少阳传太阴，太阴传少阴，皆夫传妻，为贼邪；少阴传厥阴，太阳传少阳，皆母传子，为虚邪；太阳越经传太阴，乃误下传，亦虚邪；太阳传少阴，乃阴阳双传，即属两感；太阳传厥阴，亦母传

①【注文浅释】
阳传入阴非尽为少阳误治。沈氏所以言少阳误治者，拘于《内经》一日太阳、二日阳明、三日少阳、四日太阴传经之说。少阳之下，方为三阴，故言少阳误治。

②【注文浅释】
戴氏此说非常符合临床实际。病之在何经何络，何脏何腑，发病之因为何，只能根据症状判定，并随症灵活治疗，切不可拘泥死板。

③【注文浅释】
五行生克关系与六亲相配，克我者官鬼(夫)，我克者妻财，我生者子孙，生我者父母。太阳为水，阳明为土，水被土克而为土之妻，土克水为水之夫，故太阳传阳明为妻传夫。阳明传少阳的关系从五行生克与此同，故也为妻传夫。后面所言夫传妻，皆以此类推。

子，亦为虚邪，又为首尾传。夫伤寒传至厥阴，为尾，厥者，尽也，正将复而邪将解，水升火降，寒热作而大汗解也。若正不复，邪无从解，阴气胜极，则四肢厥冷，舌卷，耳聋，囊缩，不知人而死矣。陶氏云："伤寒传足不传手者，俗医之谬论也。夫人之气，自平旦会于膻中，朝行手太阴肺，以次分布诸经，所以一脉愆和，则百脉皆病。彼云传足不传手，何据乎[①]？盖伤寒者，冬时感寒即病之名也。冬时则足太阳、少阴正司其令，触冒之则二经受病，次则少阳、厥阴，继冬而司春令，而亦受伤，何也？盖风木之令，起于大寒，正当十二月，至春分后方行温令，故风寒亦能伤之。足阳明、太阴，中土也，土寄旺四季，则四时寒热温凉之气皆能伤之，况表邪传里，必归脾胃而成燥屎，用承气以除去之，胃气和矣。手之六经，主于夏秋，故不伤之。足之六经，乃受伤之方分境界也。若言伤足不伤手则可，谓传足不传手不可也。况风寒中人，先入荣卫，昼夜循环，无所不到，岂间断于手经哉！"仲景云："无奇经，则无伤寒。"缘奇经皆附足六经，不附手经，是以寒邪只伤足经也。伤寒传至五六日，渐变神昏不语，或睡中独语一二句，目赤唇焦，舌干不饮水，与稀粥则咽，不与则不思，六脉细数而不洪大，心下不痞，腹中不满，大小便如常，或传十日以来，形如醉人，医见神昏不已，多用承气，误矣，不知此热传手少阴心经也，然又未知自何经来？答曰：本太阳伤风，风为阳邪，阳邪伤卫，阴血自燥，热结膀胱，壬病逆传于丙，丙丁兄妹，由是传心，心火上迫而熏肺，所以神昏也。谓肺为清虚之脏，内有火邪，致令神昏，宜栀子黄芩黄连汤。若脉在内者，导赤散；脉在心者，泻心汤。若误用凉膈散，乃气中之血药也，如左寸沉潜有力者，则可用之，或犀角地黄汤亦可。若脉浮沉俱有力者，是丙丁俱有热也，以导赤、泻心各半服。此症膀胱传丙，足传手经也，下传上也，丙传丁也，表传里也；壬传丁者，坎传离也，越经传也，又谓腑传脏也。《活人书》"伤寒传足不传手"，此言不尽意也，有从足经而传手经者。《经》云："伤寒或止传一经，或间传一二经，不可拘以始太阳终厥阴也，但凭外症治之，此活法也。"与食则咽者，邪不在

①【注文浅释】

从中医理论而言，人体乃系统之整体，营卫周流全身，外邪侵袭某一经，则遂周流于其他五经，所以陶氏所言"一脉愆和，则百脉皆病"并无大错，这也否定了伤寒传足不传手之说的正确性。但病邪伤人各有法度，如《金匮要略》所言"清邪居上，浊邪居下，大邪中表，小邪中里"，结合现代医学所揭示的某种病原微生物有损伤特定组织器官的特性来看，"伤寒"之邪的传变，也应该有特定的形式。因此，"伤寒传足不传手之说"，值得中医学者在未来研究中思考。当然，这里的"伤寒"是就广义伤寒而言。

胃也；不与不思者，神昏故也。热邪既不在胃，误用承气必死。只是邪蕴日久，因足经实，手经虚，故冤热耳。有因汗下差误而传，有因七情或劳倦等而传，大抵传于手经，必有所因，所以古人有救逆、复脉等法。岂但切中病情，实启后人义例。

李梴曰：表多里少为在经，宜清肌解表；里多表少为在腑，宜和肌通里。盖阳明标虽主肌，而其本则胃也各经络为标，各脏腑为本。然岂独阳明为十二经之长，而有经腑之异乎？仲景曰："三阳受病，未入于腑，可汗而已；三阴受病，已入于腑，可下而已。"则三阴有在经者，仍宜微汗之。盖荣卫太阳主皮毛；胃腑主皮肤之下，肌肉之上，及肠胃也；胸胁属少阳，主血，荣百节，流行三部；脏属三阴，主筋骨，并两足，故太阳为阳之表，阳明为阳之里。若但以脏腑分表里，则腑为表，脏为里。若合荣卫、脏腑分表里，则表者荣卫之所行，里者胃腑之所主，而脏则又深于里，但病入胃，则亦不更传。

王氏肯堂曰：风寒客于人，使人皮肤闭而为热，故伤寒为病热也。《针经》曰："多热者易已，多寒者难已。"故热虽甚，不死，若两感于寒而表里俱病者，必死。《经》云："三阳受病，未入于腑者，可汗而已；三阴受病，已入于腑者，可下而已。若两感于寒者死，若五脏六腑皆受病，则荣卫不行，脏腑不通，必死。"但按"三阳受邪为病在表，法当汗"解，然三阳亦有便入腑者，入腑即宜下，故云"未入腑可汗"。《素问》"腑"字作"脏"字，理胜，盖腑阳而脏阴，且传阳明即入腑也；"三阴受邪为病为里，法当下"。然三阴亦有在经者，在经则宜汗，故云"已入腑可下"。《经》又云："其不两感于寒，更不传经，不加异气者，至七日，太阳病衰，头痛少愈也；八日，阳明病衰，身热稍歇也；九日，少阳病衰，耳聋微闻也；十日，太阴病衰，腹减如故，则思饮食也；十一日，少阴病衰，渴止，舌干已而嚏也；十二日，厥阴病衰，囊纵少腹微下。大气皆去，病人精神爽慧也。若更感异气变为他病者，当依坏症治之。若脉阴阳俱盛，重感于寒者，变为温疟；阳脉浮滑，阴脉濡弱者，更遇于风，变为风温；阳脉洪数，阴脉实大者，遇温热，变为温毒，为病最重也，温毒必发斑；阳脉濡弱，阴脉弦紧者，更遇温气，变为温疫，以冬伤于寒，发为温病。”闵芝庆曰：“伤寒传经，邪热渐入，而六经以次受之，六经传尽，无出而再传之理。欲知其传始末，先别人身六经。足太阳为三阳，最在外；阳明为二阳，在太阳内；少阳为一阳，在阳明内，此三阳为表也。太阴为三阴，在少阳内；少阴为二阴，在太阴内；厥阴为一阴，在少阴内，此三阴为里也。皆由内以数至外，故一、二、三之次第如此。伤寒由表入里，邪气以渐深传，故一二日始于太阳，二三日传于阳明，三四日少阳，四五日太阴，五六日少阴，六七日厥阴也，此论其常耳，变则不可拘以日数。其传至厥阴，为传经尽，不复再传。成氏曰：‘六日厥阴，六日为传经尽。七日不愈者，谓之再传，再自太阳传，至十二日再至厥阴为传经尽，十三日当愈。十三日不愈者，谓之过经，言再过太阳经，亦以次为传也。’谬矣！马仲化云：‘自太阳以至厥阴，犹人由户升堂入室，厥阴复出传于太阳，奈有少阴、太阴、少阳、阳明以隔之，岂有遽出而传太阳之理？’此斥再传之非，诚千载断案，惜乎释‘七日病衰’，犹有未明，使后人于传经不能绝无障蔽耳，辨见《六经七日病愈篇》在“愈解”门。然则邪气之入，果无自里而出于表者乎？无欲传之出，有欲愈之出也。《太阳篇》曰：‘欲自解者，必当先烦，乃有汗而解，何以知之？脉浮，故知汗出解也。’此以脉浮为邪气还表，知是向安之兆，不待更用汤药。邪自外散者，散则复何传焉?！须知里邪不出则已，出则欲愈，非复欲传也。或曰：‘《太阳篇》云：‘太阳病，头痛七日以上自愈者，以行其经尽故也。若欲再作经者，针足阳明经，使经不传则愈。’此非一日至六日传三阳三阴经，至七日当愈，不愈则太阳之邪再传阳明者欤？’曰：‘伤寒始于太阳受病，以次而终，于厥阴为传经尽。诸经受病，凡七日自愈者，为行其经尽。太阳病至七日头痛自愈者，以行太阳经尽故也，邪气行来，始终只在太阳一经，而尽其七日当愈之数也。’《论》云：‘发于阳者七日愈，以阳数七也。’若七日以上不自愈，欲过太阳一经，再传一经，当针足阳明迎而夺之，使不传阳明经则愈。细玩‘行其经尽’之句，不曰‘传经尽’，则仲景之意昭然矣[1]。成氏谬以行其经尽为递传六经，乃有自太阳再传之说耳。若果传遍六经，厥阴之邪，再传太阳，太阳再传阳明，则宜厥阴未传太阳之前，预针太阳矣，何必待欲传阳明而后针阳明哉?!'或曰:'《霍乱篇》有曰:'十三日愈，所以然者，经尽故也。'此非伤寒六日传遍三阳三阴，后六日再传经尽，十三日当愈者欤?《太阳篇》有曰:'伤寒十三日不解，过经谵语者，以有热也，当以汤下之。'此非十二日再传经尽，十三日不愈，谓之过经者欤?'曰:'经尽者，如太阳行其经尽之谓也。由太阳受病于一日，至七日为行太阳经尽之例推之，则诸经皆可屈指而期矣。阳明受病于二日，至八日自愈者，为行阳明经尽，推之少阳及三阴经，次第至十二日自愈者，为行厥阴尽，十三日当大气皆去，精神爽慧之期也，故曰:'若过十三日以上不间，尺寸陷者，大危。'其曰'十三日不解，过经谵语'，止以当解之期不解，乃过于经而入于里，谵语者，此为内实而结于里也，当以汤下之。此泛言过经，不专指何经者也，何尝有再传经尽谓之过经之旨哉?'详考所谓过经者，或有言过太阳经成里症，或有专言过太阳经者，或有泛言过经者，敢引而证之。《阳明篇》云:'汗出谵语者，以有燥屎在胃中，此为风也，过经乃可下之。'盖谓燥屎在胃中而谵语，其风邪在表而汗出，其燥屎在胃则当下，过太阳，无表症，而结于里，乃可下之，此言过太阳经而结于胃，成里症者也。果如成氏十三日再传经尽谓之过经，则燥屎在胃，必待十三日乃可下乎? 于此则注曰:'须过太阳经，无表症，乃可下之。'则与再传经尽谓之过经，自相矛盾矣。《太阳篇》曰:'太阳病，过经十余日，反二三下之，后四五日，柴胡症仍在者，先与小柴胡汤。'盖谓过太阳经，无太阳表症，然里症未具，本未可下，反二三下之，后四五日，尚有少阳之柴胡症者，亦须与小柴胡汤，此专言过太阳经者也。《霍乱篇》曰:'下利后，当便鞕，鞕则能食者愈;今反不能食，到后经中，颇能食，复过一经能食，过之一日，当愈。不愈者，不属阳明也。'此承上文而言，霍乱下利后，亡津液而当便鞕，鞕则能食者愈，属阳明胃气和也。今反不能食，传入后一经中，颇能食，是复过一经能食矣，

①【注文浅释】
王肯堂氏解释"行其经尽"及"过经"甚妙，条例清晰，也非常贴合临床实际。至于邪气在某经的时间，从后面所述来看，王氏认为邪气每入一经，停留时间为6天左右。

如属阳明气和，则其过之一日当愈；不愈者，暴热使之能食，非阳明气和也。此泛言过经者也，何尝有再传经谓之过经之旨哉？况邪传六经，岂有三度之理哉？成氏释仲景书，阐明奥旨，惠及后世多矣，独于传经少达，乃致穿凿之甚。《蕴要》祖成氏之注，其《过经不解例》曰：'《经》言伤寒十三日不解，谓之过经。'仲景焉有此语？是以成注为《经》矣。其《六经传变论》又曰：'过经不解，则为坏病矣。'夫仲景所谓坏病者，言为犯逆所坏也。蕴要之说，讹上之讹矣。陶尚文曰：'伤寒汗不愈而过经，其症尚在而不除者，亦温病也。'此说更不可晓。"

魏荔彤曰：闵氏传经之说，亦能独发微旨，其六经尽传不再传之说，实本于《内经》。病邪递传一脏不两伤，两伤则死之理，其切要之语，谓伤寒病传经。凡言日者，概不可以日数拘也，尤为破的，但亦有应申明者。《经》云："一日太阳受之。"不过云太阳病始于此一日耳，在太阳数十日不罢，皆可谓之在太阳一日分内也，故有始终生死于太阳者矣。此《伤寒论》仲师设有过经不解专篇，乃为《伤寒论》不传经言也。二日阳明受之者，亦以太阳传阳明之始为二日，在太阳者暂，即曰传阳明，固阳明之二日也；在太阳者久，七八日始传阳明，亦为阳明之二日也。其余各经递言三、四、五、六日，概如是矣。必言七日者，自太阳始受病，计至七日太阳愈，藉日以明其递传之次耳，如人自此起行至某处，七日之程，其行之迟速，至之先后，则不可计也，此七日太阳病当愈之义也。闵氏以为七少阳之数，仍似执论，余谓太阳病愈之日，即为七日，更觉明爽耳。是凡阳明受邪之日，皆为二日也，不过太阳始传于阳明之次耳。然则在阳明为久为暂，得愈之日，皆八日也，亦不必谓七日合少阳之数也。诸经得愈之日，亦皆如此，似不合经文，而深合于经旨也，何也？经文示天下万世以成宪，或不得不藉日以明其次第，使人知六经受病及愈日之纪也。其实病邪变迁，倏忽无常，加甚得愈，且无定时，诸病皆然，伤寒尤甚，何可以日计乎[①]？所以仲师又设合病专篇，是两三经同感，则一日已满三阳之分，又乌从计日乎？即直中阴经之寒邪，亦尝初起即遍三阴，何必一日

①【注文浅释】

临床诊疗疾病，犹如"将在外，君命有所不受"一般。所谓"君命"，即书本之定数也。医生自当圆机活法。

中太阴，二日方及少阴，三日方及厥阴耶？寒邪常易中少阴，以阴起于下，肾经在下体也，直中少阴，常并及三阴，少阴、厥阴并中者更多，岂以日可计乎？鳌按：不但直中少阴、厥阴者为更多，即传经至少阴者，亦往往即传厥阴。而此二经之症，一半日间即已俱见，以肝肾同部，故易相连而及也。知计日以言经，却不计日以察病，斯可与言遵经治病矣。及病邪已入厥阴，重言复传太阳，则合《内经·灵》《素》搜求，再考仲师之论，并无此说，稍知医理者，可明其妄。盖人身内而腑脏，外而经络，邪无自厥阴得入太阳之道路也。如邪已透表，则升散矣，焉有自里透表复从表入里者哉？试问古今来自厥阴复入太阳者，何人曾治此伤寒病乎？以余观之，今人患伤寒病，在三阳经，或生或死即决矣，直中阴经者反有之，传经至阴经者已少，况六经遍传乎？以今人气禀虚弱者多，世医操术不明者更多，不俟传遍已死矣。所以见治六经传遍之伤寒病者，竟无有也。鳌按：此论更精更快，可以提醒世医。况伤寒病虽如是分别六经，而病此者，未必尽分疆画界，如此井井。初得之时，两经皆病者，三经皆病者甚多，此未病而彼已传者，亦复不少。阳经未尽，亦有入于阴经者，至阴经矣。又尝见太少两经俱病也，又尝见三阴经俱病也。所以仲景未尝不设合病篇以论病，并病篇以论治也。合病、并病虽独有三阳，乃举一隅也，宁不可推之三隅乎？若不能推，则虽有书充栋，亦无用矣。如能神明，必于斯言有会耳[①]。

①【注文浅释】
中医临床贵在知常达变。

鳌按：自仲景论著传经之说，后来聚讼纷纷，终不合经旨，以总皆拘于日数，故说来往往支碍也。自有闵氏辨其理于前，复有魏氏畅其说于后，合二篇观之，而传经一款，千古遂有定案，诚伤寒科之秘笈也。

愈解

【纲】仲景曰：太阳病欲解时，从巳至未上。阳明病欲解时，从申至戌上。少阳病欲解时，从寅至辰上。太阴病欲解时，从亥至丑上。少阴病欲解时，从子至寅上。

厥阴病欲解时，从丑至卯上[1]。

【目】柯琴曰：巳、午为阳中之阳，故太阳主之，至未上者，阳过其度也。申、酉为阳明之时，即日晡也。凡称欲解者，俱指表而言，如太阳头痛自止、恶寒自罢，阳明则身不热、不恶寒也。寅、卯主木，少阳始生，即少阳主时也，主气旺则邪自解矣，辰上者，卯之尽，辰之初也。《经》曰："合夜至鸡鸣，天之阴，阴中之阴也。"脾为阴中之至阴，故主亥、子、丑时。天以一生而开于子，故少阴主于子。木克丑，旺于寅时，故厥阴主丑、寅、卯三时。

【纲】**仲景曰：凡病欲知何时得，何时愈？答曰：假令夜半得病者，明日日中愈，日中得病者，夜半愈。何以言之？日中得病夜半愈者，以阳得阴则解；夜半得病明日日中愈者，以阴得阳则解也。**

【目】柯琴曰："发于阳者七日愈，发于阴者六日愈，以阳数七、阴数六故"，是论日期合阴阳之数而愈，此论愈时于阴阳反盛时解，何也？阴盛极而阳生，阳盛极而阴生，阴阳之相生，正阴阳之相得，即阴阳之自和也。然此指病在一二日愈者言耳，如六七日愈者，则六经各以主时解，是又阳主昼而阴主夜矣[2]。

【纲】**仲景曰：脉病欲知愈未愈者，何以别之？答曰：寸口、关上、尺中三处，大小、浮沉、迟数同等，虽有寒热不解者，此脉为阴阳和平，虽剧当愈。**

【目】王肯堂曰：《针经》云："寸口人迎，两者相应，若引绳大小齐等者，名曰平人。"言手之寸口脉，与喉旁之人迎脉等齐，为平人。他条云"六脉阴阳俱停[3]，必先振栗，汗出而解"者是也。

鳌按：脉三处同等，只是纯阴、纯阳偏胜之脉，是仍为病脉，是寒热不解，病犹未愈之脉，故"阴阳和平"四字，并非阴阳调和之义。曰"和"者，言或纯阴，或纯阳，无乖戾之象；曰"平"者，言纯于阴，纯于阳，无驳杂之形也。然曰纯阴，究竟偏于阴矣；曰纯阳，究竟偏于阳矣，故非调和之义也。虽剧当愈者，偏阴则阴剧，治其阴之剧，则阴之病当愈；偏阳则阳剧，治其阳之剧，则阳之病当愈。正欲医者知此为阴阳偏之脉，而急早治之也。

①【注文浅释】

六经病愈解时，有阳错阴差的规律。所谓阳错者，三阳经愈时各个错开，并互相联系，如少阳寅卯辰，太阳巳午未，阳明申酉戌；所谓阴差者，三阴经愈时互相交叉，如太阴亥子丑，交叉少阴子丑寅，少阴又交叉厥阴丑寅卯。

②【注文浅释】

一二日愈者，正气相对充足，人体阴阳易于自我恢复平衡，故阳得阴或阴得阳而解；六七日愈者，正气相对不足，必借自然界之阳气以抗邪外出，故在六经主时之间而愈。

③【注文浅释】

停：当作"均衡"讲，即阴阳平衡之象。

【纲】仲景曰：欲自解者，必当先烦，乃有汗而解，何以知之？脉浮，故知汗出解也。

【目】魏荔彤曰：此与“太阳病欲解时，从巳至未上”一条，教人于愈期愈时之际，当明辨其是传经尽，不复再传否也。于何辨其传不传？解则不传。于何辨其解不解？汗则解。于何辨其汗不汗？先烦则汗。于何辨其欲汗之先烦？脉浮则先烦，为欲汗之烦。而非入里之烦，伤寒原无汗，犹可以知其汗而解，伤寒原有汗，何以知其汗为必解之汗乎？故当于“脉浮”二字求之，而忽浮之脉，必非入里，伤风原脉浮有汗之症，忽添一烦，又不见入里之脉，则为欲解。然则入里之脉，数急是也，此烦与烦躁之烦不同，脉静者为不传也，脉数急者为传也[①]。

【纲】仲景曰：风家表解而不了了者，十二日愈[②]。

【目】魏荔彤曰：此明太阳中风病愈后，风邪留滞之症，当听其自愈，不必妄治也。十二日愈者，六七日推之也。七日愈者，太阳中风也，连病愈之日计之，更得六日，其实五日，除此病愈之后，阴气复于六，而神清气爽矣。

【纲】仲景曰：阳明病，胁下鞕满，不大便而呕，舌上白苔者，可与小柴胡汤。上焦得通，津液得下，胃气因和，身濈然而汗出解也。

【目】魏荔彤曰：胁下鞕满，较胸胁满少甚，且不大便而呕而舌苔黄，是阳明病胃已成实，而邪复转传少阳也。诸症中，惟不大便为正阳阳明，余皆少阳阳明病，是病在正阳阳明较前已甚，即病入少阳阳明较前更深[③]，但俱属未全成少阳也，仍与小柴胡和解，使正阳之邪由少阳出，胃不成实，阳明得罢，总无异也。“上焦得通”四语，又言邪之结于有形者随津液下而由肠以泄，邪之涸于无形者随汗而由表以透，此所以正阳阳明之邪，由少阳阳明半表半里以和解为其出路，一同于尽传少阳治之之法也。又何必俟传少阳而后施治哉！

鳌按：喻嘉言谓“‘上焦得通，津液得下’八字，关系病机最切”，诚哉言也！其意以风寒聚膈中，必挟津液而成喘、逆、呕、痞诸症，故上焦风寒不解，则津液必不得下，惟

①【医理探微】
烦而不见入里之脉，即表证之脉兼烦，则为欲解；若烦而脉数急，则为传里之象。

②【注文浅释】
七日行其经尽，然经尽表解后仍不了了者，正气未复也。再过一候，迨人体正气借自然之气帮助，则病愈。一候为五天，七加五正好为十二日。

③【注文浅释】
此说牵强，不足为信。

和之于中，而上焦通矣，上焦通而津液亦和而下矣[①]。喻又推言杂病，如痰火、哮喘、咳嗽、痈疬等症，皆火势熏蒸日久，顽痰胶结经隧，所以火不内熄，则津液必不能下灌灵根，而清华尽化为腐浊，此旨更精。盖人之生，全赖得水谷之气以化，津液流贯肢体，若结则病，竭则死矣。凡治病者，可不以救人之津液为急急哉！

【纲】仲景曰：**凡柴胡汤病症而下之，若柴胡症不罢者，复与柴胡，必蒸蒸而振，却发热汗出而解。凡病若发汗，若吐，若下，若亡津液，阴阳自和者，必自愈。伤寒三日，少阳脉小者，欲已也。**

【目】魏荔彤曰：首条，言少阳误下而症不罢，是下之误未及于病也，复与柴胡何疑焉？特以误下伤正，故见蒸蒸而振之虚象，然阳升表透，阴降里和，少阳之病亦解矣。二条，少阳为病，必自太阳、阳明递传而来，积日必久，治不合宜，顺逆之故已明之。然有治虽逆而病不为逆，则必秉质厚，血气充，故药邪不能使病邪浸加，正气且能驱病邪渐去，故虽误于汗、吐、下、亡津液，其人阴阳之脉和平，必当自愈，而毋庸好事妄治也。曰"凡病"者，虽言少阳，实统三阳，并六经，且及百病言之，故不专曰少阳、曰伤寒也。三条，脉不弦大而小，邪微欲解之先兆也。

【纲】仲景曰：**太阴中风，四肢烦疼，阳微阴涩而长者，为欲愈。**

【目】魏荔彤曰：四肢烦疼，阳微发热，阴涩汗出，纯乎太阳中风矣。然腹满时痛、下利、吐不能食如故，是非太阳中风宜表散者，乃太阴病而类于太阳之中风，有阴症欲还复于阳症之机也。若脉并见长，则邪自太阴欲还少阳必矣。经邪内陷，因有腹满等症，若经邪欲出，则症见四末，而不久于内陷可知矣。于是阳微阴涩，邪已有渐透营卫之势，兼以弦长脉见少阳之门户，辟而生发之气已动矣，更得四末之间，蠢然烦疼，汗出发热，邪纯回太阳矣。曰："为欲愈"，亦见太阴之邪必由少阳越太阳而出也。至脉见长，在《阳明篇》屡言之曰"脉弦者生"，长即弦也，在阳明以少阳为出路者，见弦长为生机，岂太阴亦以少阳为出路者，见弦长有异哉?！此余言长脉之据也。[②]

①【临证薪传】

此处用小柴胡汤，乃和解少阳枢机之谓。少阳主持诸气，总司人体气化，为元气水液通行的道路，三焦一通，气机水液通畅，则不通便而便自通。再从原文来看，症有胁下硬满，且舌上白苔，证明阳明热结不甚，正合101条小柴胡汤"但见一症便是"的运用指征，故仲景予小柴胡汤治之。

②【注文浅释】

魏氏解释繁琐而不得要领。本条所言，即脾虚外感。四肢烦疼者，外感之症；阳微阴涩者，正气不足之脉；脉长者，《内经》言"长则气治"，正气来复之象，故欲愈。至于正气何以来复，或服药后，或自身恢复使然。

【纲】仲景曰：少阴中风，阳微阴浮者，为欲愈。

【目】魏荔彤曰：少阴病，不外直中、传经寒热二邪。然于其入也，分寒热必清；于其外也，则不必分寒热，竟言出而得愈而已。然其症脉，亦必明辨之，本少阴病也，何忽类太阳之中风？少阴有直中之寒，无直中之风，如有宜中之风，则自为风中肾脏之症，与伤寒中之传经热邪固不相涉，即与直中寒邪亦不相干，今曰“少阴中风”，乃少阴症忽变为似乎太阳之中风也。何以见之？以其热自发而汗自出也，少阴病，反发热，反汗出，乃内真寒，外假热，直中寒邪内所有之症。此条未言发热汗出，而余言之，非杜撰也，乃原文中所有也，何言之？以脉见阳微阴浮，而知必发热汗出也。在少阴直中寒邪之脉见沉紧，是阳紧而阴沉也；在少阴传经热邪之脉见沉数，是阳沉而阴数也。今阳见微，是不紧也，原为直中之寒邪将散，故变紧为微，且不沉也；原为传经之热邪将散，故变沉为微也。且阴见浮，是不沉也，原为直中之寒邪将散，故变沉为浮，且不数也；原为传经之热邪将散，故变紧为浮也[①]。此足见少阴病不论寒邪、热邪，见此阳微阴浮，俱为欲愈之机矣，又何以知其发热汗出也？《太阳论》曰：“阳浮者热自发，阴弱者汗自出。”少阴见阳微，即太阳之浮脉也，再阴脉浮而不沉，非弱之义乎？发热则阴寒已微，况脉不见沉紧，则非内阴逼阳于外之反发热也；汗出则里病已除，脉又不见沉细，则非阴盛逼阳出亡之汗自出也。于此知其阴病转阳，里邪透表，必发热汗出，见欲愈之神理也。

①【注文浅释】
此解甚当。

【纲】仲景曰：厥阴中风，脉微浮为欲愈，不浮为未愈。

【目】魏荔彤曰：此言厥阴病得愈之脉。本厥阴病，脉应沉中见紧，或见数，俱非微脉，亦有阳微而脉微者，则浮沉取之皆微。今沉取不见紧、数，知阴分之邪已杂；浮取见微，知阳分之表欲透，此微即太阳中风之阳浮而阴弱也[②]。本厥阴病，若真中风，自有口眼歪斜等症，今脉微浮，既非无根之阳外脱，亦非厥阴之阳内陷，是厥阴之邪随阳气由少阳达太阳，欲愈之机也。故可以“厥阴中风”名其病，见阳升邪脱，可识经尽得解之候也，是全于浮

②【注文浅释】
此处之浮乃浮脉之浮，非浮取之浮，从“不浮为未愈”一看便知。

之一诊决之，浮则愈，不浮则未全愈，邪透表则愈，邪未全透表则病未全已，桂枝汤正吃紧法矣。

【纲】仲景曰：问曰：病有战而汗出，因得解者，何也？答曰：脉浮而紧，按之反芤，此为本虚，故当战而汗出也。其人本虚，是以发战；以脉浮，故当汗出而解。若脉浮而数，按之不芤，此人本不虚，若欲自解，但汗出耳，不发战也。

【目】柯琴曰：治病必求其本，本者，其人平日禀气之虚实。紧者，急也，与数同而有别，盖有虚实之分焉，又必按之芤不芤，而虚实之真伪毕见。

【纲】仲景曰：病有不战而汗出解者，何也？答曰：脉大而浮数，故知不战汗出而解也。问曰：病有不战不汗出而解者，何也？答曰：其脉自微，此以曾经发汗，若吐，若下，若亡血，以内无津液，待阴阳自和，必自愈，故不战不汗出而解也。

【目】王好古曰：战而后解者，太阳也；不战有汗而解者，阳明也；不战无汗而解者，少阳也[①]。

①【注文浅释】

此说牵强。从仲景原文意，当指正气强弱而言。

【纲】仲景曰：问曰：伤寒三日，脉浮数而微，病人身凉和者，何也？答曰：此为欲解也，解以夜半。脉浮而解者，濈然汗出也；脉数而解者，必能食也；脉微而解者，必不汗出也。

【目】鳌按：太阳脉本浮数，三日转微，即“伤寒三日，少阳脉小为欲愈”之义也。盖此条“微”字，与上“其脉自微”不同，以上是妄治后亡阳之微，此则未经妄治，故必不汗而三日自解也。

【纲】仲景曰：太阳病未解，脉阴阳俱停，必先振栗，汗出而解。但阳脉微者，先汗出而解，但阴脉微者，下之而解。若欲下之，宜调胃承气汤。凡病，反能饮水者，为欲愈。

【目】王好古曰：太阳传阳明，其中或有下症，阳明症反退，而无热与不渴，却显少阳症，是知可解也。太阳症知可解者，为头不疼，项不强，肢节不痛，则知表易解也；阳明症知可解者，为无发热、恶热，则知里易解也；少阳症知可解者，寒热日不移时而作，邪未退也，若用柴胡而早晚得移其时，是邪无可容之地，知可解也。可解之脉，浮而虚；不可解之脉，浮而实。浮而虚者只在表，浮而实者知已在里也，汗多不解者，转属阳明也。

闵芝庆曰：《七日病愈论》曰：“夫六经以渐受病，其愈皆以七日为期，阳数七故也。《伤寒例》曰：‘其不两感于寒，更不传经，不加异气者，至七日，太阳病衰，头痛可愈也；八日，阳明病衰，身热可歇也；九日，少阳病衰，耳聋微闻也；十日，太阴病衰，腹减如故，思饮食也；十一日，少阴病衰，渴止，舌干已而嚏也；十二日，厥阴病衰，囊纵少腹微下。大气皆去，病人精神爽慧也。’此论六经七日病愈，本之《素问·热病篇》，奈彼此注释者，皆不能无误，旨未明也。敢重释之，曰：‘其者，指伤寒也。’不两感于寒者，非日传二经之症也。更不传经者，邪在此经，更不传彼经也。不加异气者，伤寒病热，不重感寒、感风、感温、感热、感湿而变为他病也。夫如是，则可期六经愈日矣。《太阳篇》曰：‘发于阳者七日愈。’以是数计之，乃知六经之病，自一日受者，七日当衰[①]；二日受者，至八日亦是七日而当衰。故七日邪在太阳，幸而更不传阳明，更无变症，则至七日，太阳病衰，头痛少愈；如或二日，邪传阳明，更不传变，至八日，阳明病衰，身热少歇；又或三日，邪传少阳，更不传变，至九日，少阳病衰，耳聋微闻；又如四日，邪传太阴，更不传变，至十日，太阴病衰，腹减如故，思饮食；又或五日，邪传少阴，更不传变，至十一日，少阴病衰，渴止，舌干已而嚏；又或六日，邪传厥阴，经尽，更不传变。‘大气皆去，精神爽慧’，此二句总承六经而言，如在太阳，更不传变，当七日病衰，头痛少愈，渐而大气皆去，头痛悉除，精神爽慧也，余经不传之例同。成氏注曰‘六经传遍’，则与‘更不传经’之句背矣。”《素问注证》：“七日巨阳病衰，头痛少愈，正以初时所感之邪太甚，既于二日传之阳明矣，而其未尽传者尚在太阳，则至此而比之一日之际，少愈焉。”果如“传之阳明”云云，则由此而六日传至厥阴，为传经尽，将曰七日传何经，其未尽传者尚在厥阴，至十二日比之六日之际，少愈焉。又思果如“传之阳明”云云，则由此而传之厥阴，当六日之时，前之邪气未尽传者，俱如

①【注文浅释】此说可参。

太阳之尚在，自头痛以至囊缩，诸症纷纷，甚于两感，七日之际，岂得不死，反曰病衰乎？况太阳受病，若必传遍六经，则二日阳明，三日少阳，本经固有头痛者，至四日传太阴，太阴经不至头，当腹满、嗌干之时，不得有头痛矣，何必至七日而头痛少愈也？或曰："太阳传阳明，其未尽传者，尚在太阳，岂无是症欤？"曰："有之，是太阳阳明并病之症也。若释七日太阳病衰，而曰传之阳明，如此则非矣。由岐伯无'更不传经''不加异气'二句，而马氏注《素问》，失合仲景注耳。"或曰："所谓更不传经者，谓六经传遍，七日当再传太阳而不传也。"噫！此因成氏注释之谬，后世有是说耳，已辨之详矣。或曰："子谓更不传经，如曰太阳更不传经者，有据乎？"曰："《太阳篇》云：'伤寒一日，太阳受之，脉若静者，为不传也。伤寒二三日，阳明少阳症不见者，谓不传也。'《少阳篇》云：'伤寒三日，三阳为尽，三阴当受邪。其人反能食而不呕，此为三阴不受邪也。'是皆当传不传者也。"要知仲景之论，本诸《素问》，举其大体而已，即六经病衰之期，宁无先之者乎，后之者乎？伤寒原不可以日数拘也，况传经六日，至于囊缩，危且急矣，得至十二日病衰囊纵者，不可为常也。学者当以圆通得之[①]。

①**【注文浅释】**
此说深得仲景心法。

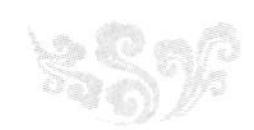

卷一

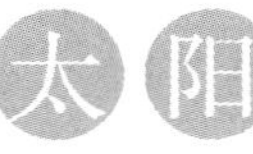
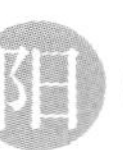
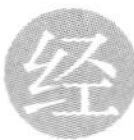
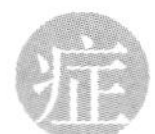

太阳经症

太阳经脉

【**纲**】**仲景曰：太阳之为病，脉浮，头项强痛而恶寒。**

【**目**】朱肱曰：足太阳膀胱经，从目内眦上额，连于风府，分为四道，下项，并正别脉上下六道，以行于背与身。太阳之经，为诸阳主气，或中寒邪，必发热而恶寒。缘头项、腰脊是太阳经所过处，今头项痛、身体疼、腰脊痛，其脉尺寸俱浮者，故知太阳经受病也。

柯琴曰：太阳主表，故表脉、表症独太阳得其全，后凡言太阳病者，必据此一条脉症。如脉反沉，头不痛，项不强，不恶寒，是太阳之变局矣。

【**纲**】**仲景曰：太阳病，发热，汗出，恶风，脉缓者，名为中风。太阳病，或已发热，或未发热，必恶寒，体痛，呕逆，脉阴阳俱紧者，名曰伤寒。**

【**目**】朱肱曰：有发热恶寒，烦躁，手足温，而脉反浮紧者；有寒多热少，不烦躁，手足微冷，而脉反浮缓者，此名伤风见寒脉、伤寒见风脉也，皆宜服大青龙汤。盖大青龙症，脉似桂枝反无汗，病似麻黄反烦躁是也。脉弱有汗，为桂枝症；脉紧不烦躁，为麻黄症。

大青龙治病，与麻黄汤症相似，但病尤重，而又加烦躁者，用大青龙，以其有烦躁一症，故可用也。大抵感外风者为伤风，感寒冷者为伤寒，故风则伤卫，寒则伤营。

鳌按：脉阴阳俱紧者，脉浮为阳，沉为阴，言不论浮沉，俱带紧象，不专指尺寸也①，其所以紧者，寒也。

①【**注文浅释**】

此处阴阳当指尺寸而言，即寸关尺三部皆是紧脉。太阳表证脉浮，故太阳伤寒脉当为浮紧。浮脉特点乃举之有余，按之不足。若将阴阳作浮取沉取解，则沉取脉紧不符合浮脉按之不足之象。

【纲】仲景曰：太阳中风，脉浮紧，发热恶寒，身疼痛，不汗出而烦躁者，大青龙汤主之。伤寒脉浮缓，发热恶寒，无汗烦躁，身不疼但重，乍有轻时，无少阴症者，大青龙汤发之。若脉微弱，汗出恶风者，不可服，服之则厥逆，筋惕肉瞤，此为逆也。

【目】朱肱曰：仲景言不可服青龙者，凡发汗过多，筋惕肉瞤，振摇动人，或虚羸之人微汗出，便有此症，俱宜服真武汤以救之。羸甚者，芍药或量多少与之，恶热药者，去附子，余依加减法。仲景制真武汤，乃为合用桂枝，却用麻黄之类，发汗多亡阳，有此症，故用真武汤。若调理顺者，无此症也。

柯琴曰：风有阴阳，太阳中风，汗出脉缓者，是中于鼓动之阳风，此汗不出而脉紧者，中于凛冽之阴风矣[①]。风能令脉浮，浮紧而沉不紧，与伤寒俱紧之脉有别。脉浮缓而身重，是伤寒之轻者，非若阴阳俱紧而身疼，为伤寒之最重也。脉微弱、自汗出为桂枝症，不可与大青龙，以中有麻黄、石膏也；若脉浮紧，汗不出，是麻黄症，不可与桂枝，以中有白芍能止汗也。夫脉微而恶风寒者，此阴阳俱虚，不可用麻黄发汗；脉微弱而自汗出，是无阳也，不可与石膏以清里。

①【注文浅释】
此说牵强。风有强弱及兼夹，但若分阴风阳风，则阴风者为何？阳风者为何？如何鉴别？

【纲】仲景曰：太阳病，外症未解，脉浮弱者，当以汗解，宜桂枝汤。太阳中风，阳浮而阴弱，阳浮者热自发，阴弱者汗自出。

【目】魏荔彤曰：太阳中风，固以桂枝汤为正治。然有久在太阳，并未传里，是不可以日久而误为里症也。脉必仍浮，浮者，表症未解，兼弱，阴虚热发，阴何以虚？阳盛也，阳何以盛？风入于卫助卫而盛也[②]，故当用桂枝使汗解。

②【注文浅释】
卫气遇风邪，正邪相争于表，故曰阳盛。

喻昌曰：阳浮者，阳邪入卫，脉外浮，阳性本热，风又善行，所以不待闭郁而热发甚捷也；阴弱者，营无邪助，比卫不足，脉必内弱，阴弱不能内守，阳强不为外固，所以不必覆盖而汗自易出也。

【纲】仲景曰：形作伤寒，其脉不弦紧而弱。弱者必渴，被火者必谵语。弱者发热、脉浮，当汗出而愈。伤寒发汗解，半日许复烦，脉浮数者，可更发汗，宜桂枝汤。

【目】黄仲理曰：脉当弦紧而反浮弱，其本虚可知，此劳倦内伤症也。

鳌按：发汗解半日许，是服麻黄发之，非桂枝也。更发汗用桂枝，是服麻黄后，又与桂枝也。

【纲】仲景曰：太阳病，得之八九日，如疟状，发热恶寒，热多寒少，其人不呕，圊便欲自可，一日二三度发，脉微缓者，为欲愈也。

【目】柯琴曰：八九日，是当解未解之时。脉微缓，是有胃气，应不转属阳明。

【纲】仲景曰：桂枝本为解肌，若其人脉浮紧，发热汗不出者，不可与也。常须识此，勿令误也。

【目】方中行曰：胃家湿热本甚者，复得桂枝之热，则两热相搏于中宫，搏则必伤，甘又令人中满，壅气而上溢，所以胃不司纳，反上涌而逆出也①。

魏荔彤曰：用桂枝者，以阳助阳，解卫分之风邪，浅而逐之也；用麻黄者，以阳入阴，发营分之寒邪，深而夺之也。判然两途，毫厘千里，故风伤卫，如贼入其疆，顺而逐之可耳；寒伤营，如贼近于郊，必须强而夺之，乃外在疆外把持，则贼无出路，惟有攻城掠郭而已②。此喻最明，仲师所以示人从浮紧之脉、汗不出之症，认明寒邪之伤营与太阳中风同在一经而两分不侔，不可误也。

【纲】仲景曰：服桂枝汤，大汗出，脉洪大者，与桂枝汤如前法。若形如疟，日再发者，汗出必解，宜桂枝二麻黄一汤。

【目】柯琴曰：大汗出后，脉洪大，不烦渴，是病犹在表，桂枝症未罢。如疟日再发，是风邪留其处，故必倍加桂枝解肌，少与麻黄开表，此又服桂枝后少加麻黄之一法。

【纲】仲景曰：发汗后，身疼痛，脉沉迟者，桂枝去③芍药生姜新加人参汤。

【目】柯琴曰：汗后身疼，是表虚，不得辛散，故去生姜；沉为在里，迟为在脏，自当远阴寒，故去芍药。曰“新加”者，见表未解，无补益法，今因脉沉迟而始用之，与

①【注文浅释】
目与纲不符，方中行此注是释酒客不可服用桂枝汤的。

②【注文浅释】
风伤卫，寒伤营，桂枝散卫分之风，麻黄去营分之寒，宜当分清而用药。后面举例甚为恰当。

③【注文浅释】
“去”，当改为“加”字。

四逆汤治身疼、脉沉之法同义，彼在未汗前而脉反沉，是内外皆寒，故用干姜、生附大辛大热者，协甘草以逐里寒，而表寒自解；此在发汗后而脉沉迟，是内外皆虚，故用人参之补中益气，以率领桂枝、甘、枣而通血脉，则表里自和也。

【**纲**】**仲景曰：太阳病二三日，不得卧，但欲起，心下必结，脉微弱者，以本有寒分也。**

【**目**】喻昌曰：二三日，不能卧，但欲起，阳邪炽盛，逼处心胸，扰乱不宁，所以知其心下必结，然但显欲结之象，尚未至于结也。若脉微弱者，此平日素有痰饮，积于膈之分，适与外邪相召，外邪方炽，其不可下明矣。

【**纲**】**仲景曰：太阳病，桂枝症，医反下之，利遂不止，脉促者，表未解也。喘而汗出者，葛根黄连黄芩汤主之。太阳病，下之后，脉促胸满者，桂枝去芍药汤主之。若微恶寒者，去芍药方中加附子汤主之。**

【**目**】鳌按：邪束于外，阳不得伸，不得伸必内扰，故令脉促，夫桂枝脉本弱，促者误下之过也。但前条脉促是阳重，下条脉促又为阳虚[①]，何则？脉虽促而不汗出，胸虽满而不喘，脉与上同，而症自各异，盖促为阳脉，胸满为阳症固已，不知阳盛脉促胸满，阳虚亦脉促胸满，故前由阳气内扰，后由寒邪内结将作结胸，不可混也。

【**纲**】**仲景曰：伤寒若吐若下后，心下逆满，气上冲胸，起则头眩，脉沉紧，发汗则动经，身为振振摇者，茯苓桂枝白术甘草汤主之。**

【**目**】方中行曰：心下逆满，气上冲胸，寒涌于膈，所以起则头眩，脉见沉紧，明系饮中留结外邪[②]。若但发汗以强解其外，外虽解，而津液尽竭，反足伤动经脉，有身为振摇之患矣。盖人身经脉，赖津液滋养，今一伤于吐、下，再伤于汗，经脉失养，故身为振摇。遇此等症，必涤饮与散寒并施，小青龙诸法全是此意。但彼风寒两受，不得不重在表，此症外邪已散，止存饮中之邪，故加桂枝于制饮药中，使邪尽散，津液得四布，而滋养其经脉，千百年来孰解此微旨乎？

【**纲**】**仲景曰：脉浮者，病在表，可发汗，麻黄汤。**

①【注文浅释】
此处促脉，是脉快而数之义，乃表邪未陷，非脉来急数而有不规则间歇的促脉，故也就没有阳重、阳虚之分。且沈氏解释后者为结胸，更是谬矣。

②【注文浅释】
饮中兼有外邪的解释，于理也通，临床也当有此现象，乃伤寒误吐下，表未解而脾胃伤，致水饮内停。故以苓术健脾制水，桂枝通阳既可解表，又能温化水饮。但方氏后面言振摇为津液尽竭所致，欠妥，实为发汗伤阳，水饮流窜所致。

脉浮而数者，可发汗，宜麻黄汤。脉浮而数，浮为风，数为虚，风为热，虚为寒，风寒相搏，则洒淅恶寒也。诸脉浮数，当发热，而洒淅恶寒，若有痛处，饮食如常者，畜积有脓也。疮家身虽疼，不可发汗，汗出则痉。

【目】柯琴曰：脉言浮而不言迟弱，浮而有力也。若浮而大，有热属脏者，当攻之，不令发汗；若浮数而痛偏一处，身虽疼，不可发汗。浮为风邪，“邪之所凑，其气必虚”，数本为热，而从浮见，则数为虚矣。浮为表而非风，数为实热而非虚，故浮数之脉，而见发热恶寒之症，即痈脓亦有然者，当就痛偏一处、饮食如常辨之，庶疮家之治，不致误作风寒[①]。

①【医理探微】
生疮病人早期可有发热恶寒症状，解表发汗也为正治，但要明确其疮为本，发热恶寒为标。一旦成为疮家，则为长期患疮之人，气血亏虚，再用发汗方法，津伤液损，极易动风成痉。

【纲】仲景曰：脉浮数者，法当汗出而愈。若身重心悸者，不可发汗，当自汗出乃解。所以然者，尺中脉微，此里虚，须表里实，津液自和，便汗出自愈。

【目】魏荔彤曰：下后脉尚浮数，则知其人阳气尚勃勃欲发，所以应俟其自复也。尺中脉微为里虚，见寸脉虽浮数，阳可徐升，尺脉必微弱，阳虑内损，特标“里虚”二字，知在表可徐图，在里不应误矣。程注谓须用表和里实之法治之，而未出方，愚谓建中、新加之属，可斟酌而用。

【纲】仲景曰：寸口脉浮而紧，浮则为风，紧则为寒。风则伤卫，寒则伤营。营卫俱病，骨肉烦疼，当发其汗也。太阳病，脉浮紧，无汗，发热，身疼痛，八九日不解，表症仍在，此当发其汗，麻黄汤主之。伤寒脉浮紧者，麻黄汤主之，不发汗，因致衄。太阳病，脉浮紧，发热，身无汗，自衄者愈。衄家不可出汗，汗出必额上陷，脉浮紧[②]，目直视不能眴，不得眠。脉浮紧者，法当身疼痛，宜以汗解之。假令尺中迟者，不可发汗，以营气不足，血少故也。

②【注文浅释】
当为“额上陷脉急紧”，语义方通。

脉浮而紧，而复下之，紧反入里，则作痞，按之自濡，但气痞耳。

【目】危亦林曰：风先开腠理，寒得入经络，脉亦应其象，而变见于寸口，紧为寒而从浮，故汗之则愈。

黄仲理曰：脉则浮紧，症则无汗、身疼痛，与大青龙症同而异。脉紧无汗，阳气内扰，阳络伤而衄血夺血者，无汗故也。

喻昌曰：脉浮紧，发热无汗，纯是阴邪伤营矣。然寒邪轻微着营而不致涸冱其血，且兼中风阳邪，掺入易散，此所以不致身疼、腰痛、骨节疼也。如是则寒邪本轻，而风入之阳邪变热上冲，其势迅速，血自鼻出者，则中风阳邪既越而上出矣，而伤寒之阴邪，本在血分，亦随血而去，必愈。何以知其愈？脉不浮紧，身不发热，而濈然汗出，即是愈也。

魏荔彤曰：衄家血常上溢，由阴不足，血中素有热以鼓荡之，使不循其经而常在頞过山也。若复发汗，以伤阴而动其热，于是邪热上干诸阳之首，阳随汗而外亡，额上气遂陷入，脉紧急，无阳以制阴也；直视不能眴，无血以荣筋脉也；不得眠，无阴而阳亢也。此俱应救其阴以维亡而未尽之阳，所谓诸症宜救阳，而伤寒独宜救阴，此其一也。鳌按：额上陷，乃气虚陷入脑内，非如小儿之囟陷下也。尺中迟，血短而阴不足矣，然迟则为寒，非气微而阳不足乎？故必先理阴阳，然后可发汗治表也。但仲师言血少，今言阳不足，何哉？以血少而尺迟，正以少阴肾家之真阴不足，非止如肝脾血短之症也，夫肾阴不足，非阳不足、气不足乎？此而误汗，当与误发少阴汗同忌，则治之之法，建中而外，少阴温经散寒之方，尤不可不加意也。

喻昌曰：紧反入里，寒邪转入转深矣，故作痞。按之自濡，则其所挟者止气耳，不同于挟饮之满鞕也。

鳌按：上七条，乃详叙脉同浮紧而治各不同之故。

【**纲**】**仲景曰：太阳病，十日已去，脉浮细而嗜卧者，外已解也。胸满胁痛者，与小柴胡汤。脉但浮者，与麻黄汤。**

【**目**】柯琴曰：脉微细欲寐，少阴症也，脉浮细嗜卧，无少阴症，虽十日后尚属太阳，此“表解而不了了”之谓。兼胁痛，是太阳少阳合病，以少阳脉弦细也。但浮不细，是浮而有力，无胸胁痛，则不属少阳，但浮而不大，又不属阳明，故仍在太阳也。

【**纲**】**仲景曰：太阳病，发热恶寒，热多寒少，脉微弱者，此无阳也，不可发汗，宜桂枝二越婢一汤。**

【**目**】柯琴曰：本论无越婢方症，《金匮》有之，世本取合者即是也。仲景言不可发汗，则不用麻黄可知；无阳，则不用石膏可知。若非方有不同，必抄录者误耳，宁阙其方，勿留之以滋惑也。[①]

鳌按：此是风寒两伤症，但无身疼、腰痛、骨节痛，是寒之伤营也轻；脉微弱，即阳浮阴弱之脉，是风之伤卫也重。故虽未见有寒，而发热，热多寒少，又不汗出，其亦有寒在于营分明矣。但脉已见微弱，其无阳可知，故曰“不可发汗”，故不用大青龙之辛散，而去其杏仁，加以芍药，以桂枝主风多之治，麻黄主寒多之治，芍药固摄虚阳之根，主脉微弱之治，名之曰桂枝二越婢一汤，则此方能固真阴，足以维阳之根蒂，虽发汗驱邪，而正阳不致上浮，故本方既有芍药，虽麻黄亦无害也。乃柯氏据不可发汗，以麻黄为不可用；据无阳，以石膏为不可用，其麻黄之无害，已详言之，至石膏乃治上中焦邪热与下焦肾虚之症，无碍也。又以本论无越婢方症，惟《金匮》有之，亦思仲景本合伤寒、杂病为一书，叔和分而为二，则仲景当时，《金匮》中所有之方，即如本论中所有，其合桂枝、越婢成方，奚不可？不必阙之也。特此症原非易认，此方又难轻用，医者固当详审而斟酌之，与其蹈误用之愆，不如遵柯氏之说，故存其说于前，而又复辨之。

【纲】仲景曰：病人脉数，数为热，当消谷引食，而反吐者，此以发汗，令阳气微，膈气虚，脉乃数也。数为客热，不能消谷，以胃中虚冷，故吐也。

【目】张从正曰：此节言当察症而消息其虚实，不是据脉而论症。盖未发汗而脉浮数，是胃气实；发汗后而脉浮数，是胃气虚[②]。

【纲】仲景曰：发汗已，脉浮数，烦渴者，五苓散主之。

【目】柯琴曰：病在表之表，宜麻黄；病在表之里，宜桂枝；病在里之表，宜五苓；病在里之里[③]，宜猪苓以利水，不可用五苓兼发汗。要知五苓是太阳半表半里之剂，归重又在半表，本条更加烦渴，则热已在里，而表邪未罢，故用五苓也。

【纲】仲景曰：小结胸，正在心下，按之作痛，脉浮

①【注文浅释】

柯氏之解与沈氏之按皆误。本条实为倒装文法，“宜桂枝二越婢一汤”接于“热多寒少”后，全文即通。

②【注文浅释】

张氏所言极当，诊病当四诊合参，不可偏颇于一诊，犹不可单凭脉象。后面言发汗前后之脉浮数，也当与症状互参。

③【注文浅释】

表之表、表之里，里之表、里之里之说，将仲景六经之论引入复杂境地，不足为信。

滑者，小陷胸汤主之。结胸症，其脉浮大者，不可下，下之则死。

【目】柯琴曰：大结胸，是水结在胸腹，故脉沉紧；小结胸，是痰结于心下，故脉浮滑。

鳌按：浮大在阳明脉，心下硬者，是浮大为心脉，火必就燥，须急下之以存津液。太阳虽因热入而成结胸，而大而尚浮，仍为表脉，恐热未实，下之则利不止，故必待沉紧，乃可下也。

【纲】仲景曰：如结胸状，饮食如故，时时下利，寸脉浮，关脉小细沉紧，名曰脏结。舌上白苔滑者，死。

【目】陶华曰：关主中焦，妄下而中气伤，故沉；寒水留聚于胸胁之间，故紧[①]。不及尺者，重在关，举关可以统之也。

【纲】仲景曰：心下痞，按之濡，大便硬，而不恶寒，反恶热，其脉关上浮者，大黄黄连泻心汤主之。

【目】程郊倩曰：按之濡为气痞者，无形也，其可下乎？结胸症脉浮大，不可下，岂心下痞而关上浮可下乎？小结胸之痛，固未尝用大黄，何此比陷胸更峻？是必有当急下之症，比结胸更甚者，方可用此峻攻之剂也，恐此脉此症而用此方要语，下咽立毙耳。勿曲护其说而遗害后人也[②]。

【纲】仲景曰：病人无表里症，发热七八日，不大便，虽脉浮数者，可下之。假令已下，脉数不解，令热则消谷善饥，至六七日不大便者，有瘀血也，宜抵当汤。若脉数不解，下利不止，必协热而便脓血也。

【目】龚信曰：脉浮数而可下，特以无表里症之故，则“无表里症”句是此节要眼[③]。

【纲】仲景曰：风湿为病，脉阴阳俱浮，自汗出，身重，多眠睡，鼻息必鼾，语言难出。伤寒八九日，风湿相搏，身体烦疼，不能自转侧，不呕，不渴，脉浮而涩者，桂枝附子汤主之。

【目】魏荔彤曰：八九日，或已发汗而不易衣衾，不密掩覆，致湿与风兼袭于表，本乘阳虚而来者，入而遂相搏为害，仍是阳微不能御之故也。夫湿与寒类，再兼风杂

①【注文浅释】
未言小细之脉，沉紧为邪实，小细为正虚。

②【临证薪传】
程公差矣！大黄不单通下，还有泻热作用，仲景此用正所以泻热也。且用麻沸汤渍之，更是用其泻热而非攻下之用。

③【注文浅释】
确然，此即主症定病机之理。

合，所以身疼体痛，与伤寒相似，然不呕、不渴，知非表有寒邪、里有郁热也，况脉又浮虚而涩，虚浮为中风，虚涩为中湿，而虚又专主阳微之义，故不与伤寒相涉也。伤寒症呕逆而喘，内热盛也[①]；伤寒脉浮紧，表邪在也。无此二者，而身疼体痛，俱不作表治矣，此一要谛也。

柯琴曰：上条，风胜湿轻，故脉阴阳俱浮，有内热，故汗自出，宜桂枝汤；下条，湿胜风微，故脉浮虚而涩，内无热，而不呕渴，故可加附子。

【纲】仲景曰：伤寒吐下后，复发汗，虚烦，脉甚微。八九日，心下痞硬，胁下痛，气上冲咽喉，眩冒。经脉动惕者，久而成痿。

【目】龚信曰：此从吐下，复汗，脉微，看出是虚烦，则其余症象，皆当于虚中求之，而不得误为实也。

【纲】仲景曰：太阳病六七日，表症仍在，而反下之，脉微而沉，反不结胸，其人发狂者，热在下焦，少腹当硬满，小便自利者，下血乃愈。所以然者，以太阳随经，瘀热在里故也。抵当汤主之。

【目】黄仲理曰：此病发于阳，误下热入之症也。脉微而沉[②]，宜四逆汤救之。此因误下，热邪随经入腑，结于膀胱，致血燥而畜于中，惟攻其里而表自解也。

【纲】仲景曰：太阳病，身黄，脉沉结，少腹硬，小便不利者，为无血也。小便自利，其人如狂者，血结症也，抵当汤主之。

【目】喻昌曰：小便不利，何以见非血症耶？盖小便不利，乃热瘀膀胱无形之气病，为发黄之候也；小便自利，则膀胱之气化行，然后少腹满者，允为有形之畜血矣。庸工不能辨，一实于此等处未着眼耳。

柯琴曰：沉为在里，凡下后热入之症，如结胸、发黄、畜血，其脉必沉，或紧，或微，或结，在乎受病之轻重，而不可以因症分也[③]。

【纲】仲景曰：其脉沉者，营气微也。营气微者，加烧针，则血留不行，更发热而烦躁也。脉浮，宜以汗解。用火灸之，邪无从出，因火而盛，病从腰以下必重而痹，名火逆也。脉浮热盛，反灸之，此为实，实以虚治，因火而

①【注文浅释】
非也。外寒内饮也有呕逆而喘，岂可言是内热？此处无呕渴，是鉴别诊断法，排除阳明少阳而已。

②【注文浅释】
血结于里而不畅，故脉微而沉。

③【注文浅释】
笔者认为还是以脉症结合来区分为好。

动，必咽燥吐血。微数之脉，慎不可灸，因火为邪，则为烦逆，追虚逐实，血散脉中，火气虽微，内攻有力，焦骨伤筋，血难复也。伤寒脉浮，医以火劫之，亡阳，必惊狂，起卧不安者，桂枝去芍药加蜀漆龙骨牡蛎救逆汤主之。

【目】程郊倩曰：脉浮热甚不可灸者，以营分受邪，束血为实故也。若血少阴虚之人，脉见微数，尤不可灸，虚邪因火内入，上攻则为烦为逆，阴本虚也，而更加火，则为追虚；热本实也，而更加火，则为逐实。夫行于脉中者，营血也，血少被追，脉中无复血聚矣。艾火虽微，孤行无御，内攻有力矣，无血可逼，焦燎乃在筋骨，盖气主呴之，血主濡之，筋骨失其所濡，而火所到处，其骨必焦，其筋必损。盖内伤真阴者，未有不流散于经脉者也，虽更滋荣养血，终难复旧，此则枯槁之形立见，纵善调，亦终身为残废之人而已。

魏荔彤曰：伤寒脉浮而不言紧，此风多寒少之症，应斟酌青龙、越婢之间发汗。乃以火迫劫取之，火邪入而真阳出，名曰阳亡；真阳出而神明乱，惊狂遂见。程注所谓“汗者，心之液是也，以火劫取汗，火邪入心，阳随汗亡，惊狂而起卧不安，皆有伤心液，无以养心之神，而空虚之地，邪火更易为害也。”法不可单治表，当兼治里也。或问：“汗，阴液也，误发而何以阳亡？所用桂枝及蜀漆等皆阳药，又何以益阴生液？”答曰：“汗液为阴而实由阳化，故汗出而阳微。诸药为阳，生阳所以安阴，阳气聚则阴敛生津，阳气亡则阴扰耗津。阴阳相济吉，相悖凶，虽阴阳皆有邪正，初无二气，能于屈伸往来间调停均平，此大寿之基也[①]。”

鳌按：古来灸法，本为虚症设，不为风寒设。首条固属虚症，但阴阳俱竭，一加烧针，必致发热烦躁、津液耗亡，此虚者尚不可以火劫也。下四条，俱言灸之之变，腰下重而痹，腰以下不得汗也；咽燥吐血，由于阳盛，比衄更甚也；至焦骨伤筋、血难复则无生理；惊狂、起卧不安，并方寸元阳之神飞腾散乱矣。烧针火灸，不可妄用如此，仲景所以再三告诫也。后人每遇风寒，即加针灸，不大昧仲景之旨乎?!

①【注文浅释】
阴阳二字，在某处为正气，在另一处则乃邪气，当于具体文中决定。此解中“阴阳相济吉，相悖凶”的阴阳，指正气而言；后面言“阴阳皆有邪正”，其所说“邪”者，为阴阳邪气盛实而言；若阴阳虚只能是正气之虚，不能称为邪气。

【纲】仲景曰：太阳病，发汗太多，因致痉。脉沉而细，身热，足寒，头项强急，恶寒，时头热，面赤，目脉赤，独头面摇，卒口噤，背反张者，痉病也。

【目】吴绶曰：阳脉本当浮也，今反沉，非营气微乎？沉而兼细者，非阳气少乎[①]？其不成痉者几希。

【纲】仲景曰：太阳病，关节疼痛而烦，脉沉而细者，此名湿痹。

【目】柯琴曰：浮为风，细为湿，太阳脉本浮，风湿为病，脉阴阳俱浮，浮虚而涩。今关节烦疼，脉反沉细者，是发汗不如法，但风气去，湿流骨节为着痹也。

【纲】仲景曰：湿家病，身上疼痛，发热面黄而喘，头痛鼻塞而烦，其脉大，自能饮食，腹中和无病，病在头中寒湿，故鼻塞，纳药鼻中则愈。

【目】柯琴曰：脉大不浮，不关风矣；脉不沉细，非湿痹矣[②]。

【纲】仲景曰：太阳中暑者，身热疼重而恶寒，脉微弱，此以夏月伤冷水，水行皮中所致也。太阳中暑者，发热恶寒，身重而疼痛，其脉弦细芤迟，小便已洒洒毛耸，手足逆冷，小有劳，身即热，口开，前板齿燥。[③]

【目】柯琴曰：身热脉微，本是暑伤于气，而疼重恶寒，实因寒水沐浴，留在皮肤而然。弦细芤迟，不得连讲，言中暑夹寒之脉，或微弱，或弦细，或芤迟，皆是虚脉。如脉浮而紧者曰弦，弦而细则为虚矣，脉弦而大则为芤，芤固为虚，芤而迟更为虚矣，以此脉而见发热恶寒、身重疼痛等症，虽当炎夏，而虚寒可知。

【纲】仲景曰：欲自解者，必当先烦，乃有汗而解，何以知之？脉浮，故知汗出解也。太阳病未解，脉阴阳俱停，必先振栗，汗出而解。但阳脉微者，先汗出而解。但阴脉微者，下之而解，若欲下之，宜调胃承气汤。脉浮而紧，按之反芤，此为本虚，故当战而汗出也。其人本虚，是以发战；以脉浮，故当汗出而解。若脉浮而数，按之不芤，此人本不虚，若欲自解，但汗出耳，不发战也。其脉自微，此以曾经发汗，若吐，若下，若亡血，以内无津液，此阴阳自和，必自愈，故不战不汗出而自解也。问曰：伤寒三日，

①【注文浅释】
细脉当以阴虚为要，且阴虚风动正为致痉之元凶。

②【注文浅释】
湿邪在头而非湿痹关节。

③【注文浅释】
伤暑后气阴两伤，阴阳两虚，治当益气滋阴，可以用李东垣清暑益气汤或生脉饮加减治疗。

脉浮数而微，病人身凉和者，何也？答曰：此为欲解也，解以夜半。脉浮而解者，濈然汗出也；脉数而解者，必能食也；脉微而解者，必不汗出也。

【目】柯琴曰：首条，浮为阳盛之脉，脉浮则阳自内发矣。二条，“脉微”二句，承上之词，不与“阴脉微”对。太阳病本阳浮而阴弱，是阳强也，今阳脉微，即是阴阳俱微。脉但浮者阳盛，阳脉微者阳虚，但阴脉微而阳脉仍浮，阳重可知。三条，紧与数相似不同，盖有虚实之别，又必按之芤不芤，而虚实之真伪毕定。四条，内无津液，阴阳岂能自和，必当调其阴阳。不然，脉微则为亡阳，将转成阴症矣。五条，即“伤寒三日，少阳脉小为欲愈”之义也。此微与前条不同，因未曾妄治，津液未亡，故三日自解，阴平阳秘，不须汗出，正教人不宜妄汗耳[①]。

附：东垣辨脉

李杲曰：古人以脉上辨内、外伤于人迎、气口，人迎脉大于气口为外伤，气口脉大于人迎为内伤，此辨固是，犹有未尽耳。外感风寒，皆有余之症，是从前客邪来也，其病必见于左手，左手主表，乃行阳二十五度；内伤饮食，及饮食不节，劳役不节，皆不足之病也，必见于右手，右手主里，乃行阴二十五度[②]。故外感寒邪，则独左寸人迎脉浮紧，按之洪大。紧者，急甚于弦，是足太阳寒水之脉；按之洪大而有力，见乎少阴心火之脉。丁与壬合[③]，内显洪大，乃伤寒脉也。若外感风邪，则人迎脉缓而大于气口一倍，或两倍，或三倍。内伤饮食，则右手气口脉大于人迎一倍，伤之重者，过在少阴及两太阴，则三倍，此内伤饮食之脉。若饮食不节，劳役过甚，则心脉变见于气口，是心火刑肺，其肝木挟心火之势亦来薄肺，《经》云“侮所不胜，寡于畏者”是也，故气口脉急大而涩数，时一代而涩也。涩者，肺之本脉；代者，元气不相接，脾胃不及之脉；洪大而数者，心脉刑肺也；急者，肝木挟心火而反克肺金也。若不甚劳役，惟右关脾脉大而数，谓独大于五脉，数中显缓，时一代也。若饮食不节，寒温失所，则必右关胃脉损弱，甚则隐而不见，惟内显脾脉之大数微缓，时一代也。宿食

①【注文浅释】
同样是微脉，部位不同，或相应之症状不同，则病机迥异。

②【注文浅释】
之所以言“左手主表”“右手主里”，与左气右血有关；“行阴阳二十五度”，从营卫五十而一大会而言。

③【注文浅释】
丁与壬合：丁为心脏，壬为膀胱，丁壬合指邪入太阳膀胱，热邪鼓动心血，故脉见浮紧而洪大。

不消，则独右关脉沉而滑，《经》云“脉滑者，有宿食也”。以此辨也，岂不明白易见乎？

风伤卫寒伤营

【纲】仲景曰：太阳病，发热汗出，恶风，脉缓者，名为中风。太阳病，或已发热，或未发热，必恶寒，体痛，呕逆，脉阴阳俱紧者，名曰伤寒。寸口脉浮而紧，浮则为风，紧则为寒。风则伤卫，寒则伤营。营卫俱病，骨肉烦疼，当发其汗也。

【目】朱肱曰：脉浮而缓，寸大而尺弱，自汗体热，头疼恶风，热多寒少，其面光不惨，烦躁，手足不冷，此名伤风也。伤风之候，当解肌，宜桂枝汤。轻者只与柴胡桂枝汤、败毒散、独活散选用。又凡脉紧必无汗，惟濡而紧，却有汗，勿误用小建中汤。是脉浮而缓者，方可用桂枝汤，又项背强者，桂枝汤加葛根也。《本草》葛根主伤风有湿，开窍解肌。盖桂枝加葛根谓中风有湿，当加之取微汗以去风湿[①]。里寒者，桂枝去芍药加附子汤也不饮水者是也。又凡发汗，汗不止，为漏风，桂枝加附子汤。腹满者，太阴症，脉浮者，可服桂枝汤微发汗。腹痛者，桂枝加芍药汤，痛甚者，桂枝加大黄汤。虽然，桂枝汤自西北二方居人，四时行之皆验，江淮间，惟冬及春初可行，春末及夏至前，桂枝症可加黄芩半两阳旦汤是也。至夏至后，加知母一两、石膏二两，若病人素虚，正用古方大抵用温药当避春，热药当避夏[②]。脉浮而紧涩，头疼，身体拘急，恶寒无汗，寒多热少，面色惨而不舒，腰脊疼痛，手足指末微厥，不燥烦，此名伤寒，宜发汗解，麻黄汤主之。轻者，桂枝麻黄各半汤、人参顺气汤、葱豉汤、苍术散、麻黄葛根汤选用。然太阳亦有热多寒少者，须仔细看脉症也。热多寒少，不呕，清便自可，宜桂麻各半汤。若脉浮，虽热多寒少，自可发汗；若脉弱者，无阳也，桂枝二越婢一汤[③]。热多寒少而尺迟者，营气本足，血少故也，先以小建中汤加黄芪最良；尺尚迟，再一剂。又太阳症，宜汗，而其人适失血及下利，则频频少与桂枝汤，使体润，当自解。假如淋

①【注文浅释】
非也。葛根于此乃升津舒筋，并非“去风湿”。

②【注文浅释】
概为因时制宜。

③【注文浅释】
此条乃倒装文法，非脉弱无阳用桂枝二越婢一汤，而言脉弱是阳虚，不可再发汗，也就更没有用石膏大寒清热之理了，切不可混淆。

家、衄家，法不可汗，亦可以小柴胡之类和解之。又问："伤风与伤寒，何以别之？"答曰："伤寒者，脉紧而涩[①]；伤风者，脉浮而缓。伤寒者，无汗脉涩；伤风者，有汗脉缓。伤寒者，畏寒不畏风；伤风者，畏风不畏寒[②]。大抵太阳病者，必脉浮发热，恶风恶寒也。六经皆有伤风、伤寒，其症各异。太阳脉浮有汗为中风，脉紧无汗为伤寒；阳明善饥为中风，不食为伤寒；少阳耳聋、目赤、胸满而烦为中风，口苦、咽干、目眩为伤寒；若三阴伤风，无变形异症，但四肢烦疼，余症同三阳。"风伤卫者，病在皮肤之间也，以卫行脉外，为阳，主外皮肤间卫气之道路，故其病浅；寒伤营者，寒气中于肌肉也，以营行脉中，为阴，主内肌肉间营气之道路，故其病深。故桂枝、麻黄各别，慎勿误用。

李梴曰：伤风初症，惟头疼、口和、不恶食与伤寒同。缘寒乃阴邪，风乃阳邪，所以伤寒郁而后能发热，伤风即能发热；伤寒手足微厥，伤风手足背皆热；伤寒无涕，伤风流涕，声如瓮中；伤寒面惨，身痛，伤风面光，声重；伤寒无汗，恶寒不恶风，伤风有汗，恶风不恶寒，甚者汗出不止，洒洒恶风，复啬啬恶寒[③]。冬月，桂枝汤；自汗小便数，芍药甘草汤；自汗小便利，脚踡急，桂枝加参、附；轻者，柴胡桂枝汤；自汗渴而小便难，邪渐传里，五苓散；自汗不渴，邪在表，茯苓桂甘汤。三时，防风冲和汤，柴胡桂枝汤，或败毒散去茯苓；鼻塞，通关散。通用，柴胡半夏汤。古立六经伤风汤，但三阴药皆辛热，似非伤寒家法，仲景治伤寒、伤风表症，分有汗、无汗，里症同于和解，通利更无分别。今详桂附八物，恐亦风邪直传阴分，其人素虚，或房室后伤风则可，若概作表药，误人多矣[④]。盖伤风发表，辛热不如辛温，辛温不如辛凉也。或疑六淫，仲景特详于风、寒而略于暑、湿，且不及燥、火，何也？盖暑火同气，燥湿同源，风寒传遍六经，暑湿性偏着人五脏，壮者气行则已，怯者乃着为病故耳。先伤寒而后伤风者，症伤寒也，而见伤风之脉；先伤风而后伤寒者，症伤风也，而见伤寒之脉。此乃营卫俱实，故无汗而烦躁者，大青龙汤；不烦躁者，麻桂各半汤；通用，大羌活汤，九味羌活汤加人参、大枣，或神术散，香苏散。

①【注文浅释】
伤寒有涩脉，此说不妥。

②【注文浅释】
误矣。畏风畏寒只是程度不同，中风也可见恶寒，伤寒也可见恶风，原文 12 条所言已明，不可胶柱鼓瑟。

③【注文浅释】
前后解释自相矛盾了。

④【案例犀烛】
笔者 30 多年前治一病人，新婚不久，感冒缠绵月余，经数医屡治不愈。思其新婚，必房事频繁，肾气亏耗，乃用六味地黄丸加荆芥、防风，三剂疾瘳。

陈氏士铎曰：凡病初起，用药原易奏功，无如人看不清，用药错乱，往往变症蜂起，苟认得清，用得当，又何变症之生耶？如伤风，必然头痛，身疼，咳嗽痰多，切其脉必浮，此伤风也，即以防风、荆芥、柴胡、甘草、黄芩、半夏各一钱，服即止，不再剂也。伤寒初起，鼻塞，目痛，项强，头亦痛，然切其脉必浮紧，此伤寒也。若以伤寒治之，即愈，方用桂枝、甘草、陈皮、葛根各一钱，不再剂[①]。

朱震亨曰：仲景论伤寒，而未及乎中寒。先哲治冒大寒昏中者，用附子理中汤，其议药则得之矣。曰“伤”曰“中”，未有议其异同者[②]。夫伤寒有即病不即病，因其旧有郁热，风寒外来，肌腠自密，郁发为热，病邪循经而入，以渐而深，初用麻黄、桂枝辈，微而安，以病体不甚虚也；若中寒，则仓卒感受，其病即发而暴，因其腠理疏豁，一身受邪，难分经络，无热可发，温补自解，此气大虚，不急治，则死矣。伤风、伤暑、伤湿亦如伤寒之渐入者，中风、中暑、中湿亦如中寒者之卒暴而受也。

陶华曰：风伤卫气，寒伤营血者，缘气本属阳，风亦属阳，阳则从阳，故伤卫气，阳主开泄，皆令自汗，故用桂枝汤辛甘温之剂以实表；血本属阴，寒亦属阴，阴则从阴，故伤荣血，阴主闭藏，皆令无汗，故用麻黄汤轻扬之剂以发表，正所谓各从其类也。

附录：胃风论[③]

李梴曰：肺主皮毛，通膀胱，最易感冒，新咳嗽，恶风鼻塞，声重喷嚏是也，柴胡半夏汤，参苏饮，寒月麻黄杏仁饮。重者，头疼身痛，寒热，咽干音哑，柴胡桂枝汤，防风冲和汤。头痛甚者，川芎茶调散；痰多者，金沸草散；挟热，人参败毒散，升麻葛根汤；挟寒，十神汤；挟寒湿，消风百解散；挟湿，神术散；挟暑，香葛汤；时行，柴胡升麻汤。服食过厚，素有痰火，时常鼻塞流涕，声重咳嗽，略被外感则甚者，防风通圣散，或大黄、黄芩等分为丸，白水下。素虚者，只用防风、羌活、川芎，随宜加入补药、痰药。伤食，加白术、青皮、陈皮、山楂、麦芽。挟形寒饮冷，加姜、桂。挟房劳，加参、术、归、地。挟劳役伤气者，补中益气汤加

①【注文浅释】
以仲景方而变通之。

②【注文浅释】
朱氏所论“伤”与“中”，值得思考。

③【注文浅释】
所列方剂，聊作参考即可。

羌、防。风虚甚者，羌活丸，加味乌金丸。风中传里，一同伤寒治法。风能燥血散气，故古用桂附八物等汤，久不愈者，只宜三白汤加减敛之，切忌疏泄，虽初起，非寒月无汗，麻黄禁用。

附录：伤风见寒、伤寒见风论

朱肱曰：有发热恶寒，躁烦，手足温，而脉反浮紧者；有寒多热少，不烦躁，手足微冷，而脉反浮缓者，此名伤风见寒脉，伤寒见风脉也。盖发热恶寒、烦躁、手足温为中风候，脉浮紧为伤寒脉，是中风见寒脉也；寒多热少、不烦躁、手足微厥为伤寒候，脉浮缓为中风脉，是伤寒见风脉也①。中风见寒脉，伤寒见风脉，宜服大青龙汤，盖大青龙症，脉似桂枝反无汗，病似麻黄反烦躁是也。脉弱有汗，为桂枝症；脉紧不烦躁，为麻黄症。大青龙汤治病，与麻黄汤症相似，但病尤重，而又加烦躁者，用大青龙也，以其风寒俱盛②，故青龙汤添麻黄作六两。又似合桂枝汤药味在内，添石膏所以为紧。此治荣卫俱病，若症不审，误用大青龙，则发汗多伤人。以其有烦躁一症，故可用大青龙汤。

陶华曰：热盛而烦，手足自温，脉浮而紧，此伤风见寒脉也；不烦少热，四肢微厥，脉浮而缓，此伤寒见风脉也。二者为荣卫俱病，法虽用大青龙，此汤险峻，不可轻用，须风寒俱盛，又加烦躁，方可与之。不若羌活冲和汤，为神药也。一法用桂枝麻黄汤。

①【注文浅释】
中风伤寒两证之鉴别，除了汗出与否，还有手足温凉之别，温为中风，寒为伤寒，可资参考。

②【注文浅释】
大青龙汤证，实为外寒郁闭，内有热邪。单纯以风寒营卫两伤解释之，欠妥。

发热

【**纲**】仲景曰：太阳病，头痛，发热，汗出恶风者，桂枝汤主之。太阳病，发热而渴，不恶寒者，为温病。发汗已，身灼热者，名曰风温。太阳病，头痛发热，身疼腰痛，骨节疼痛，恶风，无汗而喘者，麻黄汤主之。太阳中风，脉浮紧，发热恶寒，身疼痛，不汗出而烦躁者，大青龙汤主之。伤寒脉浮缓，发热恶寒，无汗烦躁，身不疼但重，乍有轻时，无少阴症者，大青龙汤主之。

【**目**】朱肱曰：发热而恶寒者，属太阳也。盖太阳主气以温皮肤分肉，寒气留于外，皮肤致密，则寒栗而发热，宜发其汗，故麻黄、大青龙主之。若温病，则发热而不恶寒；风温，亦灼热而不恶寒也。

刘完素曰[①]：潮热，有时而热，不失其时；寒热，寒已而热，相断而发；发热，则无时而热也。翕翕发热，热在外也，故与桂枝汗以散之；蒸蒸发热，热在内也，故与调胃承气下以涤之。发热属表，风寒客皮肤，阳气怫郁也；发热属里，阳气下陷阴中也。观其热所由来而汗、下之。若热先自皮肤发者，邪在外也；热先自里生而发达于表者，邪在里也。在表在里，俱有发热，邪在半表半里者，亦发热也，或始自皮肤而渐传里热，或始自内热而外达于表。盖邪在表，表热里不热也；邪在里，里热甚而达于表也；在半表半里，则表里俱发热也。

王肯堂曰[②]：凡病鲜有不发热者，内伤、外感其大关键也。人迎脉大于气口为外感；气口脉大于人迎为内伤。外感则寒热齐作而无间；内伤则寒热间作而不齐。外感恶寒，则近烈火不能除；内伤恶寒，得就温暖而必解[③]。外感恶风，乃不禁一切风；内伤恶风，惟恶些小贼风。外感症显在鼻，故鼻气不利，壅盛而有声；内伤症显在口，故口不知味，而腹中不和。外感则邪气有余，故发言壮厉，先轻而后重；内伤则元气不足，故出言懒怯，先重而后轻。外感头痛，常常而痛；内伤头痛，时止时作。外感手背热，手心不热；内伤手心热，手背不热。东垣辨法大要如此。或有内伤而无外感，或有外感而无内伤，以此辨之，判然矣。若夫内伤、外感兼病者，则其脉症并见而难辨，尤宜细心求之。若显内症多者，则内伤重而外感轻，宜以补养为先；若显外症多者，则外感重而内伤轻，宜以发散解表为急。此又东垣未言之意也。

陈士铎曰：人病发热，必先散其邪气，俟邪气速去，然后再扶其正气，则正气不为邪气所害，方用柴胡、荆芥、半夏、黄芩、甘草各一钱煎服，则邪散而身凉[④]。盖四时不正之气犯人，必由皮毛而入营卫，今用柴胡、荆芥，先散皮毛之邪，邪既先散，安得入里？半夏祛痰，使邪不得挟痰作祟，黄芩使不得挟火作殃，甘草和中，邪既先散，而正气又

①【注文浅释】
刘氏此段解释发热机制甚妙。

②【注文浅释】
此段内外伤辨，很有参考意义。

③【注文浅释】
虽有此说，但临床恶寒畏寒，还要和其他症状结合起来辨证，才能更好地识别内外之病机。

④【案例犀烛】
小柴胡汤法。30多年前我读硕士时，有一同学外感十余天不愈，发热较重，伴有恶寒无汗，一派太阳表证。请导师杜雨茂教授诊治，处小柴胡汤加减，服一剂无反应，二剂服后，寒战振栗，遂盖被而卧，稍时汗出，诸症豁然而愈。

不相亏，人肯先服此药，何至由皮毛以入营卫，入脏腑，至传经深入哉！一方，柴胡、当归、山栀、甘草、陈皮各一钱，花粉、白芍各二钱，此方凡肝气郁者，一剂即快，不必专治外感也，治内伤初起者，神效。又方，当归二钱，柴胡、白芍、茯苓、甘草、桂枝各一钱，陈皮五分，冬月，加麻黄，此方专治伤寒初起者，神效。乘其尚未传经，可从补正之中，兼用祛邪之品而热散之也。盖初起之邪，尚不敢与正气相敌，故一补正气，而邪气自消。及一传经，则正气遁入脏腑不敢与邪相争，愈补而愈不能出矣，故一传经，药即不可用补[①]。今用桂枝以散热，或加麻黄以祛寒，寒热相攻，邪难内入，又有正气之健以助之，所以一剂而愈也。

【纲】 **仲景曰：太阳病，发热恶寒，热多寒少，脉微弱者，此无阳也，不可发汗，宜桂枝二越婢一汤。伤寒六七日，发热微恶寒，肢节烦疼，微呕，心下支结，外症未去者，柴胡桂枝汤主之。**

【目】 朱肱曰：此二汤，乃治发热而微恶寒者也。

张介宾曰：邪气在表发热者，表热里不热也，温散之[②]；邪气在里发热者，里热甚而达于外也，宜清之。

柯琴曰：热多，是指发热，不是内热；无阳，是阳已虚，而阴不虚。无阳不可发汗，便是仲景法旨。柴胡桂枝汤，乃是仲景佳方，若不头项强痛，便不须合桂枝矣。微恶寒，便是寒少，烦疼只在四肢骨节间，比身疼腰痛稍轻，此外症将解而未去之时也。微呕，是喜呕之兆；支结，是痞满之始，是在半表半里矣。外症微，故取桂枝之半；内症微，故取柴胡之半。虽不及脉，而微弱可知。发热而烦，则热多可知。仲景制此轻剂以和解，便见无阳不可发汗，用麻黄、石膏之误矣。

【纲】 **仲景曰：太阳病，发汗，汗出不解，其人仍发热，心下悸，头眩，身瞤动，振振欲擗地者，真武汤主之。**

【目】 戴原礼曰：阴经不发热，惟少阴能发热，然少阴发热有二症。初得病，即见少阴症，发热恶寒，头不疼，宜麻黄附子细辛汤；若下利清谷，身热躁扰，里寒外热，仲景谓之反发热，此乃阴盛格阳，宜四逆汤、附子理中汤。盖阳气传阴经而下利者，乃是热利，阳陷入里，外所以无

①【注文浅释】
不尽然，桂枝人参汤、白虎加人参汤、麻黄附子细辛汤不皆为驱邪中有补益之药吗？要随证治之。

②【注文浅释】
在表之热，也有表热之邪引起者，则当凉散之，后世银翘散、桑菊饮是也。

热[①]；阴气入阴经而下利者，乃是里寒自利，寒既在里为主，则阳气必客于外，所以反发热。要知阴症发热，自是不同，发于阳而发热者，头必疼；发于阴而发热者，头不疼，此为验也。又有汗下后，阴阳不相入，水火不相济，致余热未退，不可更用冷药，内外俱未可妄治，故宜小建中汤。若其人已虚，虚能生热，宜小建中汤加当归，或四君子汤加黄芪，或十全大补汤调其荣卫[②]，虚者，真武汤。审是热邪未解，虽经汗下，却不畏寒，宜竹叶石膏汤。

王肯堂曰：汗后复发热，脉躁疾，不为汗衰，狂言不能食，阴阳不交，及下利发热者，死。脉阴阳俱盛，热不止者，死。中风即发热者，风伤卫也；伤寒不即发热者，寒伤营也。其在少阴、厥阴发热者，谓之反发热，惟太阴无发热之候。

柯琴曰：此太阳症合用桂枝，却用麻黄之类发汗者，故多亡阳而仍发热，必主以真武汤也。

鳌按：真武汤，本少阴方，阳亡则内虚寒，故必用此也。

【纲】 **仲景曰：太阳病，重汗，而复大下之，不大便五六日，舌上燥而渴，日晡小有潮热，从心下至小腹硬满而痛不可近者，大陷胸汤主之。**

【目】 朱肱曰：太阳有潮热乎？仲景大陷胸汤一症。结胸有潮热者为大结胸，属太阳也[③]。

楼全善曰：此妄汗、下而将转属阳明，犹尚未离乎太阳者也。日晡潮热，阳明病。然心下者，太阳之位；小腹者，膀胱之室。从心下至小腹痛，是下后热入水结所致，非胃家实，故不得名为阳明病。

【纲】 **仲景曰：脉阴阳俱虚，热不止者，死。**

【目】 朱肱曰：大抵伤寒八日以上，大发热者，难治[④]。

【纲】 **仲景曰：伤寒发热，汗出不解，心中痞鞕，呕吐而下利者，大柴胡汤主之。**

【目】 方中行曰：伤寒汗不出，得汗即解者。以有风而误于偏攻，热反入里，所以变痞鞕、呕吐而下利也，故用大柴胡合表里而两解之。

①【注文浅释】
不尽然。仲景165条曰：“伤寒发热，汗出不解，心中痞硬，呕吐而下利者，大柴胡汤主之。”表邪不解入于少阳阳明，下利而有发热，岂能说阳陷入里就无热呢？

②【注文浅释】
甘温除热法。治病求本，本为气虚，故补气则发热除。

③【注文浅释】
若从胸位置高而为阳中之阳乃太阳（最上面）之位而言，结胸属于太阳。但结胸绝非六经之太阳病，其虽可以有太阳病转化而来，但与太阳病迥异。

④【注文浅释】
指虚阳外越。

魏荔彤曰：发热汗出不解，太阳已传阳明，二者阳明症也。夫太阳所感寒邪入心中作痞鞕，而寒郁内生之热邪作呕吐而下利，是病全离太阳而入阳明矣。其不成胃实者，惟心中素有痰饮，故邪结于彼而成痞鞕，胃中自不能复结为实。故是已传阳明而未全在阳明，未可以承气下者，故制此方，于下之中兼升散、开破二义。阳明之邪，柴胡驱之于少阳而表解，大黄复通之于大便而里和，尚何有阳明之症足留乎？所谓两解之法也，是不必专言柴胡治少阳，而柴胡之用已神；不必专言胃实方可下，而大黄之用已得矣。非仲师孰能具此手眼乎?!

【纲】仲景曰：伤寒，医以丸药大下之，身热不去，微烦者，栀子干姜汤主之。

【目】喻昌曰：丸药大下，徒伤其中，而不能荡涤其邪，栀子干姜亦温中散邪法也。

虞抟曰：攻里不远寒，用丸药大下之，寒气留中可知。心微烦而不懊侬，则非吐剂所宜也。用栀子解烦，倍干姜以逐内寒而散表热，寒因热用，热因寒用，二味成方，而三法备。

【纲】仲景曰：伤寒五六日，大下之后，身热不去，心中结痛者，未欲解也，栀子豉汤主之。发汗，若下之，而烦热，胸中窒者，栀子豉汤主之。

【目】魏荔彤曰：大下后，身热不去，犹带表症也。心烦变为心中结痛，是表症仍未解[①]，而里症已迫也。在表原属阴邪久未除，在里则为阳邪久成郁。栀子苦寒，治心中成郁之阳邪；香豉香辛，治在表未散之阴邪，而此症可愈。其胸中窒者，虽未至于结痛，而窒久必痛也，亦可早为之计，而仍主此一法也。

柯琴曰：病发于阳而反下之，外热未除而心中结痛，虽轻于结胸，而甚于懊侬矣。结胸是水结胸胁，用陷胸汤，水郁则折之也；此乃郁结心中，用栀豉汤，火郁则发之也。

【纲】仲景曰：伤寒心下有水气，咳而微喘，发热不渴，服汤已渴者，此寒去欲解也，小青龙汤主之。

【目】魏荔彤曰：小青龙治水气者，治在里久积之

①【临证薪传】

从栀子豉汤证而言，为郁热在于胸膈，其治也以清宣郁热为法。虽然豆豉有表散作用，但此处绝非以治表证为主，否则栀子豉汤岂非表里双解之剂?

阴邪；治风寒者，治胸膈晢郁之热邪[①]。程氏谓“下寒者类多上热”[②]，一句破的矣，学者识之。

【纲】仲景曰：太阳病，脉浮紧，发热无汗，自衄者愈。太阳病，脉浮紧，无汗，发热，身疼痛，八九日不解，表症仍在，此当发其汗。服药已，微除，其人发烦目瞑。剧者必衄，衄乃解，所以然者，阳气重故也，麻黄汤主之。

【目】方中行曰：纯是寒邪伤营，故脉浮紧，发热无汗，然寒邪之着营轻微，且兼中风，阳邪变热上冲，故自衄愈。若脉浮紧，发热无汗，而身竟疼痛，则寒重风轻，当发汗矣，其剧者必衄，毕竟少带中风之阳邪也[③]。

【纲】仲景曰：服桂枝汤，或下之，仍头项强痛，翕翕发热，无汗，心下满微痛，小便不利者，桂枝汤去桂加茯苓白术汤主之。

【目】喻昌曰：服桂枝治风而遗其寒，所以不解而症变，设更下之，邪乘虚入里，在表之瓦寒未除，在里之水饮上逆。故变五苓两解之法，以茯苓、白术为主，虽因已误而去桂枝，不得不用白芍以收阴，甘草、姜、枣以益虚和脾胃也。[④]

魏荔彤曰：太阳伤风，头项强痛，翕翕发热而汗出，今汗不出，则中风而兼伤寒矣，但与桂枝治风不效矣，复下，更误矣。心下满微痛，小便不利，乃下药阴寒之气，挟寒邪作痞，挟风邪作痛，动积饮而阻闭阳气，上下不流动故耳。本方专主补土渗湿，使在里下药之阴邪先除，然后可治其表邪耳。以表邪虽仍在而轻微，故先以误下之阴邪入里为患是急。《厥阴》所云“先温其里，乃攻其表”，亦此义也，参观之。

【纲】仲景曰：伤寒脉浮，发热无汗，其表不解者，不可与白虎汤；渴欲饮水，无表症者，白虎加人参汤主之。

【目】张从正曰：白虎汤但能解热，不能解表，必恶寒、身疼、头痛之表症皆除，但渴而求救于水者，方可与之。

楼英曰：如其人渴欲饮水，与之水果能饮，是表邪已变热而入之深矣[⑤]，再诊其脉，已无浮缓、浮紧之表脉，再审其症，已无头身疼痛、发热无汗之表症，即可用白虎汤，

①【医理探微】

言“小青龙汤治久积之阴邪”虽是，阴邪即水饮也；言该方“治胸膈晢郁之热邪”则非，既为热邪，当本热者寒之之旨，治以清热泄热之品，而小青龙汤一派温化之药，何能去其郁热？

②【注文浅释】

在此处言下寒上热，非也。小青龙汤证不存在上热下寒问题。

③【注文浅释】

郁热伤阳络之衄，非为风邪所致。

④【注文浅释】

本条乃桂枝汤类证，喻魏二氏先贤于此考虑多了。辨太阳病不可仅拘泥于风寒之邪。所谓风邪、寒邪，抑或热邪、湿邪之辨别，皆以症状为依据进行辨识。

⑤【注文浅释】

不尽然。第6条言“太阳病，发热而渴”，也是太阳表邪，不过乃表热罢了。表邪不止风寒，仲景在太阳篇也论述了风热、风湿。

但加人参止其燥渴，仍藉辛凉为半表里之治耳。

【纲】仲景曰：伤寒病，若吐，若下后，七八日不解，热结在里，表里俱热，时时恶风，大渴，舌上干燥而烦，欲饮水数升者，白虎加人参汤主之。

【目】魏荔彤曰：吐、下俱非，致风寒之邪久而变热，热又久而结聚在里，而在里之气血亦郁而生热，所谓表里俱热者也。内热盛则外阳疏，时时恶风，若似表症。而大渴云云，俱是一派实热结里之象。故不特阳虚之里当急救阳，即阴消之里亦当急救阴也，故仍用人参白虎，兼内清、外散之用[①]。

【纲】仲景曰：伤寒瘀热在里，身必发黄，麻黄连翘赤小豆汤主之。伤寒身黄发热者，栀子蘗皮汤主之。

【目】喻昌曰：伤寒之邪得湿而不行，所以热瘀身中而发黄，故用外解之法。设泥“里”字，岂有邪在里而反治表之理哉？热已发出于外，自与内瘀不同，正当随热势清解其黄，俾不留于肌表间也。前条热瘀，故用麻黄，此条发热，反不用麻黄者，盖寒湿之症[②]，难于得热，热则其热外出而不内入矣。所谓“于寒湿中求之”，不尽泥伤寒定法，此其一征也。

方中行曰：热发于外，则里症较轻，故解之以栀子，而和之以甘草，以为退热之轻剂。

①【注文浅释】
既言表里俱热，何来“阳虚之里当急救阳”之说？白虎加人参汤又何来外散之用？

②【注文浅释】
断无寒湿之症。诚为寒湿，岂有用栀子黄柏治疗之理？

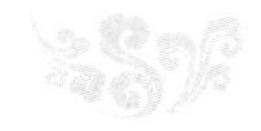

卷二

恶热

【纲】仲景曰：心下痞，按之濡，大便硬而不恶寒，反恶热，其脉关上浮者，大黄黄连泻心汤主之。

【目】戴原礼曰：发汗后只恶寒者为虚，虚乃表虚；发汗后只恶热者为实，实乃里实。只恶寒者，早发其汗，或汗出太过，谓阳微则恶寒，宜芍药甘草附子汤；只恶热，是表已解而里不消，所谓阴微则发热，宜大柴胡汤，或小承气汤。

柯琴曰：濡，当作“硬”。夫按之濡为气痞，是无形也，则不当下，且“结胸症，其脉浮大者，不可下”，则心下痞而脉上浮者，反可下乎？小结胸按之痛者，尚不用大黄，何此比陷胸更峻？此必有当急下之症，比结胸更甚，故制此峻攻之剂也。

鳌按：关上脉浮，是阳明、少阳火势炽矣；不恶寒反恶热，是阳气盛而外越极矣；大便硬是阳邪固结而不解矣。此即柯氏所谓必有急下之处也，如此则“濡”字非简编之误欤?![1]

①【注文浅释】

此条与原文154条有差异，但柯、沈二氏之说，临床确也存在，予大黄黄连泻心汤正可治之。所谓无形热邪之气痞可用，有形实邪之燥结能治。

恶寒

【纲】仲景曰：太阳之为病，脉浮，头项强痛而恶寒。

太阳病，或已发热，或未发热，必恶寒，体痛，呕逆，脉阴阳俱紧者，名曰伤寒。

【目】朱肱曰：大抵太阳病，必发热而恶寒，恶寒家慎不可过当覆衣被及近火气，寒热相薄，脉道沉伏，愈令病人寒不可当。但去衣被、微火，兼与以和表之药，自然不恶寒矣。妇人恶寒，尤不可近火，寒气入腹，血室结聚，药不能治。刘完素曰："恶寒者，不待风而寒，虽身大热而不欲去衣也，是由阴气上入阳中，或阳微，或风虚相搏之所致。恶寒，一切属表，虽里症悉具而微恶寒，亦是表未解也，治法当先解外[1]。"

王肯堂曰[2]：恶寒者，风寒客于营卫，非寒热之寒，又非恶风也，不待见风而后怯寒也，甚则向火添被，亦不能遏其寒。《经》云："发热恶寒发于阳，可发汗；无热恶寒而踡卧，脉沉细，发于阴，可温里。"恶寒虽悉属表，亦有虚实之分，若汗出而恶寒，为表虚；无汗而恶寒，为表实。表虚解肌，表实发汗。伤寒太阳病在表，故恶寒；少阳在半表里，亦微恶寒；阳明在里，本不恶寒，而或恶者，与太阳合病也。

【纲】**仲景曰：病有发热恶寒者，发于阳也；无热恶寒者，发于阴也。**

【目】刘完素曰：恶寒者，必继之以发热，此发于阳也；恶寒而踡卧，脉沉细而紧者，发于阴也。在阳可汗，在阴可温。其止称背恶寒者，背为阳，腹为阴，阳气不足，阴寒气盛，则背为之恶寒，若风寒在表而恶寒，则一身尽寒矣。

张元素曰：恶寒有发阳、发阴二症，发于阳者脉必浮数，宜解表，属桂枝汤、桂枝二越婢一汤、麻黄汤、青龙汤症也。

【纲】**仲景曰：发汗病不解，反恶寒者，虚故也，芍药甘草附子汤主之。**

【目】杨士瀛曰：汗后反恶寒，表虽不解，急当救里。若反与桂枝攻表，此误也，故去桂、姜、枣，加附子以温经散寒，助芍药、甘草以和中。"脚挛急，与芍药甘草汤"，本治阴虚，此治阴阳俱虚，故加附子，皆仲景治里不治表之义。

【纲】**仲景曰：脉微而恶寒者，此阴阳俱虚，不可更**

①【注文浅释】
关键在恶寒和畏寒的鉴别。单凭一症很难区分，要把一症放入症状群中分析才是。

②【注文浅释】
王氏解释甚妙！

发汗，更吐，更下也。

【目】朱扬曰：若其人热虽多，而脉甚微，无和缓之意，是阴弱而发；寒虽少，而恶之更甚，是阳虚而恶寒。阴阳俱虚，当调其阴阳，勿妄治以虚其虚也。

【纲】仲景曰：伤寒大下后，复发汗，心下痞，恶寒者，表未解也。不可攻痞，当先解表，乃可攻痞，解表宜桂枝汤，攻痞宜大黄黄连泻心汤。

【目】朱肱曰：太阳、阳明、少阴皆有恶寒，要之惟太阳病不问已发热、未发热，必恶寒也。

柯琴曰：心下痞，是误下后里症；恶寒，是汗后未解症。里实表虚，内外俱病，皆因汗、下倒施也。表里交持，仍当遵先表后里、先汗后下正法，盖恶寒之表，甚于身疼；心下之痞，轻于消谷，与救急之法不同。

【纲】仲景曰：心下痞，大便硬，心烦不得眠，而复恶寒汗出者，附子泻心汤主之。太阳病，寸缓关浮尺弱，其人发热汗出，复恶寒，不呕，但心下痞者，此以医下之也。

【目】柯琴曰："心下痞"下，当有"便鞕，心烦不眠"，故用此汤。但心下痞而恶寒，表未解也，当先解表，宜桂枝加附子，而反用大黄，误矣！但以医下之而心下痞，犹发热恶寒，故属太阳症。

【纲】仲景曰：阳明病，脉迟，汗出多，微恶寒者，表未解也，可发汗，宜桂枝汤。

【目】朱肱曰[①]：此阳明之表症也，同于太阳，而属之阳明者，不头项强痛耳。要知桂枝、麻黄二汤，专为表邪而设，不为太阳而设，见麻黄症即用麻黄汤，见桂枝症即用桂枝汤，不必问其为太阳、阳明也。若恶寒一罢，则二方必禁。

鳌按：仲景云"阳明病，脉浮，无汗而喘者，发汗则愈，宜麻黄汤"一条，乃言阳明之表脉，其症亦同太阳，故用麻黄汤发表，当与本条同看。

【纲】仲景曰：伤寒五六日，头汗出，微恶寒，手足冷，心下满，口不欲食，大便鞕，脉沉细者，此为阳微结，必有表复有里也。脉沉，亦在里也。汗出为阳微结，假令纯

①【注文浅释】
阳明之表与太阳之表，在于如何归类，不在于有无项强痛。但朱氏后面所述"见麻黄证即用麻黄汤，见桂枝证即用桂枝汤，不必问其为太阳、阳明也"，确为灼见。

阴结，不得复有外症，悉入在里矣，此为半在表半在里也。脉虽沉细，不得为少阴病。所以然者，阴不得有汗，今头汗出，故知非少阴也，可与小柴胡汤。设不了了者，得屎而解。

【目】王肯堂曰：三阴惟少阴有恶寒之症，然少阴恶寒又有二症。发于少阴者，无热而恶寒，宜温之，四逆汤、理中汤[1]。少阴无热恶寒，似与太阳经未即热一条相似，所谓寒未即热者，为太阳症具而未热耳，少阴之无热恶寒，盖无太阳头痛等症，知为少阴也。若少阴恶寒而踡卧，时时自烦，欲去衣被者，《活人书》用大柴胡下之。赵氏以为宜温散经邪，导引真阳，汗而解可也，若下之，非惟不能解表，反虚其里，使恶寒之邪乘虚内陷，纵使其脉沉滑而实，亦未可遽用大柴胡，必须先解表，使恶寒症罢，而后可用也。

"少阴病，恶寒，身踡而利，手足逆冷者，不治。""少阴病，四逆，恶寒而身踡，脉不至，不烦而躁者，死。"有太阴自利不渴，厥阴下利厥逆，俱或恶寒，太阴，宜理中汤；厥阴，宜四逆汤。前既言二阴不恶寒，今又言或恶寒者，要知太阴、厥阴本不恶寒，此阳传阴者也。三阴皆能恶寒者，阴入阴者也，特在少阴为多耳。

陶华曰：恶寒者，寒邪入营卫则洒淅恶寒，虽一切属表，尚在腑，阴阳所分，若发热恶寒，兼之头疼、脊强、脉浮紧，寒邪在太阳表症也，宜汗之，照时令用药[2]；若无热恶寒体踡，脉沉迟无力者，寒邪入少阴里症也，宜温之，四逆汤。

鳌按：此条但就脉言，曰沉曰细，俱是少阴，固不得与柴胡汤，惟推出头汗，则犹有少阳现症，而非尽在里矣，虽脉已属少阴而仍与柴胡也。且三阴脉不至头，其脉止在身，三阳脉盛于头，阳结则汗在头，今阳微结，虽曰少阳而微恶寒，毕竟尚有太阳表症之意，所以此条仍列入太阳恶寒门类。

恶风

【纲】仲景曰：太阳病，发热、汗出，恶风，脉缓者，

①【注文浅释】

恶寒畏寒，恶寒有表邪，畏寒乃阳虚，字面解释甚妙，然临床鉴别必须整体分析，绝非恶寒加衣盖被不能缓解，畏寒近火加衣可以减轻这么简单。另，少阴恶寒，当以四逆汤温之；而理中汤乃补脾阳不足之剂，当分辨之。

②【注文浅释】

妙！虽言方机对应即可放胆遣方用药，然"四因制宜"，亦当时时注意。所谓第四"因"者，"因脏腑之性用药"之义，比如治肝病，要注意其体阴用阳的特性；再如治脾胃，要考虑其气机升降斡旋之作用。在此基础上用药方为至当。

名为中风。太阳病，头痛，发热，汗出，恶风者，桂枝汤主之。太阳中风，阳浮而阴弱，阳浮者热自发，阴弱者汗自出，啬啬恶寒，淅淅恶风，翕翕发热，鼻鸣干呕者，桂枝汤主之。

【**目**】刘完素曰：恶寒有属阳，有属阴，恶风则悉属阳，三阴症并无恶风者，以此也。恶风虽悉在表，而发散又不同，无汗恶风为伤寒，当发汗；汗出恶风为中风，当解肌。里症虽具，恶风未罢，当先解外。

赵献可曰：恶风者，卫中四时之虚风，所以恶风也。其人当汗出而脉缓也，数与桂枝汤、桂枝加葛根汤，使遍体微润连日，当自解矣。

王履曰：卫气者，所以温肌肉，充皮肤，肥腠理，司开阖者也。故风邪中于卫也，则必恶风，恶寒、恶风俱为表症，但恶风比恶寒为轻耳。恶寒者，虽不当风而时自怯寒；恶风者，居密室帏幙中，则无所畏，或当风，或挥扇，则淅淅然而恶也。

柯琴曰：风为阳邪，风中太阳，两阳相搏而阴气衰少，阳浮故热自发，阴弱故汗自出，中风恶风类相感也。风性散漫，脉应其象，故浮而缓，若太阳初受病，便见如此脉症，即可定其为中风而非伤寒矣。二条，是桂枝汤本症，合此症即用此汤，不必问为伤寒、中风、杂病也[①]。四症中，头痛是太阳本症，头痛、发热、恶风与麻黄症同，本方重在汗出，汗不出者，便非桂枝症。三条，乃太阳中风之桂枝症，非谓凡中风者便当主桂枝也明了。二条脉症，是概风、寒、杂病而言；三条加"中风"二字，其脉、其症悉呈风象矣。

①【注文浅释】
柯氏深得临床要领。有是症便为是机，有是机便用是方。"抓主症，明病机，方机对应"用药，这就是中医临诊的要诀。

【**纲**】**仲景曰：太阳病，发汗，遂漏不止，其人恶风，小便难，四肢微急，难以屈伸者，桂枝加附子汤主之。**

【**目**】朱肱曰：此症当温其经，故桂枝加附子也。

刘完素曰：汗多亡阳，则卫不固，是以恶风也。桂枝加附子，温其经而固其卫也。

陶华曰：恶风者，风邪伤卫，腠理不密，由是恶风悉属于阳，非比恶寒乃有阴阳之别者。

鳌按：此四症并见，却以汗不止、小便难为重，以二者由于心肾，故专治之，而恶风、四肢急俱痊也。盖太阳虽当汗，汗不止则亡阳，风乘虚入，故又恶风；汗多必津竭，故小便难；四肢者，诸阳之本，阳亡则不能荣筋，故筋急而屈伸不利也。

【纲】仲景曰：风湿相搏，骨节烦疼，掣痛不得屈伸，近之则痛剧，汗出短气，小便不利，恶风不欲去衣，或身微肿者，甘草附子汤主之。

【目】刘完素曰：湿胜自汗，而皮腠不密，是以恶风也。甘草附子汤，所以散其湿而实其卫。

柯琴曰：身肿痛剧，不得屈伸，湿感于外也；恶风不欲去衣，风淫于外也；汗出短气，小便不利，化源不清也。君桂枝以理上焦而散风邪，佐术、附、甘以除湿而调气。

鳌按[①]：此风湿为病，而湿尤中于周身营卫之间，不能推布其患，为尤重者，故"小便不利""身肿"二句，最宜着眼。

①【注文浅释】
沈氏寥寥数言，将风湿在表分析得很透彻。

振战栗

【纲】仲景曰：伤寒若吐若下后，心下逆满，气上冲心，起则头眩，脉沉紧，发汗则动经，身为振振摇者，茯苓桂枝白术甘草汤主之。太阳病发汗，汗出不解，其人仍发热，心下悸，头眩，身瞤动，振振欲擗地者，真武汤主之。

【目】成无己曰：振者，森然若寒，耸然振动者是也。伤寒而振，皆由虚寒，盖以欲汗之时，其人必虚，必蒸蒸而振，却发热汗出而解。振近战，而轻者为振矣。战为正与邪争，争则为鼓栗而战；振但虚而不至争，故惟耸动而振也。"下后，复发汗，振寒"者，为其表里俱虚也，"亡血家发汗，则寒栗而振"者，谓其气血俱虚也，诸如此者，止于振耸耳。其身为振振摇、振振欲擗地，二者皆发汗过多，亡阳经虚，不能自主持，故身为振摇也，又非若振栗之比矣。此二汤，皆温经益阳、滋血助气[②]之剂，经虚阳弱得之，未有不获全济之功者。

②【注文浅释】
二汤温经益阳助气者是，滋血则非也。

【纲】仲景曰：问曰：病有战而汗出，因得解者，何也？答曰：脉浮而紧，按之反芤，此为本虚，故当战而汗出

也。其人本虚，是以发汗；以脉浮，故当汗出而解。若脉浮而数，按之不芤，此人本不虚。若欲自解，但汗出耳，不发战也。

【**目**】韩祗和曰：汗、下后战者，与救逆汤，微减，与羊肉汤，再投而战解。若阴气内盛，正气大虚，心栗鼓颔，身不战者，遂成寒逆，宜灸之，或用大建中汤。仲景治尸厥战而栗者，刺期门、巨阙。

吴绶曰：凡战者，大抵气血俱虚，不能荣养筋骨，故为之振摇而不能主持也，须大补气血，予曾用人参养荣汤得效。又一人身摇不得眠者，以十味温胆汤倍加人参而愈。《内经》曰："寒之伤人，使人毛发毕直，鼓颔战栗而无汗。"按此表寒而战栗也，此言病有战而汗出，因得解，其脉浮而紧，按之反芤，此为本虚，故当战而汗出也。又曰"脉阴阳俱停"，以三部浮沉、迟数脉同等，"必先振栗，汗出而解"。若脉浮数，按之不芤，其人本不虚者，则汗出解不战也。若不战而心栗，此阴中于邪，必内栗也。凡正气怯弱，寒邪在内，必为栗也，宜详究焉。

【**纲**】**仲景曰：太阳病未解，脉阴阳俱停，必先振栗，汗出而解。但阳脉微者，先汗出而解，但阴脉微者，下之而解。若欲下之，宜调胃承气汤。**

【**目**】成无己曰[①]：战与栗二者，形相类而实非一，有内外之别焉。战者，身为之摇；栗者，心战是也。《经》曰："胃无谷气，脾涩不通，口急不能言，战而栗。"即此观之，战之与振，振轻而战重也；战之与栗，战外而栗内也。战、栗者，皆阴阳之争。伤寒欲解将汗之时，正气内实，邪不能与之争，则便汗出而不发战；邪气欲出，其人本虚，邪与正争，微者为振，甚者则战，战退正胜而解矣。其战而汗，因得解者，其人本虚，是以发战，邪气外与正气争，则为战，乃其愈者也；邪气内与正气争，则为栗，是为甚者也。《经》曰："阴中于邪，必内栗也，表气虚微，里气不守，故使邪中于阴也。"方其里气不守，而为邪中乎中气，正气怯弱，故成栗也。战者，正气胜；栗者，邪气胜也。伤寒六七日欲解之时，当战而汗出，其有但心栗而鼓颔，身不战者，已而遂成寒逆，似此症多不得解，何者？以阴气内盛，

①**【注文浅释】**
成氏引经据典解释振、战、栗的特点和机制，甚当。

正气大虚，不能胜邪，反为邪所胜也，非大热剂与灼灸，又焉得而御之？

张介宾曰：战与栗异，战由外，栗由内也。凡伤寒欲解将汗之时，若其人正气内实，邪不能争，则但汗出，不作战，所谓不战，应知体不虚也；若其人本虚，邪与正争，微则振，甚则战，正胜邪则战而汗解矣。夫战则正气将复，栗则邪气肆强[①]，故伤寒六七日，有但栗不战竟成寒逆者，多不可救。此以正气中虚，阴邪内盛，正不盛邪，而反为邪胜，凡遇此症，非大温热不可。

柯琴曰："阳脉微"二句，承上之辞，不得作三段看。太阳病，阳浮而阴弱，是阳强也；今阳脉微，即是阴阳俱停，病虽不解，已是调和之脉[②]，其解可知矣。脉但浮者为阳盛，必先烦而有汗；阳脉微者为阳虚，必先振栗而汗出。振栗，是阴津内发之兆；汗出，是阳气外越之征，此阴阳自和而愈也。

①【注文浅释】
总结得好！

②【注文浅释】
"停"为均衡之义，所以说阴阳俱停为调和之脉。

身热恶寒　身寒恶热

【纲】 **仲景曰：病人身大热，反欲得近衣者，热在皮肤，寒在骨髓也；身大寒，反不欲近衣者，寒在皮肤，热在骨髓也。**

【目】 赵嗣真曰：详仲景论中，止分皮肤、骨髓，而不曰表里者，盖以皮、肉、脉、筋、骨五者，《素问》以为五脏之合，主于外而充于身者也，惟曰脏、曰腑，方可言表里。可见皮肤即骨髓之上，外部浮浅之分；骨髓即皮肤之下，外部深沉之分。与经络、脏腑属里之例不同，况仲景出此症在《太阳篇》首，其为表症明矣。是知虚弱素寒之人，感邪发热，热邪浮浅，不胜沉寒，故外怯而欲得近衣，此所以为热在皮肤，寒在骨髓，药宜辛温；至于壮盛素热之人，或酒客重感邪之初，寒未变热，阴邪闭乎伏热，阴凝于外，热郁于内，故内烦而不欲近衣，此所谓寒在皮肤，热在骨髓，药宜辛凉。必也一发之余，既散表邪，又和正气，此仲景不言之妙。若以皮肤为表，骨肉为里，则麻黄症骨节疼痛，其可名为有表复有里也乎？！

危亦林曰："热在皮肤"一条，仲景不立方治，宜先与阳旦汤，寒已，次以小柴胡加桂温其表。

鳌按：本条自成注以表里释皮肤、骨髓，后人宗之，误也。仲景论言表热里寒、表寒里热症甚多，宁此条不曰表里，而偏曰皮肤、骨髓耶，其可知矣！故独赵氏之说，披剥精当，识见过人，足以破千古之惑。至表热里寒，乃少阴症，详《少阴篇》中。[①]

①【注文浅释】

整体来看，还是成注较为贴切。

热多寒少

【纲】仲景曰：太阳病，得之八九日，如疟状，发热恶寒，热多寒少，其人不呕，圊便欲自可，一日二三度发，脉微缓者，为欲愈也，宜桂枝麻黄合半汤。太阳病，发热恶寒，热多寒少，脉微弱者，此无阳也，不可发汗，宜桂枝二越婢一汤。

【目】朱肱曰：太阳热多寒少，有此二症，其用药皆不同也。二条，以脉微弱，故不可发汗；若脉浮，虽热多寒少，亦可发汗也。大抵伤寒，寒多易治，热多难愈，伤寒发热者，以寒极则生热，治法多用冷药，故令热不去[②]。仲景热多寒少，用桂枝二越婢一汤；不渴，外有微热者，用小柴胡加桂汤，皆温表之义也。近时多用小柴胡汤，不问阴阳表里，凡伤寒皆令服此药，往往有因服小柴胡而成阴症者。仲景虽云"伤寒中风，有小柴胡症，但见一症便是，不必悉具"，此为是少阳症当用小柴胡，不必少阳症悉具耳，况本方又有随症加减法，古人方治，审谛如此。

②【医理探微】

仲景所言寒热多少，乃言症状；而朱氏所言治疗寒热的方法，则针对病因。若热症因外寒，治当辛温，虽发热不可以用凉药；寒症因外热，治当辛凉，虽寒不可以温补。治病求本，是中医治病的不二法则。

赵嗣真曰：详论中热多寒少，止此二症。其一症，仲景之意，盖以"得病七八日，如疟状，发热恶寒，热多寒少"十六字，为自初至今之症，以下乃是以后拟议防变之辞，当分三截看。"若其人不呕，圊便欲自可，一日二三度发，脉微缓，为欲愈"，此一节，乃里和无病而脉微缓者，邪气微缓者，阴阳同等，脉、症皆向安之兆，可不待汗而欲自愈也；"若脉微而恶寒者，此阴阳俱虚，不可发汗、更吐、更下也"，此一节，宜温之："若面色反有热者，未欲解也，以其不能得小汗出，其身必痒，宜各半汤"，此一节，必待汗而后愈也。《活人书》未详文义，却将“其人不呕，清便欲自可”九字，本是欲愈之症，反以他症各半汤汗之，又将“不可汗、吐、下”及各半汤症语句，并脱略而不言，反将其中欲愈之症，而用彼药汗其所不当汗，何也?！其一症，仲景云“太阳病，发热恶寒，热多寒少，脉微弱者，亡阳也，不可发汗，宜桂枝二越婢一汤”，《活人书》于“脉微弱”上添“都大”二字，岂以仲景论脉为未足，而故加之也乎?

刘完素曰：仲景一书，只有热多寒少之条，无寒多热少之症[①]。

①【注文浅释】

热多寒少，以发热为主，兼有恶寒；寒多热少，乃恶寒为主，兼有发热。虽仲景未言，只是省略而已，却是临床常见之症。

下之热不退

【纲】仲景曰：病人脉微而涩者，此为医所病也。大发其汗，又数大下之，其人亡血，病当恶寒，后乃发热，无休止时，夏月盛热，欲着复衣；冬月盛寒，欲裸其身。所以然者，阳微则恶寒，阴弱则发热，此医发其汗，使阳气微，又大下者，令阴气弱。五月之时，阳气在表，胃中虚冷，以阳气内微，不能胜冷，故欲着复衣；十一月之时，阳气在里，胃中烦热，以阴气内弱，不能胜热，故欲裸其身。又阴脉迟涩，故知亡血也。

【目】柯琴曰：此条病因，全在妄汗、下以致亡血而脉微涩。“夏月”四句，是写寒热发作时状，是设辞，勿以“无休止时”，作连绵冬夏解也。

头痛项强

【纲】仲景曰：太阳之为病，脉浮，头项强痛而恶寒。太阳病，头痛，发热，汗出，恶风者，桂枝汤主之。太阳病，头痛，发热，身疼，腰痛，骨节疼痛，恶风，无汗而喘者，麻黄汤主之。

【目】朱肱曰：头疼者，阳症也。太阳症头痛，必发热恶寒，无汗麻黄，有汗桂枝。若已发汗，或未发汗，头疼如破者，连须葱白汤；服汤不止者，葛根葱白汤。

成无已曰：头痛，邪气外在经络，上攻于头也。伤寒头痛者，太阳专主也，故阳明、少阳亦有头痛，不若太阳专主也。盖太阳为病属表，而头痛专为主表症，虽有风寒之不同，必待发散而后已。

李杲曰：太阳膀胱脉浮紧，直至寸口，所以头痛者，头与寸口，俱高之分也。盖厥阴与督脉会于巅，逆太阳之经，上而不得下，故壅滞为头痛于上也。左手浮弦，胸中痛也；沉弦，背痛也。右手浮弦亦然。头痛者，木也，最高之分，惟风可到，风则温也，治以辛凉，秋克春之意，故头痛皆以风药治之，总其体之常也①。然有三阴三阳之异焉，故太阳宜川芎，阳明宜白芷，少阳宜柴胡，太阴宜苍术，少阴宜细辛，厥阴宜吴茱萸。

王肯堂曰：伤寒头痛，虽属三阳，惟太阳经独多，盖太阳为病属表，而头痛专主表，虽有"伤寒六七日，头痛，不大便，有热，而与承气汤下之"者，却云"若小便清者，知热不在里，仍在表"，是知头痛属表明矣。太阴、少阴之脉，从足至胸而还，不上循头，故无头痛。惟厥阴脉循喉咙之后，上连目系，与督脉会于巅，亦有头痛、干呕、吐涎沫吴茱萸汤一症，却无身热，亦与阳症不同也。然风温病在少阴，湿温病在太阴，而头反痛，至于阴毒亦然，是又不可拘者。内因头痛，作止有时；外因头痛，常常有之，直须传入里方罢②。

鳌按：太阳经脉营于头，会于项，故头连项而强痛者，为太阳也。

【纲】仲景曰：湿家病，身上疼痛，发热面黄而喘，头痛鼻塞而烦，其脉大，自能饮食，腹中和无病，病在头中寒湿，故鼻塞，纳药鼻中则愈。

【目】朱肱曰：纳瓜蒂散鼻中也。

柯琴曰：种种皆是表症③，鼻塞而不鸣，脉大而不浮，不关风矣；脉不沉细，非湿痹矣；腹初不满，非瘀热在里矣。重于头痛，是头中寒湿可知。寒湿从鼻而入，故鼻塞，亦当从鼻而出，故纳药鼻中，塞因塞用也。

【纲】仲景曰：太阳病，发汗太多，因致痉。脉沉而细，身热足寒，头项强急，恶寒，时头热面赤，目脉赤，独头面摇，卒口噤，背反张者，痉病也。

①【医理探微】
高巅之上，唯风可到，故头疾常夹风邪。风虽为阳邪，但兼夹不同，其治亦异，不能只以辛凉，当分寒热虚实分别治之。

②【注文浅释】
王氏此言甚当，头痛部位虽可确定所属何经，然症状特点更可决定病邪性质。少阴太阴经脉虽不达于头部，然因侵袭的邪气不同，一样可见头痛症状。

③【注文浅释】
寒湿在表，可选用麻黄加术汤。

【目】王肯堂曰：太阳伤寒项背强，其或太阳中风，加之寒湿而成痓者，亦项强。《金匮》云："太阳病，项背强几几，然脉反沉迟者，此为痓，桂枝加瓜蒌汤主之。"

陶华曰：项背强者，太阳表邪也，发散则解；结胸项强，大陷胸汤下之；太阴结胸项强，大陷胸丸，或频与理中丸，损甚者，兼与四逆汤[①]；项强胁下满，身热恶风，手足温而渴，小柴胡汤；阴毒初得病，项背强，咽痛，心腹痛，短气，厥逆吐利，身如被杖，附子汤，阴毒甘草汤，正阳散；天行复作热，至晚则腰痛，头项强，身重，葛根生姜豉汤。

鳌按：痓病由来不一，而伤寒发汗不如法者，亦能致之。本症头痛虽止，而头项强急，尚属伤寒，"头面摇"以下，乃言痓病也，此汗多亡液，不转属阳明而成痓者。

【纲】仲景曰：太阳病，项背强几几，无汗恶风者，葛根汤主之。太阳病，项背强几几，而汗出恶风者，桂枝加葛根汤主之。

【目】成无已曰：太阳别脉，下项挟脊，故太阳感风寒，则经脉不利，而项为之急，颈为之强，是太阳表症也，必发散而解之。此二条，均是项背强，而发散有轻重者，盖发热汗出恶风者，为表虚，可解肌；无汗恶风者，为表实，可发汗也。

王肯堂曰：此二方，皆发散之剂也，而有轻重，以表虚、表实之不同也。

鳌按：太阳脉，自络脑而还出下项，挟脊背，此从风池而入，不上干于脑而下行于背，故头不痛，而项背强也。几几，项背牵动之象，动中见有强意。

【纲】仲景曰：太阳中风，下利呕逆，表解者，乃可攻之。其人漐漐汗出，发作有时，头痛，心下痞硬，引胁下痛，干呕短气，汗出不恶寒者，此表解里未和也，十枣汤主之。

【目】张兼善曰：或谓："十枣汤与桂枝去桂加茯苓白术汤，二者皆属饮家，俱有头项强痛之病，何也？"此经络所系，非偶然也。《针经》曰："太阳膀胱之脉，起于目内眦，皆上额交巅上；其支者，从巅上至耳上角；直者，从巅入络脑，还出别下项，循肩膊内，挟脊抵腰中，入循膂，络

①【临证薪传】
太阴结胸，乃寒湿结滞，用大陷胸丸非其所宜；理中、四逆力有不逮。

①【注文浅释】
肾与三焦不同，不可混淆。

肾属膀胱。"络肾者，即三焦也[①]。夫三焦者，为阳气之父，决渎之官，引导阴阳，开通闭塞，水导得出，以气化而言也。缘太阳经多血少气，既病，则气愈弱，其时表病而里热未甚，微渴而恣饮水浆，为水多气弱，不能施化，遂停伏于内，则本经血气因而凝滞，致有头痛项强之病。若伏饮流行，经络疏利，而头痛自愈。

方中行曰：头痛本表症，此因心下水气泛溢，上攻于脑也，与"伤寒不大便六七日而头痛，与承气汤"同。

【纲】仲景曰：太阳病，头痛至七日以上自愈者，以行其经尽故也。若欲再传经者，针足阳明，使经不传则愈。阳明病，表里大热，烦渴引饮，头痛如破者，宜竹叶石膏汤。阳明病，头痛，不恶寒，反恶热，大便实，调胃承气汤。

【目】吴绶曰：阳明病，头痛额前，目疼，鼻干，脉长也。无汗者，葛根汤加葱白、白芷汗之；有汗，曾经发汗，头痛不解者，葛根葱白汤；不恶风，反恶热，自汗烦渴，脉洪数，饮水，头疼者，白虎加白芷汤；内有燥屎，蒸蒸发热，头痛者，调胃承气汤。凡阳明头痛，无汗者，葛根、麻黄、葱白、白芷、石膏之属；有汗，则白芷、石膏、葛根、川芎。少阳经头痛，头角或耳中痛，脉弦数，口苦发热，往来寒热者，并用小柴胡汤和之，加川芎尤妙，盖川芎亦胆经药也。凡少阳头痛，不分有汗、无汗，皆以柴胡汤主之。非次头痛，及发寒热，脉紧不大，即是上膈有痰，瓜蒂散吐之。

王好古曰：太阳头痛，有汗桂枝汤，无汗麻黄汤；阳明头痛，白虎汤；少阳头痛，小柴胡汤；太阴头痛，脉浮桂枝汤，脉沉理中汤，俱加川芎、细辛；少阴头痛，小柴胡汤、麻黄附子细辛汤；厥阴头痛，外传本经，桂枝麻黄合半汤，呕而微吐苦水者，吴茱萸汤。

李杲曰：太阴头痛者，必有痰也；少阴头痛者，足寒而气逆也。盖此二经，虽不至头，然痰与气逆壅于膈中，则头上气不得畅降而为痛也[②]。

②【注文浅释】
经验之谈。虽经不至而邪气至，故也有头痛。

张云岐曰：如脉浮而头痛，过在手足太阳，刺完骨、京骨；脉浮而长，过在手足阳明，刺合谷、冲阳；脉浮而弦，过在手足少阳，刺阳池、丘墟、风府、风池。此刺头痛之法也。

头眩郁冒

【纲】仲景曰：太阳病，下之而不愈，因复发汗，此表里俱虚，其人因致冒，冒家汗出自愈。所以然者，汗出邪和故也。得里未和，然后复下之。伤寒若吐若下后，心下逆满，气上冲胸，起则头眩，脉沉紧，发汗则动经，身为振振摇者，茯苓桂枝白术甘草汤主之[①]。伤寒吐下后，发汗，虚烦，脉甚微，八九日，心下痞硬，胁下痛，气上冲咽喉，眩冒，经脉动惕者，久而成痿。太阳病，发汗太多，因致痉。脉沉而细，身热足寒，头项强急，时头热面赤，目脉赤，独头面摇，卒口禁，背反张者，痉病也。

【目】成无己曰：眊为眼花，眩为眼黑。眩也，运也，冒也，三者形俱相近，有谓眩运者，有谓眩冒者。运为转运之运，世谓头旋者是；冒为蒙冒之冒，世谓昏迷者是。少阳病目眩，以少阳居表里之间，表邪所传渐行于里，表中阳虚，故时时目眩也；二阳并病，或眩运、眩冒者，以少阳与太阳并病，故眩者责其虚也；伤寒有起则头眩与眩冒者，皆汗、吐、下后所致，是知其阳虚也。故《针经》曰："上虚则眩，下虚则厥。"眩虽为虚，而风家亦有眩者，风主运动耳。阳明中风，亦有头眩。诸如此者，皆非逆也，及其诸逆发汗，剧者言乱目眩，必死之症也。

吴绶曰：太阳中风，头眩头摇者，脉浮弦而急也，羌活神术汤加天麻、防风之类；若血虚头眩，四物汤加人参、天麻；痰火上攻，加黄芩、竹沥；内伤劳倦，阴虚头眩，补中益气汤加川芎、天麻、防风、蔓荆子；下焦元气虚脱作眩，人参养荣汤或大建中汤，加天麻。

易老曰：头旋目黑，非天麻不能除，故必加之。

鳌按：妄汗下，亡津液，致表里俱虚，而其阳邪仍在，故表里不解而成冒，冒者如物蒙蔽，欲汗之兆也，故汗出冒自解。妄吐下后而表阳虚，因致起则头眩，又复妄汗而经络虚，因致一身振摇也。吐、汗、下三者齐备，致脉微而

①【案例犀烛】

马某，女，50岁，2017年11月2日初诊。头昏蒙不清，左肩酸困，口苦时发，口黏不欲饮水，体倦，二便正常，舌淡红，苔薄白，脉沉弱。病机属脾虚饮停，上扰清窍。以苓桂术甘汤加减：茯苓18g，桂枝9g，炒白术15g，炙甘草5g，生黄芪18g，天麻12g，菊花9g，桑枝15g，秦艽15g，仙鹤草30g。服用1周，诸症消失。

虚烦，则眩冒、动惕，皆虚烦之所发也，此亦半夏泻心汤之症。汗多亡液，不转属阳明而成痉，因有头面动摇、口噤、反张等症，其时胃家津液未干，故变见者，仍是太阳表症，如头项强急等也，当滋阴以和其里，勿用温药，炙甘草汤主之。

【纲】**仲景曰：太阳与少阳并病，头项强痛，或眩冒，时如结胸，心下痞鞕者，当刺大椎、肺俞、肝俞。诸乘寒者，则为厥，郁冒不仁。**

【目】成无己曰：郁为郁结而气不舒，冒为虚冒而神不清，郁冒之来，皆虚热而乘寒也。《金匮》云："新产妇人有三病，一者病痉，二者病郁冒，三者大便难。亡血复汗，寒多，故令郁冒。"又曰："产妇郁冒，其脉微弱，呕不能食，大便坚，所以然者，血虚而厥，厥而必冒，冒家欲解，必大汗出。"即此观之，郁冒为虚寒可知矣。

喻昌曰：少阳之脉，络胁肋间，并入太阳之邪，则与结胸症似是而实非也。肝与胆合，刺肝俞，所以泻胆也；膀胱不与肺合，然肺主气，刺肺俞以通其气，斯膀胱之气化行，而邪自不能留矣[①]。

魏荔彤曰：考之穴图，大椎为督脉之穴，居于身后，肺俞、肝俞俱属太阳膀胱之穴，亦次第由大椎而下，同居于背，是皆太阳行身后之道路也。于此三刺，皆泄太阳经之表邪，而与肺、肝、膀胱之脏腑无涉焉。诸家牵扯傅[②]会，总由不知刺三穴泄经邪之义耳。原文当刺大椎第一间，考穴图，大椎穴在背后脊骨第一节之间也，为督脉自项而下之第一穴。

鳌按：魏氏"刺三穴皆泄太阳经之表邪"一句，诚为破的，盖病虽太、少二阳相并，而治必归于一经也。仲景论"当刺大椎第一间、肺俞、肝俞"之下，接云"慎不可发汗，发汗则谵语，脉弦，五六日谵语不止，当刺期门"，考期门，亦是太阳经穴，仲景云然者，以太阳、阳明并病者，则宜汗；若太、少二阳并病，有少阳在，不宜汗也；即三阳合病中，亦无汗法，故仲景深戒为慎不可发汗。盖汗之，则太阳之经邪不除，徒伤阳明之府，以致谵语，故虽见少阳之弦脉，而少阳不宜汗，仍刺太阳经期门之穴以代汗，不伤

①【注文浅释】
《内经》言"三焦膀胱者，腠理毫毛其应"，而肺主皮毛，故刺肺俞而可治表。

②【注文浅释】
傅：同"附"意。

阳明、少阳而太阳治，此以刺法为并病之治法也。头项强痛，或眩冒，时如结胸，心下痞鞕，其症全是太阳，而少阳之眩冒，亦为太阳所有，故治之全从太阳也[①]。

①【注文浅释】
不尽然。也可太少同治，以柴胡桂枝汤加减治疗。

摇头直视

【**纲**】**仲景曰：太阳病，发汗太多，因致痉。脉沉而细，身热足寒，头项强急，恶寒，时头热面赤，目脉赤，独头面摇，卒口噤，背反张者，痉病也。**

【**目**】成无已曰：此以风盛于上，风主动摇故也。头者，诸阳之会，诸阳之脉，皆上于头；诸阴之脉，皆至颈胸中而还，阳脉不治则头为之摇矣。

柯琴曰："阳气者，精则养神，柔则养筋"，汗多则无液养筋，筋伤则挛急而反张矣。太阳主筋所生病也，要知痉非无因，因伤寒发汗不如法耳。今头痛虽止，而颈项强急、恶寒之症未罢，更见面赤、目赤，是将转属阳明，然诸症皆与伤寒相似而非痉，独头面摇动、口噤、背反张与伤寒不相似，故名曰痉。此汗多亡液不转属阳明而成者，治当滋阴以和其里，用炙甘草汤。《金匮》用桂枝汤加瓜蒌根，恐不胜任。

【**纲**】**仲景曰：摇头言者，里痛也。**

【**目**】成无已曰：里有痛者，言语则剧，欲言则头为之战摇也。里痛，非邪也，痛使之然；痉病，非逆也，风使之然。

【**纲**】**仲景曰：阳反独留，形体如烟熏，直视摇头者，此为心绝也。**

【**目**】许叔微曰：心藏神而为阴之本，阳根于阴，阴根于阳，阴阳相根，则荣卫和，上下相随矣。绝则神去，而阴竭阳无根者，则不能自主持，故头为摇也。心绝者，真病也，风痉里痛者，邪气也，观其头摇，又当明其否藏焉。

【**纲**】**仲景曰：衄家不可发汗，汗出必额上陷，脉急紧，目直视不能眴，不得眠。**

【**目**】戴原礼曰：直视者，视物而目睛不转动也。水之精为志，火之精为神。目者，心之使也，神所寓焉，肝之外候也，精神荣焉。《针经》云："五脏六腑之气，皆上注于目而为之精。精之窠为眼，骨之精为瞳子，筋之精为黑睛，血之精为络，气之精为白睛，肌肉之精为约束，裹撷筋骨血气之精与脉并为系，上属于脑。"五脏血气调和，精气充足，则目和而明矣。伤寒目直视者，邪气壅盛，冒其正气，使神智不慧，藏精之气不上荣于目，则目为之直视，伤寒至于直视，为邪气已极，症候已逆，多难治[①]。人以肝受血而能视，今衄家亡血，肝气已虚，目气已弱，又发汗亡阳，阴阳俱虚所致。

①【注文浅释】
此直视乃亡血复汗，目失充养，阴虚动风之象，非伤寒表郁所致。

虞抟曰：目睛上视，名戴眼，此足太阳经之症。盖太阳目之上纲，而与少阴为表里，少阴之肾气大亏，则太阳之阴虚血少，故其筋脉燥急，牵引而上。若直视不转者，尤为凶候，速当以培阴养血为主。今人不知，俱云是风，若用风药，则阴愈虚，血愈燥矣。

附录：伤寒看目法

张介宾曰：凡治伤寒，先看两目，或赤或黄。赤者，为阳症，若兼六脉洪大有力，或燥而渴者，其热必盛，轻则三黄石膏汤，重则大承气汤之类。凡目色青白，而无昏冒闪烁之意者，多非火症，不可轻用凉药。眼眵多结者，必因有火，盖凡有火之候，目必多液，液干而凝，所以为眵，即如肺热甚则鼻涕出，是亦目液之类也。

【纲】仲景曰：风温为病，脉阴阳俱浮，自汗出，身重，多眠，鼻息急必鼾，语言难出。若被下者，小便不利，直视，失溲；若被火者，微发黄色，剧则如惊痫，时瘛疭。

【目】危亦林曰：本条风湿[②]，法当汗解，而医反下之，大便利，则小便必不利，肺之气化不宣，胃家之关门不利，脾土之承制不行，故直视失溲也。

②【注文浅释】
非风湿，风温也。

【纲】仲景曰：若汗出发润，喘不休者，此为肺先绝也；阳反独留，形体如烟熏，直视摇头者，此为心绝也；唇吻反青，四肢漐习者，此为肝绝也；环口黧黑，柔汗发黄者，此为脾绝也；溲便遗失，狂言，反目直视者，此为肾绝也。

【目】楼英曰：夫至脏气脱绝，其错逆为不可救矣。

柯琴曰：五脏相生，一脏受灾，四脏不救；阴阳相须，彼气先绝，此气不存。医者可不调于未灾未绝之先乎？

目中不了了

【纲】 仲景曰：伤寒六七日，目中不了了，睛不和，无表里症，大便难，身微热者，此为实也，急下之，宜大承气汤。

【目】 吴绶曰：目中不了了者，能视物，但见一半而不见一半，有所谵妄而胡言者是也。其内实不大便者，宜下之，内虚者，多难治也。若戴眼反折者，此为上视，绝汗乃出，大如贯珠不流，此膀胱绝也。

杨士瀛曰：直视与目中不了了，形症相近，一可治，一不可治也[①]。

①【注文浅释】
目中不了了后尚附有“睛不和”，睛不和为直视之渐，直视为睛不和之剧，故一可治，一不可治。

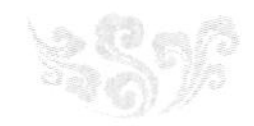

卷三

身摇

【纲】仲景曰：伤寒若吐若下后，心下逆满，气上冲胸，起则头眩，脉沉紧，发汗则动经，身为振振摇者，茯苓桂枝白术甘草汤主之。

【目】喻昌曰：心下逆满，气上冲胸，塞涌于膈，所以起则头眩，脉见沉紧，明系饮中留结外邪。若但发汗以强解其外，外虽解而津液尽竭，反足伤动经脉，有身为振摇之患。盖人身经脉赖津液以滋养，吐下而津液一伤，发汗而津液再伤，令经脉失养而身摇。故遇此等症，不得不重在表，此症外邪已散，止存饮中之邪，故以桂枝加入制饮药内，俾之邪尽散，津液得以四布，而滋养其经脉[①]，千百年来，孰窥其批郤导窾之妙乎！

魏荔彤曰：沉则为里，紧则为寒，是里虚阳微而阴邪为患也。原在经络之症，误吐误下，乃为在脏腑之症矣。复不从里治，而又发汗以伤动其经络之表，卫外之阳亦自汗出而虚，身为振摇，亡阳之兆也。仲师以苓桂术甘内治其沉紧，阴寒上逆之邪可除；外治其振摇，表虚恶寒之象可止，四物俱投阳分，治表里阴邪至当之剂也。方喻皆谓挟饮为患，不知阴邪内盛，有饮固然，无饮亦然，饮或因阴盛而起，非饮独为病，阴消而饮亦安，非饮自为安也，则亦不必论列于饮矣。

鳌按：喻氏留饮之论，未尝不是本条病因，而魏氏专主阴邪内盛，包括留饮，见理自更圆通。夫世固有饮家而患本条之症者，则知喻氏非尽谬理也；亦有非饮家而犯本

①【医理探微】

此解甚妙！后面仲景之所以指出发汗云云，是仍有在表之证，即喻氏所谓的“饮中留结外邪”，乃表里证同见。此时不可单纯发汗解表，否则伤阳耗阴，扰动筋脉而见振振而摇。治当表里同治，桂枝于此一以解表，一以通阳化饮，一以平冲。

条之症者，则知魏氏为尤当也，故并存之。[①]

身痒

【纲】 仲景曰：太阳病八九日，脉微而恶寒者，此阴阳俱虚，不可更发汗、更吐、更下也。面色反有热色者，未欲解也，以其不得小汗出，身必痒，宜桂枝麻黄合半汤。

【目】 朱肱曰：不可更汗、吐、下，小柴胡汤主之。若反重发汗，则气虚，必两耳聋无闻，素无热人可芍药甘草附子汤，有热人可黄芪建中汤。[②]

柯琴曰：八九日，是当解未解之时，阴阳俱虚，当调其阴阳。若其人热多寒少，面色正赤者，是阳气怫郁在表，不得越出，当汗不汗，其身必痒，八九日来，正已虚，邪未解，不可汗，又不可不汗，故立此法。

身疼

【纲】 仲景曰：太阳病，或已发热，或未发热，必恶寒，体痛，呕逆，脉阴阳俱紧者，名曰伤寒。太阳病，头痛，发热，身疼，腰痛，骨节疼痛，恶风，无汗而喘者，麻黄汤主之。太阳病，脉浮紧，无汗，发热，身疼痛，八九日不解，表症仍在，此当发其汗，麻黄汤主之。脉浮紧者，法当身疼痛，宜以汗解之。假令尺中迟者，不可发汗，以营气不足，血少故也。

【目】 朱肱曰：尺脉迟者，先以小建中汤以养之。

王肯堂曰：体痛，乃六经俱有之症，有表有里，有寒有热，有风有湿。如太阳伤寒，荣血不利身疼者，宜发汗；若汗后脉沉迟，体痛者，又宜温之；中暍身疼者，白虎汤解之；里寒外热身疼者，先与救里，而后攻表；寒在三阴则脉沉、身疼，寒在三阳则一身支节烦疼[③]，四逆、柴胡可不辨欤？太阳身痛，但拘急耳；中湿身痛，不可转侧；阴毒身痛，体势沉重，宛如被杖，以此别之。发热恶寒，身体痛者，属太阳，麻黄汤、大青龙汤是也。若兼心下支结，柴胡加桂枝汤；若兼下利清谷、腹胀，先以四逆温里，后以桂枝

①【临证薪传】

从临床来看，单纯脾虚饮停，可用苓桂术甘汤；饮停兼表，亦可用苓桂术甘汤。但从原文而言，喻氏解释更切合仲景经旨。

②【医理探微】

朱氏此解差矣！仲景前面有不可更发汗、更吐、更下之训，明言已经过汗吐下之治，导致表里俱虚，但后面讲“未欲解也”，证明表证仍在，乃正虚兼表，岂有用小柴胡汤之理？

③【注文浅释】

一身肢节烦疼为太阳表证，非阳明少阳证。

发表；若尺迟血少，营气不足也，《活人》先以小建中汤养血，俟尺脉回，却用柴胡等汤剂解之。按：热多寒少，尺脉沉迟者，荣血不足，黄芪建中汤。夫血不足而用黄芪者，黄芪味甘，加以甘草，大能生血，此仲景妙法。盖稼穑作甘，甘能补胃，胃为气血之海，血所从以生。又《经》云："无阳则阴无以生。"以甘益胃而生血，旨哉！今人但知参、芪为气药，故表而出之。

柯琴曰：太阳受病，当一二日发，盖寒邪凝不遽发，非若风邪易于发热也。然不论已未发热，而恶寒、体痛、呕逆之症，阴阳俱紧之脉，先见即可断为太阳之伤寒，而非中风矣。寒邪外束，故体痛；寒邪内侵，故呕逆；太阳主一身之表，风寒外束，阳气不伸，故一身尽疼。此麻黄八症，头痛、发热、恶风同桂枝症，无汗、身疼同大青龙症，本症重在发热、身疼、无汗而喘。

鳌按：法者，脉法也。以浮紧之脉法言，当身痛，宜发汗。然必三部浮紧，乃可发汗，今浮紧之脉虽见寸口，而尺中迟，则不得主发汗之法矣。且尺主血，血少而尺迟，虽发汗亦不能作汗，不但身疼不除，必至有亡血、亡津之变。

【纲】 仲景曰：发汗后，身疼痛，脉沉迟者，桂枝加芍药生姜人参新加汤主之。

【目】 成无已曰：汗后身痛，邪气未尽也，脉沉迟，营血不足也。《经》云："其脉沉者，营血微也。"又云："迟者，营气不足，血少故也。"与桂枝以解未尽之邪，加参、芍、姜以益不足之血。

朱肱曰：小建中汤，兼治汗后身疼，脉沉而迟者。若霍乱吐泻止而身疼痛不休者，少与桂枝汤即愈。《金匮要略》云："疮家虽身体痛，不可发汗，汗出则痉。"

张元素曰：《经》言表邪盛，"脉浮而紧，法当身疼痛，宜以汗解之"，况身疼皆系表邪未尽，此又加人参、芍药、生姜以益血，何也？予曰："表邪盛则身疼，血虚则身亦疼，其脉浮紧者，邪盛也；其脉沉迟者，血虚也。盛者损之则安，虚者益之则愈。仲景凡言发汗后，以外无表症，里无热症，止余身疼一事而已。若脉稍浮盛，则为表邪未尽解，今言脉沉迟，此血虚致然也，故加三味以益血。”[①]

【纲】 **仲景曰：伤寒医下之，续得下利，清谷不止，身疼痛者，急当救里；后清便自调，身体痛者，急当救表，救里宜四逆汤，救表宜桂枝汤。下利，腹胀满，身体疼痛者，先温其里，乃攻其表，温里宜四逆汤，攻表宜桂枝汤。吐利止而身痛不休者，当消息和解其外，宜桂枝汤小和之。**

【目】 柯琴曰：寒邪在表而妄下之，移寒于脾，下利完谷，胃阳已亡，身疼未除，是表里皆困。身疼犹有表邪也，然当舍表而救里，里症既差，表症仍在，救表亦不容缓。身疼本麻黄症，而下利清谷，腠理之疏可知，必桂枝汤和营卫而痛自解，故不曰“攻”而仍曰“救”，救表仍合和中也，温中之后，仍可用桂枝汤，其神乎！下利而腹尚胀满，即伏清谷之机，先温其里，不待其急而始救也。里和而表不解，可专治其表，故不曰“救”而曰“攻”[②]。吐利是脏腑不和，非桂枝汤所治。止后而身痛不休，是营卫不和，非麻黄汤所宜和解其外，惟有桂枝之法消息其宜，更有小与之法也。

【纲】 **仲景曰：病者一身尽疼，发热日晡所剧者，此名风湿。此病伤于汗出当风，或久伤寒冷所致也[③]。问曰：值天阴雨不止，风湿相抟，一身尽疼，法当汗出而解，医云此可发汗，汗之病不解者，何也？答曰：发其汗，汗大出者，风湿俱去也。湿家之为病，一身尽疼，发热，面色如熏黄。伤寒八九日，风湿相抟，身体烦疼，不能自转侧，不呕，不渴，脉虚浮而涩者，桂枝附子汤主之。若其人大便硬，小便自利者，去桂加白术汤主之。**

【目】 成无己曰：伤寒与中风家，至七八日再经之时，则邪气都在里，身必不苦疼痛。今日数多，复身体痛烦，不能自转侧者，风湿相抟也。烦者，风也；疼者，湿也。《经》曰：“风则浮虚。”《脉经》曰：“脉来涩者，为病寒湿也。”不呕渴，里无邪也。脉得浮虚而涩，身疼烦，知风湿俱在经也，与桂枝附子汤，以散表中风湿。

李杲曰：风湿相抟，一身尽疼者，补中益气汤加羌活、防风、升麻、藁本、苍术治之，如病去，勿再服，以诸风药损

①【注文浅释】

成、朱、张三氏之解释，以张氏所言甚对。身体疼痛当分汗前汗后，汗前多表，汗后则为虚不能养。

②【注文浅释】

仲景遣词用字严谨，柯琴阐释分析精当。

③【案例犀烛】

张某，女，57岁，2015年7月11日初诊：患类风湿关节炎三年余，曾服用甲氨蝶呤、来氟米特、泼尼松、非甾体消炎药等，症状可部分缓解，但停药复发。两个月前因停服泼尼松，症状反复，经人介绍前来就诊。刻诊：双手近指关节、掌指关节肿痛，双手晨僵，持续一上午。全身拘急不适，静息时甚，活动后逐渐缓解，而且在阴天时症状加重。双膝关节肿痛，轻度畸形，不能完全直立行走。畏风怕冷，口干，纳眠差，大便黏滞，小便可。处方：生麻黄9g，苦杏仁9g，炒薏苡仁40g，炙甘草6g，炒白术15g，制附子15g（先煎），桂枝12g，白芍30g，生黄芪18g，石斛25g，汉防己10g，三七粉3g（冲服），雷公藤12g，延胡索30g。服后症状缓解，后以上方为基础加减，服药至2016年2月底，症状基本消失。2019年10月随访，未复发。

人元气而益其病也。麻黄复煎汤，治阴室中汗出，懒语，四肢困倦乏力，走注疼痛。乃下焦伏火不得升浮，而躁热汗出，一身疼痛，盖风湿相搏也。以麻黄发汗，渐渐发之，在经者，亦宜发汗，况值季春之月，脉缓而迟，尤宜发之，令风湿去而阳气升，困倦乃退，血气俱得生旺也。

王好古曰：神术汤[①]，治风湿恶寒，脉紧无汗；白术汤，治风湿恶寒，脉缓有汗。上二术汤治风湿，又当随症加减，其法详在二汤之后。

闵芝庆曰：汗出当风寒，则汗不得越，久留骨节，故一身尽痛，元府反闭，故发热。日晡为阳明之时，太阴湿土郁而不伸，故剧。此虽伤于湿，而实因于风寒也，《金匮》用麻黄杏仁薏苡甘草汤。凡湿不得泄，热不得越，则身黄。若伤寒发黄时，身疼已解，此湿流关节，故不解也，须用五苓散以除其湿。

鳌按：风湿身疼与伤寒身疼各不同，盖伤寒身疼无止时，风湿身疼多在日晡时发，若更遇阴雨，与天气相合，则疼更甚，亦不必拘于日晡时矣。

【纲】 **仲景曰：太阳中暑者，身热疼重而恶寒，脉微弱，此以夏月伤冷水，水行皮中所致也。太阳中暑者，发热恶寒，身重而疼痛，其脉弦细芤迟，小便已，洒洒然毛耸，手足逆冷，小有劳，身即热，口开，前板齿燥。若发汗，则恶寒甚；加温针，则发热甚；下之，则淋。**

【目】 柯琴曰：中暑者，与伤寒迥别，而亦有因于伤寒者。太阳之气，在天为寒，在地为水，冬之伤寒，伤于天之寒风；夏之伤寒，伤于地之寒水。脉微亡阳，脉弱发热，此身热脉微，本是暑伤于气，而疼重恶寒，实由于寒水沐浴，留在皮肤而然，亦是伤寒所致耳，宜五苓散、藿香饮之类。弦细芤迟，不得连读，言中暑夹寒之脉。或微弱，或弦细，或芤迟，皆是虚脉，以此等而见发热恶寒、身重疼痛等症，虽当炎夏，而虚寒可知，东垣用补中益气汤，深合仲景心也。

【纲】 **仲景曰：太阳中风，脉浮紧，发热恶寒，身疼痛，不汗出而烦躁者，大青龙汤主之。若脉微弱，汗出恶风者，不可服，服之则厥逆，筋惕肉瞤，此为逆也，以真武**

①**【注文浅释】**
王好古方，由白术三钱、防风二钱、甘草一钱组成。

汤救之。

【目】方中行曰：末“以真武汤救之”六字，黄氏正之，以原文为传写之误，甚是，当从之。盖既曰“不可服，服之为逆”，则安得又复有“大青汤主之”之文？故黄氏正以真武汤是也。

魏荔彤曰：既曰“中风”，又曰“脉浮紧”，浮为在表，紧为寒邪，则是合中风与寒邪在表为一症也。更见发热恶寒、身疼、不汗出烦躁诸症，大率伤寒之症多，然言太阳中风，而中风诸症亦在矣，主以大青龙，仍伤寒麻黄发汗之义也。

【纲】**仲景曰：太阳病，脉浮紧，无汗，发热，身疼痛，八九日不解，表症仍在，此当发其汗。服药已，微除，其人发烦目瞑。剧者必衄，衄乃解，所以然者，阳气重故也。麻黄汤主之。**

【目】魏荔彤曰：他条“脉浮紧，发热，无汗，而自衄愈”，纯是寒邪伤营，犹轻微也；此竟身疼痛，则寒伤者重矣。八九日不解，表症仍在，因以麻黄汤发汗，微除而不全除，其人发烦目瞑者，非麻黄治寒邪不效，必少带中风之阳邪，故用麻黄辛热至于发烦目瞑，剧者更必衄血也。设预审之，知其寒重风轻，斟酌青龙用之，不至是矣。然寒虽发汗未尽除，风因衄已悉去，乃解者，风邪解也。

百节疼痛

【纲】**仲景曰：太阳病，关节疼痛而烦，脉沉而细者，此名湿痹。伤寒六七日，发热，微恶寒，肢节烦疼，微呕，心下支结，外症未去者，柴胡加桂枝汤主之。太阳病，头痛，发热，身疼，腰痛，骨节疼痛，恶风，无汗而喘者，麻黄汤主之。风湿相抟，骨节烦疼，掣痛不得屈伸，近之则痛剧，汗出短气，小便不利，恶风不欲去衣，或身微肿者，甘草附子汤主之。**

【目】张兼善曰：脉沉而细，本少阴脉，今太阳病而见此脉，太阳与少阴为表里，故相似，乃太阳之变脉也。湿流关节，故疼痛；太阳气不宣，故烦；湿气痹闭而不行，故脉应其象而沉细，太阳之脉，从风则缓，从寒则紧，从湿则细，伤上则浮，伤下则沉，当因症而合脉[①]。

①【注文浅释】
以脉分析病因，很是到位。

魏荔彤曰：伤寒六七日，宜传里矣，乃有半未离太阳之表，而半已微入少阳之里者，惟不离太阳，故结胸之结变而结于心下，复不正结而偏出，微入少阳两侧之界，因谓之支结，虽云带少阳，实皆太阳表里之症也，故用少阳柴胡之治，仍加太阳之桂枝。本条何以见太阳多少阳少也？如正文发热、微恶寒、支节烦疼、微呕，太阳之症有四，独心下支结一症，侵入少阳，其实又系大小结胸之流派，惟以部位在少阳，故治少阳，正所以治太阳也。用柴胡加入桂枝者，犹如太阳之贼侵少阳之界，用太阳之兵捕，协同少阳之兵捕，方可治太阳、少阳两界之贼寇也。

【纲】仲景曰：寸口脉浮而紧，浮则为风，紧则为寒，风则伤卫，寒则伤营，营卫俱病，骨肉烦疼，当发其汗也。

【目】柯琴曰：风寒本相因，必风先开腠理，寒得入经络。紧者，急也，即数也[②]，紧以形象言，数以至数言。紧则为寒，指伤寒也；数则为热，指发热也。辞异而义同，故脉浮数、浮紧者，皆是麻黄症。骨肉烦疼，即是风寒两伤，营卫俱病。要之冬月风、寒本同一体，故中风、伤寒皆恶风、恶寒，营病卫必病。中风之重者，便是伤寒；伤寒之浅者，便是中风。不必在风、寒上细分，须当在有汗、无汗上着眼耳[③]。

②【注文浅释】
紧是紧，数是数，此处将紧脉解释为数脉，恐失仲景之旨。

③【注文浅释】
此言甚当。中医病因，本来就是由症状分析归纳而来，没有症状为基础，所谓的风、寒俱是虚妄。

筋惕肉瞤

【纲】仲景曰：太阳病，发汗，汗出不解，其人仍发热，心下悸，头眩，身瞤动，振振欲擗地者，真武汤主之。若脉微弱，汗出恶风者，不可服，服之则厥逆，筋惕肉瞤，此为逆也。太阳病，医发汗，仍发热恶寒，复下之，心下痞，表里俱虚，阴阳气并竭，无阳则阴独，复加烧针，因胸烦，面色青黄，肤瞤者，难治。今色微黄，手足温者，易愈。

【目】朱肱曰：大凡发汗过多，即身瞤动振摇，虚羸之人微发汗，便有此症，宜服真武汤。羸甚者，去芍药，或少用之；有热症，恶热药者，去附子。

杨士瀛曰：伤寒筋惕身瞤，发汗太过所致也，古人以真武汤主之，然真武汤能止其汗，而不能定其瞤。瞤者，动也。盖汗多则伤血，血虚无以荣筋，筋愈急而四体百骸俱为之瞤，宜以四物去地黄加人参、半夏、茯苓、甘草作剂，以五灵脂为佐，入生姜、乌梅煎服，自有神效，此专主生血，生血乃以收汗也。

陶华曰：筋惕肉瞤者，非常常有之。《内经》曰："阳气者，精则养神，柔则养筋。"发汗过多，津液枯少，阳气偏虚，筋肉失所养，故惕惕然跳，瞤然动，非温经助阳不能愈，仲景特设真武汤救之。或因发汗、吐、下后，表里俱虚而有此状者，此又逆之甚矣。

柯琴曰：此条用真武汤，全在降火利水，重在发热、心下悸，头眩、身瞤因心下悸所致。脉微弱而自汗出，是无阳也，是桂枝症，不可与大青龙，以中有麻黄、石膏也，服之则血气不周于身，必筋惕肉瞤。因汗、下后加烧针，以致虚烦，多汗伤血，故经脉动惕；烧针伤肉，故面青、肤瞤，此亦半夏泻心汤症也[①]。

【纲】仲景曰：动气在左，不可发汗，发汗则头眩，汗不止，筋惕肉瞤。

【目】魏荔彤曰：脐左属肝，故肝虚风动为头眩；肝藏血之脏，风动扰阴，故汗出不止也[②]；筋惕肉瞤者，肝主筋，血主肉，俱因气虚而振振惕瞤也。

陶华曰：此候最逆，先宜防风白术牡蛎汤，次服小建中汤，十救一二。

附录：筋骨四肢辨

李杲曰：内伤等病，是心肺之气已绝于外，必怠惰嗜卧，四肢沉困不收；此乃热伤元气，脾主四肢，既为热所乘，无气以动，《经》云"热伤气"，又云"热则骨消筋缓"，此之谓也。若外伤风寒，是肾肝之气已绝于内，肾主骨为寒，肝主筋为风，自古肾肝之病同一治，以其递相维持也，故《经》言"胆主筋""膀胱主骨"是也。或中风，或伤寒，得

①**【注文浅释】**
柯氏所谓半夏泻心汤证者，乃指烧针之前之证，非烧针后胸烦、面色青黄、肤瞤等证。

②**【注文浅释】**
顺序颠倒了，应是汗出不止，而后阴伤风动而筋惕肉瞤。

病之日，便着床枕，非扶不起，筋骨为之疼痛，不能动摇，乃形质之伤，经云“寒伤形”，又云“寒则筋挛骨痛”，此之谓也。

胁痛

【纲】**仲景曰：太阳中风，下利呕逆，表解者，乃可攻之。其人漐漐汗出，发作有时，头痛，心下痞硬满，引胁下痛，干呕，短气，汗出，不恶寒者，此表解里未和也，十枣汤主之。**

【目】朱肱曰：身凉汗出，两胁疼痛，或干呕，此十枣汤症也。大抵胁下痛者，此为有饮，须分表里，干呕，微利，发热而渴，为表有水，小青龙加芫花主之；身体凉，表症罢，干呕而胁下痛，为里有水，十枣汤主之。十枣非小青龙之比，须量人虚实，不可妄投。

柯琴曰：水气为患，此则外走皮毛而汗出，上走咽喉而呕逆，中走胁肋而牵痛，下走肠胃而下利，浩浩莫御，非得利水之峻剂以直折之，中气不支矣，此十枣与五苓、青龙、泻心等法悬殊也。[①]

①【注文浅释】

朱氏从水饮角度论述，对水饮在表在里进行了鉴别，并言表之水用小青龙、里之水用十枣汤；柯氏专论水饮之鉴别，可参。但从仲景本意来看，当为表里同病，所以才有表解乃可攻里之说。

【纲】**仲景曰：太阳病，十日已去，脉浮细而嗜卧者，外已解也。设胸满胁痛者，与小柴胡汤；脉但浮者，与麻黄汤。**

【目】楼全善曰：脉微细欲寐，少阴症也。浮细嗜卧，无少阴症，虽十日后，尚属太阳，此表解而不了了之谓。设见胸满、嗜卧，亦太阳之余邪未散，兼胁痛，是太阳、少阳合病矣。以少阳脉弦细也，少阳为枢，枢机不利，一阳之气不升，故胸满胁痛而嗜卧，与小柴胡和之。若脉浮而不细，是浮而有力也。无胸胁痛，则不属少阳也。但浮而不大，则不涉阳明，仍在太阳也，太阳为开，用麻黄汤以开之，然与太阳初病，用以发汗不同，当小其制而少与之也。

鳌按：此言太阳、少阳脉症相关处也。胁痛，本少阳症。

【纲】**仲景曰：伤寒吐下后，复发汗，虚烦，脉甚微，**

八九日，心下痞硬，胁下痛，气上冲咽喉，眩冒，经脉动惕者，久而成痿。

【目】鳌按：此条胁下痛，兼见经脉动惕，属于虚气也，冲咽喉、眩冒即虚烦之处。

结胸

【纲】仲景曰：病发于阳而反下之，热入，因作结胸。若不结胸，但头汗出，余无汗，至颈而还，小便不利，身必发黄也。

【目】陈士铎曰：伤寒变为结胸者，以伤寒火邪正炽，急与饮食，胃中得食，茹而不出，他脏因胃中有食，群起而争，其势猖狂，必当以变法治之。急用瓜蒌一枚，槌碎，入甘草一钱，同煎服。夫瓜蒌乃陷胸之胜物，平人服之，必至心如遗落，然惟食结在胸，非硝、黄、枳、朴、槟榔等可祛，必得瓜蒌始能陷之，尤恐其过于下也，可加甘草留之，使不至十分推荡，此变症而用变法，真胜于用正也。[①]

张云岐曰：不发汗而反下之，热反内陷，寒气随热而入，入于胸必结，瘀热在里故也。

【纲】仲景曰：结胸无大热，但头微汗出者，此为水结在胸胁也，大陷胸汤主之。伤寒六七日，结胸热实，脉沉紧，心下痛，按之石硬者，大陷胸汤主之。结胸者，项亦强，如柔痉状，下之则和，宜大陷胸丸。

【目】成无己曰：结胸虽为实邪，人皆知用陷胸汤丸下之，或脉浮大者，不可下，下则死，是犹带表邪未全结实，下之重虚其里，邪深结则死。设或结胸形症悉具，而加烦躁者，尤为不治之疾[②]。

【纲】仲景曰：病发于阳而反下之，热入，因作结胸；病发于阴而反下之，因作痞。所以成结胸者，以下之太早故也[③]。

【目】赵嗣真曰：不经下后而心下满者，则有吐、下之殊，如"病人手足厥冷，脉乍紧，邪结在胸中，心中满而烦，饥不能食者，病在胸中，当须吐之"，又"脉浮而大，心下反鞕，有热属脏者，攻之，不令发汗；属腑者，不令溲

①【临证薪传】
陈氏所言结胸用瓜蒌治之者，痰热可用；若水热互结者，则病重药轻，当予大陷胸汤。

②【注文浅释】
仲景所言结胸而脉浮大，不可下，其中脉浮非尽为表证，也可见邪实正衰的浮大无力。表证不可下，正衰阳气外越之浮也不可下。

③【注文浅释】
仲景言病发于阳与病发于阴，历代争议颇大，如果结合原文2、3、7条，以及第151条"脉浮而紧，而复下之，紧反入里则作痞"来看，仲景原旨病发于阳当指太阳中风，病发于阴当指太阳伤寒。

数”，此二条是也，或吐或攻，要在泄其邪气。若下后心下满者，又有结胸、痞之别，如阳明病，虽心下鞕，又未可攻，《经》曰：“阳明病，心下鞕满者，不可攻之。攻之，利遂不止者死，利止者愈。”是邪气自表传里，至于心下，留结为实者，不可下，乃吐之可也。若未全为实者，则不可下，故有此戒。又邪气在表，未应下而强下之，邪气乘虚结于心下，实者鞕满而痛，为结胸；虚者满而不痛，为痞。盖实邪留结，则为鞕为痛；虚邪留滞，则但满而不鞕痛也。

柯琴曰：阳指形躯，阴指胸中、心下，非指阴经、阴症。发阳、发阴俱指发热，结胸与痞俱是热症。作痞不言热入，热原发于里也，误下热不散，因而痞硬，不可以发阴作无热解也。若谓非热症，泻心汤不得用黄芩、大黄矣。

【纲】仲景曰：小结胸病，正在心下，按之则痛，脉浮滑者，小陷胸汤主之。

【目】张兼善曰：从心下至少腹，石硬而痛不可近者，大结胸也；正在心下，未及腹胁，按之痛，未至石硬，小结胸也。形症之分如此，盖大结胸者，是水结在胸腹，故其脉沉紧；小结胸者，是痰结于心下，故其脉浮滑。水结宜下，故用甘遂、葶、杏、硝、黄等；痰结宜消，故用瓜蒌、半夏等。

【纲】仲景曰：结胸症，其脉浮大者，不可下，下之则死。结胸症具，烦躁者亦死。

【目】陈士铎曰：言不可下，见下之必死也。夫结胸而加烦躁，此胃气将绝也，胃气欲绝，即不能生津液而养心，故为死症。虽然，津液之竭，非五脏自绝，亦因结胸之故耳，是必攻其中坚，使结胸症愈，而津液自生，死症可望更苏也，药用化结汤。

柯琴曰：阳明脉浮大，心下反鞕，有热属脏者，可攻之。太阳结胸热实，脉浮大者，不可下，盖太阳浮大，仍为表脉，恐热未实，则水未结，故不可下也。结胸是实邪，烦躁是正气虚，故亦死。

【纲】仲景曰：伤寒五六日，呕而发热者，柴胡汤症具，而以他药下之，若心下满而硬痛者，此为结胸也，大陷胸汤主之。但满而不痛者，此为痞也，柴胡不中与之，宜

半夏泻心汤。

〔**目**〕程郊倩曰：误下后有二症者，少阳为半表半里之经，不全发阳，不全发阴，故误下之变，亦因偏于半表者，成结胸；偏于半里者，心下痞耳。此条本为半夏泻心汤而发，故只以痛、不痛分结胸、痞，不及他症。

陶华曰：结胸乃下早而成，未曾下者，非结胸也，乃表邪传至于胸中，未入于腑，症虽满闷，尚为在表，正属少阳部分，为半表半里之间，只消小柴胡加枳壳以治。不效，则以本方对小陷胸汤，一服如神。若因下早而成者，方用陷胸汤丸，分浅深从纵治之，不宜太峻，上焦乃清道至高之分，过下则伤元气，慎之！热实结胸，懊侬，烦渴，心下痛，少与大陷胸汤；寒实结胸无热症，三物白散，枳实理中丸。

脏结

〔**纲**〕**仲景曰：病有结胸，有脏结，其状若何？答曰：按之痛，寸脉浮，关脉沉者，名曰结胸也。如结胸状，饮食如故，时时下利，寸脉浮，关脉小细沉紧，名曰脏结。舌上白苔滑者，难治。病人胸中素有痞，连在脐旁，引入小腹，入阴筋者，此名脏结，死。**

〔**目**〕苏颂曰：病人素有痞气，再加伤寒，与宿积相合，使真脏之气闭塞不通，亦名脏结，切不可下，止宜小柴胡加生姜以和表，灸关元以回阳解阴结，危哉！

黄仲理曰：脏结者，脏气闭结而不流布也。一息不运机缄穷，一毫不续穹壤判，脏其可结乎？急刺关元灸之。

李梴曰：脏结与结胸相似，皆下后邪气入里，与阳相结，结在胸者，为结胸；与阴相结，结在脏者，为脏结。惟其阴结，故“脏结无阳症，不往来寒热，或但寒不热，其人反静”，“饮食如常，时时下利，舌上白苔”。胁肋脐腹引入阴经俱痛者，丹田有热，胸中有寒，所以难治。

喻昌曰：胸位高，脏位卑，其脉之寸浮关沉，两俱无异，乃脏结之关脉更加小细紧者，以关脉居上下二焦之界，外邪由此下结，积气由此上干，实往来之要冲，所以病在下，而脉反困于中也。此症全以外受之邪定轻重，若舌上有白滑苔，则所感深重，其互结之势方炽，单表单里及两解表里之法，俱不可用，所以难治。然温中散邪，俾阴气渐下而内消，客邪渐上而外散，两相开解，则良工之为，其所难也乎？

方中行曰：此设问答以明结胸、脏结之同异。时时下利者，阴邪结于阴脏而寒甚也，以寒甚，故脉多细小与紧，此其所以不同。盖结胸以阳邪结于阳，脏结以阴邪结于阴故也[①]。

①【注文浅释】
阳邪结于阳者，热结于上与腑也；阴邪结于阴者，寒结于下与脏也。

程郊倩曰：凡人卫气出于下焦，升阳而行其浊阴者，中焦也；宗气出于上焦，降阴而行其清阳者，中焦也。今关脉小细沉紧，则沉寒内格，有阴无阳，阳不下入，则浊阴结而不化，是为死阴，脏结所由名。舌上白苔滑者，寒水之气，浸浸乎透入心阳矣，故为难治。温中散邪图其急，益火之原治其缓，或亦良工之所为也，其所难乎？

魏荔彤曰：方、喻、程三家之注甚明，无庸再赘，独是舌上白滑之苔，断非丹田有热，即方、喻二注，于此亦不敢明言有热矣，温中散邪，喻唱之而程和之，岂有热之治乎？泻心诸方，有阴在下而阳在上者，为治痞言也。人知仲师辨结胸非脏结为论，不知仲师正谓脏结与痞有相类，而与结胸实不同耳。盖结胸者，阳邪也；痞与脏结，阴邪也。痞则尚有阳浮于上，脏结则上下俱无阳，独阴矣，岂无阳哉，一线之阳无，如何也？是皆误吐、下、汗之流毒也，可不慎欤！阴气内满，四逆汤症之对也，客邪反散，或仍桂枝欤，然客邪岂能自散，则亦内阳生而逐邪使散矣。

痞

【纲】仲景曰：伤寒大下后，复发汗，心下痞，恶寒者，表未解也，不可攻痞，当先解表，表解乃可攻痞。解表宜桂枝汤，攻痞宜大黄黄连泻心汤。

【目】张介宾曰：按结胸一症，观《伤寒论》所载，凡太阳表邪未解而误下者成结胸，少阳亦然，太阳、少阳并病者亦然。此不当下而误下之，以致脏气空虚，外邪乘虚内陷，结于胸膈之间，是皆因下而结者也。其曰“伤寒六七日，结胸热实，脉沉而紧，心下痛，按之石硬者”，此不因下而邪实渐深结聚于胸者也。然则结胸一症，有因误下者，有不因下而由于本病者，近世《伤寒》书云：“未经下者非结胸。”夫岂不谬哉！又结胸症，观仲景所言，惟太阳、少阳误下者有之，而阳明一经独无言及者，何也？盖凡病入阳明，胃腑已实，故可下之而无害也。然又曰：“阳明病，心下鞕满者，不可攻之。攻之，利不止者死。”此岂非阳明在经表症，邪未入腑者，亦为不可下乎？不惟三阳为然，三阴之症，其有发热恶寒，表邪未解者，切不可下也。又心下痞，是误下后里症，内外俱病，由汗、下倒施，仍当用先表后里、先汗后下之法。

鳌按：心下之痞，比清谷犹轻。[1]

【纲】 仲景曰：太阳病，外症未除而数下者，遂协热而利。利下不止，心下痞鞕，表里不解者，桂枝人参汤主之。

【目】 魏荔彤曰：风邪初感在表，不治，郁而为热，故传经之热为热邪。今云“数下之”，其日久可知，此因透表之风邪变而为陷入之热邪，又屡为苦寒之剂所镇坠，由是病之热邪下于下焦，而药之寒邪又留于心下，热入下焦，斯为协热之利不止；寒留心下，斯为协寒之痞鞕。非用理中，则协热之阳不能升，协寒之阴不能散也。[2]

鳌按：桂枝人参汤，即理中汤加桂枝，故魏氏有“非用理中”云云也。

【纲】 仲景曰：本以下之，故心下痞，与泻心汤。病不解，其人渴而口燥烦，小便不利者，五苓散主之。太阳中风，下利呕逆，表解者，乃可攻之。其人漐漐汗出，发作有时，头痛，心下痞硬满，引胁下痛，干呕短气，汗出不恶寒，此表解里未和也，十枣汤主之。

【目】 龚信曰：痞气，通用桔梗枳壳汤。

陶华曰：痞者，因太阳症当服麻黄汤，而误用承气下之，而成痞满。此因虚邪留滞，若欲下之，必待表症罢而后可，宜小柴胡加枳桔汤。

鳌按：此二条之痞，皆由心下水气泛溢。

①【注文浅释】

痞乃气滞，有热有寒，而清谷只因少阴阳气虚衰。

②【医理探微】

魏氏之说差矣！此“协热”乃协发热之症，而非协致病之邪。仲景此处用理中桂枝治疗，就是明证。《内经》所谓“寒者热之，热者寒之”，乃对病邪而言，非对症状而治。如果病之热邪下于下焦，而用干姜、桂枝等药，岂不犯了虚虚实实之戒？

【纲】**仲景曰：病发于阳而反下之，热入因作结胸；病发于阴而反下之，因作痞。所以成结胸者，以下之太早故也。**

【目】成无己曰：结胸与痞，俱是热症，作痞不言热入者，热原发于里也。

柯琴曰：热入是结胸之因，痞不言热入，见痞与结胸所以异也。

【纲】**仲景曰：伤寒汗出解之后，胃中不和，心下痞硬，干呕食臭，胁下有水气，腹中雷鸣，下利者，生姜泻心汤主之。伤寒中风，医反下之，其人下利，日数十行，谷不化，腹中雷鸣，心下痞硬而满，干呕，心烦不得安，医见心下痞，谓病不尽，复下之，其痞益甚，此非结热，但以胃中空虚，客气上逆，故使鞕也，甘草泻心汤主之。**

【目】苏颂曰：胃寒，先宜理中丸，后用旋覆代赭汤；咳逆气虚，四逆汤；汗吐下后，噫气痞硬，旋覆代赭汤；发热不解，呕吐不利，心下痞鞕，大柴胡汤；下利不止，则治下焦，赤石脂禹余粮汤，又不止，只利小便，五苓散。

柯琴曰：阳邪居胃之上口，故痞硬、干呕食臭；水邪居胃之下口，故腹鸣、下利。故病虽在胃而不属阳明，仍属太阳寒水之变。上条，是汗解后水气下攻症；下条，是误下后客气上逆症，总是胃虚而稍有分别。上条腹鸣、下利，胃中犹寒热相半，故云不和；下条腹鸣而完谷不化，利日数十行，则痞为虚痞，硬为虚硬，满为虚满明矣。上条因水气下趋，故不烦不满；下条是虚邪上逆，故心烦而满。

【纲】**仲景曰：伤寒五六日，呕而发热者，柴胡汤症具，而以他药下之，若心下满而硬痛者，此为结胸也，大陷胸汤主之；但满而不痛者，此为痞也，柴胡不中与之，宜半夏泻心汤。**

【目】许叔微曰：误下之变，结胸则其偏于半表者也，心下痞则其偏于半里者也[①]。

【纲】**仲景曰：伤寒吐下后，复发汗，虚烦，脉甚微。八九日，心下痞硬，胁下痛，气上冲咽喉，眩冒。经脉动惕者，久而成痿。太阳病，医发汗，仍发热恶寒，复下之，心下痞，表里俱虚，阴阳气并竭，无阳则阴独留，加烧针，因**

①【注文浅释】

此偏于半表半里，只是相对而言，没有实际意义。

胸烦，面色青黄，肤瞤者，难治。今色微黄，手足温者，易愈。

【目】柯琴曰：上条，因吐下后复汗，以致虚烦而痞。下条，因汗、下后加烧针，以致虚烦而痞。

【纲】仲景曰：伤寒服汤药，下利不止，心下痞硬，服泻心汤已，复以他药下之，利不止，医以理中与之，利益甚。理中者，理中焦，此利在下焦，赤石脂禹余粮汤主之。复利不止者，当利其小便。

【目】柯琴曰：服汤药而利不止，是病在胃；复以他药下而利不止，是病在大肠矣，故用石脂、余粮。

胸胁腹胀满痛

【纲】仲景曰：太阳病，十日已去，脉浮细而嗜卧者，外已解也。设胸满胁痛者，与小柴胡汤；脉但浮者，与麻黄汤。

【目】黄仲理曰：本节乃太少二阳合病耳，故胸满胁痛、嗜卧，非少阳之气不得上升乎，故和以柴胡汤。脉但浮，则仍属太阳之脉，故与麻黄以发之也。[①]

韩祗和曰：胸满者，胸膈间气满闷也，非心下满；胁满者，胁肋下气填胀满也，非腹中满。盖邪自表传里，必先胸胁以至心腹入胃，是以胸满多带表症，宜发汗。惟胁满或痛，多带半表半里，小柴胡加枳实和之。至于胸中痰实者，涌之。如胸中邪结而为实，燥渴大便闭者，大陷胸汤主之。

【纲】仲景曰：下后，脉促，胸满者，桂枝去芍药汤主之。太阳与阳明合病，喘而胸满者，不可下，宜麻黄汤。[②]

【目】成无己曰：此二条是胸满属表而须发汗者也。盖胸中至表犹近，及胁则不言发汗，但和解而已。大抵胸胁满，以邪气初入里未停留，而湿气郁积而不行，致生满也，和解可矣。若邪气留胸中，聚而为实者，非涌吐不可已，故华佗曰："四日在胸，吐之则愈。"是邪气已收敛而不散漫者，则可吐之也。

①【注文浅释】
本条非太少二阳合病，乃太阳病十日后邪居太阳与转入少阳的鉴别。

②【注文浅释】
仲景此处所言胸满，前者乃下后胸阳不展，后者乃外邪闭郁，肺气不宣。成、韩二氏所释皆非，唯沈氏言阳虚勉强可通，但是言寒邪结胸，则不正确。

韩祇和曰：喘而胸痛，犹带表症，不可下，与麻黄汤，或麻黄杏子甘草石膏汤。脉促、胸满而与桂枝去芍药汤者，病在于胃，芍药入营，故去之也。

鳌按：胸满本阳症，但下后满而不喘，则是寒邪内结，将作结胸矣，故知胸满不但阳盛，即阳虚者亦然也。

【纲】仲景曰：伤寒若吐若下后，心下逆满，气上冲胸，起则头眩，脉沉紧，发汗则动经，身为振振摇者，茯苓桂枝白术甘草汤主之。

【目】柯琴曰：伤寒初起，正宜发表，吐、下非法也。然吐、下后不转属太阴，而心下逆满、气上冲胸，阳气内扰也。

【纲】仲景曰：发汗，若下之，而发烦热，胸中窒者，栀子豉汤主之。病如桂枝症，头不疼，项不强，寸脉微浮，胸中痞鞕，气上冲咽喉不得息者，此为胸有寒也，当吐之，宜瓜蒂散。

【目】成无己曰：二者均是吐利，栀子豉汤吐胸中虚烦客热，瓜蒂散吐胸中痰实宿寒。

鳌按：此二条本阳明症，以欲明胸满之当吐，故附此。

【纲】仲景曰：太阳中风，下利呕逆，表解者，乃可攻之。其人漐漐汗出，发作有时，心下痞硬满，引胁下痛，干呕，短气，汗出不恶寒，此表解里未和也，十枣汤主之。

【目】鳌按：此条心下硬满，牵引胁满，是由心下水气泛溢不和也。[1]

【纲】仲景曰：服桂枝汤，或下之，仍头项强痛，翕翕发热，无汗，心下满微痛，小便不利者，桂枝去桂加茯苓白术汤主之，小便利则愈。

【目】鳌按：此水结中焦，只可利而不可散也。因汗不彻而遽下之，致水气结于心下，然病根虽在心下，而病机仍在膀胱，今小便不利，则是太阳本病，实非桂枝症未罢也，故用本方以散邪行水。

【纲】仲景曰：发汗后，腹胀满者，厚朴生姜甘草半夏人参汤主之。

【目】韩祇和曰：腹满者，邪入太阴脾土也。常痛为里实，须下之，承气汤；时减者为里虚，当温之，理中汤。若表解内不消，非大满犹生寒热，是邪未全入里，亦未可

①【注文浅释】
水停胸胁，乃《金匮》所谓悬饮。

下；若大满大实，兼有燥屎，是邪已入腑，虽得之四五日，亦可下。大抵阳邪为热，则腹满而咽干；阴邪为寒，则腹满而吐利，食不下。若已经吐、下后而腹满者，治法又各不同，是又不可不知也。

柯琴曰：此条不是妄汗，人本虚也，汗后反见有余症。邪气盛则实，故用姜、朴、夏散邪以除腹满；正气虚，故用参、甘补中而益气。

【纲】仲景曰：本太阳病，医反下之，因而腹满时痛者，属太阴也，桂枝加芍药汤主之；大实痛者，桂枝加大黄汤主之。

【目】陶华曰：阳明发热，腹满，微喘，口苦，咽干，或不大便，谵语，并小柴胡汤，哕而小便难，加茯苓；三阳合病，腹满，身重，难以转侧，谵语，口中不仁，小柴胡汤，有汗白虎汤；太阴腹满，吐食不下，枳桔理中丸；少阴病六七日，腹胀满，不大便，急下之，大承气汤；腹满痛者，脾不胜水，水与气搏皮肉之间，腹中漉漉有声，小半夏茯苓汤加桂枝；下利，腹满，身疼痛，先温其里，四逆汤，后攻其表，桂枝汤；发汗后腹满，当温，厚朴半夏生姜人参汤；吐后腹满，当下，少与调胃承气汤；下后腹满，宜栀子厚朴汤；腹胀满者，阴阳不和也，桔梗半夏汤。

柯琴曰：腹满时痛，因于下后，是阳邪转属，非太阴本病，表症未罢，故仍用桂枝解外，腹痛既见，故倍加芍药以和里，此病本于阳，故用阴以和阳；若因下而腹大实痛，是太阳转属阳明而胃实，尚未离乎太阳，此之谓有表里症，仍用桂枝加大黄以除实痛，此双解表里法也。凡妄下必伤胃气，胃气虚则阳邪袭阴，故转属太阴；胃气实则两阳相搏，故转属阳明。太阴则满痛不实，阴道虚也；阳明则大实而痛，阳道实也。满而时痛，下利之兆；大实而痛，燥屎之征。桂枝加芍药，即建中之方；桂枝加大黄，即调胃之剂[①]。

①【注文浅释】

仲景在条文中已明言属太阴，故柯氏所言表症未罢显然不对。在280条又言“太阴为病，设当行大黄芍药者，宜减之”，已昭示桂枝加大黄汤非属阳明，仍为太阴。

腹中雷鸣

【纲】仲景曰：伤寒中风，医反下之，其人下利，日十数行，谷不化，腹中雷鸣，心下痞鞕而满，干呕，心烦不

得安。医见心下痞，谓病不尽，复下之，其痞益甚，此非结热，但以胃中虚，客气上逆，故使鞕也，甘草泻心汤主之。

【目】黄仲理曰：下利完谷，腹鸣，呕，烦，皆误下而胃中空虚之互词，设不知此义，以为结热而复下之，其痞必益甚，故重以“胃中虚，客气上逆”，昭揭病因。

楼英曰：客气者，乍来之气，非本有之气也。伤寒伤风者，原无此阴邪之气格于心下，乃庸医不治表而误下使然也。痞鞕而满、腹鸣下利者，阴沉于下也；干呕、心烦不安者，阳浮于上也，仍用泻心法而异其术。

【纲】**仲景曰：伤寒汗出解之后，胃中不和，心下痞鞕，干噫食臭，胁下有水气，腹中雷鸣下利者，生姜泻心汤主之。**

【目】成无己曰：腹中雷鸣有二症，坏病也。一主甘草泻心者，以误下损阴气也；一主生姜泻心者，以误汗损阳气也。用此二汤，以复阴阳之气耳[①]。

① 【医理探微】

甘草泻心汤治屡下之虚，生姜泻心汤治水食不化，病机均有中焦阳虚，热邪结滞。成氏言一损阴气，一伤阳气，误矣！

魏荔彤曰：本条诸症，皆凝聚停畜之象，即雷鸣下利，亦是中气运行不健之故。鸣则为虚，利则为热；痞鞕少气而虚，干噫食臭为热。“虚”“热”二字，合成此症，此生姜泻心以苦治热，以甘补虚，以辛散痞，为对症之剂也。

动气

【纲】**仲景曰：发汗后，其人脐下悸，欲作奔豚，茯苓桂枝甘草大枣汤主之。烧针令其汗，针处被寒，核起而赤者，必发奔豚，气从小腹上冲心者，灸其核上各一壮，与桂枝加桂汤。阳明病，脉浮而紧，咽燥口苦，腹满而喘，发热汗出，不恶寒反恶热，身重。若下之，则胃中空虚，客气动膈，心中懊侬，舌上苔者，栀子豉汤主之。**

【目】徐彬曰：首条，言君火虚极，肾邪微动，亦将凌心而发奔豚也。谓汗乃心液，发汗后则虚可知。使非因汗时余邪侵肾，何至脐下悸？至于悸而肾邪动矣，故知欲作奔豚。乃以茯苓合桂、甘专伐肾邪，单加大枣以安胃，似不复大顾表邪，谓发汗后表邪已少，且但欲作，则其力尚微，故渗其湿，培其土，而阴气自衰，用甘澜水助其急下之势也。次条，乃言太阳余邪未尽而加奔豚，兼又起核者，宜内外两治之法也。谓太阳病发汗矣，又复烧针令汗，以太阳之邪未尽故也。奈烧针则惊，发其奔豚之气，所以气从少腹上至心，于是治其余邪，攻其冲气，治之甚易。乃又针处被寒，核起而赤，则兼治为难，故以桂枝汤主太阳之邪，加桂以伐奔豚之气，而赤核则另灸以从外治之法，庶为两得耳。所以然者，以无腹痛及往来寒热，则病专在太阳故也。

鳌按：此三条，亦动气之属也。首条脐下悸，乃肾水乘火而上克。曰“欲作”者，言犹未发也，当预治之。二条，乃阳气不舒，阴气反胜，寒邪凝聚，发为赤核，是奔豚之兆。从小腹冲心，是奔豚之象。总之，脐下悸，是水邪欲乘虚而犯心，故君茯苓以正之，奔豚自不发；小腹气冲，是木邪挟客气以凌心，故汤中加桂以平木，而奔豚自除。一在里而未发，一在表而已发，所以治各不同也。三条，胃中以下而空虚，邪之客上焦者，必不因下而除，故客气动于膈也。

【**纲**】仲景曰：动气在右，不可发汗，发汗则衄而渴，心苦烦，饮即吐水；动气在左，不可发汗，发汗则头眩，汗不止，筋惕肉瞤；动气在上，不可发汗，发汗则气上冲，正在心端；动气在下，不可发汗，发汗则无汗，心中大烦，骨节苦疼，目运，恶寒，食则反吐，谷不得前。

【**目**】许叔微曰：动气，筑筑然跳动于腹者是也。病人先有五积在腹中，或腹上、下、左、右，复因伤寒，新邪与旧邪相搏而痛，筑筑然跳动，名曰动气。大概虚者，理中汤去术加桂；热者，柴胡桂枝汤。

李梴曰：五积中，惟脐下奔豚冲心最急，桂枝汤加桂一倍自效。

成无已曰：伤寒动气，何以明之？动气者，为筑然动于腹中者是矣，脏气不治，随脏所主，发泄于脐之四旁，动跳筑筑然也。《难经》曰：“肝内症，脐左有动气，按之牢若痛；心内症，脐上有动气，按之牢若痛；肺内症，脐右有动气，按之牢若痛；肾内症，脐下有动气，按之牢若痛。”是脏气不治，腹中气候发动也，动气应脏，是皆真气虚，虽有表里攻发之症，即不可攻下。且“脾内症，当脐有动气”，《经》特曰脐之四旁动气不可汗、下，独不言脾候当脐有动气者，以脾者中州，为胃以行津液，发汗、吐、下犹先动脾，况脾家发动气者，讵可动之也？所以特不言之也。伤寒所以看外症为当者，不在脉之可见，必待问之而得者，发汗、吐、下务要审谛，举此动气，类可知矣。①

①【注文浅释】
成氏引经据典，解释甚妙。

【纲】仲景曰：动气在右，不可下，下之则津液内竭，咽燥，鼻干，头眩，心悸也；动气在左，不可下，下之则腹内拘急，食不下，动气更剧，虽有身热，卧则欲踡；动气在上，不可下，下之则掌握热烦，身上浮冷，热汗自泄，欲得水自灌；动气在下，不可下，下之则腹胀满，卒起头眩，食则下清谷，心下痞也。

【目】李梴曰：动气在右，不可发汗，先宜五苓散，后与竹叶石膏汤；不可下，宜竹叶石膏汤。动气在左，不可汗，先宜防风白术牡蛎汤，汗，必与建中汤；不可下，先宜甘草干姜汤，后与小建中汤。动气在上，不可汗，宜甘李根汤；不可下，宜竹叶石膏汤加减。动气在下，不可汗，先宜大橘皮汤，后与小建中汤；不可下，宜甘草泻心汤治之也。

魏荔彤曰：成氏注，右肺、左肝、上心、下肾，四脏分属动气，引《难经》皆归之气虚，固然。然气虚曷有动气？又必在脐之左、右、上、下，何也？脐者，先天之气所存也，气实则充而固，气虚则摇而动，如水在瓶中，满则摇之亦不动，虚则可以摇动而有声，推之肠鸣，亦可知其象义矣。气本一，又何属四脏乎？可见脐之气通乎脏腑，为先天之元，此气有不足，则按其部位，知所通之脏气必不治也，不治即不至，不至即不足，无非气不能及之义。成注引《难经》云，按之牢，此非正气虚也，有邪居之也。何邪乎？寒邪也。气不足而阳虚，阴邪入而参之，参杂于其中也，愈见四脏气不至而不能开散，即知本部寇盗不靖，知其官吏之治无术也。虚而发汗，概在所禁，况有积耶？发汗则正气益虚，阴邪伏者必起矣。居脐之左、右、上、下者，皆各有变症，就动气之可按可验者，可以明其禁也。此皆由元气虚而脏气弱，所以脐之四方有动气，已示端倪，不审明而误下，其变症与误汗大同而小异。

卷四

少腹硬满

【纲】仲景曰：太阳病六七日，表症仍在，而反下之，脉微而沉，反不结胸，其人发狂者，以热在下焦，少腹当硬满，小便自利者，下血乃愈，所以然者，以太阳随经，瘀热在里故也。抵当汤主之。

【目】成无己曰：此太阳自入腑者也[①]。

赵嗣真曰：此亦病发于阳，误下热入之症，少腹居下焦，为膀胱之室，厥阴经脉所聚，卫任血海所出，瘀血留结其中，故硬满。

【纲】仲景曰：太阳病，发汗，而复大下之，不大便五六日，舌上燥而渴，日晡小有潮热，从心下至少腹硬满而痛不可近者，大陷胸汤主之。

【目】柯琴曰：此转属阳明，而尚未离乎太阳，故是下后热入水结所致，而非胃家实病。

【纲】仲景曰：病人胁下素有痞，连在脐旁，痛引小腹入阴筋[②]者，此名脏结，死。

【目】柯琴曰：脐为立命之原，脐旁者，天枢之位，气交之际，阳明脉所合，少阳脉所出，肝、脾、肾三脏之阴凝结于此，所以痛引小腹入阴筋也。少腹者，厥阴之部，两阴交尽之处；阴筋者，宗筋也，今人多有阴筋上冲小腹而痛死者，名曰疝气，即是此类。然痛止便苏者，《金匮》所云"入脏则死，入腑则愈"也。治之以茴香、吴萸等味而痊，亦可明脏结之治法矣。

鳌按：从阴筋上冲小腹至胸，自下而上也；脏结从胁

①【注文浅释】
本经自传之病，也是传经的一种，我们谓之经传。

②【注文浅释】
阴筋：即阴茎。

下痞痛引小腹入阴筋，自上而下也。柯氏以脏结即疝气之类，非是，今存其说者，正以辨脏结、疝气之异也。[①]

①【注文浅释】

沈氏所言脏结与疝气的区别，甚合临床实际。

【纲】仲景曰：伤寒表不解，心下有水气，干呕，发热而咳，或渴，或利，或噎，或小便不利、少腹满，或喘者，小青龙汤主之。

【目】柯琴曰：水气留而不行，则小便不利而少腹因满，制小青龙以两解表里之邪，其加减法，于少腹满者，去麻黄加茯苓，以泄水也。

【纲】仲景曰：太阳病，身黄，脉沉结，少腹硬，小便不利者，为无血也；小便自利，其人如狂者，血结症也，抵当汤主之。伤寒有热，少腹满，应小便不利；今反利者，为有血也，当下之，不可余药，宜抵当丸。

【目】成无已曰：少腹满者，脐下满也。少腹者，下焦所治，邪气自上而下，至于下焦，结而不利，故少腹满也。胸中满、心下满皆是气，腹满则有由燥屎者，至于少腹满，则由邪气聚于下焦，津液不得通，气血不得行，或溺、或血留滞下焦，是生胀满而鞭痛也[②]。若从心下至少腹皆鞭满而痛，是邪实，须大陷胸汤。若但少腹鞭满而痛；小便利者，是畜血症，小便不利者，是溺涩症。

②【医理探微】

胸中满，乃隔上胸中满闷；心下满，乃胃脘满闷；腹满，乃脐上大腹部满闷；小腹满，乃脐下满闷。临证首先应当分清具体部位，而对于发病原因，则或痰饮，或热邪，或滞气，或血瘀，或宿便，自当根据整体情况辨别分析。

鳌按：水结、血结俱是膀胱病，故皆少腹硬满，次条则少腹满而未硬，未发狂，只以小便自利，预知其有畜血，故用丸以缓之。

【纲】仲景曰：太阳病不解，热结膀胱，其人如狂，血自下，下者愈。其外不解者，尚未可攻，当先解外；外解已，但少腹急结者，乃可攻之，宜桃仁承气汤。

【目】张兼善曰：此少腹鞭满，为物聚于下可知矣。物者，血也，渗之利之，参酌随宜，可为上工。

鳌按：此条少腹虽急结，尚未硬满，故不用抵当，只须承气。[③]

③【注文浅释】

沈氏此解差矣，此承气为清热活血祛瘀，非彼承气之泻下燥屎。

奔豚

【纲】仲景曰：太阳发汗后，其人脐下悸者，欲作奔豚，茯苓桂枝甘草大枣汤主之。烧针令其汗，针处被寒，

核起而赤者，必发奔豚，气从少腹上冲心者，灸其核上各一壮，桂枝加桂汤，更加桂二两。

【目】魏荔彤曰：烧针令汗；其人阴必素虚，则火邪易入，其人阳必素虚，则汗易出。今汗出，阳愈虚矣，其虚者，以阳性浮而易升于上，故阴得动于下，于是乘针孔风寒一入，起核发赤而肾家阴邪从少腹上冲心，寒水之势直犯天君，如豚忽奔，岂不危哉？崇明何氏云："奔豚一症，乃寒邪从针孔入，风邪不能外出，直犯太阳本府，引动肾中素有阴寒，因发而上冲。"亦似有理。

杨士瀛曰：夫奔豚者，如豕突之状，气从少腹上冲心而痛。凡作奔豚者，其气在脐下，筑然而动也，宜茯苓大枣汤，或理中汤去术加桂，痛甚，加吴萸亦佳。"烧针"条，用桂枝加桂汤，若痛甚，手足厥逆，当归四逆汤加桂、萸。

惟桂大能泄奔豚，凡药中不可缺也。[①]

①【注文浅释】

此说甚妙！桂枝平冲降逆，温通阳气而制肾脏寒水之气，治奔豚不可或缺。

烦躁

【纲】仲景曰：伤寒一日，太阳受之，脉若静者为不传；颇欲吐，若躁烦，脉数急者，为传也。

【目】朱肱曰：伤寒烦躁，太阳与少阴经居多，盖太阳、少阴为表里也。

赵嗣真曰：烦为扰扰，躁为愤躁。合言之，烦躁为热；分言之，烦与躁有阴阳之别，烦阳而躁阴也，烦为热之轻，躁为热之重。更有烦疼、烦闷、烦渴、虚烦，皆以烦为热也。有不烦而躁者，怫怫然便作躁闷，此为阴盛格阳也，虽大躁欲于泥水中卧，但饮水不得入口者是矣。若烦躁，是先烦渐至躁也；若躁烦，是发躁而渐复烦也[②]。

②【医理探微】

烦与躁有所不同，烦由心生，躁乃形显。然从病机而言，烦和躁表里之证都可见到，虚实之机皆能发生，当整体综合分析。

柯琴曰：太阳主表，故寒邪伤人，即太阳先受，太阳脉浮。若见浮不见伤寒之紧，即静也。欲吐，呕逆之机；烦躁，是阳气重；脉急数，阴阳俱紧之互文；传者，即《内经》"人伤于寒而传为热"之传，乃太阳之气生热而传于表，即发于阳者传七日之谓，非太阳与阳明、少阳经络相传也。

【纲】仲景曰：伤寒六七日，无大热，其人烦躁者，此为阳去入阴故也。

【目】张云岐曰：阴气少，阳气胜，则热而烦，故太阳经伤寒多烦而躁也。阳虚阴盛，亦发烦躁，阳气弱，为阴所乘而躁，故少阴病亦烦躁，学者当以外症与脉别之。有汗之而烦者，有下之而烦者，有病已解而反微烦者，此由病新愈不胜谷，损谷则愈。

柯氏曰：此论阳邪自表入里症也。伤寒一日即见烦躁，是阳邪外发之机；六七日乃阴阳自和之际，反见烦躁，是阳邪内陷之兆。阴者，指里而言，非指三阴也。

【纲】仲景曰：太阳病，关节疼痛而烦，脉沉而细者，此名湿痹。

【目】鳌按：烦本阳重，湿病不宜烦而曰烦者，太阳之气，为湿所遏，不能宣畅，故烦也。[①]

【纲】仲景曰：欲自解者，必当先烦，乃有汗而解，何以知之？脉浮，故知汗出解也。伤寒发汗解，半日许复烦，脉浮数者，可更发汗，宜桂枝汤。

【目】王肯堂曰：烦者，热也。谓烦热也，与发热若同而异，烦热为热所烦，无时而歇，非若发热时发时止也。《经》有烦，有微烦，有烦热、复烦、反烦、烦满、烦渴、胸中烦、心中烦、内烦、虚烦、大烦欲解，皆以烦为热也。然阴寒而烦者，亦不少也。盖在表而烦者，则有脉浮，恶风寒，体强痛之症；在里而烦者，则有潮热，谵语，腹满不大便，小便赤涩之症；在半表半里而烦者，则有往来寒热，胸胁疼痛之症；其邪在胸膈以上而烦者，则有胸满懊侬，可吐之症；其阴寒而烦者，则有恶寒而踡，下利厥逆，脉微，与吐蛔之症。大烦欲解者，其脉必和，但脉不应者难治。若足冷，脉沉细而微者，此阴症之类也，急用参、附温之；若内伤劳役，阴虚火动而烦者，其人身倦无力，自汗，尺脉浮虚也，宜补中益气汤加炒黄连、知、柏、生地、麦冬之类；若不得睡而心烦者，兼服朱砂安神丸，纳其浮溜之火，而安神明也。此特大概耳。虚烦、胸中烦、心中烦三者，不因汗、吐、下而烦，则是传经之邪，不作膈实，但多和解而已，《经》用小柴胡汤、黄连阿胶汤、猪肤汤是也。若经汗、吐、下而烦，则是热邪内陷，以为虚烦，心中愠愠然欲吐，愦愦然无奈者是也，但多涌吐而已，《经》用栀子豉汤、栀子干

①【注文浅释】
烦多为阳热重，但也有虚阳扰动之烦。

姜汤、栀子厚朴汤是也。盖有不经汗、吐、下，邪结胸中，则为膈实，与瓜蒂散，及阳明心烦与调胃承气汤，此又烦之实者也。伤寒二三日悸而烦者，虚也，建中汤；少阳之邪入腑烦而悸者，热也。大抵先烦而后悸是热，先悸而后烦是虚。胃实不大便，心烦，若吐、下后者，大、小承气症也，若不曾吐、下者，调胃承气症也。

闵芝庆曰：诸经皆有烦，惟太阳独甚耳。盖烦者内邪内扰，汗者阳气外发，浮者阳盛之脉也，夫脉浮则阳自内发，故可必其先烦，见其烦，必当待其有汗，勿遽妄投汤剂也。

鳌按：二条言伤寒后余热，卫解而营未解者。浮数本麻黄脉，仲景却与桂枝者，因发汗解，麻黄症已罢，脉浮数者，因内烦而然，不得仍拘为麻黄脉，况麻黄纯阳，不可治烦，桂枝有芍药，能安营分，正以治烦也。夫桂枝本治烦，服之而外热因汗解，内热又发，故曰“复烦”也[①]。

【纲】 仲景曰：一服汗者服麻黄汤也，停后服。汗多亡阳，遂虚，恶风，烦躁，不得眠也。汗多者，温粉扑之。伤寒脉浮缓，发热恶寒，无汗烦躁，身不疼但重，乍有轻时，无少阴症者，大青龙汤发之。

【目】 柯琴曰：首条，麻黄汤禁也，麻黄为发汗重剂，故慎重如此。二条，发热恶寒与桂枝同，身疼不汗与麻黄同，惟烦躁是本症所独，故制此方，以治风热相搏耳[②]。

【纲】 仲景曰：太阳中风，脉浮紧，发热恶寒，身疼痛，不汗出而烦躁者，大青龙汤主之。

【目】 成无己曰：烦躁之由，各有不同，有因邪在表，有因邪在里，有因火劫，有因阳虚，有因阴盛，皆不同也。《经》曰：“当汗不汗，其人烦躁。”如本条，“太阳中风，脉浮紧，不汗出而烦躁”，是邪在表也；“不大便五六日，绕脐痛，烦躁，发作有时，此有燥屎也”，是邪在里也；“以火熏之，不得汗，其人必躁”，“太阳病二日，反躁，火熨其背，令大汗出，大热入胃，烦躁”者，是火劫也；阳微发躁，不得与之，“下后复发汗，昼日烦躁不得眠，夜则安静”，及“发汗若下之，病仍不去，烦躁者”，是阳虚也；“少阴病吐利，

①【临证薪传】
麻黄、桂枝均非治烦之药，此烦者，邪气郁表，正邪相争所致。麻、桂乃祛邪之剂，邪去不与正气争，则烦自解。

②【注文浅释】
此风热非风热外感，因风为外感，热乃内邪。

手足冷，烦躁欲死”，是阴盛也。诸如此者，症之常也，非逆也。设或“结胸症悉具，烦躁者，死”，“发热，下利，厥逆，躁不得卧者，死”，“少阴病，吐利，烦躁，四逆者，死”，“少阴病四逆，恶寒而身踡，脉不至，不烦而躁者，死”，“少阴病五六日，自利，复烦躁，不得卧寐者，死”，是数者，又皆为不治之症[①]。

【纲】仲景曰：太阳病，发汗后，大汗出，胃中干，烦躁不得眠，欲得饮水者，少少与饮之，令胃气和则愈。若脉浮，小便不利，微热消渴者，五苓散主之。

【目】危亦林曰：汗为心液，汗多则离中水亏无以济火，故烦；肾中水衰不能制火，故躁。

【纲】仲景曰：太阳病，以火熏之，不得汗，其人必躁，过经不解，必圊血，名为火邪。

【目】方中行曰：火熏不得汗而圊血，是阳邪下陷入阴分，故在过经不解时。夫不得汗，过经圊血而犹不解，可知劫汗而得汗，其患速，不得汗者，其患迟，名为火邪，则但治其火，而不虑前此之风寒矣。劫汗得汗而患速者，指“伤寒脉浮，医以火迫劫之，亡阳，必惊狂，起卧不安”一条言也。

【纲】仲景曰：火逆下之，因烧针，烦躁者，桂枝甘草龙骨牡蛎汤主之。其脉沉者，营气微也。营气微者，加烧针，则血凝不行，更发热而烦躁也。

【目】戴原礼曰：烦躁，阴阳经皆有之。阳明经胃有燥屎，故烦，此当下之；太阳经已得汗而烦者，五苓散；少阳亦或有烦，小柴胡汤。阴烦，少阴为多，由阳气传入阴经，阴得阳而烦，自利而渴，烦不得眠者，辰砂五苓散；若不是阳气传阴，阴气犯阴经，吐利，手足厥冷而烦，《经》云“阳虚阴乘之，故烦”，又云“阴盛发躁，欲坐井中”，吴茱萸汤。甚者，四逆汤加葱白二茎。外有虚烦一症，乃是病愈后阴阳未复，时发烦热，竹叶石膏汤；痰多睡不宁者，温胆汤；呕者，橘皮汤。

李杲曰：治阴虚发热，烦渴引饮，肌热躁热，至夜尤甚，其脉洪大，按之无力者，此血虚发躁，当归补血汤主之，若以白虎与之，则误矣。如轻手脉来浮大，按之即无

①**【医理探微】**

成氏释仲景论烦躁甚详，但对大青龙汤证之烦躁论述有误。此证之烦躁，非为表证，乃表郁不解，而里有郁热，是郁热扰神之烦躁，非表证之烦躁。

者，乃无根蒂之脉为散脉也，此虚极而元气将脱也，切不可发表攻热，如误治之，则死，须用大剂人参生脉散[1]。

柯琴曰：以火误治，阴阳俱虚竭矣。烦躁者，惊狂之渐，起卧不安之象也，急用此汤以安神救逆。

【**纲**】**仲景曰：太阳病二日，烦躁，反熨其背，而大汗出，大热入胃，胃中水竭，躁烦，必发谵语，十余日，振栗，自下利者，此为欲解也。故其汗从腰以下不得汗，欲小便不得，反呕，欲失溲，足下恶风，大便硬，小便当数而反不数及多，大便已，头卓然而痛，其人足心必热，谷气下流故也。**

【**目**】柯琴曰：此火逆之轻者。太阳病经二日，不汗出而烦躁，本大青龙症，乃不发汗而反以火熨，火邪入胃，胃中水竭，躁烦不止，此时必用调胃承气汤下之，庶胃气不至于绝也。

【**纲**】**仲景曰：结胸症悉具，烦躁者亦死。**

【**目**】魏荔彤曰：结胸症具备，而烦躁独甚，津液内枯。驱之使透表，汗即出而阳必尽；下之虽病去，阴随脱而阳亦亡，故不下亦将死也，下则速其死而已。此条乃跟上条脉见浮大而言，必结胸症具，脉兼见浮大，而又烦躁，必不同胸初结之烦躁也，且合数者，方可卜其死，不然，烦躁亦前条结胸诸症中之一也，何遽云死也？其浮大之脉，必无根方为死征，若有根仍宜从表治，即烦躁亦未必死，既云“结胸症具”，则脉已变迟，迟则难言兼浮，更难言兼大，忽而浮大，非阳邪欲透表，则正阳上越耳。

鳖按：“亦”字，承上条“结胸症，其脉浮大者，不可下，下之则死”来，故曰“亦”也。

咳嗽

【**纲**】**仲景曰：伤寒表不解，心下有水气，干呕，发热而咳，或渴，或利，或噎，或小便不利、少腹满，或喘者，小青龙汤主之。伤寒心下有水气，咳而微喘，发热不渴，小青龙汤主之。服汤已渴者，此病去欲解也。少阴病，腹痛，小便不利，四肢沉重疼痛，自下利者，此为有水气，其**

①【注文浅释】
李氏所言两种烦躁，辨别要点在脉之有力无力、有根无根。

人或咳者，真武汤加五味子、细辛、干姜主之。

【**目**】朱震亨曰：伤寒太阳症咳嗽，小青龙、小柴胡也。大抵热在上焦，其人必饮水，水停心下，则肺为之浮，肺主于咳，水气乘之，故咳而微喘。少阳、少阴俱有咳症。

韩祗和曰：前二条，是由停饮而咳者也，虽皆为停饮所作，而小青龙所主为水饮与表寒相合而咳者，真武汤所主为水饮与里寒相合而咳者，不可不知也。夫或表寒，或里寒，协水饮则必动肺，以“形寒寒饮则伤肺”故也[①]。肺主气，形寒饮冷则伤肺，使气上而不下，逆而不收，冲击膈咽，令喉中淫淫如痒，习习如梗，是令咳也，甚者续而不已，连连不止，坐卧不安，语言不竟，动引百骸，声闻四近矣。

龚信曰：水气，太阳寒水之气也。咳者，水气射肺也，皮毛者肺之合，表寒不解，寒水已留其合矣，心下之水气，又上至于肺则肺寒，内外合邪，故咳也。水气在心下，则咳为必然，喘为或然，亦如柴胡汤症“但见一症即是，不必悉具”。

【**纲**】**仲景曰：伤寒五六日中风，往来寒热，胸胁苦满，默默不欲饮食，心烦喜呕，或胸中烦而不呕，或渴，或腹中痛，或胁下痞鞕，或心下悸、小便不利，或不渴、身有微热，或咳者，小柴胡汤主之。少阴病，四逆，泄利下重，其人或咳，或悸，或小便不利，或腹中痛者，四逆散主之**[②]**。**

【**目**】赵嗣真曰：此二条，是邪气自表传里而咳者也。虽皆为邪气传里，而小柴胡所主，为阳邪传里动肺而咳；四逆散所主，为阴邪传里动肺而咳，又不可不识也。夫或阳邪，或阴邪，自表传里，则必动肺，以脏真高于肺故也。停饮而咳，表邪传里而咳，固已。又有肺寒而咳者，《内经》曰“肺之令人咳，何也？皮毛者，肺之合也，皮毛先受寒气，寒气以从其合也。其寒饮食入胃，从肺脉上至于肺则肺寒，肺寒则外内合邪因而客之，则为咳嗽”者，是肺寒而咳也。

陶华曰：咳者，謦咳，俗谓之嗽[③]。肺主气，肺为邪所乘，气逆而不下，故令咳也。有肺寒而咳者，有停饮而咳者，有邪在半表半里而咳者，治各不同。其水咳三症，不

①【临证薪传】
韩氏解释甚妙，将小青龙汤证与真武汤证之咳一语点破。所谓内饮外寒者，小青龙汤化饮散寒；内饮内寒者，真武汤化饮温阳。两者寒虽有内外之别，而水饮犯肺，其理则一。

②【注文浅释】
宋版《伤寒论》原文在“或腹中痛”后有“或泄利下重”五字。

③【注文浅释】
陶氏解释差矣。中医学中的咳嗽，有咳和嗽之分，有声无痰称为咳，有痰无声称为嗽，有痰有声谓之咳嗽。

可不辨，小青龙治太阳之表水也，十枣汤治太阳之里水也，真武汤治水症之水气也。盖水与表寒合，用小青龙汗之；水与里寒合，用真武汤温之；里癖合水动肺而咳，用十枣汤下之。太阳病，身热，咳嗽，干呕，喘而利，小青龙汤；恶寒身痛，只依本方，身凉，咳嗽，干呕，微利，心下痞满，引胁下痛，十枣汤；四肢沉重，腹痛下利，咳嗽或呕，真武汤。

【纲】仲景曰：咳而小便利者，不可发汗，发汗则四肢厥逆冷[①]。

【目】成无己曰：咳为肺疾，治之必发散方可，然必不可发汗，如本条是也。

吴绶曰：凡表寒咳嗽，脉浮，恶寒，身疼拘急而无汗也，麻黄汤，或三拗汤汗之；痰唾如胶者，金沸草散汗之；若有热者[②]，参苏饮去木香、人参，加麻黄、桑皮、杏仁汗之；若虚弱人感冒风寒而咳嗽有痰，或恶风、头疼、干呕者，人参杏仁汤。伤寒二三日传少阳经，脉弦，口苦，发热而咳嗽者，小柴胡汤去人参、姜、枣，加五味、干姜；若发热，胸中烦满而咳，加炒瓜蒌；若胸胁痞满，发热而咳，加枳壳、桔梗。凡阴症手足冷，脉沉细而咳嗽，四逆汤加五味。大抵伤寒咳嗽，非比杂症，按仲景治例有嗽者，不分阴阳二症，俱用五味、干姜也，若五味收肺气而止嗽，干姜入肺经而散逆气也。凡初秋暴雨冷，及天行暴寒，其热喜伏于内，咳嗽，曲折不可得气息，喉哑失声，干嗽，喉中如梗者，射干汤。

李中梓曰：有声无痰曰咳，有声有痰曰嗽。

朱扔曰：夫咳、嗽之疾一也，或曰："咳者有声而无痰，嗽者有痰而无声。"又曰："咳为阳，嗽为阴。"皆无考据。咳嗽非独寒也，六气皆能为嗽焉。风嗽者，头目眩晕，痰涎不利，宜通圣散汗之，搜风丸清之；火嗽者，口燥舌干，喘逆唾血，宜凉膈散加当归、桔梗治之，大金花丸解之；暑嗽者，面赤手冷，头有自汗，宜白虎汤除之；湿嗽者，面肿上喘，宜大橘皮汤止之，甚者三花神祐丸下之；燥嗽者，往来寒热，涕唾稠黏，宜柴胡饮子治之；寒嗽者，手足厥逆，宜宁肺散收之。彼谬医不分六气，执以为寒，骤用枯矾、

①【注文浅释】
宋版《伤寒论》原文在"不可发汗"后有"若失小便"。

②【注文浅释】
此处之热，乃发热的症状，非热邪也。

粟壳，虽老亦无悟矣。

鳌按：朱氏六气为嗽之论，乃统杂病言之，而伤寒咳嗽，其原亦有由六气者，治法固可参考。[1]

喘

【纲】仲景曰：太阳病，头痛，发热，身疼，腰痛，骨节疼痛，恶风，无汗而喘者，麻黄汤主之。

【目】刘完素曰：肺主气，形寒饮冷则伤肺，故其气逆而上行，冲冲而气急，喝喝而息数，抬肩张口，掀肚摇身是也。伤寒之喘，有由邪气在表，气不利而喘者，有由寒水之气射肺而喘者，各不同也。伤寒止于邪气在表而喘者，心腹必濡而不坚，设或腹满而喘，则又为可下之症。

鳌按：本症重在发热、身疼、无汗而喘，其喘者，因风寒外束，阳气不伸而郁于内也[2]。太阳为开，本症又宜开，故仲景立麻黄法以开之。

【纲】仲景曰：太阳病，桂枝症，医反下之，利遂不止，脉促者，表未解也，喘而汗出者，葛根黄连黄芩汤主之。太阳病，下之微喘者，表未解故也，桂枝加厚朴杏仁汤主之。喘家作桂枝汤，加厚朴、杏仁佳。

【目】鳌按：《来苏集》谓"桂枝症"上复冠"太阳"字，见诸经皆有桂枝症，是桂枝不独为太阳设，固已。愚窃谓："太阳病"下复接"桂枝症"字，亦可见太阳治方不独一桂枝汤，而此则为桂枝汤之症，非别方之症，且可见喘而汗出者，以邪束于外阳扰于内也。总之，此条为微热在表而大热入里之症，故仲景制此轻清苦寒之剂。喘本为麻黄症，既制葛根芩连方治之，又以桂枝加朴、杏为治，皆不用麻黄，何也？盖因妄下后，表虽不解，毕竟腠理已疏，故不用麻黄而用桂枝，且桂枝方中有芍药，若单加杏仁，喘虽微，恐不胜任，故必佐以厚朴，斯喘随汗解也。杏仁治喘胜品。

【纲】仲景曰：太阳与阳明合病，喘而胸满者，不可下，麻黄汤主之[3]。阳明症，脉浮，无汗而喘者，发汗则愈，宜麻黄汤。

①【临证薪传】

若用经方治疗外感六淫咳嗽，可考虑以下方剂加减：如因风寒致咳嗽者，用麻黄汤；因风热（火）者，用麻杏石甘汤；因燥邪者，用麦门冬汤；因暑邪者，用白虎汤；因湿邪者，用五苓散或麻杏薏甘汤。

②【注文浅释】

麻黄汤证之喘，乃风寒外束，肺气失于宣发肃降使然。

③【注文浅释】

宋版《伤寒论》原文为"宜麻黄汤"。仲景在此既然言"太阳与阳明合病"，并告诫"不可下"，则一定有可下之症，即数日没有大便，乃太阳表气不和，影响肠道所致。只要表邪解除，肠道正常，则大便自通。从此也可看出仲景治病的奥妙之处在于紧抓病机。关于因表不和导致的不大便，可以参考56条。

【目】朱肱曰：伤寒喘，只有太阳、阳明两症。

柯琴曰：三阳俱受气于胸中，而部位则属阳明。若喘属太阳，呕属阳明，故胸满而喘者，尚未离乎太阳。虽有阳明可下之症，而不可下也。

鳌按：病虽已入阳明，脉浮无汗而喘，故为未离太阳也，故仍用麻黄汤。

【纲】**仲景曰：发汗后，不可更行桂枝汤，无汗而喘，大热者，可与麻黄杏子甘草石膏汤。下后，不可更行桂枝汤，若无汗而喘，大热者，可与麻黄杏子甘草石膏汤**[①]。

【目】陶华曰：伤寒发喘，有邪在表者，有邪在里者。有水气在表者，心腹濡而不坚，外症无汗，法当汗之；在里者，心腹胀满，外症有汗，法当下之，其由水气者，心下怔忡，小青龙去麻黄加杏仁汤。《经》云："喘而汗出，宜利之；汗不出而喘，宜发之。"其或直视谵语，汗出如油，喘而不休，死症也。水气喘咳，乃太阳汗后，饮水多而水停心下也，既用小青龙去麻黄加杏仁矣。其或兼小腹痛者，则小青龙去麻黄加茯苓。阴病喘促，返阴丹。

喻昌曰：误用桂枝固卫，寒不得泄，气逆变喘，本当用大青龙，乃于汤中除去桂枝、姜、枣者，一误不堪再误也。然治之终不出麻杏甘石之外，见内饮水多，外行水灌，皆足以敛邪闭汗，不独误行桂枝汤为然也。太阳中风与太阳伤寒，一从桂枝，一从麻黄，分途异治。由中风之误下而喘者，用厚朴、杏仁加入桂枝汤中观之；则伤寒之误下而喘者，用石膏加入麻黄汤中，乃天造地设，两不移易之定法。仲师所以谆谆告诫者，正恐人以伤寒已得汗之证认为伤风有汗，而误用桂枝，故特出误汗、误下两条，示以同归麻黄一治之要，益见荣卫分途，而成法不可混施也。

鳌按：喻注"饮水过多，水气上逆"，其说甚是，而"以水灌为沃其皮肤"，则谬。此二条"无"字，旧本俱讹在"大热"字上，柯氏韵伯始改正之。

【纲】**仲景曰：发汗后，饮水多者，必喘，以水灌之，亦喘。**

【目】柯琴曰：未发汗，因风寒而喘者，是麻黄症；

①【注文浅释】

宋版《伤寒论》原文为"汗出而喘，无大热者"。本条历代多认为是误用汗、下，致邪热蕴肺而见喘。诚然，麻杏石甘汤可以治疗邪热蕴肺的咳喘，但从《伤寒论》前后文对照来看，当为风热在表，故仲景用麻黄汤去桂枝而加石膏，发散在表之风热邪气。

下后微喘者，桂枝加朴、杏症；喘而汗出者，葛根芩连症。此汗后津液不足，饮水多而喘者，五苓散症；水灌亦喘者，形寒饮凉，皆能伤肺，气迫上行，是以喘。

鳌按：汉时治病，服药而外，有水治、火治之法，以水灌之，料即是水治，但不知如何用法。若喻以为沃其皮肤，恐未尽然[①]。

【纲】仲景曰：伤寒表不解，心下有水气，干呕，发热而咳，或渴，或利，或噎，或小便不利、少腹满，或喘者，小青龙汤主之。加减法：若喘者，去麻黄加杏仁（去皮尖）[②]。伤寒心下有水气，咳而微喘，发热不渴，小青龙汤主之。服汤已渴者，此寒去欲解也。

【目】朱肱曰：麻黄主喘，何故去之？答曰："此治心下有水而喘，不当汗也，故去之。"

鳌按：此二条之喘，皆因心下有水气。小青龙与小柴胡俱为枢机之剂，故皆设或然症，各立加减法，咳与喘皆水气射肺也。

【纲】仲景曰：宜视谵语，喘满者，死。汗出发润，喘不休者，此为肺绝；身汗如油，喘而不休者，此为命绝。

【目】成无己曰：此皆邪气内盛，正气欲脱，气壅上逆也，皆不治之症。

呕吐

【纲】仲景曰：伤寒一日，太阳受之，脉若静者为不传；颇欲吐，若躁烦，脉数急者，为传也。

【目】张云岐曰：呕，有声者也，俗谓之啘；吐，吐出其物也。故有干呕而无干吐，是以于呕则曰"食谷欲呕"，于吐则曰"饮食入口即吐"，则呕、吐之有轻重可知矣。伤寒之呕，有责于热者，有责于寒者；至于吐，则悉言虚冷[③]。《经》曰："太阴病，腹满而吐，食不下，自利益甚，时腹自痛。"又曰："胃中虚冷，故吐。"可见其概矣。

鳌按：此言寒邪初感，太阳先受第一日也。初受之日，已有吐意，已伏呕逆之机，故兼有烦躁之症、急数之脉也。将者，将然未然之词。

①【注文浅释】
以水灌之，从仲景原文来看，但为水浇皮肤，大抵和现在的物理降温如出一辙。

②【临证薪传】
麻黄治肺气不宣之喘，杏仁治肺气不降之喘。前者因风寒外束而气机出入不顺，后者为痰饮内阻而气机升降失序，故仲景用药不同，一者用麻黄，一者用杏仁。

③【注文浅释】
呕和吐在临床本不可绝对分开，所以呕吐并称，故呕有热有寒，而吐照样有寒有热，不可拘泥。

【纲】仲景曰：太阳病，或已发热，或未发热，必恶寒，体痛，呕逆，脉阴阳俱紧者，名曰伤寒。

【目】王履曰：呕家之为病，气逆者必散之，痰饮者必下之。《千金》曰“呕家多服生姜，此是呕家圣药”，是要散其逆气也；《金匮》又曰“呕家用半夏以去其水，水去呕则止”，是要下其痰饮也。呕多虽有阳明症不可下者，谓其气逆而未收敛为实也。其“呕而脉弱，小便复利，身有微热见厥者，为难治”，谓其虚寒之甚也。

庞安常曰：虽有已发、未发之分，而症有恶寒、体痛、呕吐，脉有阴阳俱紧，便可断为太阳伤寒而非中风也。其体痛者，由寒邪外束也；其呕逆者，寒邪内侵也。

【纲】仲景曰：伤寒六七日，发热微恶寒，肢节烦疼，微呕，心下支结，外症未去者，柴胡桂枝汤主之。

【目】鳌按：此是内外症俱微，将解未去之候也[①]。故曰“微恶寒”，见寒之轻；曰“肢节烦疼”，见非身腰疼痛；曰“微呕”，见喜呕之兆；曰“支结”，见非痞满。只发热而烦，为热多耳，故制此轻剂和解之。

【纲】仲景曰：酒客病，不可与桂枝汤，得汤则呕，以酒客不喜甘故也。凡服桂枝汤吐者，其后必吐脓血也。

【目】魏荔彤曰：酒客脉浮汗自出，似风伤卫，实非风伤卫。然酒客汗自出，脉数而大则有之，未必浮也，浮则为风伤卫矣。况酒客焉有恶风一症[②]？是虽发热汗出，酒客之常并无恶风，必伤风而后恶风，自以酒客伤风为正义也，所以用桂枝汤，必斟酌方效也。湿热家或中风，脉虽浮，必兼濡涩而带数，于脉可以知其热也。虽头项强痛，必兼身重，骨节烦疼，掣痛不可屈伸，近之则痛剧；虽汗出，必兼短气；虽恶风，必兼小便不利，于此症可以知其湿也。辨之既明，何至必于吐后，始知其误服桂枝哉！则湿热之中风，用桂枝之内，必佐以五苓之治法矣。

鳌按：酒客必有湿热，故得甘必吐，不可与桂枝，柯韵伯谓当用葛根芩连解肌之法是也。次条，乃由酒客推广言之，见一切湿壅于中、热淫于内者，俱禁用桂枝，或使湿热涌越，有伤阳络，以致吐脓血也[③]。旧本俱将“脓血”条叙在“酒客”条上，恐义不圆。

①【注文浅释】

内症为相对在里的少阳症，外症为在外的太阳症。

②【医理探微】

酒客无病，何需用药？肯定是酒客当风受寒而发恶寒发热汗出之症，仲景于此告诫湿热内蕴之人，用桂枝汤当谨慎，因桂枝汤为甘甜之剂，甘助内湿也。

③【注文浅释】

本条仲景乃言热邪蕴盛于里者，禁用桂枝汤，因桂枝汤乃温热之剂。

【纲】 仲景曰：病人有寒，复发汗，胃中冷，必吐蛔。

【目】 柯琴曰：有寒，未病时原有寒也。内寒之人，复感外邪，当温中以逐寒，若发其汗，汗生于谷，谷气外散，胃脘阳虚，无谷气以养其蛔，故蛔动而上从口出也。蛔多不止者死，吐蛔不能食者亦死。

鳌按：韵伯此论，即非伤寒，凡胃虚蛔动者无不然。

【纲】 仲景曰：太阳与阳明合病，不下利，但呕者，葛根加半夏汤主之。

【目】 柯琴曰：太阳、阳明合病，太阳、少阳合病，阳明、少阳合病，必自下利，则下利似乎合病当然之症。今不利而呕，又似乎与少阳合病，葛根汤加半夏兼解少阳半里之邪，便不得为三阳合病[1]。

【纲】 仲景曰：伤寒表不解，心下有水气，干呕，发热而咳，或渴，或利，或噎，或小便不利、少腹满，或喘者，小青龙汤主之。

【目】 李中梓曰：呕者声物俱出，吐者无声出物，哕者有声无物[2]。

鳌按：此条干呕，是水气为患，水气未入于胃，故干呕。

【纲】 仲景曰：太阳中风，下利呕逆，表解者，乃可攻之。其人漐漐汗出，发作有时，头痛，心下痞硬满，引胁下痛，干呕，短气，汗出，不恶寒者，此表解里未和也，十枣汤主之。

【目】 庞安常曰：按此条及干姜附子渴症，不呕、不渴为里无热，可知呕为里热明矣[3]。

鳌按：曰呕逆，曰干呕，细玩通节语气，总以见表之风邪已解，而里之水气不和。

【纲】 仲景曰：伤寒汗出解之后，胃中不和，心下痞硬，干呕食臭[4]，胁下有水气，腹中雷鸣下利者，生姜泻心汤主之。

【目】 柯琴曰：阳邪居胃之上口，故心下痞硬，干呕而食臭；水邪居胃之下口，故腹中雷鸣而下利。火用不宣则痞硬，水用不宣则干呕，邪热不杀谷则食臭，土虚不能制水故肠鸣[5]。

①【注文浅释】
此言差矣！仲景所言明了，就是太阳阳明合病，太阳为在表之恶寒发热症，阳明为在里之下利或呕吐证，不存在与少阳合病之说。

②【注文浅释】
此哕即干呕，因水饮之邪犯胃所致。民间所谓哕，多指呕吐或干呕。《中医内科学》中之哕，指呃逆，即膈肌痉挛。

③【注文浅释】
庞氏解释过于牵强。此处之呕，为水饮犯胃使然。

④【注文浅释】
宋本《伤寒论》原文为“干噫食臭”。

⑤【注文浅释】
该证病机，总有水食内停，脾胃升降失司，腐熟运化失职所致。

【**纲**】仲景曰：**太阳病二日，烦躁，反熨其背，而大汗出，大热入胃，胃中水竭，烦躁，必发谵语，十余日，振栗、自下利者，此为欲解也。故其汗从腰以下不得汗，欲小便不得，反呕，欲失溲，足下恶风，大便硬，小便当数而反不数。及多**[①]**，大便已，头卓然而痛，其人足心必热，谷气下流故也。**

【**目**】楼英曰：此火逆之轻症也。欲小便不得而反呕、欲失溲，此非无小便也，其津液在上焦，欲还入胃口故也。

【**纲**】仲景曰：**发汗后，水液不得入口为逆，若更发汗，必吐不止。**

【**目**】柯琴曰：阳重之人，大发其汗，有升无降，故水药拒隔而不得入。若认为中风干呕、伤寒呕逆，而更汗之，则吐不止，胃气大伤矣。此热在胃口，须用栀子汤。

【**纲**】仲景曰：**中风发热，六七日不解而烦，有表里症，渴欲饮水，水入则吐者，名曰水逆，五苓散主之。多服暖水，汗出愈。**

【**目**】赵献可曰：水入则吐者，心下有水气，因离中之真水不足，则膻中之火用不宣，邪水凝结于内，水饮拒绝于外，既不能外输于元府，又不能上输于口舌，亦不能下输于膀胱，此水逆所由名也。

【**纲**】仲景曰：**伤寒本自汗下，医复吐下之，寒格**[②]**，若食入口即吐，干姜黄连黄芩人参汤主之。**

【**目**】柯琴曰：治之小误，变症亦轻，故制方用泻心之半，上焦寒格，故用姜、参；心下畜热，故用芩、连；呕家不喜甘，故去甘草；不食则不吐，是心下无水气，故不用姜、夏。要知寒热相阻，则为格症；寒热相结，则为痞症。

可吐

【**纲**】仲景曰：**下利日十余行，其脉反迟，寸口脉微滑，此可吐之，利则止。少阴病，饮食入口即吐，心中温温欲吐，复不能吐者，宜吐之。宿食在上脘者，当吐之。病手足逆冷，脉乍结，以客气在胸中，心下满而烦，饮食不能**

①【注文浅释】
宋本《伤寒论》为“小便当数而不数，不多”。

②【注文浅释】
宋本《伤寒论》在“寒格”后有“更逆吐下”。

食者，病在胸中，当吐之。

【目】吴绶曰：凡病在膈上者，脉大胸满多痰者，食在胃口脉滑者，俱宜吐之。华佗谓："伤寒三四日，邪在胸中者，宜吐之。"凡吐用瓜蒂散，或淡盐汤。或温茶汤，如人弱者，人参芦汤亦可。痰多者，以二陈汤一瓯，乘热与之，以指探喉中，即吐也。凡老人怯弱、劳病内伤虚人，并妇人胎前产后，血虚脉弱小者，皆不可吐。凡药发吐者，如防风、桔梗、山楂，只用一味煎汤温服之则吐[①]，若误吐，则损人上焦元气，为患不小，可不慎哉！

王肯堂曰："大法，春宜吐。""凡用吐汤，中病即止，不必尽剂也"，"病如桂枝症，头不疼，项不强，寸脉微浮，胸中痞鞕，气上冲咽喉不得息者，此为有寒，当吐之"，或云："此以内有久痰，宜吐之也"。

①【注文浅释】
此言不足信。防风没有涌吐作用，而桔梗、山楂者，可作食品食用，岂有催吐之理？

不可吐

【纲】仲景曰：太阳病，当恶寒发热，今自汗出，反不恶寒发热，关上脉细数者，以医吐之过也。若得病一二日吐之者，腹中饥，口不能食；三四日吐之者，不喜糜粥，欲食冷食，朝食暮吐，以医吐之所致也，此为小逆。太阳病吐之，但太阳病当恶寒，今反不恶寒，不欲近衣者，此为吐之内烦也。少阴病，饮食入口即吐，心中温温欲吐，复不能吐，始得之，手足寒，脉弦迟者，此胸中实，不可下也。若膈上有寒饮，干呕者，不可吐也，当温之。少阳中风，两耳无所闻，目赤，胸中满而烦者，不可吐下，吐下则悸而惊。

【目】王肯堂曰：四肢厥逆，虚家新产脉微，皆不可吐。喻昌曰：解肌之法，解肌表风邪，全不伤动脾胃，乃天然不易之法也。若舍此而妄用吐法，吐虽有发散之义，故不恶寒发热。一二日病在太阳，吐之则腹中饥，口不能食；三四日病在阳明，吐之则不喜糜粥，欲食冷食，皆胃气受伤之故也[②]。然且朝食暮吐，脾中之真阳亦伤，而不能消谷，是外感虽除，脾胃内伤，卒未易复，故为小逆。

魏荔彤曰：关上脉细数，方注为细则为虚，数则为热，

②【注文浅释】
一二日与三四日为约略之词，不可拘泥，更不可机械地与某经的疾病相对应。此处一二日者，病位浅，正气相对充足；三四日者，病位深，正气相对不足。不管病位深浅，误吐皆伤胃气，只不过因正气强弱不同，反应各异。

此脉兼一二日、三四日二段言。下方分别其症，而未出治法。余谓治胸当小陷胸，治胃则桂枝去桂加茯苓甘草汤症也，如胃果虚，则人参、干姜皆可用矣。次条津液内枯，作烦发烦，不过"虚热"二字，热胜于虚者，乃炙甘草汤症也，热大盛，以白虎佐之；至于虚胜于热，则又建中汤、茯苓甘草汤之症矣，仲景何能预定乎？

渴

【纲】仲景曰：太阳病，发热而渴，不恶寒者，为温病。

【目】李中梓曰：渴之为病，或因热耗津液，或因汗下过多，各不同也。

鳌按：此概言太阳之温症，四时有之，非专指春温也。所以名之曰温者，以内外皆热也，发热为外热，渴为内热[①]，所以别于中风、伤寒也。

【纲】仲景曰：形作伤寒，其脉不弦紧而弱，弱者必渴，被火者必谵语，弱者发热脉浮，解之当汗出而愈。

【目】许叔微曰：此乃夹虚伤寒症也。脉弱者，阴不足，阳气陷于阴分，故必渴。渴者，液虚故也[②]。

【纲】仲景曰：伤寒心下有水气，咳而微喘，发热不渴，小青龙汤主之。服汤已渴者，此寒去欲解也[③]。

【目】成无己曰：凡得病，反能饮水，此为欲愈之病。其不晓病者，但闻病者能饮水自瘥，小渴者，乃强与饮之，因成大祸，不可复救。然则悸动也，支结也，喘，咳，噎，哕，干呕，下利，肿满，小便不利数者，皆是饮水过伤，当须识此，勿误也。

柯琴曰：此正欲明服汤后渴者是解候也，恐人服止渴药，反滋水气，故先提"不渴"二字作眼，后提出"渴者"以明之。若寒既欲解而更服之，不惟不能止渴，且重亡津液，转属阳明而成胃实矣。

【纲】仲景曰：中风发热，六七日不解而烦，有表里症，渴欲饮水，水入则吐者，名曰水逆，五苓散主之。多服暖水，汗出愈。

①【注文浅释】
此处之热乃感受风热表邪，非内有热邪。

②【注文浅释】
阴虚外感，可用瓜蒌桂枝汤治之。

③【注文浅释】
宋本"小青龙汤主之"在"寒去欲解也"之后。

【目】朱肱曰：初戒太阳症无汗而渴者，不可与白虎汤。问曰："太阳病渴，终不可与白虎汤耶？"曰："太阳症得汗后，脉洪大而渴者，方可与之。"脉浮而渴，属太阳，若阳明、少阳、少阴，俱有渴症[①]。

张元素曰：此症因于发汗过多，水入则吐者，以心下有水气，故水饮拒绝于外也。五苓者，本因水气不舒而设，是小发汗，不是生津液；是逐水气，不是利水道。

【纲】**仲景曰：太阳病，发汗后，大汗出，胃中干，烦躁不得眠，欲得饮水者，少少与饮之，令胃气和则愈。若脉浮，小便不利，微热消渴者，五苓散主之。太阳病，其人发热汗出，不恶寒而渴者，此转属阳明也。渴欲饮水者，少少与之，但以法救之，宜五苓散。**

【目】朱肱曰：凡病非大渴不可与水。若小渴咽干者，只小呷滋润之，令胃中和；若大渴烦躁者，能饮一斗，只与五升，若全不与，则干燥，无由作汗，发喘而死。常人见因渴饮水得汗，小渴，遂剧与之，致停饮心下，满结喘死者甚众，当以五苓散，或陷胸丸主之。《金匮》云："得时气至五六日，而渴欲饮水，不得多，不当与也，何也？以腹中热尚少，不能消之，便更作病矣。至七八日，大渴欲饮水，犹当依症与之，常令不足，勿极意也。"凡人但见仲景云"得病反能饮水，此为欲愈"，遂小渴者，乃强饮之，因成其祸，不可胜数。大抵伤寒水气，皆因饮水过多所致[②]，水停心下，气上乘心，则为悸为喘；结于胸胁，则为水结胸；胃中虚冷，则为呕为哕；冷气相薄，则为噎；上迫于肺，则为咳；渍入肠中，则为利；邪热所薄，畜于下焦，则为小便不利，少腹满，或里急；溢于皮肤间，则为肿也。

王好古曰：邪气在表，犹未作热，故不渴。邪气初传入里，热气散漫未收，熏蒸焦膈，搏耗津液，遂成渴也。病人渴欲饮水，少少与之，但以法救者，恐饮水过多，积不能消，复为停饮诸疾也。

柯琴曰：前条上半截，与后条同义，前条在大汗后，后条在未汗前，即是太阳温病。要知太阳温病，即是阳明来路，其径最捷，不若伤寒、中风止从亡津液而后转属也。饮水是温病大法，庶不犯汗、吐、下、温之误。五苓又是治

①【医理探微】

太阳之渴有太阳温病之渴，有水蓄不布之渴。太阳温病之渴，必发热而渴者，热重而恶寒轻，或不恶寒；水蓄不上承之渴，必小便不利，兼有恶寒发热。

②【注文浅释】

不尽然，大抵伤寒水气，多有外邪侵袭，影响脏腑功能，致水液代谢失常，或引动素有停痰留饮使然。

饮多之法。前条，便是转属阳明症。

【纲】仲景曰：太阳病，饮水多，小便利者，必心下悸。小便少者，必苦里急也。伤寒汗出，而心下悸，渴者，五苓散主之；不渴者，茯苓甘草汤主之。本以下之，故心下痞，与泻心汤；痞不解，其人渴而口燥烦，小便不利者，五苓散主之。

【目】陶华曰：渴者，里有热也，津液为热所耗[①]。伤寒六七日传至厥阴为消渴者，谓饮水多而小便少，乃热能消水也。朱氏云："脉浮而渴，属太阳；有汗而渴，属阳明；自利而渴，属少阴[②]；至于厥阴，则又热之极矣。太阳无汗若渴，忌白虎，宜柴胡；阳明多汗而渴，宜竹叶石膏。若先呕后渴，则为欲解，当与之水；先渴后呕，则为水停，赤茯苓汤。"当依此议，勿令误也。

鳌按：第二条"渴"、"不渴"、双顶"心下悸"，是汗出后既心下悸矣，而又有或渴或不渴者，二方皆因心下水气而设也。

【纲】仲景曰：太阳病中风，以火劫发汗，邪风被火热，血气流溢，失其常度。两阳相熏灼，身体则枯燥，但头汗出，齐颈而还，其身发黄，阳盛则欲衄，阴虚则小便难，阴阳俱虚竭，则腹满而喘，口渴咽烂，或不大便，久则谵语，甚者至哕，手足躁扰，捻衣摸床。小便利者，其人可治。

【目】鳌按：此言火炙之变，即火逆症，因火炙不如法，以致变生种种。惟以小便利者为可治，则知火逆之症，必以阴为主，最忌阴竭，犹之伤寒病以阳为主，最忌阳亡也。故中间"阳盛""阴虚"四字，是火逆症之纲领，阳盛则伤血，阴虚则亡津，又《伤寒》书之大纲领也。

【纲】仲景曰：湿家，但头汗出，背强，欲得被覆，向火，若下之，则哕，胸满，小便不利，舌上如苔者，以丹田有热，胸中有寒，渴欲得水而不能饮，口燥烦也。

【目】李梴曰：热在表则不渴，热入里则渴，耗夺津液而然也。然有渴必有烦者，肾主水，热深则水竭而渴，肝木挟心火以生烦。故厥阴六七日，饮水多而小便少者，谓之消渴。渴欲饮水为欲愈，传经已尽也。

①【注文浅释】
差矣！仲圣五苓散之渴，岂是里有热之渴？

②【注文浅释】
自利而渴，乃属太阴，仲景太阴篇言之凿凿。

鳌按：背强、恶寒尚属太阳，寒湿本当汗解[①]，不汗而下，必致阳气扰上焦而满，伤中焦而哕，伤下焦而小便不利，既三焦受病矣。口燥烦而舌上苔，由丹田之有热，不能饮水，是湿犹在中，当从五苓散去桂枝易肉桂[②]。

【纲】仲景曰：太阳中暑，其人汗出，恶寒，身热而渴也。

【目】柯琴曰：中暑夹寒，有得之乘凉者，阴寒先着于肌肤，而暑气内伤于心脉，故恶寒、身热、汗出而渴也[③]，清暑益气汤，东垣得之矣。

惊

【纲】仲景曰：伤寒八九日，下之，胸满烦惊，小便不利，谵语，一身尽重，不可侧转者，柴胡加龙骨牡蛎汤主之。伤寒脉浮，医以火迫劫之，亡阳，必惊狂，起卧不安者，桂枝去芍药加蜀漆龙骨牡蛎救逆汤主之。风温，脉浮，自汗，身重，多眠。若被火者，微则发黄[④]，剧则如惊痫，时瘛疭。

【目】成无己曰：《伤寒》中有单言惊者，有单言悸者，理不得淆，故两分之。其兼言惊、悸者，则"少阳中风，两耳无所闻，目赤，胸中满而烦者，不可吐下，吐下则悸而惊"一条而已。惊，坏病也，由误下、火逆、温针所致，仲景之法，不过随其逆而调之。

悸

【纲】仲景曰：发汗过多，其人叉手自冒心，心下悸，欲得按者，桂枝甘草汤主之。发汗后，其人脐下悸，欲作奔豚，茯苓桂枝甘草大枣汤主之[⑤]。

【目】黄仲理曰：心下悸，欲按者，心气虚；脐下悸者，肾水乘火而上克，以发汗多而心液虚，心气馁，故悸，豚为水畜，奔则昂首疾驰，酷有水势上干之象，然水势尚在下焦，"欲作"云者，尚未发也。

【纲】仲景曰：伤寒二三日，心下悸而烦者，小建中

①【注文浅释】
寒湿在表，可以麻杏薏甘汤治之。

②【注文浅释】
五苓散即可，不必易桂枝为肉桂。

③【注文浅释】
暑多夹湿，夹寒者少。

④【注文浅释】
宋本《伤寒论》为"微发黄色"。

⑤【临证薪传】
桂枝甘草汤所治，为单纯心阳不足；茯苓桂枝甘草大枣汤所治，乃心阳虚不能下汲肾水之寒，在心阳不足之外，有水寒之气欲动。

汤主之。少阴病，四逆，泄利下重，其人或咳，或悸，或小便不利，或腹中痛者，四逆散主之[1]。

【目】成无己曰：此二条都是气虚而悸。其气虚者，由阳气内弱，心下空虚，正气内动而为悸也。

柯琴曰：心悸而烦者，是少阳中枢受寒，而木邪挟相火为患，则君火虚，离中真火不藏故悸，离中真火不足故烦。[2]

【纲】仲景曰：太阳病，饮水多，小便利者，必心下悸。小便少者，必苦里急也。

【目】韩祗和曰：此是停饮为悸者也。其停饮者，由水停心下，心为火而恶水，水故内停，心亦不安而为悸也。

【纲】仲景曰：太阳病，若下之，身重，心下悸者，不可发汗。少阳病，不可发汗，发汗则谵语，此属胃，胃和则愈，胃不和则烦而悸。

【目】赵嗣真曰：此汗、下后正气内虚，邪气交击而令悸，与他条气虚而悸者不同，且更甚焉。或镇固，或化散，皆须定其浮气也。

【纲】仲景曰：伤寒厥而心下悸者，宜先治水，当用茯苓甘草汤，却治其厥；不尔，水渍入胃，必作利也。

【目】刘完素曰：厥为邪之深者，犹先治水，况其邪气之浅焉者乎？《金匮》云："食少饮多，水停心下，甚者则悸。"饮之为悸，甚于他邪，虽有余邪，必先治悸，何也？以水停心下，若水气散，则无所不至，侵于肺则为喘为咳，传于胃则为哕为噎，溢于皮肤则为肿，渍于肠胃则为利，下之不可缓也。

①【注文浅释】
宋本《伤寒论》为："少阴病，四逆，其人或咳，或悸，或小便不利，或腹中痛，或泄利下重者，四逆散主之。"

②【注文浅释】
陈、柯二位所释皆误。前者心悸为阳虚心神无主，后者心悸乃水气凌心。

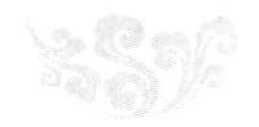

卷五

痉

【纲】 **仲景曰：太阳病，发汗太多，因致痉。脉沉而细，身热足寒，头项强急，恶寒，时头热面赤，目脉赤，独头面摇，卒口噤，背反张者，痉病也。**

【目】 徐彬曰：痉病，概为风寒湿所中，然原其因，多由亡血，筋无所荣，邪得以袭之。故仲景原痉病之由，而曰太阳病果寒多，本宜发汗，太多则血伤，不能荣筋而成痉也。古人以强直为痉，外症与伤寒相类，但其脉沉迟弦细，而项背反张强硬，如发痫为异耳。仲景既以无汗、有汗分辨刚柔，此则以脉沉细为辨。谓太阳病发热是表中风矣，复加以湿缠绵经中，内挟寒气，令筋脉抽急而项背强直，脉反沉细，沉细者寒湿用事，邪欲侵阴之象也，于是项背强直，故名痉。痉脉本伏，弦细则元气惫，即难治。中风症，多角弓反张类痉者，但中风强直，其先必无太阳形症，脉亦必浮大而非沉细弦迟，故《内经》曰："诸暴强直，皆属于风。"但阳主动，阴主静，是当以强直而安静主湿，强直而搐搦主风，此治中风辨法也。《千金》谓湿病热入肾中亦为痉，小儿痫症热盛亦为痉，亦中风类也。前人云："伤寒痉症有五，皆属太阳。若头低视下，手足牵引，肘膝相搐，阳明痉也；若一目或左或右，并一手一足搐搦者，少阳痉也。太阳固属风寒，阳明、少阳亦风火热之内作，中风类也，皆当兼养阴清热为治。"若此所论痉，虽外感风寒湿不同，然由亡阳筋燥则一矣。如无汗反恶寒为刚痉，有汗不恶寒为柔痉，此辨症之法，非痉家本症也。

此乃举痉症之最备者，以详病时之形状，且言治之不得过汗，而脉有常体也。身热，太阳表邪本盛。乃因血液衰少，寒邪复挟湿搏结卫中，阳气不下，而寒湿随太阳经下项，稍侵阳明而颈项强急。真阳不达于表而恶寒。于是太阳经无非寒热，而格热于上，为头热面赤、目赤、独头动摇。太阳主开，寒湿搏之，开阖不利，不能发声而卒口噤。液衰邪盛，筋失所养，失养而背反张。此痉病本然之形症也。

【纲】**仲景曰：太阳病，发热无汗，反恶寒者，名曰刚痉；太阳病，汗出不恶寒者，名曰柔痉**[①]。

【目】李梴曰：太阳病，纯伤风，纯伤寒，则不发痉。惟先伤风而又感寒，先伤风而又感湿，过汗俱能发痉。重发太阳汗，大发湿家汗，皆能发痉。外症寒热类伤寒，但脉沉迟弦细，摇头露眼，口噤，手足搐搦，项强背反张如发痫，终日不醒为异。风性劲为刚痉，因重感寒或冷，故无汗，宜葛根汤加羌独活、防风；湿性缓为柔痉，因先伤风，故有汗，宜桂枝汤加花粉、葛根。其或痰塞气盛，则茯苓、星、夏以消痰，枳实、陈皮、紫苏以顺气，痰消气盛，然后分刚、柔治之。通用小续命汤，有热去附子，自汗去麻黄。刚痉二三日，仰面壮热，胸满如结胸状，便闭，脚蜷，卧不着席者，大承气汤下之，轻者，败毒散、小柴胡汤；柔痉二三日不瘥，汗多厥冷，筋脉拘急者，附子防风汤，时发时止，危者，附术散。又有刚、柔不分之痉，身热谵语似刚，微厥便滑似柔，宜小续命汤加生附子。有汗下后，乍静乍躁，偏左眼、左手足牵搦者，少阳痉也，小柴胡加防风。又虚血之人，及产后伤风过汗，破伤风症发痉，俱不可纯作风治，四物汤加防风，或八物汤去茯苓，加羌、防、黄芪救之。凡痉，脉如雨溅出指外者，立死。又戴眼反折，瘛疭，汗出如珠，或反张离席一掌许，小儿离席二指许者，无不死。

徐彬曰：此二条即辨寒伤营、风伤卫法也，取以为痉病刚、柔之别。盖痉即痓，强直之谓也，痉病必有背项强直等的症。但治痉病，刚柔之辨，最为吃紧，故特首拈无汗、反恶寒为刚，有汗、不恶寒为柔，以示辨症之要领。谓

①【注文浅释】
宋本《伤寒论》为："太阳病，发热汗出，而不恶寒，名曰柔痉。"

发热、无汗、恶寒，本伤寒家症，若痉而项强背直者见之，乃卫阳与肾中真阳气本相通，今太阳经寒湿相搏，而气侵少阴，真阳不达，故反恶寒也。寒性劲切，故曰刚；有汗、不恶寒，本伤风而并阳明症，若痉而项强背直者见之，是太阳、阳明伤湿而兼风，非寒邪内侵之比也。风性温和，故曰柔，非止项强而身体则软为柔痉也。瓜蒌桂枝汤，乃治柔痉主方也。

李中梓曰：此太阳中风，重感寒湿而致也。仰面开目为阳，合面闭目为阴；燥渴为阳，口中和为阴；脉浮紧数为阳，沉细涩为阴。阳痉易治，阴痉难治，通用小续命汤，阳痉去附子，阴痉去麻黄。

柯琴曰：此以表气虚实分刚柔，原其本而名之也。亦可以知其人初病之轻重，禀气之强弱而施治矣，《金匮》用葛根汤则谬。

【纲】仲景曰：疮家身虽疼，不可发汗，汗出则痉。

【目】徐彬曰：疮家血本虚燥，以疼痛为风而发其汗，则液亡筋燥而不能和调，乃亦为痉。虽汗下后，或有邪乘，然总以阴虚液脱为主，故特详其致痉之因如此。

鳌按：疮家病与风寒不同，风寒外症，必头项痛、身腰痛、骨节痛，非痛偏一处；风寒内症，必呕逆，或干呕、不得饮食。故发热恶寒虽亦相同，而辨其内外症则可知彼此之异，不得误认痈脓为风寒而错治矣。此仲景借疮家以明治伤寒之法当发汗，非论伤寒而杂及疮家也，其旨当明。[①]

【纲】仲景曰：太阳病，无汗，而小便反少，气上冲胸，口噤不得语，欲作刚痉，葛根汤主之。

【目】徐彬曰：刚痉之背项强直，而无汗、发热，又反恶寒，原属寒湿居中，阴阳两伤之象，有如发热而太阳病矣。无汗乃寒伤营本症也，此时邪尚在表，不在里，而小便反少，气上冲胸，明是太阳随经之邪，自腑侵脏[②]，动其冲气，且口噤不语，是太阳主开而反阖，声不得发，则阴阳两伤，势必强直、恶寒，所不待言，故曰欲作。药用桂枝全方加葛根、麻黄，风寒兼治也。然足阳明脉起于鼻交頞中，旁纳太阳之脉，故自太阳而侵及阳明，势将头项强不

①【医理探微】

此解甚妙。一般学者皆以为是疮家外感，因有气血耗损，故不可发汗。其实仲景乃言内病若表之证，疮家发热恶寒，不可作表邪外袭治疗，自当辨别寒热，或单纯清热解毒，或扶正兼以解毒。疑似之症，不可不辨。

②【医理探微】

徐氏此言不妥。如言自腑侵脏，从相互表里脏腑而言，当为由膀胱之腑而入少阴之脏，然小便少、气上冲胸皆肺卫失宣使然，非少阴肾脏之病。如果硬要说是由膀胱之腑侵入太阴肺脏，则显勉强，也不符合仲景太阳病之旨。

已，而渐胸满，特以葛根主之，以杜兼并之势，为无汗刚痉主方，且桂枝原能治冲气也。

李中梓曰：阴痉厥逆，筋脉拘急，汗多，宜桂心白术散；闭目合眼，附子防风散；胸满口噤，卧不着席，咬牙挛急，大承气汤；头项强，小腹满，小便不利，五苓散；风盛血燥，防风当归汤。

瘛疭

【纲】仲景曰：太阳病，脉阴阳俱浮，自汗，身重，多眠，鼻鼾，语言难出，不可下，不可火。若被火者，微则发黄，剧则惊痫、瘛疭[①]。

【目】吴绶曰：夫瘛疭者，一伸一缩，手足相引，搐搦不已，大抵与婴儿发搐相似，古人以此症多属于风，风主动摇也。骆龙吉言："心主脉，肝主筋；心属火，肝属木；火主热，木主风。风火相扇，则为瘛疭也。"若不因汗、下所生者，当平肝木，降心火，佐以和血脉之剂，如羌、防、柴、芍、芎、归、芩、连、生地、天麻之类。若兼有痰，必加竹沥、星、夏；如风邪内煽，加全蝎、僵蚕。若伤寒曾经汗、下后，多所传变而得，为病势已过，多难治也。盖因虚极生风所致，须用小续命汤或大建中汤加减一二味主之。凡伤寒汗出露风，则汗不通流，遂变筋脉挛急，手足搐搦，宜牛蒡根。如本条，由风温被火，宜葳蕤汤。若瘛疭，戴眼反折，绝汗乃出，大如贯珠，着身不流者，此太阳终也，不可治。又有四肢絷习，动而不止，似瘛疭而无力抽搐者，此为肝绝，盖汗、下后变生此症者多死。凡用小续命汤，有汗去麻黄，无汗去黄芩，要在通变而已。

【纲】仲景曰：风湿为病，脉阴阳俱浮，自汗出，身重，多眠睡，鼻息必鼾，语言难出。若被下者，小便不利，直视失溲；若被火者，微发黄色，剧则如惊痫，时瘛疭。

【目】成无己曰：瘛者，筋脉急也；疭者，筋脉缓也。急则引而缩，缓则纵而伸，或缩或伸，动而不止者，名曰瘛疭，俗谓之搐搦是也。《内经》以瘛为契合之契，疭为放纵之纵，以急为瘛，以缓为疭，理至明矣。瘛疭者，风疾也，

①【注文浅释】
宋本《伤寒论》为："风温为病，脉阴阳俱浮，自汗出，身重，多眠睡，鼻息必鼾，语言难出。若被下者，小便不利，直视失溲。若被火者，微发黄色，剧则如惊痫，时瘛疭。"

而瘈瘲则瘛疭焉。伤寒瘛疭者，邪实气极也，热盛则风持并经络，风主动，故四肢瘛疭而不宁也。风湿被火而瘛疭，言热气之剧盛也，伤寒至于发瘛疭，病势已过矣。《内经》曰："太阳终者，戴眼反折，瘛疭，绝汗乃出，大如贯珠，着身不流。"是见其瘛疭为已过之疾也。瘛疭之症虽剧，若能以祛风涤热之剂折其大势，则亦有生者。若妄灼灸，或与发表之药，必死。《经》曰："一逆尚引日，再逆促命期。"

鳌按：此乃风热甚之病，宜祛风散热为主，然或有一二可生耳，非谓其必生也。

不仁

【纲】仲景曰：脉浮而洪，身汗如油，喘而不休，水浆不下，形体不仁，乍静乍乱，此为命绝也。

【目】张云岐曰：不仁，谓不柔和，痛痒不知，任其屈伸，灸刺亦不知，是谓不仁也。由邪气壅盛，正气为邪气所闭，伏郁而不发，血气虚少，不能通行故也[①]。《内经》曰："荣气虚则不仁。"《针经》曰："卫气不行则为不仁。"《经》曰："营卫不能相将，三焦无所仰，身体痹不仁。"即此知营卫血气虚少，不能通行为不仁，明矣。又谓"诸乘寒者则为厥，郁冒不仁"，言此厥者，是正气为寒气所乘而为厥气，非四肢逆冷之厥也，何也？郁冒为昏冒，不仁为不知痛痒，是为尸厥。《经》曰："少阴脉不至，肾气微，少精血，奔气促逼，上入胸膈，宗气反聚，血结心下，阳气退下，热归阴股，与阴相动，令身不仁，此为尸厥。"其乘寒之厥，郁冒不仁者，即此可知矣。昔越人入虢，诊太子为尸厥，以郁冒不仁为可治，刺之而得痊，实神医也！若如本条命绝，虽越人其能救之耶？

陶华曰：瘛则急而缩，疭则缓而伸。热则生风，风主乎动，故筋脉相引而伸缩，伤寒至此死症也，能去风涤热治之，幸有生者，治法与痉病略同。不仁谓不柔和，诸虚乘寒，为郁冒不仁，血气虚弱，不能周流一身，于是正气为邪气所伏，故肢体顽麻不仁，厥如死尸，用麻桂合半汤，不

①【医理探微】

邪气壅盛于表，故脉浮洪；正气脱之于内，则身汗喘急。邪气壅盛者，外邪闭郁腠理；血气虚少者，气血痹阻不畅；气血被外邪痹阻，相对不足，失于润荣，故形体不仁而乍乱乍绝。

愈，补中益气汤入姜汁。

李中梓曰：瘛疭者，或缩或伸，动而不定。汗出时盖覆不周，腰背、手足搐搦，牛蒡根汤；脉浮数有风热，防风通圣散；血不养筋，大秦艽汤。

发黄

【纲】**仲景曰：病发于阳而反下之，热入，因作结胸[①]。但头汗出，余处无汗，至颈而还，小便不利，身必发黄也。伤寒瘀热在里，身必发黄，麻黄连翘赤小豆汤主之。**

【目】朱肱曰：头汗出而身发黄者，茵陈蒿汤十分，五苓散五分，拌和，每服一钱，水下，日三服。

张云岐曰：寒气侵人，人即发热以拒之，是为发阳，助阳散寒，一汗而寒热解矣。不汗而反下，故热内陷而成结胸，炎上而但头有汗，且小便不利，致湿热内蒸，黄色外见也。解表、清火、利水，麻黄连翘赤小豆汤一剂而三善备，且以见太阳发热之治，与阳明迥别也。

【纲】**仲景曰：太阳病，身黄，脉沉结，少腹硬，小便不利者，为无血也。小便自利，其人如狂者，血结症也，抵当汤主之。**

【目】朱震亨曰：寒热在里不散，热畜于脾胃，腠理不开，瘀热与宿谷相薄，郁蒸不消化，故发黄。发黄与瘀血外症及脉俱相似，但小便不利为发黄，小便自利为瘀血。要之发黄之人，心脾蕴积，发热引饮，脉必浮滑而紧数；若瘀血症即如狂，大便必鞕，此异耳。

楼全善曰：此畜血在下焦而发黄者也[②]。

柯琴曰：太阳病发黄与狂，有气血之分，小便不利而发黄者，病在气分，麻黄连翘赤小豆症也；小便自利而如狂，病在血分，抵当汤症也。

【纲】**仲景曰：太阳病中风，以火劫发汗，邪风被火热，血气流溢，失其常度，两阳相熏灼，身体则枯燥，但头汗出，齐颈而还，其身发黄[③]。**

【目】朱肱曰：病人服汤，得小便利，如皂荚汁赤，一宿腹减，则黄从小便中出也。古人云："治湿不利小便，

①【医理探微】

病发于阳，阳为何意？乃表证也。热入之热为何？乃表热之邪也。热邪与发热之症状必须分清。此发黄证之因，为表热之邪入里与湿相结所致，非表寒入里化热。试想，若表寒外袭，加之苦寒攻下，中虚伤正，当从寒化，岂有化为热邪之理？《伤寒论》中有很多论述风热表证的内容，也有许多治疗温病的方证条文，后世只是拘于《伤寒论》之名，就囿于寒邪之说，以致仲景奥旨不能彰显，实为憾事。

②【注文浅释】

楼公差矣！此条乃是鉴别蓄血与湿热发黄，非单论蓄血之黄。

③【注文浅释】

宋本《伤寒论》在"两阳相熏灼"后为："其身发黄，阳盛则欲衄，阴虚小便难，阴阳俱虚竭，身体则枯燥，但头汗出，齐颈而还。"

非其治也。”麻黄连翘赤小豆汤、栀子柏皮汤，可选用之。

陶华曰：《内经》云：“湿热相交，民多病瘅。”发黄是也，谓单阳而无阴也。太阴脾土为湿热所蒸，色见于外，曰发黄。湿胜则如熏黄而晦，热胜则如橘黄而明。伤寒至于发黄，热势已极，且如畜血，大抵相类。设或寸口无脉，鼻出冷气，与夫形如烟熏，摇头直视，环口黧黑，举体发黄，是皆真脏气绝也。

【纲】**仲景曰：太阳病，脉浮而动数，浮则为风，数则为热，动则为痛，数则为虚，头痛发热，微盗汗出而反恶寒者，表未解也。医反下之，动数变迟，膈内拒痛，胃中空虚，客气动膈，短气烦躁，心中懊憹，阳气内陷，心下因鞕，则为结胸，大陷胸汤主之。若不结胸，但头汗出，余无汗，齐颈而还，小便不利，身必发黄也。**

【目】方中行曰：此条本言结胸之症，叙其由，绘其状，而明其治也，“若不结胸”以下，乃就变症之轻者言之。但头汗出者，乃诸阳之本，阳健故汗出也；余无汗者，阴脉上不过颈也；小便不利者，阳不下通，阴不任事，化不行而湿停也；湿停不行，必更渗土而入胃，胃土本湿，得渗则盛，既盛且停，热气郁蒸，发为身黄也。

【纲】**仲景曰：伤寒发汗已，身目为黄，所以然者，以寒湿在里不解故也。以为不可下也，于寒湿中求之。**

【目】魏荔彤曰：伤寒发汗，已得治而表邪可愈矣，何以身目为黄？知非寒邪在表为患，而外感寒邪挟在里之湿邪为患也[①]。故仲师明示以寒湿在里不解之故，见人当于里求治也。喻氏以里为躯壳之里，与脏腑无涉，盖此症非在表，亦非在里，特在表之里，而不在脏腑之里，故仲师又以为里而不可下也，于寒湿中求之[②]。不出方者，方不外麻黄连翘赤小豆汤、茵陈蒿汤、栀子柏皮汤，可选用也。夫寒湿俱阴邪，二阴相搏于里，何以不发青白色，而成黄色？则寒邪郁而变为热邪，合之湿邪相蒸而见于外也。故总无治寒之药，学者详焉。

陶华曰：湿家之为病，一身尽痛，发热，身虽似熏黄，小便不利，五苓散；小便自利，术附汤；身头痛，麻黄汤加苍术；脉浮，身重，汗出，恶风，防己黄芪汤；初发黄，以瓜

①【医理探微】

魏氏此言甚当。本条既内有寒湿，又感外邪之证。发汗之后，虽表寒去而里湿依然，且发汗伤阳，可能使寒湿加重，寒湿在里不解，熏蒸肝胆，胆汁外溢则发为黄疸。本在寒湿，故不可攻下，而当温中健脾祛湿退黄。后面喻氏所言用麻黄连翘赤小豆汤、茵陈蒿汤、栀子柏皮汤等，谬矣！此当以茵陈四逆理中辈治之。

②【注文浅释】

此所谓里，即在于里之中焦阳虚，寒湿凝滞。喻氏所言与脏腑无关，又言非在表、非在里等，谬之千里。

蒂末，口嗡水，搐鼻中，黄水出愈。

【纲】 仲景曰：伤寒六七日[①]，身黄如橘子色，小便不利，腹微满者，茵陈蒿汤主之。伤寒身黄发热者，栀子柏皮汤主之。

【目】 喻昌曰：黄色鲜明，其为三阳之热邪无疑。小便不利、腹微满乃湿家之本症，不得因此指为伤寒之里症也。方用大黄佐茵陈、栀子，建中驱湿、除热之功，以利小便，非用下也。热已发出于外，自与内瘀不同，正当随热势清解其黄，使不留于肌表间也。前条热瘀，故用麻黄，此条发热，反不用麻黄者，盖寒湿之症难于得热，热则其势外出而不内入矣，所谓“于寒湿中求之”，不尽泥伤寒定法也。

【纲】 仲景曰：风湿为病，脉阴阳俱浮，若被火者，微发黄色。

【目】 朱肱曰：中湿一身尽痛，发热，身黄，小便不利。病人中湿，因而伤风，风湿相搏，一身痛重，是名中湿，亦当于风湿中求之。

李中梓曰：小便不利，四肢沉重，似疟，若不饮而发黄，茵陈五苓散；伤寒脉虚，小便如常，变为阴黄，理中加茵陈汤；如下之太过，脾虚津竭，饮水自伤，此阴湿变黄，茵陈茯苓汤、茵陈四逆汤[②]。

鳌按：风湿相搏于内而以火劫之，受火气之轻者，湿不得越，必因热而发黄。

如疟

【纲】 仲景曰：太阳病，得之八九日，如疟状，发热恶寒，热多寒少，其人不呕，圊便欲自可，一日二三度发，脉微缓者，为欲愈也，桂枝麻黄合半汤[③]。

【目】 杨士瀛曰：疟状作止有时，非若寒热往来或疏或数，而作止无定时也。凡感冒之人，忽觉毛寒股栗，筋节拘挛，百骸鼓撼，呕不欲食，其寒不可御，未几即转而发热者，此即温疟，不必谓如疟。脉自弦，或洪数，或紧实，或虚缓，或刮涩，皆为疟状，但以外症别之，用药固有本条小柴

①【注文浅释】
宋本《伤寒论》为“伤寒七八日”。

②【注文浅释】
李氏所言极是，临证可以参考该说加减运用。

③【注文浅释】
宋本《伤寒论》在“为欲愈也”之后有：“脉微而恶寒者，此阴阳俱虚，不可更发汗、更下、更吐也；面色反有热色者，未欲解也，以其不能得小汗出，身必痒。”

胡汤，如加减法，亦是活法。然血虚能生寒热，败血亦作寒热，阴阳相胜，一症虽各有一方，皆当以川芎为佐[①]。

柯琴曰：寒热如疟，是虚实互有之症，太阳以阳为主，热多寒少，是主胜客负，有将解之兆矣。不呕，胃无邪；圊便，胃不实；脉微缓，有胃气，应不转属阳明；一日二三度发，是邪无可容之地，正胜邪却，可勿药也。

【纲】仲景曰：服桂枝汤，大汗出，脉洪大者，与桂枝汤如前法；若形如疟，日再发者[②]，汗出必解，宜桂枝二麻黄一汤。

【目】魏荔彤曰：与桂枝汤如前法者，仍是太阳风伤卫所用之桂枝汤。如前法者，仍是服桂枝汤，啜热粥，勿令大汗出如水流漓之法，何必另求深文耶！盖初为风多寒少之症，而脉见微弱，故用桂枝二越婢一汤，今寒去风留，而脉见洪大，类于浮缓之象，故独用桂枝汤，桂枝升阳固卫而解肌，既无碍于脉之浮大，且能护救阳之虚浮，岂非恰合之剂，仍自始终不悖哉！然病机不一，或者其人服桂枝二越婢一汤，而大汗不出，但形如疟，日再发者，此即上条"如疟状"之谓也。方、喻俱言少有之寒邪，持多有之风邪，欲出不能出者是也。又变一法，用桂枝二麻黄一汤，倍桂枝以治风多，少麻黄以治寒少，又一方两治，而不失轻重之分者也。

陶华曰：妇人热入血室，其血必结，亦如疟状，小柴胡汤。[③]

【纲】仲景曰：病人烦热，汗出则解，又如疟状，日晡所发热者，属阳明也。脉实者，宜下之；脉虚浮者，宜发汗。下之宜大承气汤，发汗宜桂枝汤。

【目】王肯堂曰：虽得阳明症，未可便为里实，审看脉候，以别内外。其脉实者，热已入腑，故可下；其脉浮虚者，是热未入腑，犹在于表也，可发汗[④]。

柯琴曰：烦热自汗似桂枝症，寒热如疟似柴胡症，然日晡潮热则属阳明，而脉已沉实，确为可下，是承气主症、主脉也。

【纲】仲景曰：妇人中风七八日，续得寒热，发作有时，经水适断者，此为热入血室，其血必结，故使如疟状，

① 【医理探微】
杨氏所言温疟，或许本于《内经》，但其所论并不确切，或说是概念错误。《素问·疟论》言："此先伤于风，而后伤于寒，故先热而后寒也，亦以时作，名曰温疟。"《素问》所言温疟，症状是先热后寒，特点是按时发作，显然杨氏所言与之不合。本条证为外寒郁表之轻证，理当解表，岂有用治疗少阳之法？故其说用小柴胡汤，以及用川芎为佐等，不足为凭。

② 【注文浅释】
宋本《伤寒论》为"一日再发者"。

③ 【临证薪传】
妇人热入血室之寒热如疟为往来寒热，此处是发热恶寒并见而不定时发作，性质完全不同，病机迥然有别，一为邪在少阳，一为邪在肌表，前者用小柴胡汤，后者用桂麻各半汤类方，切不可混同。

④ 【注文浅释】
王氏所言极是，太阳表证也可见有日晡发热，不可只以一症而定病位，当整体分析所有症状，方可做出决断。

发作有时，小柴胡汤主之。

【目】庞安常曰：经水适断于寒热时，是不当止而止也，必其月事下而血室虚，热邪乘虚而入，其余血之未下者，干结于内，故适断耳。用小柴胡和之，使结血散，则其寒热自除而愈矣。

鳌按：上条本阳明症，此条又少阳症，下条又厥阴症，以其如疟，故类书于此[①]。若少阳乘阴，热多寒少而尺脉迟者，亦往往作如疟状，先以黄芪建中汤养其营卫，待脉不迟，却以小柴胡和之。凡少阳症中，往来寒热，休作有时者，多半是如疟之状，仲景虽未言，学者以意会之可耳。

【纲】**仲景曰：厥阴病，脉浮缓，囊不缩，必发热恶寒似疟，为欲愈，桂枝麻黄合半汤。**

【目】楼全善曰：病虽厥阴，而脉见浮缓，则邪有欲出之势，故寒热交作如疟而愈也。

鼻衄

【纲】**仲景曰：伤寒不大便六七日，头痛有热者，与小承气汤。其大便圊者，知不在里，仍在表也，当须发汗；若头痛者必衄，宜桂枝汤[②]。伤寒脉浮紧者，麻黄汤主之，不发汗，因致衄。**

【目】成无已曰：《病源》云："心主血，肝藏血，肺主气，开窍于鼻，血得热则散，随气上从鼻中出，则为衄。"是杂病衄者，责在里热也。如仲景此二条之论，知伤寒衄者，责其表分热故也。

戴原礼曰：古论鼻衄属太阳经，风、寒皆有之，既衄而表症仍在，于寒当用麻黄汤，于风当用桂枝汤，且谓发烦目瞑，是太阳侵入阳明，汗下俱难。若衄已而热不退者，惟升麻葛根汤、败毒散、阳旦汤为妥[③]；衄而烦渴，饮则吐水，先服五苓散，次服竹叶石膏汤；大衄不止，茅花汤，或黄芩芍药汤加茅花一撮。

柯琴曰：此辨太阳、阳明法也。太阳主表，头痛为主；阳明主里，不大便为主。然阳明亦有头痛者，浊气上冲也；太阳亦有不大便者，阳气太重也。头痛必衄者，阳邪盛于

①【医理探微】

"如疟"有两种情况，一是时间发作之如疟，一是症状发作之如疟。桂枝麻黄各半汤三方证，是恶寒发热二三度发作，从发作时间来看，犹如疟状；小柴胡汤证，是寒热往来症状犹如疟疾；而真正的疟疾是定时发作，寒热往来，两者兼见。

②【注文浅释】

宋本《伤寒论》为："伤寒不大便六七日，头痛有热者，与承气汤。其小便清者，知不在里，仍在表也，当须发汗；若头痛者必衄，宜桂枝汤。"

③【医理探微】

外感表证而有衄血，衄后热不退，多为热邪迫血外溢，当清热凉血，升麻葛根汤、败毒散及阳旦汤非其所宜。

阳位，阳络受伤，故必衄也，衄乃解矣。“宜桂枝”句，直接“发汗”来，不是用桂枝止衄，亦非用在已衄后也此旨要明。

【纲】**仲景曰：太阳病，脉浮紧，无汗，发热，身疼痛，八九日不解，表病仍在，当发其汗，麻黄汤主之[①]。服药已，微除，其人发烦目瞑。剧者必衄，衄乃解，所以然者，阳气重故也。阳盛则欲衄，阴虚则小便难，言衄为经中阳盛也[②]。**

【目】朱肱曰：伤寒衄血者乃解，盖阳气重故也，仲景所谓“阳盛则欲衄”。若脉浮紧、无汗，服麻黄汤不中病，其人发烦目瞑，剧者必衄，小衄而脉尚浮紧者，宜再与麻黄汤也。衄后，脉已微者，不可行麻黄汤也；若脉浮、自汗，服桂枝汤不中病，桂枝症尚在，必头疼甚而致衄，小衄而脉尚浮者，宜再与桂枝也。衄后，脉已微者，不可行桂枝也。大抵伤寒衄血，不可发汗者，为脉微故也。治法，“衄家不可发汗，汗出额上陷，脉紧急，直视不能眴，不得眠”，然而无汗而衄，脉尚浮紧者，再与麻黄汤；有汗而衄，脉尚浮缓者，再与桂枝汤。脉已微者，黄芩芍药汤、犀角地黄汤[③]。

张元素曰：或谓：“《经》言‘衄家不可发汗，汗必额上陷’，今衄血之症，皆缀麻黄于其下，何也？”夫“太阳脉浮紧，发热无汗，自汗者愈”，此一定之论也，何故复用麻黄汗之？仲景岂有前后相反之理哉！然本条“麻黄汤主之”五字，合当用于“当发汗”之下，盖以汉之文法，用药诸方皆赘于外条之末，且如大青龙汤症，既云“脉微弱，汗出恶风者，不可服，服之厥逆，筋惕肉瞤，此为逆也”，又以大青龙汤主之，皆此例。

鳌按：柯氏引黄氏将真武汤改正大青龙汤之谬，已详在前。

王好古曰：仲景言衄家不可发汗者，盖为脉微也。若浮紧者，麻黄汤；浮缓者，桂枝汤；脉已微，二药不可用，犀角地黄汤主之。

韩祗和曰：《千金翼》云：“吐血有三种：一曰肺疽，二曰伤胃，三曰内衄。”既吐血家谓之内衄，则鼻中出血可谓之外衄，是经络之血妄行也。经络热盛，阳气拥重，迫血

①【注文浅释】

宋本《伤寒论》作“表证仍在，此当发其汗”。而“麻黄汤主之”在条文最后。

②【注文浅释】

宋本《伤寒论》第111条中有“阳盛则欲衄，阴虚则小便难”，但无“言衄为经中阳盛也”之句。

③【注文浅释】

朱氏此言甚当，临床用药灵活机变就当如此。可供参考。

妄行，上出于鼻，则为衄。

柯琴曰：血之与汗，异名同类，不得汗，必得血，不从汗解而从衄解，此与“热结膀胱，血自下”者，同一局也。太阳脉从目内眦络阳明脉于鼻，鼻者，阳也，血虽阴，从阳气而升，则从阳窍而出，故阳盛则衄。汗者，心之液，是血之变见于皮毛者也。寒邪外敛，腠理不开，阳气内扰，迫血妄行，假道肺窍，故称红汗。

【纲】仲景曰：衄家不可发汗，汗出必额上陷，脉急紧，目[①]直视不能眴，不得眠。

【目】成无己曰：衄家虽为邪热在经，而又不可发汗如此，前用桂枝、麻黄者，非治衄，用以发散经中邪气也。若邪不得散，拥盛于里，逼迫于血，因而致衄，即不可用此二汤以治衄矣。

吴绶曰：凡吐血、衄血，无表症，脉不浮紧者，不可发汗也。东垣云：“脉微者，宜黄芩芍药汤；脉滑数者，犀角地黄汤；热甚血不止者，河间地黄汤、古方四生丸；血虚者，东垣麦门冬饮子、三黄补血汤；若不止者，活人茜根散、茅花汤主之也。”以上皆治吐衄之良方，但在出入通变耳。大抵吐衄，脉滑小者生，脉实大者死；吐衄后，脉微者易治。若热反盛，脉反急数者，死也；若衄而头汗出，或身有汗不至足者，难治。凡血得热则行，得冷则凝，见黑则止，所以犀角地黄汤中加好京墨汁一二匙，搅药令黑，最效也。[②]

张介宾曰：杂病衄血，积热在里；伤寒衄血，积热在表。《论》曰：“伤寒小便清者，知不在里，仍在表也，当发其汗；若头痛者必衄，宜桂枝汤。”曰：“伤寒脉浮紧，不发汗，因致衄者，麻黄汤主之。”此以伤寒之衄为其热不在里而在表也。然《论》又曰“衄家不可发汗”，而何以复用桂枝、麻黄等汤？盖衄由乎阴者，以阴虚火动也，故不宜再汗以亡阴；衄由乎阳者，以表邪未解，故当用桂枝、麻黄以发散。《论》又曰“太阳病，脉浮紧，发热，身无汗，自衄者愈”，此以表邪欲解，不从汗而从血，所以衄后当愈也。由此观之，则有因衄而愈者，以经通而解散也；有治衄仍当发散者，以邪之将解未解而因散其余邪也。若寒气不甚，而用麻黄、桂枝，似属太刚，易以柴、葛之类可也。

①【注文浅释】
宋本《伤寒论》无“目”字。

②【注文浅释】
吴氏所论甚当，所列处方确为临床常用，中医临床遣方用药圆机活法，于此可见一斑。

柯琴曰：已脱血而复汗之，津液枯竭，故脉急紧而目直视，亦心肾俱绝矣。

【纲】**仲景曰：太阳病，脉浮紧，发热，身无汗，自衄者愈。**

【目】成无已曰：此经中之邪已随而散解，故愈。故知衄者，不待麻黄、桂枝发散者也。

陶华曰：衄血固为欲解，若衄不止而头汗出、其身无汗，乃发热汗不至足者，亦为恶候，当明辨之。

李中梓曰：血紫黑成块，脉迟细，口不渴，小便清，理中汤加丹皮；汗后热退，鼻血不止，新汲水浸草纸数层，贴项上及项脊，温则易，必止。

鳌按：李氏草纸外治法，施之杂病则稳妥，若治伤寒，还宜酌量。

鼻鼾鼻鸣

【纲】**仲景曰：太阳中风，阳浮阴弱。阳浮热自发，阴弱汗自出，啬啬恶寒，淅淅恶风，翕翕发热，鼻鸣干呕者，桂枝汤[①]。发汗已，身犹灼热，脉浮，自汗，身重，多眠，鼻鼾，语言难出，不可下，不可火[②]。**

【目】赵嗣真曰：风温则鼻鼾，中风则鼻鸣，由风气壅塞，卫气不利所致。阳明、少阳、三阴虽亦有中风，然亦不在表，故鼻不鸣而不鼾也。

吐血

【纲】**仲景曰：脉浮热甚，反灸之，此为实。实以虚治，因火而动，必咽燥吐血。**

【目】朱肱曰：伤寒吐血，由诸阳受邪热，初在表，应发汗而不发汗，毒热入深，络于五脏，内有瘀积，故吐血也。瘀血甚者，抵当丸；轻者，桃仁承气汤，兼服犀角地黄汤、三黄丸。假令已下，脉数不解，合热则消谷善饥，至六七日，不大便者，有瘀血也，抵当汤。

李杲曰：余治一贫士，脾胃虚，致补剂愈。继而居旷

①【注文浅释】
宋本《伤寒论》为："太阳中风，阳浮而阴弱。阳浮者热自发，阴弱者汗自出。啬啬恶寒，淅淅恶风，翕翕发热，鼻鸣干呕者，桂枝汤主之。"

②【注文浅释】
宋本《伤寒论》第6条为："若发汗一，身灼热者，为风温。风温为病，脉阴阳俱浮，自汗出，身重，多眠睡，鼻息必鼾，语言难出。"后面无"不可下，不可火"之句。

室，卧热坑，咳而吐血数次，余谓此久虚弱，外有寒形，而有火热在内，上气不足，阳气外虚，当补表之阳气，泻里之虚热。盖冬居旷室，衣服单薄，是重虚其阳，表有大寒，壅遏里热，火邪不得舒伸，故血出于口。因思仲景治伤寒脉浮紧，当以麻黄发汗，而不与之，遂成衄，却与麻黄汤，立愈，与此甚同，因与麻黄人参芍药汤。

鳌按：此言误灸所生之变也，吐血，比衄更甚矣。

【纲】仲景曰：凡服桂枝汤吐者，其后必吐脓血也。

【目】朱震亨曰：杂病吐血、咯血责为实邪，伤寒吐血、咯血皆由误汗、下并火逆而致，诚非伤寒病热之微甚者也，是为坏病，宜随其逆而调之。惟少阴厥竭误汗一症，强动经血，故云难治也。

楼英曰：吐血者，诸阳受邪，其邪在汗，当汗不汗，致使血毒入脏，积瘀于内，遂成吐血。凡见眼闭目红，神昏语短，弦冒逆妄，烦躁漱水，惊狂谵语，吐衄，背冷足寒，四肢厥逆，胸腹急满，大便黑利，小便频数，皆瘀血症也。虽有多般，不必悉具，但见一二，便作血症主张，初得此病，急宜用药，至于络续不已，经数时而腹痛者，此又难于料理也。

陶华曰：《经》曰“服桂枝汤吐者，其后必吐脓血”，犀角地黄汤。“大下后，寸脉沉迟，尺脉不至，咽喉不利，唾脓血”者，此有两症，一为阳毒，宜阳毒升麻汤；一为阴毒，宜甘桔汤加半夏、生姜。血热者，黄连阿胶汤、地榆柏皮汤、三黄泻心汤。咽喉闭塞，不可发汗，发汗则吐血，气欲绝，手足厥冷，蜷卧不能自温，当归四逆汤。

鳌按：此指凡热淫于内者言也。故桂枝汤反能助阳，使热势涌越，致伤阳络而吐脓血也。①

畜血②

【纲】仲景曰：太阳病六七日，表症仍在，而反下之，脉微而沉，反不结胸，其人发狂者，以热在下焦，少腹当硬满，小便自利者，下血乃愈，所以然者，以太阳随经，瘀热在里也，抵当汤主之。太阳病，脉沉结，少腹硬，小便自利，其人如狂者，血结症也③，抵当汤主之。伤寒有热，

①【注文浅释】
沈氏所按乃点睛之言。

②【注文浅释】
畜血：即蓄血也。

③【注文浅释】
宋本《伤寒论》为“血证谛也”。

少腹满，应小便不利，今反利者，为有血也，当下之，不可余药，宜抵当丸。太阳病不解，热结膀胱，其人如狂，血自下，下者愈，其外不解者，尚未可攻，当先解外，外解已，但少腹急结，乃可攻之，宜桃仁承气汤[①②]**。**

【目】朱肱曰：太阳症，下焦有热，少腹必满，应小便不利，而小便反利者，下血症也[③]，抵当汤。

张介宾曰：观仲景诸论，则知伤寒畜血者，以热结在里，搏于血分，留于下焦而不行，故易生烦躁也。然又有阳明症喜忘，亦为畜血之症。故诊伤寒，但见少腹鞕满而痛，便当问其小便，若小便自利者，知为畜血之症，盖小便由于气化，病在血而不在气，故小便利而无恙也。血瘀于下者，血去则愈，其在仲景则以抵当汤丸主之，愚谓但以承气之类加桃仁、红花以逐之，或其兼虚者，以玉烛散下之，则畜血自去，而病无不除矣[④]。

柯琴曰：此亦太阳病误下热入之症也。太阳病六七日不解，脉反沉微，宜四逆汤救之，此因误下，热邪随经入腑，结于膀胱，故少腹硬满而不结胸，小便自利而不发黄也。太阳经少气而多血，病六七日而表症仍在，阳气重可知。阳极则扰阴，故血燥而畜于中耳。血病则知觉昏昧，故发狂。此经病传腑，表病传里，气病传血，上焦病而传下焦也。少腹居下焦，为膀胱之室，厥阴脉所聚，冲任血海所由，瘀血留结故硬满。然下其血而气自舒，攻其里而表自解矣。沉为在里，凡下后热入之症，燥血结于膀胱而发狂，营气不敷之故也。有热，即表症仍在。少腹但满而未硬，其人未发狂，只以小便自利，预知其为有畜血，故小其制而丸以缓之。阳气太重，标本俱病，故如狂。血得热则行，故尿血，血下则不结，故愈。冲任之血会少腹，热极则血不下而反结，散结先发表，而用桃仁承气，不用抵当者，以少腹未硬满也[⑤]。首条以“反不结胸”句，知其为下

①【注文浅释】

宋本《伤寒论》为“桃核承气汤”。

②【案例犀烛】

郭某，女，18 岁，2019 年 12 月 7 日就诊。右少腹疼痛半月余，伴腹胀，大便量少而不畅，嗳气，平时月经量少色黯，舌淡红，苔薄白，脉沉缓而滑。病机乃腑气不畅，兼有瘀血。治以通腑化瘀。方用桃核承气汤加减：桃仁 10 g，桂枝 9 g，炙甘草 5 g，大黄 9 g（后下），芒硝 6 g（烊化），乌药 10 g，炒白芍 30 g，党参 9 g，小茴香 6 g。7 剂，每日 1 剂，水煎服。2020 年 1 月 19 日二诊：服上药后腹痛无，但仍大便不畅，右少腹不适，嗳气频，时肠鸣，纳差，舌淡红，苔薄白，脉沉弱。处方：桃仁 10 g，桂枝 9 g，炙甘草 5 g，乌药 10 g，党参 9 g，干姜 6 g，清半夏 9 g，黄连 5 g，黄芩 9 g，旋覆花 10 g（包煎），厚朴 9 g，炒麦芽 30 g。8 剂，每日 1 剂，水煎服。一年后他病来诊，言复二诊药后，诸症消失而愈。

③【注文浅释】

本证为瘀热互结证，而朱氏却言是“下血症”。无下血见症，岂能为下血证？差矣。

④【注文浅释】

张介宾所言蓄水蓄血之鉴别甚当，而后面所论治疗蓄血证的选方遣药，也值得借鉴。凡临床用药，就当紧抓病机，且灵活机变，随证随症加减治之。

⑤【注文浅释】

柯氏言蓄血证有尿血一症，且血下而血热不能结，故愈之言，是曲解仲景桃核承气汤条文原意，该条为倒装文法，“宜桃核承气汤”应接于“血自下，下者愈”之后。且桃核承气汤非为解表，只是表证解除后方才使用的蓄血轻证的方剂。

后症；末条以“尚未可攻”句，知其为未下症。结急者易解，只须承气；硬满者不易解，必仗抵当。

李中梓曰：少阴下血，桃花汤；腹满，身热，下脓血，黄连阿胶汤、地榆散。

王肯堂曰：按犀角地黄汤以治上血，如吐血、衄血是也；桃仁承气汤以治中血，如畜血中焦，下利脓血是也；抵当汤丸以治下血，如血症如狂之类是也。上中下三焦，各有主治，此条当作三症看[①]。起至“下者愈”，是一症，至“当先解外”，是一症，盖其人如狂，是下焦血，非桃仁承气症也。自“外解”至末，又是一症，恐是下只去得下焦血，而中焦道远，未能尽去，故尚留于少腹耳。又抵当汤丸，其中虻虫、水蛭，性为猛厉，不若四物汤加酒浸大黄各半下之为妙。

①【临证薪传】

王氏所言犀角地黄汤、桃仁承气汤、抵挡汤分别为治疗所谓上、中、下三焦之血，非常错误，与临床不符。三方的临床使用，应该据病机而选择，犀角地黄汤治血热妄行的出血证，桃核承气汤、抵挡汤治瘀热互结之蓄血证（前者证轻，后者证重），差之千里，不可混淆。正因为王氏有此谬解，所以后面的阐释也不可取。

下血　便脓血

【纲】仲景曰：太阳病下之，其脉促，不结胸者，此为欲解也；脉浮者，必结胸也；脉紧者，必咽痛；脉弦者，必两胁拘急；脉细数者，头痛未止；脉沉紧者，必欲呕；脉沉滑者，协热利；脉浮滑者，必下血。

【目】魏荔彤曰：此条兼言太阳中风、伤寒，邪仍在表，误下而变症不一也。脉促而不结胸，阳气犹充，不为阴药所结，旋欲透表而愈，故为欲解，此下之无害者，幸也。外此则脉浮，病虽在表，而风邪已为阴药引之入胸，与阳相结，故成结胸也；若脉虽浮而紧，此寒伤荣而误下也，故寒邪与肝热相激而咽痛，结胸者不咽痛，陷胸之症也，咽痛者不结胸，非少阴甘草桔梗汤之症，仍太阳麻杏甘石汤之症也，此犹下后之易审治者也；至脉弦者，阴药引寒邪入胁而拘急，然非少阳柴胡之症，惟宜于太阳胁下满诸条内比类求治；脉细数似少阴，然头痛不止，症仍太阳，乃下后之阳伏郁而为细数，仍应于太阳误下诸条内，求表里兼治之法。然此数者，其脉俱仍带浮，犹易认也。更有脉沉紧，全非太阳矣，然误下后之沉紧，阳为阴郁，逆而上冲作呕，则仍应从太阳诸条内，求表里兼治之法；更有沉滑而协热利，应于太阳下利诸条求治。此二者，不可因脉沉而不浮，遽谓非太阳也。至脉或浮滑，为表为里，又难认矣。然于必下血，知其为太阳犯本，惟应于太阳犯本下血诸条求治也。总之，误下变症多端，要人细为审谛，总不容舍太阳别求，一误再误，促人命期。[①]

【纲】仲景曰：太阳病不解，热结膀胱，其人如狂，血自下，下者愈。其外不解者，尚未可攻，当先解外；外解已，但少腹急结者，乃可攻之，宜桃仁承气汤。

【目】鳌按：此小便尿血也，缘阳气太重，标本俱病，血得热则行，故尿血。若热极则血反结，少腹为膀胱之室，故膀胱之热结，少腹必急结，用桃仁承气以攻其里之结血，所以解之也。[②]

【纲】仲景曰：淋家不可发汗，发汗必便血。

【目】魏荔彤曰：膀胱气化，何以有血？以素日膀胱府中，原有畜热，以伤寒水之化元，再发太阳经汗，标伤连属于本，水不足而血妄溢，此血与伤风犯本之圊血，相类而实不同。彼为标表不解所郁，犯及本府阴分；此为标表汗出所累，伤及本经阳分。阴分之血，属在下焦血海所注，故从大便出；阳分之水，化气不充，血热溢入，故从小便出。

鳌按：此条便血，亦是小便尿血也。盖淋家之膀胱本为热所素闭，又发其汗，故膀胱愈扰，血从小便出也。凡论中所言下血，有大便、小便之不同，学者审之[③]。

【纲】仲景曰：太阳病，以火熏之，不得汗，其人必躁，过经不解，必圊血，名为火邪。

【目】柯琴曰：他条以火发汗而衄血，是阳邪盛于阳位，故在未过经时；此条以火熏不得汗而圊血，是阳邪下陷入阴分，故在过经不解时。

【纲】仲景曰：病人无表里症，发热七八日，不大便，虽脉浮数者，可下之。假令已下，脉数不解，合热则消谷善饥，至六七日，不大便者，有瘀血也，宜抵当汤。若脉数不解，而下利不止，必协热而便脓血也。

【目】柯琴曰：合热、协热，内外热也[④]。内外热极，阳盛阴虚，必伤阴络，故不大便者，必有畜血；热利不止，必大便脓血，宜黄连阿胶汤。

---

①【医理探微】
太阳病误下后变证颇多，但总机转无非在表入里，或仍在表，或已入里，或表里俱见。而症状可见在上的咽痛、头痛、呕吐，在下的下利、下血，在中的结胸、两胁拘急。临床据脉循症，区别表里，详细辨别，灵活遣方用药即可。仲景于此强调了脉证合参之重要性。

②【注文浅释】
沈氏的按语有些牵强。既然尿血，小便何以自利？小便不利，何以为蓄血证？沈氏有此理解，问题仍出在没有认识到条文的倒装文法。

③【注文浅释】
沈氏此言甚当。

④【医理探微】
所谓协热者，乃下利而有外在发热的症状，发热是里证反映于表的征象，而非热邪在表。而此处下利，乃因热邪入里下迫所致，若热邪伤及阴络，热盛化脓，则进一步表现出便脓血。柯氏此处解释为“内外热”，是指内外均有热邪，显系不妥。

卷六

嗜卧 不卧

【纲】仲景曰：太阳病，十日已去，脉浮细而嗜卧者，外已解也。设胸满胁痛者，与小柴胡汤；脉但浮者，与麻黄汤。

【目】朱肱曰：多眠有四症：有风温症，有小柴胡症[①]，有少阴症，有狐惑症。

黄仲理曰：脉浮、头项强痛而恶寒者，太阳症也，此必兼有诸症。

虞抟曰：少阴有脉微细、但欲寐之症，今无少阴症，而脉浮细而嗜卧者，虽十日后，尚属太阳，此即"表解而不了了"之谓也。设见胸满、嗜卧，亦太阳之余邪未散，兼胁痛，则太少二阳合病矣，故和之以柴胡汤。倘若脉浮不细，是浮而有力也，无胸胁痛则不属少阳，但浮不大则不属阳明，仍在太阳，太阳为开，开病反合，故嗜卧，故开之以麻黄[②]。

【纲】仲景曰：太阳病二三日，不得卧，但欲起，心下必结，脉微弱者，此本有寒分也。

【目】朱肱曰：其伤寒瘥后不得眠者，热气与诸阳相并，阴气未复，所以病后，仍不得睡也，栀子乌梅汤主之。

王肯堂曰：本条宜桂枝加厚朴杏仁汤。

陈士铎曰：不得卧、但欲起在二三日，似乎与阳明并病，必其人心下结，故作此状，然结而不硬，脉微弱而不浮大，此其人素有久寒宿饮结于心下，非亡津液而胃家实。[③]

①【注文浅释】
少阳没有多眠症。

②【注文浅释】
仲景此条是单独论述三个症状，即脉浮细而嗜卧、胸满胁痛、脉但浮，各代表病愈正气未复、邪入少阳、邪仍在太阳，三个症状是并列关系，虞抟解释不确切。

③【注文浅释】
本条朱、王、陈三家皆有发挥，但以王氏解释甚当。

【纲】仲景曰：伤寒脉浮，医以火迫劫之，亡阳，必惊狂，起卧不安者，桂枝去芍药加蜀漆龙骨牡蛎救逆汤主之。

【目】柯琴曰：伤寒者，寒伤君主之阳也。以火劫汗，并亡离中之阴，此为火逆矣。妄汗亡阴而曰“亡阳”者，心为阳中之太阳，故心之液为阳之汗也。惊狂者，神明扰乱也，阴不藏精，惊发于内；阳不能固，狂发于外。起卧不安者，起则惊，卧则狂也。

【纲】仲景曰：衄家不可发汗，汗出必额上陷，脉紧急[①]，目直视不能眴，不得眠。

①【注文浅释】
宋本《伤寒论》为“汗出必额上陷，脉急紧”。

【目】鳌按：太阳脉起目内眦，上额，故此条脉症，皆从目上见得。盖荣行脉中，衄家则荣血已脱，脉无所养，而又汗之，是重竭其液，故脉见紧急之象。脉无所养，则脉所自起之目眦，亦必枯涩而不能转运，故直视而不能眴、不得眠也，盖眴必其目之能转而动，眠必其目之能运而合也。

【纲】仲景曰：太阳病，发汗后，大汗出，胃中干，烦躁不得眠，欲得饮水者，少少与饮之，令胃气和则愈。

【目】许叔微曰：大汗之后，精气不能游溢以上输于脾，脾不能为胃行其精液，胃不和，故不得眠也。内水不足，思外水以相济，故欲得水饮之，此便是转属阳明症。

陶华曰：多眠者，以人之卫气，昼则行阳，夜则行阴，行阳则寤，行阴则寐，阳气虚，阴气盛，则目瞑，故多眠，乃邪气传于阴而不在阳也。昏昏闭合者，阴自阖也；默默不言者，阴主静也。不得卧者，阳气盛，阴气虚，则昼夜不得眠，盖夜以阴为主，阴气盛，则目闭而安卧；若阴为阳所胜，故终夜烦扰而不得眠，所谓阴虚则夜争者是也。汗出、鼻干、不得卧则邪在表也，葛根解肌汤；若胃有燥屎，与大热错语，反大汗，胃中汁干而不得卧，则为邪在里也，大承气汤，胃不和则卧不安，故宜散热和胃也；若汗下后，虚烦不得眠者，栀子豉汤以涌之；下后复热，昼日烦躁，夜则安静，无大热，干姜附子汤；吐下后，心中懊侬，不眠，栀子豉汤；阳胜阴，狂言，不眠，乱梦，心烦，乏气，酸枣仁汤；阴胜阳，惊悸，昏沉，大热，干呕，错语，呻吟，不眠，犀角地黄汤。三阳合病，欲眠，目合则汗，谵语者，有热也，小柴胡汤；其胃热者，亦卧也，犀角解毒汤。风温、狐惑亦有此症。

无汗

【纲】仲景曰：太阳病，头痛，发热，身疼，腰痛，骨节疼痛，恶风，无汗而喘者，麻黄汤主之。

【目】朱肱曰：伤寒有连服汤剂而汗不出者，死。如中风法蒸之，温热之气于外迎之，无不得汗也。其法：用薪火烧地，良久，扫去火，可以水洒之，取蚕砂、柏叶、桃叶、糠麸皆可用，相和铺烧地上，可侧手厚，上加席，令病人卧，温覆之，夏月只布单覆之，汗移时立至，俟周身至脚心皆汗漐漐，乃用温粉扑止，移上床。最得力者，蚕砂、柏、桃叶也，无蚕砂，单桃叶亦可。用糠麸乃助添令多耳，不用亦可。伤气亦有气虚不能作汗者[①]。

刘完素曰：腠理者，津液腠泄之所为腠，文理缝会之中为理。寒邪中经，腠理致密，内渗则无汗。无汗之由有数种，如伤寒在表，及邪行于里，或水饮内畜，与亡阳久虚，皆令无汗。其伤寒无汗，则腠理致密也。风中卫，则腠理开而自汗；寒中营，则无汗，腠理闭也。本条与“太阳病，脉浮紧，无汗”麻黄汤症，“太阳中风，脉浮紧”大青龙症，及“阳明病，反无汗，而小便利，二三日，呕而咳，手足厥，苦头痛”，“鼻干，不得汗”，“脉浮，无汗而喘”，与刚痓无汗，是数者，皆寒邪在表而无汗者也；其邪行于里而无汗者，邪气内传，不外熏发，《经》所谓“阳明病，无汗，身发黄”，及“发热无汗，渴欲饮水，无表症”者，与夫三阴为病不得有汗，是数者，皆邪行于里而无汗者也。

杨士瀛曰：太阳主一身之表，风寒客于表，则皮毛闭密，故无汗。

【纲】仲景曰：太阳病，脉浮紧，无汗，发热，身疼痛，八九日不解，表症仍在，此当发其汗，麻黄汤主之。服药已，微除，其人发烦目瞑。剧者必衄，衄乃解，所以然者，阳气重故也。太阳中风，脉浮紧，发热恶寒，身疼痛，

①【案例犀烛】
朱氏所言之蒸法，可用桑拿浴或热水澡代之。我读博士期间，有一位研究生同学冬日感冒，发热一周不愈，因久未洗澡，身体污垢较多，欲洗浴以求卫生。我劝其以继续服药将养为妙，避免因洗浴复感外邪，致使病情加重。同学洗浴意志坚决，遂至澡堂用热水泡洗，不意第二天热退病愈。

不汗出而烦躁者,大青龙汤主之。

【目】柯琴曰:此两条脉症相同,而异者,上条外不恶寒,内不烦躁耳。"发于阳者七日愈",八九日不解,阳气重可知。脉紧,无汗,发热,身疼,麻黄症未解,仍与麻黄,只微除在表之风寒,而不解内扰之阳气,发烦目瞑,可知阳络受伤,必逼血上行而衄,不得汗解,必从衄解。太阳中风,汗出、脉缓者,中于鼓动之阳风,此汗不出而脉紧者,中于凛冽之阴风,风令脉浮,浮紧而沉不紧,与伤寒阴阳俱紧之脉有别。

【纲】**仲景曰:伤寒脉浮紧者,麻黄汤主之,不发汗,因致衄。太阳病,脉浮紧,发热,身无汗,自衄者愈。衄家不可发汗,汗出必额上陷,脉紧急,目直视不能眴,不得眠。**

【目】鳌按:脉紧无汗,本当发汗以泄阳气,若不发汗,致阳气内扰,而阳络受伤,因而成衄,则阳邪即从汗解矣。故既衄即不当用麻黄再发汗,故仲景既于他条言已服麻黄微除而仍致衄,此又恐人衄后再汗,故特提明以见衄家不可再发汗也。若身无汗而自衄者愈,正言阳从衄泄之故。"脉急紧"四句,正言既衄复汗之变,其变见于额与目者,以太阳脉起目内眦、上额故也。

【纲】**仲景曰:太阳病,项背强几几,无汗恶风者,葛根汤主之**[①]**。**

【目】鳌按:风伤卫分者,皮毛闭而无汗,不得以本条之无汗为伤寒也。盖以太阳脉自络脑而还出下项,挟脊背,本条风邪,乃自风池入,不上干于脑,故不言头疼,而下行脊背,故但见项背强几几也。

【纲】**仲景曰:伤寒脉浮缓,发热恶寒,无汗,烦躁,身不疼但重,乍有轻时,无少阴症者,大青龙汤主之**[②]**。**

【目】张从正曰:寒有重轻,伤重,脉阴阳俱紧而身疼;伤轻,脉浮缓而身重。亦有初时脉紧渐缓,初时身疼渐不疼者,当用活看。然脉浮紧者,身必疼;脉浮缓者,身不疼,中风、伤寒皆然。无少阴症者,仲景正因少阴亦有发热恶寒、无汗、烦躁之症,虽与大青龙症同,然彼则法当温补,不得与麻黄,必细审其所不用,然后不失其所当

①【案例犀烛】

某女,58岁,2015年3月14日初诊:左手麻木一年,加重一月余。刻诊:左手麻木,双肩关节疼痛,放射至左颈部,盗汗,体倦乏力,眠差,左眼睑时跳动,纳可,二便正常,但食凉则泻,舌淡红,苔薄白,脉缓滑。颈椎MRI示:C5~6、C7~T1椎间盘突出。病机乃太阳经输不利,兼气虚不固。治以祛风通络,升津舒筋,益气固表。用桂枝加葛根汤加减:葛根35g,桂枝12g,白芍30g,炙甘草5g,秦艽12g,桑枝12g,煅龙骨18g,煅牡蛎25g,生黄芪18g,细辛5g,豨莶草30g,延胡索30g。10剂,水煎服。2015年4月4日二诊:双肩关节疼痛如前,后背酸沉,体倦,左眼睑跳动减轻,舌淡红,苔薄白,脉弦滑。处方:葛根35g,桂枝9g,白芍30g,炙甘草5g,桑枝12g,生黄芪18g,豨莶草30g,生麻黄8g,怀牛膝30g,补骨脂12g。15剂,每日1剂,水煎服。2018年1月26日,因咳嗽来诊,言上方服完,诸症消失,至今未发。

②【注文浅释】

宋本《伤寒论》为:"伤寒脉浮缓,身不痛但重,乍有轻时,无少阴证者,大青龙汤发之。"

用也[①]。

【**纲**】**仲景曰：太阳病，发热无汗，反恶寒者，名曰刚痉；太阳病，发热汗出，不恶寒者，名曰柔痉**[②]。

【**目**】张兼善曰：此以虚实分别刚、柔也。

【**纲**】**仲景曰：脉浮而迟，迟为无阳，不能作汗，其身必痒。**

【**目**】刘完素曰：阳为津液之主，阳虚则津液虚少，故无汗。若阳明病反无汗，其身如虫行皮肤之状，则又久虚矣。

自汗

【**纲**】**仲景曰：太阳病，发热，汗出，恶风，脉缓者，名为中风。欲自解者，必当先烦，乃有汗而解，何以知之？脉浮故知汗出解也**[③]**。太阳病未解，脉阴阳俱停，必先振栗汗出而解。伤寒三日，脉浮而解，濈然汗出也。**

【**目**】朱肱曰：卫不和自汗，伤风自汗，亡阳自汗。

寇宗奭曰：风阳邪，风中太阳，两阳相搏，而阴气衰弱，阳浮故热自发，阴弱故汗自出。

张云岐曰："欲自解"，便寓不可妄治意，汗为阳气外发，汗出则阳胜，而寒邪自解矣。言"未解"，便有当解意；"停"者，相等之谓，太阳病阳浮而阴弱，是阳强也，今阳脉既微，谓非阴阳之俱停者乎？阴阳俱停，便是调和之脉，虽今犹未解，不可卜其必解乎[④]？

楼全善曰："伤寒三日，脉浮而解"，此伤寒之本轻者，故不必合太阳六七日病解之期而自解也。曰"濈然汗出"，亦宁必再求其汗乎？

【**纲**】**仲景曰：太阳病，头痛，发热，汗出，恶风者，桂枝汤主之。**

【**目**】魏荔彤曰：太阳中风病而发热、汗出、恶风，与他条同，兼患头痛，即头项强痛而专言于头者也，风邪少盛诸阳聚处，必多亢烈之患，正为桂枝对症之病，用之无疑矣。必指出头痛者，见无身疼体痛、骨节疼痛，所以不同于寒邪之治也。

①【医理探微】
伤寒可见浮缓脉，中风可见浮紧脉；太阳外寒内热可见发热恶寒、无汗、烦躁，少阴阳衰也可见之。要在临床对症状的整体分析和把握，切不可以单纯一症一脉定病人之病机。张氏此解值得参考。

②【注文浅释】
《金匮要略》原文为："太阳病，发热汗出，而不恶寒，名曰柔痉。"

③【注文浅释】
宋本《伤寒论》为："欲自解者，必当先烦，烦乃有汗而解，何以知之？脉浮故知汗出解也。"

④【注文浅释】
停作"均停"解更为恰当，张氏此解更好地阐释了汗出自解前的脉象。有谓"停"作脉停伏不见，欠妥。

柯琴曰：此是桂枝本症，头痛、发热、恶风与麻黄症同，本方重在汗出，汗不出者，便是麻黄症。

【纲】仲景曰：太阳中风，阳浮而阴弱，阳浮者热自发，阴弱者汗自出，啬啬恶寒，淅淅恶风，翕翕发热，鼻鸣干呕者，桂枝汤主之。

【目】方中行曰：脉浮为伤寒[①]，在太阳初感，风寒未定，故本条揭示中风之脉症甚细，则阳强阴弱，与脉之阳浮阴紧而不弱者，其异如是也。阳浮之热，为自发而快捷；阴弱之汗，为自出而直易。热为翕翕之温热，与或已发、或未发迟迟之热，鼻鸣干呕与呕逆而喘，同为阳郁，而大分缓急，其异又如是。辨之既详，桂枝一方，不容再疑。

柯琴曰：此太阳中风之桂枝症，阳浮因风中于卫，两阳相搏，故热自发，是卫强也；阴弱因风中于营，血脉不宁，故汗自出，是营弱也[②]。两"自"字，便见风邪之迅发。

【纲】仲景曰：太阳病，发热汗出，此为营弱卫强，故使汗出，欲救邪风者，宜桂枝汤主之[③]。

【目】柯琴曰：此释中风汗出之义，见桂枝为调和营卫而设。阴弱不能藏，阳强不能密，故汗出。

【纲】仲景曰：形作伤寒，其脉不弦紧而弱。弱者必渴，盖火者必谵语。弱者发热、脉浮，解之当汗出而愈[④]。

【目】柯琴曰：此为挟虚伤寒之症。形作见恶寒、体痛、厥逆，脉当弦紧而反浮弱，其本虚可知，此东垣所云劳倦内伤症也。解之者，与桂枝汤啜热稀粥，故汗出愈也。[⑤]

【纲】仲景曰：病人脏无他病，时发热，自汗出而不愈者，此卫气不和也。先其时发汗则愈，宜桂枝汤主之[⑥]。

---

①【注文浅释】

浮为表证脉，不只为伤寒脉，太阳中风证亦然，所以《伤寒论》第一条有"太阳之为病，脉浮"之言。

②【注文浅释】

"阴弱"是因风伤卫，导致卫失固秘而阴营外泄，并非柯氏所言风中于营，这从《伤寒论》53条和54条原文"卫气不共荣气协和故尔"可以得到印证。

③【注文浅释】

宋本《伤寒论》为："太阳病，发热汗出者，此为营弱卫强，故使汗出，欲救邪风者，宜桂枝汤。"

④【注文浅释】

宋本《伤寒论》为："形作伤寒，其脉不弦紧而弱。弱者必渴，被火必谵语。弱者发热脉浮，解之当汗出愈。"

⑤【注文浅释】

形作伤寒即不是伤寒，脉弱是相对于太阳伤寒的紧脉而言，并非虚弱之弱脉。"其脉不弦紧"指的是非浮紧脉，仲景于此省略了脉浮。而"弱者必渴"，以及后面所谓的"弱者发热、脉浮"，可知本条症状见发热、口渴、脉浮。参考第6条"太阳病，发热而渴，不恶寒者，为温病"，可知本条是讲风热在表的治法。柯氏解释为桂枝汤症，欠妥。

⑥【案例犀烛】

郭某，男，31岁，因与人斗殴头部被打伤，于1985年3月1日在门诊缝合包扎后住院治疗。住院以来，每日下午即见发热，至半夜左右发热渐退。曾使用安痛定、柴胡注射液等，效果不佳。3月4日上午查房所见：下午2点左右至半夜发热，体温波动在38～39℃之间，发热时出汗畏风，伴头痛甚，舌淡红，苔薄白，脉缓。拟桂枝汤加减：桂枝12 g，白芍9 g，川芎20 g，炙甘草5 g，生姜3片，大枣5枚。3剂，每日1剂，水煎服。3月5日上午查房，询问昨天下午发热否？自述上方三剂合而为一，于昨天中午服后，下午未再发热，体温正常，坚持要求出院。一周后随访，再未发热，病愈。

本案病人因斗殴头部受伤，内脏无病，又有下午2点定时发热且自汗出的特点，与第54条甚为合拍，故以桂枝汤为主方，头痛明显加川芎活血止痛，方机相对，故三剂（合作一剂）而愈。

病尝自汗出者，此为营气和。营气和者，外不谐，以卫气不共营气和谐耳。营行脉中，卫行脉外，复发其汗，和营卫。则愈，宜桂枝汤[①]。

【目】李梴曰：营行脉中，在血脉，其病深；卫行脉外，在皮肤，其病浅。营血，阴也，主闭藏，故寒喜伤营而无汗；卫气，阳也，主开泄，故风喜伤卫而有汗。然岂独太阳为营卫之会，而有风寒之别乎？阳明善饥为伤风，不食为伤寒；少阳耳聋、胸满而烦为伤风，口苦、咽干、目眩为伤寒；三阴伤风，俱四肢烦疼耳。太阳为之先者，伤寒因肾水亏损，至春木无生意，故发为温病；至夏绝生化之原，故发为热病。所以太阳、少阴二经受病，最多最先也[②]。

柯琴曰：脏无他病，知病只在形躯。发热有时，则汗出亦有时，不若外感者，发热、汗出不休也。《内经》曰："阴虚者阳必凑之。"故时热汗出耳。发热汗即出，其营气不足，因阳邪下陷，阴不胜阳，故汗自出。无热而常自汗，其营气本足，因卫气不固，不能卫外，故汗自出。不和，见卫强；不谐，见营弱。弱则不能合，强则不能密，皆令自汗，但以有热、无热别之恶法，以时出、常出辨之，总以桂枝汤啜热粥汗之。

【纲】**仲景曰：太阳病，发热无汗，反恶寒者，名曰刚痉；太阳病，发热汗出，不恶寒者，名曰柔痉。**

【目】鳌按：刚者，实也；柔者，疏也。无汗则皮毛闭而实，汗出则腠理泄而疏。

盗汗

【纲】**仲景曰：微盗汗出，反恶寒者，表未解也。**

【目】刘完素曰：若邪气一切在表，于卫则汗自出。此则邪气侵行于里，外连于表邪，及睡则卫气行于里，乘表中阳气不致，津液得泄，故但睡而汗出；觉则气散于表而汗即止矣。[③]

【纲】**仲景曰：三阳合病，脉浮大，在关上，但欲睡眠，合目则汗[④]。**

【目】刘完素曰：合目则汗，是知邪气在半表半里

①【注文浅释】
宋本《伤寒论》为："营气和者，外不谐，以卫气不共营气谐和故耳。以营行脉中，卫行脉外，复发其汗，营卫和则愈，宜桂枝汤。"

②【医理探微】
因为营卫二气行遍全身，非独行于太阳，邪犯营卫，也非独侵犯太阳经之营卫，所以六经皆可有表证。从此处来讲，李氏所论极是。但其所谓少阳口苦、咽干、目眩为伤寒，以及三阴伤风俱四肢烦疼，与仲景经文不符，与临床也有距离，值得商榷。

③【注文浅释】
刘氏此解甚妙，表证也可见盗汗，临床确然。

④【注文浅释】
宋本《伤寒论》为："三阳合病，脉浮大，上关上，但欲睡眠，目合则汗。"

之间明矣。且自汗有虚有实，其盗汗之症，非若自汗有实者，悉当和表而已。

韩祇和曰：阳入于阴，故但欲睡眠；卫气行阴，故合目则卧。热淫于内，故卧则汗出。

陶华曰：无汗者，寒邪中经，腠理闭密，津液内渗而无汗也。若风、湿、暑干之，皆令汗出，惟寒邪独不汗出，则当汗之，若与麻黄汤三剂而不汗者，此必不可疗也。自汗者，卫气所以肥腠理而固津液者也，卫为邪所干，不能卫护于外，由是而汗出焉。且自汗有表里、虚实之分，若自汗出而恶风寒，为表未解，当解肌，冬用桂枝汤，余月冲和汤加减；汗后恶风寒，痛为表虚，黄芪建中汤；若汗出不恶风寒，则为表解里未和，下之；设或汗出发润，如油如珠，凝而不流，皆不可治。盗汗者，睡中则汗出，觉则不出，杂病责于阳虚，伤寒责在半表半里，故知胆有热也。[①]

附录：李氏汗后不解治法[②]

李中梓曰：汗后不解者，或表邪未尽，或邪传于里，或邪气乘虚内客，故虽汗而病仍不解也。汗后脉大如疟状，再汗之，桂枝二麻黄一汤；汗后心下痞鞕，呕吐不和，大柴胡汤；大汗，大烦渴而脉大，人参白虎汤；汗后恶热，脉实，调胃承气汤；汗出而喘，无大热，麻黄杏仁甘草石膏汤；大汗出，胃干，欲饮水，少少与之，汗出，脉浮，小便不利，微热消渴，五苓散；汗后脉洪数，烦渴，五苓散；汗后胀满，厚朴生姜人参汤[③]；汗太多，心悸发颤，桂枝甘草汤；汗后恶寒，表虚也，脉细，神倦，芍药甘草附子汤；太阳汗出不解，发热，心悸肉瞤，真武汤；汗后身痛，脉沉，桂枝加芍药人参汤；汗后热不去，内拘急，四肢疼，下利，恶寒，四逆汤；汗后脐下悸，欲作奔豚，茯苓桂枝甘草大枣汤。

可汗

【**纲**】仲景曰：太阳病，外症未解，脉浮弱者，当以汗解，宜桂枝汤。

【**目**】许叔微曰：太阳表症者，恶寒是也。问："三

①【注文浅释】

仲景明言三阳合病，且脉浮大而上关上（上关上，即脉端直而长出于寸部，即是弦脉），则可知症见浮、大、弦三脉之合脉，浮为太阳脉，大为阳明脉，弦为少阳脉。三阳合病，邪热迫津外泄，故有目合则汗的盗汗。刘、韩、陶三家所释，与经旨不合。

②【注文浅释】

李氏总结的汗后不解治法，是仲景原文诊疗汗后不解之总括，同时又有所发挥，临证值得借鉴。

③【注文浅释】

厚朴生姜人参汤：即厚朴生姜半夏甘草人参汤。

阴有可汗者乎?”答曰:“阴病不当发汗,发汗则动经。然太阴脉浮,少阴发热,亦须微微取汗,但不正发汗耳。大抵风寒中人,与营卫俱薄而发热,又未曾行诸汗药,虽无阳症,须少汗解逐之。”王叔和云:“表中风寒,入里则不消。”故知初病脉沉细数,虽里不消,本表中风寒,须温覆少汗而解。

柯琴曰:此条是桂枝本脉。伤寒、中风、杂病皆有外症,太阳主表,表脉咸统于太阳,然必脉浮弱,可用此解外。如但浮不弱,及浮而紧,便是麻黄症。要知本方只是外症之虚者。[①]

【纲】仲景曰:伤寒发汗解,半日许复烦[②],脉浮数者,可更发汗,宜桂枝汤。

【目】王肯堂曰:凡发汗,欲令手足俱周,絷絷然一时间许,益佳,不可令如水流漓。若病不解,当重发汗。汗多者必亡阳,阳虚,不得重发汗也。凡服汤发汗,中病即止,不必尽剂也。仲景论凡云“可发汗”,无汤者,丸散亦可用,要以汗出为解,然不如汤随症良验。

柯琴曰:此条因余热,卫解而营未解,故用桂枝更汗也。凡曰“桂枝汤主之”者,定法也,服桂枝不解,仍与桂枝;汗解后复烦,更用桂枝者,活法也。麻黄脉症,但可用桂枝更汗,不可先用桂枝发汗;且服麻黄复烦,可更用桂枝,用桂枝复烦,不得更用麻黄,又活法中定法也。[③]

【纲】仲景曰:太阳病,先发汗不解,而复下之,浮脉者不愈。浮为在外,当须解外则愈,宜桂枝汤[④]。

【目】张元素曰:仲景凡为汗症关防,无所不备。且如太阳中风,桂枝汤主之;加喘者,桂枝加厚朴杏子汤;有汗恶风者,桂枝加葛根汤。形如疟,日二三度发,桂麻合半汤;日再发者,桂枝二麻黄一汤;脉微弱者,不可汗,桂枝二越婢一汤。至于伤风几几,无汗恶风者,葛根汤;恶风,无汗而喘者,麻黄汤;复加烦躁者,大青龙汤。随其所感轻重,用众理以应之。可见汗症中间,其周详整密,无所不至矣。[⑤]

张兼善曰:误下后脉仍浮,可知表症未解,阳邪未陷,只宜桂枝解外,勿以脉浮而用麻黄。下后仍可用桂枝,乃

①【注文浅释】

许、柯二家从不同角度解释了本条经旨,许氏从临床角度进行分析,非常实用,对临床用药很有帮助。柯氏从机制言,并对太阳中风、伤寒进行鉴别,对二证用药进行区分,值得参考。

②【注文浅释】

宋本《伤寒论》为“伤寒发汗已解,半日许复烦”。

③【注文浅释】

柯氏所言极妙,对什么情况下使用桂枝汤,什么情况下不可予麻黄汤,以及桂枝汤的定法活法,论述甚详,很有临床价值。

④【注文浅释】

宋本《伤寒论》为:“浮为在外,而反下之,故令不愈。今脉浮,故在外,当须解外则愈,宜桂枝汤。”

⑤【临证薪传】

张元素对仲景治疗汗症进行了提纲挈领的归纳总结,临床可以参考。但其所说有汗恶风用桂枝加葛根汤,脉浮弱者不可汗,用桂枝二越婢一汤,则有悖经旨。桂枝加葛根汤治疗有汗恶风不假,但须兼有项背强几几,否则只用桂枝汤即可;桂枝二越婢一汤是治疗寒郁肌表兼里热轻证的,正是发汗清里之剂,岂能和“脉微弱者,不可汗”连起来理解?桂枝二越婢一汤条文是倒装文法,这可能是张氏误解的原因所在。

见桂枝方之力量。

【纲】仲景曰：伤寒不大便六七日，头痛有热者，与承气汤。其大便圊者，知不在里，仍在表也，当须发汗[①]；若头痛者必衄，宜桂枝汤。

【目】朱震亨曰：伤寒前三日，法当汗，可用双解散，连进数服，必愈。

李梴曰：服药而不得汗，当用蒸法，陶氏再造散主之。

柯琴曰：此辨太阳、阳明之法。太阳主表，头痛为主；阳明主里，不大便为主。阳明亦有头痛，浊气上冲也；太阳亦有不大便，阳气太重也。七日不大便，病在里，则头痛、身热属阳明，外不解由内不通也；若下之，大便去，则头痛、身热，病仍在表，仍是太阳，宜桂枝汗之也。本条当有汗出症，故合用桂枝、承气汤。[②]

【纲】仲景曰：脉浮者，病在表，可发汗，麻黄汤。脉浮而数者，可发汗，宜麻黄汤。

【目】李梴曰：太阳病，脉浮紧者，宜汗，汗之不解者，再汗之。若失其汗，则寒邪传经，当看传过何经，变出何病？若因汗而反下渗，表邪乘虚内陷，则热畜于里，变为瘀血、懊侬、痞气、结胸等症。

鳌按：脉言浮，浮而有力者；言数，是由于发热者。故为热在表，故可发汗。

【纲】仲景曰：太阳病，脉浮紧，无汗，发热，身疼痛，八九日不解，表症仍在，此当发其汗，麻黄汤主之。服药已，微除，其人发烦目瞑，剧者必衄，衄乃解，所以然者，阳气重故也[③]。

【目】张介宾曰：各经表症，凡有汗出不彻者，皆未足言汗，盖邪未尽去，其人必身热不退，而仍觉躁烦，或四肢酸疼，坐卧不安者，以汗出不彻故也。何从知之？但诊其脉紧不退，及热时干躁无汗者，即其症也，仍宜汗之。如果汗透而热仍不退，或汗后身热愈甚者，是即所谓阴阳交、魂魄离，大凶之兆。凡汗之不彻者，其故有三：如邪在经络筋骨，而汗出皮毛者，此邪深汗浅，卫解而营不解，一也；或以十分之邪，而出五分之汗，此邪重汗轻，二也；或寒邪方去，犹未清楚，遽起露风，因虚复感，此新旧相踵，

①【注文浅释】

宋本《伤寒论》为："其小便清者，知不在里，仍在表也，当须发汗。"圊为厕所之义，如果作动词用，则是到厕所大便。若原文真是"其大便圊者"，则语句不通。故知条文应当是"其小便清者"。

②【注文浅释】

宋本《伤寒论》为"其小便清者，知不在里，仍在表也，当须发汗"，当从。柯氏于此言"太阳主表，头痛为主；阳明主里，不大便为主。阳明亦有头痛，浊气上冲也；太阳亦有不大便，阳气太重也"，甚妙。但其后的顺文解释欠妥。首先，本条乃倒装文法，"宜桂枝汤"应在"当须发汗"之后，条文顺序清晰之后，则经旨可明；其次，本条实际是以小便的清否来辨表里的。

③【注文浅释】

宋本《伤寒论》的"服药已，微除，其人发烦目瞑，剧者必衄，衄乃解，所以然者，阳气重故也"一段在"麻黄汤主之"之前。

三也。凡遇此当详辨，而因微甚以再汗也。取汗之法，当取于自然，不宜急暴，但服以汤剂，盖令温暖，使得津津微汗，令稍久之，则手足俱周，遍身通达，邪无不散矣。若一时逼之，如淋如洗，则急遽间，卫气已达，而营气未周，反有不到之处，且恐大伤元气，非良法之。①

①【注文浅释】
张介宾所言取汗之法，确为经验之谈。而判断是否为汗出不彻，以及探讨汗出不彻的原因，丝丝入扣，分析得当，临床可以借鉴。

【纲】仲景曰：太阳病不解，热结膀胱，其人如狂，血自下，下者愈。其外不解者，尚未可攻，当先解外；外解已，但少腹急结者，乃可攻之，宜桃仁承气汤。

【目】柯琴曰：此阳气太重，标本俱病者。然病自外来者，当先审表热之重轻，以治其表，继攻其里之结血。此以"尚未可攻"，知其为未下症读书之法。

不可汗

【纲】仲景曰：太阳病，发热恶寒，热多寒少，脉微弱者，此无阳也，不可发汗，宜桂枝二越婢一汤。

【目】朱肱曰：春不可大发汗，以阳气尚弱，不可急夺，使阴气胜于时，天寒初解，营卫腠理俱缓，可用小柴胡汤之类治之。冬不可汗者，以阳气伏藏，不可妄扰，不论伤寒、中风，以轻药解利之。伤寒无汗者，只与桂枝麻黄合半汤；伤风有汗，只与柴胡桂枝汤，或得少汗而解，或无汗而解，势甚者不拘此。夏月天气大热，玄府开，脉洪大，宜正发汗，但不可用麻黄、桂枝热性药，须麻黄、桂枝汤加黄芩、石膏、知母、升麻也。夏月有麻、桂症，不加黄芩辈，转助热气，便发斑黄也，白虎汤虽可用，然治中暑与汗后一解表药耳。白虎未能驱逐表解，况夏月阴气在内，或患热病，气虚人妄投白虎，往往有成结胸者，以白虎性寒，非治伤寒药也。其人当汗而衄血、下血者，不可表也，桂枝汤；坏病者，不可表也，知犯何逆，临症治之；妇人经水适来，不可表也，表则郁冒不知人，此为表里俱虚，故令郁冒也；风温者，不可表也，葳蕤汤；湿温者，不可表也，苍术白虎汤；虚烦者，不可表也，竹叶汤，以诸虚烦热与伤寒相似，然不恶寒、身不疼，故知非伤寒，不可汗也，头不疼、脉不紧，故知里不实，不可下也；病人腹间左右上下有衄然动气者，不可汗也，方治详在“动气”本条。以此见古人慎用表药也。[①]

张云岐曰：太阳症，非头疼、项强，不可发汗；非身热、恶寒，不可发汗；非脉浮，不可发汗。

【纲】**仲景曰：桂枝本为解肌，若其人脉浮紧，发热汗不出者，不可与也。当须识此，勿令误也。**

【目】李中梓曰：无表症，不可汗；脉沉，不可汗；尺脉迟，不可汗；脉微弱，虽恶寒，不可汗；汗家，不可重汗；太阳少阳并病，头项强痛，或眩冒、心下痞，不可汗；脉弦细，头痛而热，属少阳，不可汗。

【纲】**仲景曰：疮家身虽疼，不可发汗，汗出则痉。**

【目】汪昂曰：疮家虽伤寒身痛，不可发汗，发汗则痉。表虚热聚，故生疮，汗之则表愈虚，热愈甚而生风，故变痉也。衄家亡血家，不可发汗，发汗则阴阳俱虚也；淋家，不可发汗，发汗必便血，亡耗津液，反增客热也；尺脉迟，不可发汗，以营弱血少故也；脉沉迟为在里，反发其汗，则津液越出，大便难，表虚里实，必谵语也；咽燥喉干，不可发汗，津液不足也；咳而小便利，若失小便者，不可发汗，发汗则四肢厥冷，肺肾虚寒也；下利虽有表症，不可发汗，汗出必胀满，走津液而胃虚也；汗家重发汗，必恍惚心乱，汗者心之液，心亡血液，故乱也。

【纲】**仲景曰：脉浮数者，法当汗出而愈。若身重、心悸者，不可发汗，当自汗出乃解。所以然者，尺中脉微，此里虚，须表里实，津液自和，使汗出愈。**

【目】闵芝庆曰：可汗者，脉症全在表也。若太早、太过，津液竭而变生焉。有不可汗者，诸虚百损，咽干口燥咽痛，疮疡，淋沥，经水适至，诸失血，吐沫咳嗽，坏病，脉迟微涩，或厥而脉紧，俱宜和解，不宜汗。若强发之，病微者难瘥，剧者言乱、目眩而死。

鳌按：本条曰“里虚”，只重在里，“表里实”，“表”字带言耳。盖表者，身也；里者，心也。“表里”字，即顶上“身重、心悸”，“身”“心”二字言。若心悸由于水气者，亦须发汗。但曰“尺脉微”，则明言心液虚矣，如何与悸由水气者同用汗法？

①【注文浅释】

朱氏详论不可汗及发汗之法，并罗列具体用方，临证可以参考。但又需活学活用，如不可过汗非单纯春月，诸证皆然；而春月发汗也非尽用柴胡汤，有是证便用是方，无是机就需变通；其他如“伤寒无汗者，只与桂枝麻黄合半汤；伤风有汗，只与柴胡桂枝汤”等，有需要商榷之处。但其所言“夏月有麻、桂症，不加黄芩辈，转助热气”“白虎汤虽可用，然治中暑与汗后一解表药耳。白虎未能驱逐表解……以白虎性寒，非治伤寒药也”，确为经验之谈，值得学习。

【纲】仲景曰：脉浮紧者，法当身疼痛，宜以汗解之。假令尺中迟者，不可发汗。以营气不足，血少故也。

【目】鳌按：此与上条，单论脉法本当发汗者。然上以尺中微为里虚，而不可汗；此以尺中迟为营气不足，亦不可汗。盖此二者，虽发其汗，而一则心液虚，一则营气虚，俱不能作汗，徒使正气益耗耳。[①]

【纲】仲景曰：脉微而恶寒者，此阴阳俱虚，不可更发汗、更下、更吐也。

【目】张介宾曰：脉有忌汗者，如《论》曰："脉微而恶寒者，此阴阳俱虚，不可更汗、吐、下"；"太阳病，发热恶寒，热多寒少，脉微弱，为无阳，不可发汗"；"弦为阳运，微为阴寒。上实下虚，意欲得温。微弦为虚，不可发汗，汗则寒栗，不能自还"；"伤寒四五日，脉沉而喘满。沉为里，不可汗，汗亡津液，必大便难而谵语"；"少阴病脉微，不可发汗，以亡阳故。尺脉弱而无力，切不可汗、下"；"尺中迟，不可汗，以荣气不足血少故"。按以上忌汗诸脉，可见仲景大意。故凡治伤寒，但见脉息微弱，及沉细无力者，皆不可任意发汗。然欲去外邪，又非汗不可，而仲景云"脉微弱者，不可发汗"，夫脉弱非阳，既不可用寒凉，而寒邪在表，又不可用攻下，然则舍汗又将何法以治此表邪乎？不知温中即所以散寒，强主即可以逐寇，此仲景之意，岂不尽露于言表乎！且凡病外感而脉见微弱者，其汗最不易出，其邪最不易解，何也？以元气不能托送，即发亦无汗，邪不能解，则愈发愈虚，而危亡立至。夫汗即血，由于营也；营本乎气，由乎中也，未有中气虚而营能盛者，未有营气虚而汗能达者。脉即营之外候，脉既微弱，元气可知，元气愈虚，邪愈不解，所以阳症最嫌阴脉也。凡治表邪之法，如果邪实无汗，则发散为宜；有汗而热不除，则和解为宜；元虚而邪不能退，则急培其根本，以待其自解自汗。此逐邪三昧，万全之法也。若但见其外，不见其内，不论症之阴阳、脉之虚实，但知寒凉可以退热，但知发散可以解表，不知元阳一败，危立至矣。凡发汗太过，一时将致亡阳，或身寒而栗，或气脱昏沉，惟煎独参汤饮之，甚者或以四味回阳汤，庶可保全。又有邪本不盛，或挟

①【注文浅释】
尺中脉微与尺中迟，一为阳虚，一为阴虚，即沈氏所谓的心液虚与营气虚，从脉而论阴阳两虚，不可发汗。

虚、年衰感邪等症，医不能察，但知表症宜解，而发散太过；或误散无效，或屡散不已，遂被其害者有之；或邪气虽去，竟至胃气大伤，不能饮食，渐至羸惫不振者有之，皆过汗之戒也[①]。

柯琴曰：脉微而无和缓之意，此太阴虚矣；但恶寒而不恶热，是二阳虚矣。阴阳俱虚，当调其阴阳。

【纲】**仲景曰：发汗后，不可更行桂枝汤。无汗而喘，大热者，可与麻黄杏仁甘草石膏汤[②]。下后，不可更行桂枝汤。若无汗而喘，大热者，可与麻黄杏仁甘草石膏汤。**

【目】李时珍曰：仲景每于汗、下后表不解者，用桂枝更汗，而不用麻黄，此则内外皆热而不恶寒，必其用麻黄汤后，寒解而热反甚，与发汗解半日许复烦、下后而微喘者不同。发而不得汗，或下之而仍不汗，喘不止，其阳气重也。若与桂枝加厚朴杏仁汤，下咽即毙，此汤使温解之方，转为凉散之剂也。

【纲】**仲景曰：酒客病，不可与桂枝汤，得汤则呕，以酒客不喜甘故也。**

【目】危亦林曰：酒客不喜甘，平日畜有湿热也。病虽中风，应与桂枝，以不喜甘而不与，正以善桂枝汤之用也，言外当知有葛根芩连之法。

鳌按：危氏补出葛根芩连之法，若魏伯乡、柯韵伯辈俱宗之。凡遇酒客病，使人知所以用药。[③]

自利

【纲】**仲景曰：太阳与阳明合病者，必自下利，葛根汤主之。太阳与少阳合病，自下利者，与黄芩汤；若呕者，黄芩加半夏生姜汤主之。阳明少阳合病，必下利。其脉不负者，顺也；负者，失也。互相克贼，名为负也。脉滑而数者，有宿食也，当下之，宜大承气汤。**

【目】成无己曰：三者皆为合病下利，一者发表，一者攻里，一者和解。所以不同者，盖以六经言，太阳阳明为表，少阳太阴为半表里，少阴厥阴为里，今太阳阳明合

①【注文浅释】

张氏此段，一以言祛表邪之法，一以论治过汗之方，思路明晰，契合临床实际，当谨记之。

②【注文浅释】

宋本《伤寒论》为："发汗后，不可更行桂枝汤。汗出而喘，无大热者，可与麻黄杏仁甘草石膏汤。"下后条文也同此。发汗后到底是"汗出而喘"，还是"无汗而喘"呢？从前面"不可更行桂枝汤"的"更"来看，用桂枝汤前就有汗出，否则无用桂枝汤之理。本来就有汗，用桂枝汤后，不可能有汗变无汗，所以条文仍应该是"汗出而喘"。

③【注文浅释】

有桂枝证，则用桂枝法。然里有湿热，则当在清热化湿基础上使用桂枝法。危、沈二家皆认为可以用葛根芩连汤，可参。

病，为在表者也，虽曰下利，必发散经中邪气而后已，故以葛根汤汗之；太阳少阳合病，为半表里，虽曰下利，必和解表里之邪而后已，故以黄芩汤散之；阳明与少阳合病，为少阳邪气入腑者也，虽曰下利，必逐去胃中之实而后已，故以承气汤下之。是三者所以有异也[①]。杂病自利，多责为虚。伤寒下利，有由协热者，表邪传里，里虚协热，则不应下，而便攻之，内虚协热遂利，皆是协热而利之故也[②]。下利家，何以明其寒热耶？“自利不渴，属太阴，以其脏寒故也”；“下利欲饮水者，以有热也”。故大便溏，小便自可者，此为有热；自利，小便色白者，少阴病形症悉具，此为有寒。恶寒，脉微，自利清谷，此为有寒；热后重泄，色黄赤，此为有热。皆可理其寒热也[③]。凡腹中痛，转气下趋少腹者，此欲自利也，自利家，身凉脉小为顺，身热脉大为逆。“少阴病脉紧，下利，脉暴微，手足反温，脉紧反去者，此为欲解”，“下利，脉大者为未止，脉微弱数者为欲自止，虽发热不死”，是知下利脉大为逆，脉小为顺也[④]。自利宜若可温，理中、白通诸四逆辈，皆温脏止利之剂，其肠胃有积结与下焦客邪，皆温剂不能止之，必攻泄之，或分利之而后已。《经》曰“理中者，理中焦，此利在下焦，宜赤石脂禹余粮汤。复不止，当利小便”，是利在下焦而聚利者也。“少阴病，自利清水，色纯青，心下必痛，口干燥”，与“下利，三部皆平，按之心下鞕”，或脉沉而滑，或不欲食而谵语，或瘥后至年月日复发，此数者，皆肠有积结而须攻泄者也。《内经》注曰：“大热内结，注泄不止，热宜寒疗，伏结须除，以寒下之，结散利止；大热凝内，久利泄溏，愈而复发，绵历岁年，以热下之，寒去利止，谓之通因通用。”[⑤]

喻昌曰：下利、不下利可以辨主风、主寒之不同。他条，“太阳阳明合病，不下利但呕者，葛根加半夏汤主之”，盖主风者，风为阳，风性上行，故合阳明胃中之水饮而上逆；此条主寒，寒为阴，阴性下行，故合阳明胃中之水谷而下奔。然上逆则必加半夏入葛根汤，涤饮止呕；若下利，则但用葛根以解两经之邪，不治而利自止。太阳阳明合病下利，表症为多；阳明少阳合病下利，里症为多；太阳少阳合病下利，半表半里之症为多，故用黄芩、甘草、芍药、

①【注文浅释】
成氏此段对仲景原文的阐释，一以辨病位，一以立治法，一以明方剂。

②【注文浅释】
此段注释辨下利之表里。

③【注文浅释】
此段注释成氏以经解经，辨下利之寒热。

④【注文浅释】
该段以仲景原文，总结下利之预后。

⑤【注文浅释】
此段注释引经据典，既用《伤寒论》，又引《内经》原文，阐释下利的治则治法。

大枣为和法。[①]

按：太阳阳明合病，阳明少阳合病，俱半兼阳明，所以胃中之水谷不安而必自下利，其不下利者，亦必水饮上越而呕，与少阳一经之症干呕者大不同。然或利或呕，胃中之真气与津液俱伤，急须散邪所以安其胃，更虑少阳胜而阳明负，即当急下救阳明，其取用大承气汤正迅扫外邪，而承领元气之义也。设稍牵泥，则脉之滑数必变为迟软，下之无及矣。

魏荔彤曰：太阳、阳明有合病，俱属二经之表同感外邪，然又有太阳、少阳二经合病，则三阳首尾同感，阳明岂能绝类离群，独不病乎？是太、少二阳之合病，即三阳俱感之合病矣。或问："三阳同病为温症，子何混入伤寒合病内?"不知温症之三阳俱病，乃冬伤于寒，春必病温，蕴畜已久之邪也；伤寒之合病，三阳同感，即时俱病，倏忽不时之邪也。其受病之源有不同者如此！既为三阳同感，虽名为太少合病，其实阳明独受其邪，其少阳邪多者则下利，风木克胃土也；其太阳邪多者则呕，表阳郁热而阳明气逆也。下利者，与以黄芩汤，以苦泄少阳之邪，而阳明之邪得下行；呕者，加半夏、生姜，以辛散太阳之邪，而阳明之邪不上逆。此黄芩即治挟热利之余法，此半夏、生姜即治结胸之余法，变而用之，不过使邪或自上越，或自下泄之意耳。此又见病专受于阳明，而治之仍从太、少，盖阳明无所复传之邪，仍自太、少宣泄，别无出路，与《少阳阳明篇》，及《少阳篇》所言无二也。太、少二阳合病，病必连及阳明，固已。如其人太阳病全罢，独阳明少阳合病，则又当另为审辨，而后可出治无误。或问："太阳罢而阳明、少阳病，非所谓少阳阳明乎，何为另名为合病?"曰："少阳阳明，乃自太阳已传阳明，自阳明又欲传少阳，故名曰少阳阳明。今本三阳同时俱感，而太阳表邪已罢，阳明、少阳专受其患，所以另名曰'阳明少阳合病'，未可即谓少阳阳明也。"[②] 或又问："太阳表邪已罢，非传经乎?"曰："太阳表邪已罢，自是传经，而此合病，原系三阳同时受邪，即太阳已罢，为传经入里，与太阳递传者，理同而名异。况阳明、少阳二经亦尚各有表邪未解，非同于太阳独

①【注文浅释】
喻氏所言太阳阳明合病下利者多表，少阳阳明合病下利者多里，太阳少阳合病下利者多半表半里，论述病位甚当。但从下利不下利辨主寒主风，略显牵强。

②【注文浅释】
魏氏论述少阳阳明与少阳阳明合病的区别，甚妙！

受邪者，表邪已罢，传入阳明、少阳皆属里症也。表里之间，迥乎不同者如此！知之则阳明少阳合病之下利，为阳明合少阳在经，表邪作祟，二经同受邪，已见木动克土，肠胃虚风鼓煽作利之义，非同阳明传经，府里藏邪作利明矣，是当诊以谛之。”按：乾刚至健之气，运于地外，而贯于地中，所以统天地而资始生者，故胃中之燥金，即乾金之贯于坤土中者也，所以生化乎万物者也。阳明燥金司秋令，万物悦于兑，战于乾，二金之气，渐次生水，为贞下起元，可以知人胃中之金气矣。

【纲】仲景曰：下利，不可攻其表，汗出必胀满。

【目】苏颂曰：下利虽有表症，又不可发汗，以下利为邪气内攻，走津液而胃虚也。

张介宾曰：凡杂症下利，多积于寒；伤寒下利，有寒有热[①]。盖热邪传里，则亦有下利之症，但寒利最多，热利则仅见耳。治者当辨寒热，若误用之，则为害最大。凡伤寒下利由热邪者，必有烦躁大热、酷欲冷水等症，亦必有洪滑、强盛、数实等脉，如果表里俱热，方可作火症论。若脉虽数而无力，虽外热而不恶热，内虽渴而不喜冷，此其内本不热，而病为下利者，悉属虚寒，宜四逆汤、理中汤、温胃饮、胃关煎、五苓散之类。或表里寒邪俱盛，则当以麻桂饮相兼用之为最要。若以寒利作热利，妄用寒凉，再损胃气，必死。表里俱病而下利者，虽有表症，所急在里，盖里有不实，则表邪愈陷，即欲表之，而中气无力，亦不能散。故凡见下利中虚者，速温其里，里实气强，则表自解，温中可以散寒也。脉数，又欲饮水，是诚热矣。然寒邪在表，脉无不数，数而有力者为阳症，数而无力者为阴症矣；泻利亡津液，无有不渴，但渴欲饮水，愈多愈快者为阳症，口虽欲水，而腹不欲咽，即非阳症矣。此外如渴欲茶汤者，泻、渴之当然也，不得悉为热症[②]。凡伤寒表邪未解，脉实滑数，喜冷气壮，内外俱热而下利者，宜柴芩煎主之。凡伤寒下利者，本非阳明热邪，不当谵语，今谵语，故知有燥屎当去也。又若少阴下利，心下痛或鞕，必有所积，故亦当下。凡利家，身凉脉小者为顺，身热脉大者为逆。此以外无表症，而病之在脏者言也。大抵下利一症，惟脱气

①【注文浅释】
张氏所言不确切，杂病下利也多有热证。

②【注文浅释】
此段辨表里寒热下利证甚详，临床可以参考。

至急，五夺之中，惟此为甚。《金匮》曰："六脉气绝于外者，手足寒；五脏气绝于内者，利下不禁。"脏气既脱，不能治也[①]。

陈士铎曰：伤寒发热六七日，不下利，忽变为下利，已是危症，若又汗不止，是亡阳也。有阴无阳，死症，急以人参三两，北味一钱，救之可生。若不得参，另用白术、黄芪各三两，当归一两，白芍五钱，北味一钱，此方补气补血，以救阳气之外越，阳回则汗止，汗止则利亦止也。

【纲】**仲景曰：下利日十余行，脉反实者，死。发热，下利至甚，厥不止者，死。直视谵语，下利者，死。下利，手足厥冷，无脉者，灸之不温，脉不还者，死。少阴病自利，复烦躁，不得卧寐者，死。**

【目】成无已曰：大抵下利，脱气至急，其或邪盛正虚，邪拥正气下脱，多下利而死。

陈士铎曰："下利日十余行，脉反实者，死"，何也？盖下多亡阴，宜脉之虚弱矣，今不虚而反实，现假实之象也须认清，则是正气耗绝，为邪气所障，则正气消，故必死。救之必仍补其虚，不必论脉之实与不实也，用还真汤，人参、白芍各一两，茯苓二两，此方参固元阳，苓止脱泻，芍生真阴，阴生而阳长，利止而脱固，则正强而邪自败矣。假象变为真虚，则死症变为真生矣。[②]

【纲】**仲景曰：问曰：病有结胸，有脏结，其状何如？答曰：按之痛，寸脉浮，关脉沉，名曰结胸；如结胸状，饮食如故，时时下利，寸脉浮，关脉小细沉紧，名曰脏结。舌上白滑苔者，难治。伤寒服汤药，下利不止，心下痞硬。服泻心汤已，复以他药下之，利不止，医以理中与之，利益甚。理中者，理中焦，此利在下焦，赤石脂禹余粮汤主之。复利不止者，当利其小便。**

【目】鳌按：上条，病俱重在关脉，一曰沉，虽沉而实大，是寒水留结于胸胁之间者；一曰沉紧，是结在脏而不在腑者，故见症各不同[③]。前贤谓能食而利亦谓之结，结在无形之气，五脏不通，故曰脏结是也。下条，服汤药而利不止，是病犹在胃；以他药下而利不止，则病在大肠矣。石脂余粮汤，所以固脱；利小便，所以分消其湿，此又

①【注文浅释】
此段言下利之表里寒热虚实证治法与预后，极具临床参考价值。

②【注文浅释】
陈氏此段以病程结合脉象辨预后，即久病脉虚为常，久病脉实为变；常者生，变者死。然死证也非都不可治，透过现象看本质，通过症状明病机。

③【注文浅释】
以脉象辨虚实，明结胸脏结，寥寥数语，点名要害。

理下焦之二法也。

协热利

【纲】仲景曰：太阳病二三日，不得卧，但欲起，心下必结，脉微弱者，此本有寒分也。反下之，若利止，必作结胸；未止者，四日复下之，必作协热利。太阳病，外症未除而数下之，遂协热而利。利下不止，心下痞硬，表里不解者，桂枝人参汤主之。太阳病，桂枝症，医反下之，利遂不止，脉促者，表未解也。喘而汗出，葛根黄连黄芩汤主之。

【目】张兼善曰：仲景言表症未除而误下之，因致外热未退，内复作利，故云协热下利。此一"热"字，乃言表热也，非言内热也。夫"协"者，协同之协，非挟藏之挟，即表里俱病之谓。故治此者，止有桂枝人参汤一方，其又显然可见，即如成无己曰"表邪传里，里虚协热则利"，是亦以表邪为言也。奈何后学不明，止因"协热"二字，但见作利者，无论表里虚实，即认为内热，便云协热下利。且近有不必误下，而妄用芩连治表热者，表症得寒，热愈不退，力致下利，或脾素弱，逢寒即泄者，皆是此症，既见下利，盖云协热，其谬甚矣！独不观仲景桂枝人参汤，岂治内热之剂乎？寒热倒施，杀人多矣！[①]

柯琴曰：首条，论协热之因；二条，明下利之治，桂枝人参汤，双解表里也；三条，利遂不止，所谓"暴注下迫，皆属于热"，盖微热在表，大热入里者，故与首条脉弱而协热下利不同。[②]

【纲】仲景曰：太阳病下之，其脉促，不结胸者，为欲解；脉沉滑者，协热利；脉浮滑者，必下血。

【目】王肯堂曰：协热利，热病也。

小便自利小便数

【纲】仲景曰：太阳病六七日，表症仍在，脉微而沉，反不结胸，其人发狂，以热在下焦，小腹当鞕，小便自

①【注文浅释】
所谓协热利，乃下利而见有发热症状者，其因有表热和表寒之别，而下利也有因内寒之异。

②【注文浅释】
柯氏一为言协热利之因，一为言内寒协表热下利之治，一为言表里俱热下利之治，所论甚当。

利者，下血乃愈，抵当汤[1]。太阳病，身黄，脉沉结，小腹鞕，小便自利，其人如狂，血症也，抵当汤[2]。伤寒有热，小腹满，应小便不利；今反利者，为有血也，当下之，不可余药，宜抵当丸。

【目】成无己曰：小便自利，有在表者，有在里者，有热而利者，有寒而利者，六经俱有之症，难以概治，宜随所犯而施药可也。[3]

【纲】仲景曰：太阳中风，火劫，汗后，发黄，欲衄，小便难，头汗出，腹满微喘，口干咽烂，或不大便，久则谵语，甚者至哕，捻衣摸床，小便利者，可治[4]。伤寒八九日，风湿相搏，身作疼烦，不能转侧，不呕，不渴，脉浮虚而涩者，桂枝附子汤。若其人小便自利，去桂枝加白术汤[5]。

【目】陶华曰：小便自利者，为津液渗漏，大便必硬，宜以药微下之。其阳明自汗者，复发其汗，津液内竭，屎虽硬，尤不可攻，纵大便难，蜜煎导之。太阴当发黄，其小便利，则湿热内泄，不能发黄。惟血症，则腹急而如狂。肾与膀胱虚，不能约制水液，二者皆小便自利。若肾与膀胱虚而挟热，热则水道涩，小便不快，故涩淋而数起也。若自汗而小便数，虽有表症，不可用桂枝，以其亡走津液也，若误服之，以甘草干姜汤为治可也。若太阳病，小便自利，以饮水多，心下悸，茯苓桂枝甘草汤。脉浮，自汗，小便数，胃不和，谵语者，少与调胃承气汤。

【纲】仲景曰：伤寒脉浮，自汗出，小便数，心烦，微恶寒，脚挛急，反与桂枝汤欲攻其表，此误也。得之便厥，烦躁吐逆者，作甘草干姜汤与之，以复其阳[6]。若厥愈足温者，更作芍药甘草汤与之，其脚即伸。若胃气不和，谵语者，少与调胃承气汤。

【目】柯琴曰：小便数者，肾与膀胱俱虚而有客热乘之也。太阳、阳明二经既虚，致受于客热，热则不能制水，故令数。小便热，则水行涩，涩则小便不快，故令数起也。诊其趺阳脉数，胃中热，即消谷引饮，大便必鞕，小便即数也。

鳌按：小便数，或在表，或在里，惟三阳有之，三阴则无此症也。

①【注文浅释】
宋本《伤寒论》为："太阳病六七日，表症仍在，脉微而沉，反不结胸，其人发狂者，以热在下焦，少腹当鞕满，小便自利者，下血乃愈，所以然者，以太阳随经，瘀热在里故也，抵当汤主之。"

②【注文浅释】
宋本《伤寒论》为："太阳病，身黄，脉沉结，小腹鞕，小便自利，其人如狂者，血症谛也，抵当汤主之。"

③【注文浅释】
"小便自利"，指小便正常，膀胱气化未受影响，无关表里寒热与六经病，而是常态之下的正常现象。

④【注文浅释】
宋本《伤寒论》为："太阳病中风，以火劫发汗，邪风被火热，血气流溢，失其常度。两阳相熏灼，其身发黄，阳盛则欲衄，阴虚小便难，阴阳俱虚竭，身体则枯燥。但头汗出，剂颈而还，腹满微喘，口干咽烂，或不大便。久则谵语，甚者至哕，手足躁扰，捻衣摸床，小便利者，其人可治。"

⑤【注文浅释】
宋本《伤寒论》为："若其人大便硬，小便自利者，去桂加白术汤主之。"

⑥【注文浅释】
宋本《伤寒论》为："得之便厥，咽中干，烦躁吐逆者，作甘草干姜汤与之，以复其阳。"

小便不利　小便难

【纲】仲景曰：病发于阳，而反下之，热入，因作结胸。若不结胸，但头汗出，余无汗，至颈而还，小便不利，身必发黄也。

【目】苏颂曰：小便不利有数种，有因被下者，津液耗于内也；有因汗者，津液亡于外也；有因发黄与痞及热病者，热郁所致，风湿相搏。与夫阳明中风，其小便不利；寒邪所乘，其小便难者，亦多由汗、下而然，宜详辨之。[①]

鳌按：湿郁发热，能下行则便利，即内亦解；若小便不利，则湿热内蒸于脏腑者，因黄色外见于皮肤，而发黄矣。

【纲】仲景曰：伤寒表不解，心下有水气，干呕、发热而咳，或渴，或利，或噎，或小便不利、少腹满，或喘者，小青龙汤主之。

【目】陶华曰：小便不利者，邪气聚于下焦，结而不散，甚则小腹硬满而痛，此小便所以不通也。大抵有所不利者，行之有所渗泄也。若饮水过多，下焦畜热，或中湿发黄，水饮停留，皆以利小便为先。惟汗后亡津液，胃汁干，与阳明汗多者，则以利小便为戒。设或小便不利，而见头汗出者，乃为阳脱关格之疾矣。[②]

鳌按：水气留而不行，故小便不利。小便不利，故少腹满。此条言小便不利，正欲明少腹满之故也。

【纲】仲景曰：太阳病，发汗后[③]，若脉浮，小便不利，微热消渴者，五苓散主之。太阳病，饮水多，小便利者，必心下悸；小便少者，必苦里急也[④]。

【目】柯琴曰：发汗后，脉仍浮，而微热犹在表，未尽除也。虽不烦而渴特甚，饮多即消，小便不利，水气未散也。“便利”“便少”双顶“饮水多”，火用不宣，致水停心下而悸；水用不宣，致水结膀胱而里急也。

【纲】仲景曰：本以下之，故心下痞，与泻心汤；痞不解，其人渴而口躁烦，小便不利者，五苓散主之。大下之后，复发汗，小便不利者，亡津液故也，勿治之，得小便利，必自愈。

①【注文浅释】
苏氏所论小便不利数种原因较为详尽，临床可以参考。但其言阳明中风有小便不利，则不全面，阳明中风、中寒皆有小便不利，分别见191条和231条。

②【注文浅释】
本条所谓的小便不利，乃因水饮内停，影响膀胱气化所致。陶氏释小便不利，因“邪气聚于下焦，结而不散”固然有之，但和本条文病机不符。如果认为所有小便不利皆有邪结，岂不与后面所谓的“汗后亡津液，胃汁干”相互矛盾？

③【注文浅释】
宋本《伤寒论》“太阳病，发汗后”有：“大汗出，胃中干，烦躁不得眠，欲得饮水者，少少与饮之，令胃气和则愈。”

④【注文浅释】
宋本《伤寒论》为：“太阳病，小便利者，以饮水多，必心下悸；小便少者，必苦里急也。”

【目】鳌按：与泻心汤而痞仍不解，小便仍不利，心下之水气停结甚矣。[①]

【纲】**仲景曰：太阳病，身黄，脉沉结，少腹硬，小便不利者，为无血也；小便自利，其人如狂者，血结症也，抵当汤主之。**

【目】吴绶曰：凡伤寒小便不利，当分六经治之，固已。若阴虚火动，小便赤涩不利者，加知、柏、木通、生地；凡内热盛，大便不通，小便赤涩不利者，八正散治之；凡不渴，小便不利者，热在血分也，宜知、柏、生地之类。夫膀胱为津液之府，气化而能出也。若汗多者，津液外泄，小便因少，不可利之，恐重亡津液，待汗止，小便自行；又小便自利，亦不可妄利之，恐引热入膀胱，则变畜血，又为害也。[②]

【纲】**仲景曰：风湿为病[③]，脉阴阳俱浮，自汗出。身重，多眠睡，鼻息必鼾，语言难出。若被下者，小便不利，直视失溲；若被火者，微发黄色，剧则如惊痫，时瘛疭。风湿相搏，骨节烦疼，掣痛不得屈伸，近之则痛剧，汗出短气，小便不利，恶风不欲去衣，或身微肿者，甘草附子汤主之。**

【目】鳌按：下则大便利，故小便反不利，何者？以肺家之化源不清，胃家之关门不启也。

【纲】**仲景曰：太阳病，发汗，遂漏不止，其人恶风，小便难，四肢拘急，难以屈伸者，桂枝加附子汤主之。**

【目】朱肱曰：伤寒发汗后，汗出多，亡津液，胃中干，故小便不利。医见不利，往往利之，误矣。伤寒有不利者，行之，取其渗泄也。有渴而停饮者，有躁而烦渴，有病气去而水气不得行者，“其表里得见烦躁，口燥欲饮水，水入即吐，病名水逆”，及“霍乱，头痛，发热，身疼痛，欲饮水者”，有“发热汗出，复恶寒，不呕，但心下痞者”，并宜五苓散。问：“小便难，何也？”曰：“阴虚故也。阴虚者，阳必凑之，为阳所凑也，故小便黄者，中有热也，宜滑石、瞿麦辈泻之。”

赵嗣真曰：伤寒小便难，仲景论有发汗漏不止，桂枝加附子汤者；有阳明中风，或脉浮弦大而潮热、哕者，或脉

①【注文浅释】
即所谓水痞是也。

②【注文浅释】
吴氏对小便不利总结比较到位，但后面讲“小便自利，亦不可妄利之”，实有画蛇添足之嫌。既然小便利，又为何要利之呢？

③【注文浅释】
宋本《伤寒论》为“风温为病”，此处为“风湿为病”，前后文理和医理不通。

浮而紧，误下而成腹满者；又有阳明脉浮迟，饱则微烦、头眩者。《活人》问中，当以传经邪热与漏风亡阳分作两条，其桂枝加附子汤，乃亡阳经虚所致，岂得均谓之阴虚阳凑，为有热耶？要当以阳明小柴胡症，及误下症、谷疸症，次于阳凑传邪之下，却别出一条云“外有汗多亡阳，津液不足，亦有小便难者”，还以桂枝加附子症属之。若太阳中风，以火劫发汗，则邪风被火热，血气流溢，身黄；阳盛阴虚，欲衄、小便难也。若少阴以火劫汗者，则咳而下利、谵语、小便难也。若下后小便难有二：一、脉浮迟弱，恶风寒，下之者，则胁满、身黄、项强、小便难；一、阳明胃实，发热恶寒，脉浮紧，下之者，则腹满、小便难。[①]

遗溺

【纲】仲景曰：三阳合病，腹满身重，难以转侧，口中不仁，面垢，谵语，遗尿，自汗者，不可汗，不可下，宜少与白虎汤[②]。风温病，脉浮，自汗出，体重，多眠，若下之，则小便不利，直视失溲[③]。寸口脉微而涩，微者卫气不行，涩者营气不逮。荣卫不能相将，三焦无所仰，身体痹不仁。荣气不足，则烦疼，口难言；卫气虚，则恶寒，数欠。三焦不归其部，上焦不归者，噫而吞酸；中焦不归者，不能消谷；下焦不归者，则遗溲。

【目】杨士瀛曰：膀胱潴水，下焦不摄，则亦遗溺。《经》云：“邪中下焦，阴气为栗，足膝逆冷，便溺妄出。”合用四逆汤。下焦畜血，小腹结急，小便自利不禁，轻者，桃仁承气汤；重者，抵当汤。

【纲】仲景曰：咳而小便利，若失小便者，不可发汗，汗出则四肢厥冷。太阳病，火熨其背，大汗出，谵语，十余日，振栗下利，欲小便不利，反呕而失溲者，此为欲解也。遗溲，狂言，目反直视者，此为肾绝。

【目】吴绶曰：遗尿者，小便自出不知也。其热盛神昏遗尿者，为可治。若阴症下寒，逆冷，遗尿，脉沉微者，难治，宜附子汤加干姜、益智以温其下；若厥阴囊缩，逆冷，脉微，遗尿者，四逆加吴萸汤温之，阳不回者死。凡

①【注文浅释】
赵氏所论小便不利机制，可以参考，但本条小便不利，既有液亏化源不足的一面，也有阳虚不化的因素。

②【注文浅释】
宋本《伤寒论》为：“三阳合病，腹满身重，难于转侧，口不仁面垢，谵语遗尿。发汗则谵语，下之则额上生汗，手足逆冷。若自汗出者，白虎汤主之。”

③【注文浅释】
宋本《伤寒论》为：“风温为病，脉阴阳俱浮，自汗出，身重，多眠睡，鼻息必鼾，语言难出。若被下者，小便不利，直视失溲。”

伤寒汗、下后，热不解，阴虚火动而遗尿者，人参三白汤加知、柏，或补中益气汤加知、柏、麦冬、生地、五味之类。若狂言，直视，谵语，遗尿，此为肾绝。《内经》言："膀胱不利为癃，不约则遗溺。"又曰："水泉不止者，膀胱不藏也。"言肾与膀胱为表里，肾虚则膀胱之气不约，故遗尿也，要在滋补膀胱之气。东垣谓溲便、遗失为肺金虚，又当补肺气也。大抵肺虚、肾虚热甚者，皆可治，惟肾绝遗尿则不可治，此下焦气绝，不归其部故也。

卷七

过经不解

【纲】仲景曰：太阳病，过经十余日，反二三下之，后四五日，柴胡症仍在者，先与小柴胡汤。呕不止，心下急，郁郁微烦者，为未解也，与大柴胡汤则愈。

【目】李梴曰：伤寒六日传经已遍，七日当解，至十三日以上不愈，谓之过经。汗下失宜，以致邪气流连不已，神昏谵语，胸满潮热，随其表里症见而调之，或从轻再汗、再下，如脉乱发躁，尺寸陷者，危；如脉缓安睡，邪未尽者，正未复耳，参胡芍药汤调之。有大便下利而脉和者，诸医以丸药下之，停留余热，凡过经气虚，或加异气，宜与外症参看。

喻昌曰：过经不解者，由七八日已后，至十三日已后，过一候二候，犹不痊解也。然邪在身中日久，势必结聚于三阳，太阳为多，少阳次之，阳明又次之，及至三阴，则生死反掌，不若此之久持矣。

程郊倩曰：过经十余日而不知太阳症有未罢，反二三下之，因致变者多矣。后四五日，柴胡症仍在，未有他变，本当行大柴胡两解表里，但其邪屡因误下而深入，即非大柴胡下法所能服，故必先用小柴胡提其邪出半表，然后乃用大柴胡始合法也。[①]

①【注文浅释】
言大小柴胡汤先后使用之法。

【纲】仲景曰：太阳病，过经十余日，心下温温欲吐，而胸中痛，大便反溏，腹微满，郁郁微烦。先此时，自极吐下者，与调胃承气汤。若不极者，不可与，但欲呕，胸中痛，微溏者，此非柴胡症，以呕故知极吐下也。

【目】喻昌曰：此条有二辨。若曾经大吐下者，邪从吐解，直已入里，可用调胃承气之法；若未经吐下，但欲呕，胸中痛，微溏者，是痛非吐所伤，溏非下所致，调胃之法，不可用矣。岂但调胃不可用！即柴胡亦不可用！以邪尚在太阳高位，徒治阳明、少阳，而邪不解耳。解太阳之邪，仲景言之已悉，故此但示其意也。若其人能呕，则是为吐、下所伤，而所主又不在太阳矣。

【纲】**仲景曰：伤寒十三日不解，胸胁满而呕，日晡所发潮热，已而微利。此本柴胡症，下之而不得利，今反利者，知医以丸药下之，非其治也**[①]**。若自下利者，脉当微厥，今反和者，此为内实也，调胃承气汤主之。**

【目】喻昌曰：二条俱见微利之症，难辨其内虚内实。上条，胸胁满而呕，邪凑少阳之表，故欲下之，必用柴胡为合法，若以他药下之，表邪内入，即是内虚；此条，原无表症，虽丸药误下，其脉仍和，即为内实也。按仲景下法，屡以丸药为戒，惟治太阳之脾约用麻仁丸，因其人平日津枯肠结，必俟邪入阳明下之，恐无救于津液，故虽邪在太阳，即用丸药之缓下润其肠，俾外邪不因峻攻而内陷也。此等处亦须互参，再按伤寒以七日为一候，其有二三候不解者，病邪多在三阳经留恋，不但七日传之不尽，即十三日、二十余日尚有传之不尽者，若不辨症，徒屈指数经、数候，汗下展转差误，正虚邪凑，愈久愈难为力，所以过经不解，当辨其邪在何经而取之。仲景云“太阳病，头痛至七日以上自愈者，以行其经尽故也”，即《内经》“七日，太阳病衰，头痛少愈”之旨，可见，太阳一经，有行之七日以上者。“其欲再作经者，针足阳明，使经不传则愈”，以太阳既羁留多日，则阳明、少阳亦可羁留，过经漫无解期矣，所以早从阳明中土而夺之，俾其不传，此捷法也。若谓六经传尽，复传太阳，必无是理，后人坠落成无己阱中耳！岂有厥阴两阴交尽于里，复从皮毛外再入太阳之事耶?！请破此大惑。[②]

①【注文浅释】
宋本《伤寒论》后有：“潮热者，实也，先宜服小柴胡汤以解外，后以柴胡加芒硝汤主之。”

②【注文浅释】
六经传变，有一定规律，但没有具体定式，要在根据邪之性质，体质强弱不同而异，切不可拘泥。喻氏所言极是。

合病

【纲】**仲景曰：三阳合病，腹满身重，难以辗侧，口**

不仁而面垢，遗尿。发汗则谵语，下之则额上出汗、手足冷。若自汗出者，白虎汤主之。三阳合病，脉浮大在关上，但欲睡眠，合目则汗。太阳与阳明合病，喘而胸满者，不可下，麻黄汤主之。太阳与阳明合病，必自下利，葛根汤主之。太阳与阳明合病，不下利，但呕者，葛根加半夏汤主之。太阳与少阳合病，自下利者，与黄芩汤；若呕者，黄芩加半夏生姜汤主之。阳明少阳合病，必自下利。其脉不负者，顺也；负者，失也。互相克贼，名为负。少阳负趺阳者，为顺也。

【目】李梴曰：或一阳先病，一阳随病，或二阳同病，或三阳同病，不传者谓之合病。自利者，下利溏泄。三阳合病，寒邪盛而里气不和也，气行下则利，气逆上则呕。太阳合阳明，自利恶寒，升麻葛根汤；恶热者，白虎汤。太阳合少阳自利者，黄芩汤，并加半夏、生姜。阳明少阳，自利最重，小柴胡合升麻葛根汤。有宜下者，本太阳病，因汗、下渗，亡津液，胃腑燥实，转属阳明，谓之太阳阳明，脾约丸润之；本少阳病，因汗渗，热入胃腑，大便燥者，大柴胡微下之；本阳明经病，热盛，传入胃腑，谓之正阳阳明，乃本经自病也，宜调胃承气汤从中治之。盖太阳少气，少阳少血，惟阳明居二阳之中，气血俱多[①]，所以从中治阳明而不敢犯太阳、少阳也。又“三阳合病，面垢等”一条，白虎加人参汤主之，不可汗、下，亦从中治也。有宜汗者，表症头疼、恶寒未除，为太阳尚未过经，尤宜发汗。如太阳阳明喘而胸满者，麻黄汤；太阳少阳麻黄合小柴胡汤；通用九味羌活汤加石膏、知母、枳壳，盖在经则汗，过经则下也。

柯琴曰：首条，本阳明病而略兼太、少也。虽三阳合病，而阳明症居多，则当独取阳明矣。无表症，则不宜汗；胃不实，则不宜下，此阳明半表里症。首条，论病状及治方。二条，详病脉，探病情，究病机，必两条合参，而合病之大要始得。三条，三阳俱受气于胸中，而部位则属阳明，若喘属太阳，呕属少阳，故胸满而喘者，尚未离乎太阳，虽有阳明可下之症而不可下。如呕多，虽有阳明可攻之症而不可攻，亦以未离乎少阳也。四条，不言两经相合

①【注文浅释】
根据六经气化而言，太阳少气多血，少阳少血多气，阳明多气多血。

何等症，但举下利而言，是病偏于阳明矣。五条，太阳阳明合病，太阳少阳合病，阳明少阳合病，必自下利，则下利似乎合病当然之症，今不下利而呕，又似乎与少阳合病矣。于葛根汤加半夏，兼解少阳半里之邪，便不得为三阳合病。六条，两阳合病，阳盛阴虚，阳气下陷入阴中，故自下利。太阳与阳明合病，是邪初入阳明之里；太阳与少阳合病，是邪初入少阳之里。七条，两阳合病，必见两阳之脉，阳明脉大，少阳脉弦，此为顺脉。若大而不弦，负在少阳；弦而不大，负在阳明，是互相克贼，皆不顺之候。

鳌按：合病、并病本兼阳明、少阳，今但列《太阳经》者，从其先也。既列《太阳》，自不必复入《阳明》《少阳》款中矣，特志于此。

并病

【纲】仲景曰：本太阳病，初得时，发其汗，汗先出不彻，因转属阳明也。伤寒转属阳明者，其人濈然微汗出也。太阳与少阳并病，脉弦，头项强痛，或眩冒，时如结胸，心下痞鞕者，当刺大椎第一间、肺俞、肝俞，慎不可发汗，发汗则谵语。若谵语不止者，刺期门。太阳少阳并病，心下鞕，头项强而痛者，当刺大椎、肺俞、肝俞，慎勿下之。太阳少阳并病，而反下之，成结胸，心下鞕，下利不止，水浆不下，其人心烦。

【目】许叔微曰：问："三阳有合病、并病，何之?"答曰："脉浮大而长，头疼，腰痛，肌热，目疼，鼻干者，合病也；'太阳初得病时，发其汗，汗先出不彻，因转属阳明，续自微汗出，不恶寒'者，并病也。三阳皆有合病，惟三阴无合病，不可不知。"

李梴曰：并者，催并逼迫之意。始初二阳合病，后一阳气盛，一阳气衰，并归一经独重，初症亦不解罢[①]。阳明并太阳者，太阳症未解，阳明症又至，麻黄汤合升麻，如太阳症重，加太阳经药；阳明症重，加阳明经药，后仿此。少阳并太阳者，太阳症未解，少阳症又至，麻黄汤合小柴胡汤，头痛，项强，眩冒，如结胸状者，亦宜通用九味羌活汤。

①【注文浅释】

李氏此言差矣！并病就是一经病未解，他经病又起，存在时间先后发病的过程，非先合病而后又并病情况。

少阳并阳明者，为木克土，难治，小柴胡汤合升麻葛根汤，或柴胡升麻汤救之。是并病在表者皆可汗，若太阳症罢，乃入胃腑者，谓之传经症，非并病也，宜酌量攻下。古云："三阴无合病。"然三阴亦自有相合并者，但非两感，必无阴经与阳经相合为病之理[①]。

陶华曰：太阳阳明并病者，如"本太阳病发汗，则汗出不彻，因转属阳明，续自微汗出，不恶寒"，是并归阳明也。太阳症尚在，桂枝麻黄合半汤，太阳症也；大小承气，则是阳明症也。

柯琴曰：并病与合病异，合则一时并见，并则以次相乘。如太阳之头项强痛未罢，递见脉强、眩冒、心下痞硬，是与少阳并病，更见谵语，即三阳并病矣。太阳阳明并病，太阳症未罢者，从太阳而小发汗；太阳病已罢者，从阳明而下之，其机于恶寒发热而分也。然阳明之病在胃家实，"太阳阳明合病，喘而胸满者，不可下"，恐胃家未实耳。[②]

附录：今时皆合病并病论

张介宾曰：合病者，乃二阳、三阳同病，病之相合者也；并病者，如太阳先病不解，又并入阳明、少阳之类也。观仲景曰："二阳并病，太阳初得病时，发其汗，汗先出不彻，因转属阳明。若太阳症不罢者，不可下。"按此云"转属阳明"，则自太阳而来可知也；云"太阳症不罢"，则二经皆病可知也。凡并病者，由浅而深，由此而彼，势使之必然也，此合病、并病之义。不知者因以为罕见之病，又岂知今时之病皆合病、并病哉！余自临症以来，初未见有单经挨次相传者，亦未见有表症悉罢，止存里症者，若欲依经如式求症，则未见有如式之病而方治可相符者，是皆不知合病、并病之义耳。今列其大略如下[③]。合病者，乃二经、三经同病也。如初起发热、恶寒、头痛，此太阳之症，而更兼不眠，即太阳阳明合病也；若兼呕恶，即太阳少阳合病也；若发热、不眠、呕恶，即阳明少阳合病也；若三者俱全，便是三阳合病，而其病必甚。三阳与三阴本无合病，盖三阳为表，三阴为里，若表里同病，即两感也。故凡

①【注文浅释】
三阴也有合病，如太阴少阴合病；也有并病，如太阴未愈而少阴阳虚并见。而所谓两感者，即合病的另一种形式而已。

②【注文浅释】
柯氏解释并病合病概念清晰明了，而对于合并病的症状辨析也是一目了然，条理井然有序，可参。

③【注文浅释】
张介宾之言，确为临床经验之谈，书本所述是固定格式，而病人表现却症状纷繁，万不可以书本之死知识去套临床的活病人。圆机活法，灵活应用方为得仲景心法。

阴阳俱病者，必以渐相并而至皆并病耳，此亦势所必至，非合病两感之谓。合病与并病不同。合病者，彼此齐病也；并病者，一经先病，然后传及他经而皆病也。如太阳先病发热、头痛，而后见目痛、鼻干、不眠等症，此太阳并于阳明也；或后见耳聋、胁痛、呕而口苦等症，此太阳并于少阳也；或后见腹满、嗌干等症，此太阳并于太阴也；或后见舌干口燥等症，此太阳并于少阴也；或后见烦满、囊缩等症，此太阳并于厥阴也。若阳明并于三阴者，必鼻干、不眠而兼三阴之症；少阳并于三阴者，必耳聋、呕苦而兼三阴之症。阴症虽见于里，而阳症仍留于表，故谓之并。凡患伤寒而终始热有不退者，皆表邪之未解耳，但得正汗一透，则表里皆愈，岂非阴阳相并之病乎！今之伤寒，率多并病，若明此理，则自有头绪矣。治此之法，凡并病在三阳者，自当解三阳之表，如邪在太阳者，当知为阳中之表，治宜轻清；邪在阳明者，当知为阳中之里，治宜厚重；邪在少阳者，当知为阳中之枢，治宜和解。此皆治表之法也。至于病入三阴，本为在里，如太阴为阴中之阳，治宜微温；少阴为阴中之枢，治宜半温；厥阴为阴中之阴，治宜大温。此阴症之治略也。然病虽在阴，而有兼三阳之并病者，或其热邪已甚，自宜清火；或其表尚未解，仍当散邪。盖邪自外入，则外为病本，拔去其本，则里病自无不愈者，此所以解表即能和中也。若表邪不甚，而里症为急，又当先救其里，以表里之气本自相关，惟表不解，所以里病日增；惟里不和，所以表病不散，此所以治里亦能解表也。但宜表宜里，自有缓急先后，一定不易之道，而非可以疑似出入者，要在乎知病之薮，而独见其必胜之机耳，此又阴阳并病之治法也[①]。惟是病既在阴，必关于脏，脏气为人之根本，而死生系之，故凡诊阴症者，必当细察其虚实，而补泻寒热，弗至倒施，则今时之治要，莫切于此矣。

两感伤寒

【纲】 仲景曰：两感病俱作，治有先后[②]。伤寒下之

①【注文浅释】

邪之所当辨表里，病之位要明六经，病之性须分寒热，体之质宜别虚实，治之要当晓补泻。条理分明，治疗得当，岂有无效而不愈之理？介宾先贤所言真为得仲景心得。

②【注文浅释】

宋本《伤寒论》为“两感病俱作，治有先后，发表攻里，本自不同……”，该段在《伤寒例》篇。后面的“伤寒下之后，复下利，清谷不止，身疼痛者，急当救里，宜四逆汤；后身体疼痛，清便自调者，急当救表，宜桂枝汤”，见于《太阳篇》第 91 条，其意思与仲景论述相近，但与原文有一定差别。沈氏在仲景原文叙述即所谓的“【纲】”的内容上，排序常不遵仲景原文，或有相互交叉叙述情况，读者宜明之。

后，复下利，清谷不止，身疼痛者，急当救里，宜四逆汤；后身体疼痛，清便自调者，急当救表，宜桂枝汤。

【目】王叔和《伤寒论例》曰：若两感于寒者，一日太阳受之，即与少阴俱病，则头痛、口干、烦满而渴；二日阳明受之，即与太阴同病，则腹满身热、不饮食、谵语；三日少阳受之，即与厥阴同病，则耳聋、囊缩而厥，水浆不入，不知人者，六日死。若三阴三阳、五脏六腑皆受病，则营卫不行、脏腑不通而死矣。[①]

朱肱曰：庞安常云："脉沉大者，太阳少阴；沉长者，阳明太阴；沉弦者，少阳厥阴[②]。"诸方书不载两感脉，安常特设以示后人。《素问·热病论》云："两感于寒而病者，必不免于死，法不过六日。黄帝曰：'有三日而死者，何也？'岐伯曰：'阳明者，十二经脉之长也，若三日而气绝则死矣。'"仲景亦无治法。

杨士瀛曰：《活人书·五卷》序云："伤寒惟两感不治。"仲景但一说云："两感病俱作，治有先后。"张翼说与仲景同，谓如"下利清谷，身体疼痛，急当救里，四逆汤；身体疼痛，清便自调，急当救表，桂枝汤"。《症治论》并《活人书》，解仲景治有先后之说，皆云宜先救里，内才温，则可医矣，然救表亦不可缓也。以上所论，并先救里，然后救表，愚意当消息之，如下利不止，身体疼痛，则先救里；如不下利，身体疼痛，则先救表，此亦谓之治有先后也。然则两感亦有可治之理，而不可必其成效耳。

赵嗣真曰：仲景论两感为必死之症，而复以发表攻里之说继之者，盖不忍坐视，而欲觊其万一之可治也。乃《活人》云："救里以四逆，救表以桂枝。"殊不知仲景云，太阳与少阴俱病，则头痛为太阳邪盛于表，口干而渴为少阴邪盛于里也；阳明与太阴同病，则身热、谵语为阳明邪盛于表，不食、腹满为太阴邪盛于里也；少阳与厥阴同病，则耳聋为少阳邪盛于表，囊缩为厥阴邪盛于里也。三阳之头痛、身热、耳聋，救表已自不可；三阴之腹满、口干、囊缩而厥，不可下乎？《活人》引下利、身疼虚寒救里之例，而欲施于烦渴、腹满、谵语、囊缩热实之症，然乎？否乎？盖仲景所谓发表者，葛根、麻黄是也；仲景所谓攻里者，调胃

①【注文浅释】
此段即《伤寒论》中的《伤寒例》内容，非为王叔和之言。

②【注文浅释】
临床两感之脉，不尽然也。

承气是也；《活人》救里则四逆，救表则桂枝若用四逆，则以火济火，而腹满、谵语、囊缩等症，何由而除？脏腑何由而通？营卫何由而行？而六日死者，可立待也。吁！两感虽为不治症，然用药之法，助正除邪，虚实实虚，补不足、损有余之理，学者不可不素有一定之理于胸中也。[①]

李杲曰：问："两感从何道而入？"答曰："《经》云：'两感者死不治。一日，太阳少阴俱病。'太阳者，腑也，自背俞而入，人所共知之；少阴者，脏也，自鼻息而入，人所不知也。鼻息通于天，故寒邪无形之气，从鼻而入；肾为水也，水流湿，故肾受之。《经》曰：'伤于湿者，下先受之。'同气相求耳。又云：'天之邪气，感则害人五脏。'以是知内外两感，脏腑俱病，欲表之则有里，欲下之则有表，表里既不能一治，故云'两感者死不治'，然所禀有虚实，所感有浅深，虚而感之深者必死，实而感之浅者犹或可治，治之而不救者有矣，未有不治而获生者也。予尝用此，间有生者，故立大羌活汤，以待好生君子。"[②]

吴绶曰：两感必死者，乃一日传二经，阴阳俱病也，欲治阳而有阴，欲治阴而有阳，表里不可并攻，故不治也。《活人》有先后之法，"救里四逆，救表桂枝"，此表里皆寒急救之法，非日传二经之法也清划。《保命集》曰"内伤于寒，外伤于风；或内伤于食，外伤于风；或先伤于湿，后伤于风；或先伤于风，后伤于湿；或先伤于寒，后伤于风"之类，此亦内外俱病，表里俱伤此非两感，乃为可治，故宜大羌活汤间有生者。易老、丹溪岂真贤于仲景哉？

李梴曰：两感者，半入于阳，半入于阴。阴阳两感，脏腑俱病，故为必死之症。但禀厚而感邪浅者，或挟异气、风温、湿温之类，犹可救疗，所以仲景有治有先后、发表攻里之说。法当审其表里、缓急、虚实，何如？如表里俱急者，大羌活汤主之；如阳症阳经先受病，身体痛而不下利者，为表急，先以葛根、麻黄发表，后以调胃承气攻里；如阴症阴经先受病，身体痛而下利不止者，为里急，先用四逆救里，后以桂枝救表；如阴阳未分者，陶氏冲和汤探之。古法：一日太阳少阴，五苓散，头痛加羌、防，口渴加知、柏；二日阳明太阴，大柴胡汤；三日少阳厥阴，危甚，大承

①【注文浅释】
赵氏所言甚当。仲景虽言两感于寒为不治之证，但灵活机变，战战兢兢，如履薄冰，仔细辨识表里寒热虚实，虚补实泻，寒温热清，谨慎遣方用药，也常能起沉疴。仲景所说不治，乃言其病重危笃，示人应谨慎从事。学者当思之。

②【注文浅释】
李氏所言确矣。仲景治太少两感即有麻黄细辛附子汤，说明并非绝对不可治。

气汤加芎、柴救之。《活人书》不分阴阳，专用四逆、桂枝，先辈皆以为谬。大抵两感，脉从阳可治，从阴难治。

张介宾曰：病两感于寒者，固为死症，细察之，亦有缓急可辨。若三阳之头痛、身热、耳聋、胁痛、恶寒而呕，此在表者，不得不解于外；其三阴之腹满、口渴、囊缩、谵语，此在里者，不得不和其中。若其邪自外入，而外甚于里者，必当以外为主，而兼调其内；若其邪因虚袭，而元气不支者，速宜单顾根本，不可攻邪，但使元阳不败，则强敌亦将自解，其庶乎有望也。钱祯曰："两感者，本表里之同病，似若皆以外感为言，而实有未尽然者，正以外内俱传，便是两感。今见有少阴先溃于内，而太阳断之于外者，即纵情肆欲之两感也；太阴受伤于里，而阳明重感于表者，即劳倦竭力、饮食不调之两感也；厥阴气逆于脏，少阳复病于腑者，即七情不慎、疲筋败血之两感也。人知两感为伤寒，而不知伤寒之两感，内外俱困，病斯剧矣。但伤有重轻，医有知有不知，则生死系之。或谓两感症不多见者，盖亦见之不广，而义有未达耳。其于治法，亦在乎知其由而救其本也[①]。"此言最切此病，诚发人之未发。

陈士铎曰：伤寒两感，隔经相传，每每杀人。如一日宜在太阳，二日阳明，三日少阳，四日太阴，五日少阴，六日厥阴，此顺传经也；今一日太阳即传阳明，二日阳明即传少阳，三日少阳即传太阴，四日太阴即传少阴，五日少阴即传厥阴，此过经传也；更有一日太阳即传少阳，二日阳明即传太阴，三日少阳即传少阴，四日太阴即传厥阴，此隔经传也；若一日太阳即传少阴，二日阳明即传太阴，三日少阳即传厥阴，此两感传也。顺传者，原有生机，至七日自愈；过传者，有生有死；隔传者，死多于生；两感传者，三日水浆不入，不知人即死。今传二方，一救过经传。一救隔经传。过经传方，名救过起死汤，柴胡、麻黄、厚朴、知母、半夏、黄芩各一钱，石膏、青蒿、茯苓各五钱，山栀五分，当归三钱，水煎服，一剂即生。盖过经之传，必然变症纷纭，断非初起之一二日也，所以方中不用桂枝散太阳之邪，止用麻黄散表。伤寒至三四日，内热必甚，故以石膏、知母为君，以泄阳明邪火，又用青蒿、山栀，柴胡以

①【注文浅释】
钱氏所言，振聋发聩，临床岂可不用心思辨吗？

凉散肝火，使木不自焚，而各经之邪，亦不攻自散。况又重用茯苓以健脾行湿，引火下行，尽从膀胱而出之乎！且黄芩清肺，厚朴逐秽，半夏清痰，五脏无非生气矣。隔经传方，名救阴起死汤，青蒿一两，人参、石膏各五钱，白芍、山栀各三钱，柴胡二钱，知母、半夏、甘草各一钱，水煎服。隔经之传，必至三日，而症乃明，虽已过阳明，而余火未散，故少阴之火助其焰，少阳之火失其权，若不仍用石膏、知母，则阳明之火势不退，而少阴之火势不息也。然太阴脾土，不为急救，则火气凌亢，何以能生？故用人参以助生气，又恐厥阴太燥以克脾，故用柴、芍、栀、蒿以凉散木中之邪，况半夏清痰，甘草和中，起死回生，实非虚语。故一见有隔经之传，即以此方救之，必能转败为功也。至青蒿不独息肝火，尤能泻阳明之焰，且性静而不动，更能补阴也。三日少阳与厥阴两感相传方，名救脏汤，麦冬三两，元参、白芍各二两，人参、当归各一两，花粉三钱，荆芥二钱，水煎服。多用当归者，助肝胆以生血也；多用麦冬者，救肺气之绝，以制肝胆之木，使火不旺而血易生，斯胃气有养脏腑，可救其坏也。①

①【注文浅释】

陈氏所言顺经传、过经传、隔经传、两感传的概念，可参考。唯过经传实际就是顺经而传，无非体质不同，或感邪较重，一日两经俱病而已。其所述的传经之名，囿于日传一经而论，显然与临床实际不符，这是其不足之处。至于后面的救过起死汤、救阴起死汤、救脏汤等三方，可参考用药，但绝不可胶柱鼓瑟。

伤寒坏病

【纲】仲景曰：太阳病三日，已发汗，若吐，若下，若温针，仍不解者，此为坏病，桂枝不中与也。观其脉症，知犯何逆，随症治之。

【目】李梴曰：伤寒病未退，重感寒，变为温疟；重感风，变为风温；重感湿热，变为温毒；重感疫气，变为温疫。又太阳病经汗、吐、下、温针不解，过经不解，皆名坏病。或医人不辨阴阳，差谬汗下，使病不解，坏症乱经，久而不瘥，视其犯何逆以治之。表症多者，知母麻黄汤；半表者，小柴胡汤；余热不解者，参胡芍药汤；危急者，夺命散；诸药不效者，则用鳖甲散救之。

柯琴曰：三日非吐、下、温针之时，治之不当，故病仍不解。坏病者，即变症也。若误汗，则有遂漏不止、心下悸、脐下悸等症；妄吐，则有饥不能食、朝食暮吐、不欲近衣等症；妄下，则有结胸痞硬、协热下利、胀满、清谷等症；火逆，则有发黄、亡阳、圊血、奔豚等症。是桂枝症已罢，故不中与。[①]

【纲】**仲景曰：本太阳病不解，转入少阳者，胁下硬满，干呕不能食，往来寒热，尚未吐下，脉弦细者，与小柴胡汤[②]。若已吐、下、发汗、温针，谵语，柴胡症罢，此为坏病，知犯何逆，以法治之。**

【目】赵嗣真曰：仲景论中所言坏病者，以太阳病误汗吐下后虚烦、结胸、痞气，吐后内烦、胀满等症是也，此正谓“桂枝不中与”，“小柴胡症罢”者，曷尝指异气之病？如《活人书》所谓“异气为坏病”之说乎[③]？仲景又云“更感异气，变为他病者”，即索矩所谓二气、三气杂合为病是也，以其未可定名，而非有名四种温病之比，故以“变病”名之。且四种温病，仲景以为冬伤于寒，至春变为温病。温病未已，重遇于邪，变为温疟、风温、温毒、温疫，病未尝坏，故以“变”名之。一曰坏病，一曰变症，名目自是不同，可见异气非为坏病也，审矣。假如温疟果为坏病，则仲景不言“小柴胡症罢”也，请人思焉而自悟乎！

王履曰：太阳外症不解，风寒从枢而入少阳矣。若见少阳诸症，尚可用柴胡治之。若误治后，不见半表半里症而谵语，是将转入阳明而不属少阳矣，故柴胡不中与之。然亦不得以谵语即为胃实也，当察何逆。[④]

温病

【纲】**仲景曰：太阳病，发热而渴，不恶寒者，为温病。**

【目】李杲曰：冬伤于寒者，冬行秋令也。当寒而温，火胜而水亏矣。水既已亏，则所胜妄行，土有余也；所生受病，木不足也；所不胜者侮之，火太过也。火土合德，湿热相助，故为温病。使民腠理开泄、少阴不藏，惟房室、劳伤、辛苦之人得之，若此者，皆为温病。所以不病于冬而病于春者，以寒水居卯之分，方得其权，大寒之令，复行于春，腠理开泄，少阴不藏，房室、劳伤、辛苦之人，阳气泄

①【注文浅释】
李、柯二家所述，李氏言重感寒、风、湿热、疫气变为温疟、风温、温毒、瘟疫等说法，与后面的坏病没有必然的联系，似有添足之嫌。倒是柯氏注解乃画龙点睛之作。

②【注文浅释】
宋本《伤寒例》原文为：“本太阳病不解，转入少阳者，胁下硬满，干呕不能食，往来寒热，尚未吐下，脉沉紧者，与小柴胡汤。”

③【注文浅释】
赵氏所谓坏病不足以概括仲景坏病的意涵，坏病就是因误治而病机发生改变的病证。后面《活人书》所言就更离谱。

④【注文浅释】
王氏所言甚妙，临床就当据症分析，随机用药。

于外，肾水亏于内，当春之月，时强木长，无以滋生化之源，故为温病耳。故君子周密于冬，少阴得藏于内，腠理以闭拒之，虽有大风苛毒，莫之能害，何温病之有？人肖天地而生，冬时阳气俱伏于地之下，人之阳气俱藏于肾之中，人能不扰乎肾，则六阳安静于内，内既得安，邪无自入矣，此伤寒之源，非天伤人，乃人自伤也！伤于寒者，皆为病热，为伤寒乃热病之总称，故曰“伤寒为热邪”，明矣。六阴用事于冬，阳气在内周密闭藏可矣，反劳动之而泄于外，时热已伤于水矣。至春之时，木当发生，气已外泄，孰为鼓舞？肾水内竭，孰为滋养？此两者同为生化之源，源既已绝，水何赖以生乎？身之所存者，独无热也，时强木长，故为温病矣[①]。

王履曰：有病因，有病名，有病形；辨其因，正其名，察其形，三者俱当，庶可以言治。吾试即伤寒、温病热病而说之，如伤寒，以病因而为病名者也；温病热病，以天时与病形而为病名者也[②]。二者皆起于感寒，或者通以“伤寒”称之，通以伤寒称者，原其因之同耳，用药则不可一例施也。夫感寒于冬，即发于寒冷之时，而寒邪在表，闭其腠理，故非辛甘温之剂不足以散之，此仲景桂枝、麻黄等汤所必用也；温病热病，后发于暄热之时，怫热自内达外，郁其腠理，无寒在表，故非辛凉或苦寒或酸苦之剂不足以解之，此后人所制双解散、大黄汤、千金汤、防风通圣散之类，兼治内外者之所可用也。夫即病之伤寒，有恶风、恶寒之症者，风寒在表，而表气受伤故也；后发之温病热病，有恶风、恶寒之症者，重有风寒新中，而表气亦受伤故也，若无新中之风寒，则无恶风、恶寒之症，故仲景曰“太阳病，发热而渴，不恶寒者，为温病”[③]。温病如此，则知热病亦如此。是则不渴而恶寒者，非温热病矣。然或有不因新中风寒，亦见恶风、恶寒之症者，盖病人表气本虚，热达于表，又重伤表气，故不禁风寒，非伤寒恶风、恶寒也，但卫虚则恶风，营虚则恶寒耳。且温病热病，亦有先见表症而后传里者，盖怫热自内达外，热郁腠理，不得外泄，遂复还里而成可攻之症，非如伤寒从表而始也。或者不悟此理，乃于春夏温热病而求浮紧之脉，殊不知紧为寒脉，有

①【注文浅释】

所谓“伤寒”，应为广义之伤寒，非单单感受寒邪之伤寒。李氏从运气学说论温病可参，但言“伤寒为热邪”，值得商榷。

②【注文浅释】

王氏言病因、病名、病形，颇有见地，其言伤寒以病因而为病名，当指狭义之伤寒；其认为温病热病，以天时与病形为病名，则当灵活看待。钱天来曾言“伤寒中人，受本难知，感则知受，发则可辨”，是中医临床的至理妙言。中医临床诊断，必须以症状为前提，故伤寒（狭义）、温病、热病等病名的诊断，也需要有症状为依据。

③【注文浅释】

王氏言即病伤寒，乃狭义之伤寒。其言伤寒有恶风恶寒症，是风寒在表，表气受伤，甚为正确。但又言所谓后发温病热病有恶风、恶寒症，乃重有风寒新中，从传统中医学理论言似可解释，但临床辨识温病热病，还是要以当下病人的症状为基础。此即所谓守正创新，要与时俱进。

寒邪则见之，无寒邪则不见也。其温热病或见脉紧，乃重感不正之暴寒与内伤过度之冷食也，岂其本然哉?！又或不识脉形，但见弦便呼为紧，断为寒而妄治，盖脉之盛而有力者，每每兼弦，岂可错认为紧而断为寒?！夫温病热病之脉，多在肌肉之分而不甚浮，且右手反盛于左手者，良由怫热在内也。或左手盛或浮者，必有重感之风寒，否则非温病热病，是暴感风寒之病耳。凡温病热病，若无重感，表症虽间见，而里病为多，故少有不渴者，当治里热为主，而兼解表，亦有治里而表自解者。每见医治温热病，虽误攻其里，亦无大害，误发其表，变不可言，此足明其热之自内达外矣，间有误攻里而致大害者，乃春夏暴寒所中之疫症，纯在表未入于里者，不可与温热病同论。夫惟世以温、热二病混称伤寒，故每执"寒"字以求浮紧之脉，用温热之药，若此者因名乱实，戕人之生，名其可不定乎?又方书多言四时伤寒，夫秋冬之伤寒，真伤寒也；春夏之伤寒，寒疫也。与温病热病自是两涂，岂可同治？虽然，伤寒与温热病，其攻里之法，若果是以寒除热，固不必求异；其发表之法，断不可不异也。况伤寒之直伤阴经，与太阳虽伤不及郁热，即伤阴经，与寒症而当温者，又与寒热病大不同，其可妄治乎？乃知一不知二，谓仲景发表药今不可用，攻里药乃可用，呜呼！其可用不可用之理，果何在哉？若能辨其因，正其名，察其形，治法有不当者乎?彼时行不正之气所作，及重感异气而变者，则又当观其何时、何气，参酌伤寒、温热病之法，损益而治之，尤不可例以仲景即病伤寒药通治也。

张云岐曰：伤寒汗、下不愈而过经，其症尚在而不除者，亦温病也。《经》曰："温病之脉，行在里经，不知何经之动，随其经之所在而取之。"如太阳病汗、下后过经不愈，诊得尺寸俱浮者，太阳温病也；如身热目疼汗、下后过经不愈，诊得尺寸俱大者，阳明温病也；如胸胁痛汗、下后过经不愈，诊得尺寸俱弦者，少阳温病也；如腹满、嗌干过经不愈，诊得尺寸俱沉细者，太阴温病也；如口燥舌干而渴过经不愈，诊得尺寸俱沉者，少阴温病也；如烦满、囊缩过经不愈，诊得尺寸俱微缓者，厥阴温病也。随其经取之，随其症治之。如发斑，乃温毒也。[①]

庞安常曰：温与热有轻重之分，故仲景云："若遇温气，则为温病，更遇温热，则为温毒。"热比温为尤重也。若但冬伤于寒，至春而发，不感异气，名曰温病，此病之稍轻者也；温病未已，更遇温气，变为温病，亦可名曰温病，此病之稍重者也，《伤寒例》以再遇温气，名曰温疫。又有不应冬月伤寒至春为温病者，此特感春温之气，可名曰春温，如冬之伤寒，秋之伤湿，夏之伤暑，相同也。以此观之，是春之病温有三种：有冬伤于寒，至春发为温病者；有温病未已，更遇温气而为温病，与重感温气，相杂而为温病者；有不因冬伤于寒，不因更遇温气，只于春时感春温之气而病者。若此三者，皆可名为温病，不必各立名色，只要知其病源之所以不同也。[②]

李梴曰：温病者，春分后，有太阳病，发热，咳嗽，身痛，口渴，不恶寒，其脉弦数不紧，右手反盛于左手，怫热在内故也，或散诸经，各随其经取之。热病即与温病同，但发在夏至后，脉洪数，热渴更甚耳。虽因冬时受寒，伏于肌骨，然人身随天气化，春分则寒变为温，夏至则寒变为热，所以伤寒恶寒而不渴，温热不恶寒而渴，不恶寒则病非外来，渴则自内达表，热郁腠理，不得外泄，乃复还里，终是里多表少。间有恶寒者，乃冒非时暴寒，或温热将发，又受暴寒，非冬症之甚也，当治热为主，而解肌次之，亦有专治里而表自解者。误下犹可，误汗则变为呕、哕、狂、斑而死，盖温热在经而不在表，安可例用汗法？惟兼暴寒者，乃可表里双解，亦不可用冬时辛热之药。春温表症，天温，升麻葛根汤；天寒，柴胡桂枝汤。太阳合少阳，升麻葛根汤合小柴胡汤。半表里，小柴胡汤。里症，大柴胡汤。重者，一时表里俱发，防风通圣散。表里俱热，大便利者，柴苓汤加山栀、木通。虚烦，竹叶石膏汤。变杂症者，治同伤寒。

夏热表症，太阳，九味羌活汤。汗后烦渴，脉洪大，背恶寒者，白虎加人参汤、益元散。里症，大柴胡汤。重者，一时表里盛发，双解散。热病，脉细无力，足冷，已得汗而躁甚者，此阴脉之极也，必死。又有冬温者，冬有非时之

①【注文浅释】

张氏之说，讲温病分为六经温病，较为牵强，但其后所说，"随其经取之，随其症治之"，却是精妙之言。

②【注文浅释】

庞氏所概括的温病，"不必各立名色，只要知其病源之所以不同也"，非常符合临证实际。中医重在临证明晰辨识，准确用药，不在于文字游戏。

暖，名曰冬温，与春秋暴寒、暴温，总谓之时行气，与伤寒相似，但脉不浮耳，治法大同。春温表症，葳蕤汤、九味羌活汤；入里加大黄；重者，双解散；轻者，加减调中汤治之。

赵献可曰：夫"伤寒"二字，盖冬时严寒而成杀厉之气，触冒之而即时病者，名正伤寒；不即发者，寒毒藏于肌肤，至春变为温病，至夏变为热病。热病即暑病，热极似重于温也。然为温，即不得复言寒，不恶寒而渴者是也，此仲景之文也。麻黄、桂枝为即病之伤寒设，无与温热，受病之源虽同，所发之时则异，仲景必别有方治，皆已遗失，是以至今未明[①]。刘守真谓欲用麻黄、桂枝，必加凉药于其中，以免发黄；张子和六神通解散，以石膏寒药中加麻黄、苍术，皆非也。盖麻、桂辛热，冬月所宜，不宜用于春夏。陶氏欲以九味羌活汤，谓一方可代三方，亦非也[②]。羌活汤，易老所制，乃治感四时不正之气，如春宜温而反寒，夏宜热而反温，秋宜凉而反热，冬宜寒而反温，又有春、夏、秋三时为暴寒所折，虽有恶寒发热之症，不若冬时肃杀之气为甚，故不必麻黄散寒，惟用辛凉通内外而解之，况此方须按六经加减法，不可全用也，不若逍遥散为尤妙，真可一方代三方也。且余有一法，请申之，《经》曰："不恶寒而渴者，为温病。"不恶寒，则知表无寒邪；曰渴，则知肾水干枯[③]。盖其人素有火，冬时冒寒，虽伤而不甚，惟有火在，内寒亦不能深入，所以不即发，而寒气藏伏于肌肤，自冬至三四月之久，火为寒郁，于中亦久，将肾水熬煎枯竭，至此时强木旺，无以滋润发生，故发热而渴，非有所感冒也。海藏谓新邪换出旧邪，非也。若复有所感，表又当恶寒矣。余以六味料滋其水，以柴胡辛凉舒其木，治人皆随手而应。余又因此推广之，凡冬时伤寒者，亦是郁火症，若其人无火，则为直中矣，惟其有火，故由皮毛而肌肉，而脏腑，今人皆曰寒邪传里、寒变为热，既曰寒邪，何故入内而反为热，又何为而能热耶？不知即是本身中之火，为寒所郁而不得泄，日久则纯热而无寒矣。所以用三黄解毒，解其火也；升麻、葛根，即火郁发之也；三承气，即土郁夺之也；小柴胡，则木郁达之也。此理甚简而易，只

①【注文浅释】
赵氏此说不妥。《伤寒例》中治疗温病之方比比皆是，麻杏石甘汤就是为风热在表而设，从63条和162条，再结合第6条来研读，则其意自明。

②【注文浅释】
赵氏此说不妥，没有考虑年代所限，试看《神农本草经》，辛凉解表药物只有五六味，其时仲景治疗温病表热所能选择的药物很少，故仲景治温热病只能在温散中加入辛凉清热之品。后世不能领会仲景之旨，只知仲景用温散药治热病，不知仲景首先用凉药制温热药之热性，再取其宣散发表之力。我们现代临床，可以师仲景法，分别选散热、清热、泻热诸药即可，此即用仲景法而不泥仲景方，是谓得仲景之心。

③【注文浅释】
渴并非肾水干枯，此处赵氏所言病机不妥。但其后所论《郁论》临证却很有价值。

多了传经、六经谵语支离。凡杂病有发热者，皆有头疼、项强、目痛、鼻干、胁痛、口苦等症，何必拘为伤寒，局伤寒方以治之耶？余于冬月正伤寒，独麻、桂二方作寒郁治，其余不恶寒者俱作郁火治，此不佞之创论也，闻者皆骇然吐舌。及阅虞天民《正传》云："有至人传曰'传经伤寒是郁病'"。余窃喜以为先得我心。又考《内经》云"人伤于寒而传为热"，何也？寒气外凝内郁之理。腠理坚致，元府秘密，则气不宣通，湿气内结，中外相薄，寒盛热生，故人伤于寒，转而为热，汗之则愈，则外凝内郁之理可知。观此而余以伤寒为郁火者，不为无据，故特著此《郁论》一篇。

柯琴曰：温病内外皆热，所以别于中风、伤寒之恶寒发热也。此条不是发明《内经》"冬伤于寒，春必病温"之义，乃概言太阳温病之症如此。若以春温释之，失仲景之旨矣。夫太阳一经，四时俱能受病，不必于冬。人之温病，不必因于伤寒。且四时俱能温病，不必于春。推而广之，则六经俱有温病，非独太阳一经也。[①]

①【注文浅释】
柯氏所言极是，实为真正领会仲景要旨的大家。

鳌按：诸家都以温病为春温，独柯氏谓概言太阳温病之症。夫以本条言之，首冠"太阳病"三字，其为太阳之症，固无疑矣。然春温之病，亦多有发于太阳者，故俱存其说，学者神而明之，变而通之可也。赵氏《医贯》一书，语多偏僻，惟《温病论》中《火郁》一篇，颇为有旨。然其诋守真、子和、节庵三家，仍不免偏执。且其以六味加柴胡，谓为治温妙法，尤属大谬，若以此治温病，恐十毙六七。余取其火郁之说，又恐人误认其语之皆是，故特表之于此。

温毒

【纲】仲景曰：阳脉洪数，阴脉实大者[②]，更遇温热，变为温毒。

②【注文浅释】
此处阳脉指寸，阴脉指尺。

【目】成无己曰：此前热未已，又感温热者也。阳主表，阴主里，洪数、实大皆热也，两热相合，变为温毒。

朱肱曰：初春发斑咳嗽为温毒。

吴绶曰：冬有非节之暖，名曰冬温，此即时行之气也。若发斑者，又曰温毒，而亦时气发斑也。又伤寒坏病，阳脉洪数，阴脉实大，更遇温热，变为温毒，其病最重，此因前热多日不解，更感温热之气而为病，故曰重也。若无汗者，三黄石膏汤汗之；自汗者，人参白虎汤主之；烦热，错语，不得眠，表热又盛，更加柴胡；内实大便秘，三黄泻心汤，或大柴胡汤加芒硝；若斑出如锦纹，多难治也，宜人参化斑汤、元参升麻汤、大青四物汤。

陶华曰：温毒者，冬月感寒毒异气，至春始发也。表症未罢，毒气未散，故有发斑之候，心下烦闷，呕吐，咳嗽，后必下利，寸脉洪数，尺脉实大，为病则重，以阳气盛故耳，通用元参升麻汤。

风温

【**纲**】**仲景曰：发汗已，身灼热者，名曰风温。其症脉浮，汗出，身重，多眠**[1]。

【**目**】许叔微曰：脉尺寸俱浮，头疼，身热，常自汗，体重，其息必喘，其形不仁，默默但欲眠者，风温症也，复发其汗者死，宜葳蕤汤。

李梴曰：太阳病，发汗则身凉，如发汗身犹灼热者，乃风温也。当春温气大行，又感风邪所致。惟风伤卫，四肢缓纵不收者瘫痪；惟温伤气，气昏而鼻息不利，语言蹇涩，身热，自汗，多眠。治在心火、肝木二经，忌汗、下、针，误汗则身必灼热，甚则烦渴、谵语；若下则遗溺；针则耳聋。惟清肌解表为佳，宜葳蕤汤、败毒散，或小柴胡加桂枝微汗之。渴甚者，瓜蒌根汤；喘者，金沸草汤加杏仁、细辛、五味子；误汗，防己黄芪汤；谵语，独语，直视，遗尿者，不治。

楼全善曰：其病不独见于春间，故另立“风温门”。

柯琴曰：此正与《内经》伏寒病温不同处。太阳中暑，亦有因于伤寒者，虽渴而仍恶寒；太阳温病，反不恶寒而渴者，是病根不因于寒而因于风。发热者病为在表，法当汗解，然不恶寒，则非麻、桂所宜矣。风与温相搏，发汗不

①【注文浅释】
宋本《伤寒论》为：“若发汗已，身灼热者，为风温。风温为病，脉阴阳俱浮，自汗出，身重，多眠眠睡，鼻息必鼾，语言难出。”

如法，风去而热反炽，灼热者，两阳相熏灼，转属阳明之兆也。[①]

① 【医理探微】
许氏顺文而解，没有明言发汗即死之因。若风热犯表，辛凉发汗岂有不可之理？李氏、楼氏所释，皆从风论者多。唯柯氏解释最为贴近实际。本条仲景所言，实为风热犯表，当辛凉发汗。若辛温解表，则变证丛生。

温疟

【纲】仲景曰：脉阴阳俱盛，重于阴者，变为温疟。

【目】李梴曰：伤寒汗、吐、下后，余热未净，重感于寒而变疟。过经，旧热未解，新感六淫之气而变疟，皆曰温疟者，俱先热后寒故也。寒多热少，或单寒者，太阳邪变也，柴胡桂枝汤；热多寒少，或单热，骨节烦疼者，阳明邪变也，白虎汤加桂枝；寒热相等，或先热者，少阳邪变也，小柴胡汤，渴者去半夏加花粉、知母；寒热大作，战栗汗出不散，太阳阳明合病也，桂枝石膏汤。服此后，疟愈甚者，三阳合病也，恐传入阴经，急用桂枝黄芩汤。如传入阴分，从卯至午发，而呕吐、大便闭者，大柴胡汤下之；从午至酉发，而腹满、便闭者，大承气汤下之；从酉至寅发，而欲狂喜忘、便黑者，桃仁承气汤微利之，不敢下者，栀子升麻汤[②]。伤寒、杂病疟不同在此。间有挟痰食积，呕吐不食者，二陈汤、对金饮子。尿涩，烦渴，或因瘴气不伏水土者，五苓散，俱加柴、芩，此等疟与杂病无大异，日久势发稍缓则截之。痰饮在上膈，欲吐不吐者，瓜蒂、赤小豆、雄黄等分为末，水调五分服之，以吐为度，或祛邪丸亦好。久不愈者，胜金丹、老疟丸以消之。

② 【注文浅释】
李氏所谓温疟邪变或为太阳邪变，或为阳明邪变，似显牵强。而其所列方药，临床却具有参考价值。

王肯堂曰：凡伤寒坏病，前热未除，其脉阴阳俱盛，重感寒邪，变为温疟也。寒热往来，口苦，胸胁满者，小柴胡汤加芍药，少加桂枝主之。热多者，倍用柴胡；寒多者，倍用桂枝。热盛而烦渴，人参白虎汤少加薄桂主之。单热无寒者，不用桂枝也，但有寒，必少佐之。如热多者，小柴胡合白虎汤。痰多而热者，小柴胡合二陈汤。若食少胃弱者，加白术。心下痞，加枳实、黄连。脉虚者，倍人参。口渴者，去半夏加花粉。邪热蕴结于里，大便秘实，脉滑大有力者，大柴胡汤下之。若变疟已正，宜与杂病中求之。[③]

③ 【注文浅释】
王氏所言加减诸方药，不但温疟可用，凡临床有相同证候病机者，皆可参考应用。

温疫

【纲】仲景曰：阳脉濡弱，阴脉弦紧者，更遇温气，变为温疫。

【目】苏颂曰：此前热未已，又感温气，温热相合，故变为温疫也。

王肯堂曰：按叔和《伤寒例》云，伤寒热病未已，再遇风、寒、湿而各变为一病也，何止于温？既曰“再遇温热，变为温毒”矣，又曰“再遇温气，变为温疫”，是何温之再遇，而有二病之异？且疫者，特感非时之气，众人病一般也。如冬应寒而反大温，人感冬温而病，则所谓温疫；如春夏应温热而反大寒，人感暴寒而病，则所谓寒疫也。何待再遇于异气耶？若云“再遇温气，变为温疫”，是伤寒再遇异气而变病也，再遇异气而变病，未必众病相似，安可以疫言？《伤寒例》云“阳脉濡弱，阴脉弦紧”，此温疫之脉也。《活人书》注此脉于“冬温”条下，是以温疫、冬温合为一病，殊不知冬温特感非时之气耳，温疫是伤寒再遇于异气也，岂可合为一病？！此理未明，故书此以俟明哲。愚谓：感温热而为温毒，感温气而为温疫，此乃有微甚之分。但“疫”字疑误，恐当作“疾”字，若作“疫”字，则冬温又何一家长幼病相似也？一家病相似，方可言疫，况此伤寒热病未已，再遇温气而病，何至一家相似哉？[①]

附录：寒疫、时疫论

吴绶曰：寒疫，乃天之暴寒为病也。凡四时之中，天令或有暴风寒之作，人感之而即病者，名曰寒疫。其症与正伤寒同，但暴寒为轻耳。治法，若初作头痛、憎寒、拘急，或呕逆恶心、中脘痞闷，或饮食停滞不化，或腹中作痛，未发热者，藿香正气散，加减一二味主之；已发热者，十味芎苏散汗之；若身痛、骨节疼而发热者，人参羌活散加葱白、葛根、生姜汗之，或神术汤亦汗；若自汗者，不宜再汗，九味羌活汤；若热不解，或变别症，宜从正伤寒条内治之[②]。

朱肱曰：仲景云：“冬温之毒，与伤寒大异。”盖伤寒

①【医理探微】
凡瘟疫者，乃感非时之气，无问大小，皆相染易之病，岂有脉弱弦紧（里有虚寒）遇温气即成瘟疫之理？不感非时之气不可能成为瘟疫。王氏于此有详细解释，且疑“疫”乃“疾”之误，可参。

②【注文浅释】
时疫之病，每多挟湿，故吴氏所选诸方，多散寒祛湿之剂。

者，伤寒气而作；冬温者，感温气而作。寒疫者暴寒折人，非触冒之遇，其治法不同，所施温凉寒热之剂亦异，不可拘以日数。发汗、吐、下随症施治，要之治热以寒，温而行之；治温以清，冷而行之；治寒以热，凉而行之；治清以温，热而行之。以平为期，不可以过，此为大法。[①]

王肯堂曰：时疫者，乃天行暴厉之气流行，凡四时之令不正者，乃有此气行也。若人感之，则长幼相似而病，又互相传染。其作与伤寒相似，然伤寒因寒而得，此乃疫气，不可与寒同论也，法当辟散疫气，扶正气为主。若多日不解，邪热传变何症，宜从伤寒变症条内选用。惟发散药则不同，凡发散汤剂，藿香正气散、芎芷香苏散、人参败毒散、十味芎苏散、十神汤，皆可用[②]。

韩祗和曰：春应温而清气折之，责邪在肝，或身热、头疼、目眩、呕吐，长幼率相似，升麻葛根汤、解肌汤、四时通用败毒散；夏应暑而寒气折之，责邪在心，或身热、头痛、腹满、自利，长幼率相似，射干汤、半夏甘桂汤；秋应凉而大热折之，责邪在肺，湿热相搏，民多病瘅、喘咳，金沸草散、白虎加苍术汤，病瘅发黄，茵陈五苓散；冬应寒而大温折之，责邪在肾，宜葳蕤汤。

朱震亨曰：冬温为病，非其时而有其气者。冬月严寒，君子当闭藏，而反发泄于外，专用补中带表药。[③]

陶华曰：春分后夏至前，不恶寒而渴者，为温病，用辛凉之药微解肌，不可大发汗。急症见者，用寒凉之药急攻下，切不可误汗、误下，当须识此。表症不与正伤寒同治，里症同。夏至后，有头疼，发热，不恶寒而渴者，为温病。愈加热者，为热病。止用辛凉之药解肌，不宜大汗，里症见，急攻下。表症不与正伤寒同治，里症同。立秋后，霜降前，有头疼，发热，不恶寒，身体痛，小便短者，为温病。亦用辛凉之药加燥以解肌，亦不宜汗，里症见者，宜攻下。表症不与正伤寒同。

暑暍

【纲】仲景曰：太阳中热者，暍是也，其人汗出，恶

①【注文浅释】

朱氏所言极是。临证拟定治法，无非因寒热温凉证候的不同，分别使用热寒清温之品以补偏救弊，调整偏颇，恢复平衡而已。

②【注文浅释】

王氏所论时疫概念甚当，而所言发散所用之方，也很切合临床。

③【注文浅释】

既言温病，岂能补益？恐是体虚感寒，方可补中解表。

寒，身热而渴也。太阳中暍者，发热恶寒，身重而疼痛，其脉弦细芤迟，小便已，洒洒然毛耸，手足逆冷，小有劳，身即热，口开，前板齿燥。若发汗，则恶寒甚；加温针，则发热甚；数下之，则淋甚。太阳中暍者，身热疼重，而脉微弱，此亦夏月伤于水，水行皮中所致也[①]。

【目】张兼善曰：中暍与伤寒相似而异。清邪中上，浊邪中下，风、寒、湿者皆地之气，伤浊邪，所以俱中足经；惟暑乃天之气，所以中手少阴心经也。其症多与伤寒相似，但脉不同耳。夫伤寒虽恶寒发热，初病未至烦渴，惟暑初病即渴，所以异也。且伤寒之脉必浮盛，中暑之脉必虚弱，或弦细，或芤迟。《经》曰"脉盛身寒，得之伤寒；脉虚身热，得之伤暑"，此之谓也。至如"太阳病，项背强几几，反汗出恶风"，若当炎暑，岂不与中暍相似？惟其不渴，故与桂枝加葛根汤。凡居夏秋之令、炎暑之时，必当依经详审，则无差失[②]。

王好古曰：夏月发热恶寒，头疼，身体肢节痛，脉洪盛者，热病也。冬伤于寒，因暑气而发也，治与伤寒同。然夏月药须带凉，如用麻、桂、青龙三方，须加减。夏至前，桂枝加黄芩；夏至后，三方俱加知母、石膏。热病三日外，与前汤不差，脉仍数，邪气犹在经络，未入脏腑者，桂枝石膏汤主之，此方夏至后代桂枝症用。若三月至夏，为晚发伤寒，栀子升麻汤可用。[③]

鳌按：夏月热病，而王氏主用麻、桂三方，殊非良法，当斟酌之。

庞安常曰：大抵热病，大热，须得脉洪大有力，或滑数有力，乃为脉病相应，为可治；若小弱无力，难治。若人虚脉弱，宜以人参扶其元气，不可但攻其热。暑风者，由大热制金，不能平木，搐搦不省人事，其脉虚浮。浮者风也，虚者暑也，俗名暑风，乃相火甚而行令也，宜黄连香薷饮加羌活，或双解散加香蕎[④]。暑脉必虚，外症头疼，口干，面垢，自汗，倦怠，或背恶热，甚者迷闷不省，而为霍乱吐利，痰滞呕逆，腹痛泄利，下血斑黄皆是，治以清心利小便为主，汗多者不利，宜白虎汤。次分表里，如在表，头痛恶寒，双解散加香薷，或十味香薷饮。如在半表里，泄泻，烦

①【注文浅释】
宋本《伤寒论》为："太阳中暍者，身热疼重，而脉微弱，此以夏月伤冷水，水行皮中所致也。"

②【注文浅释】
张氏对中暍、伤寒与中风的鉴别，以及炎暑外感选用桂枝加葛根汤治疗，很有见地，临床颇具参考价值。

③【临证薪传】
王氏所言夏月用药须带凉，而麻、桂、青龙三方加减用药，乃针对夏月表现出中风伤寒证的用药法。其所谓桂枝加黄芩汤、桂枝加石膏汤等，实为经验之谈。我也常使用经方治疗夏天表现出伤寒和中风证者，每获良效。至于夏月外感表现为风热表证者，自当使用桑菊饮、银翘散之属。

④【注文浅释】
香蕎：疑为香薷。

渴，饮水吐逆，五苓散；热甚烦渴，益元散。若表解里热，半夏解毒汤，下神芎丸。或老弱人冒暑，脉微下利，渴而喜温；或厥冷不省人事，竹叶石膏汤加熟附，冷饮，次以来复丹、五苓散治之。凡夏月暑症，不可服诸热剂，致斑毒发黄，小便不利，闷乱而死，慎之。

戴原礼曰：暑病有冒、伤、中三者轻重之分。或腹痛水泄，胃与大肠受之；恶心者，胃口有痰饮。此二者冒暑也，可与黄连香薷饮。或身热，头疼，躁乱不宁；或身如针刺，此为热伤肉分，当解毒，白虎汤加柴胡，虚加人参。或咳嗽，发寒热，盗汗不止，脉数，热伤肺经，火乘金也，此为中暑，宜清肺汤、柴胡天水散之类[①]。

张从正曰：暑伤五脏，为症不同。如暑入心，则噎，昏闷不知人；入肝，则眩晕，顽痹；入脾，则昏睡不觉；入肺，则喘喘，痿躄；入肾，则消渴。

李杲曰：脾胃虚弱，遇六七月湿旺，汗泄，身重，短气，四肢痿软，脚攲[②]，眼花，此肾与膀胱俱竭之状也。况汗大泄则亡津液，津者，庚大肠所主，三伏庚金受囚，木无可制，故风湿相搏、骨节烦疼也。夫壬膀胱已绝于巳，癸肾水已绝于午，今更逢湿旺，助热为邪，西北方之寒清绝矣。圣人立法，夏宜补者，为热伤元气，以人参、麦冬、五味，滋水之源，泻丙火，补庚金，益元气也。长夏暑热蒸人，损伤元气，四肢困倦，精神短少，两脚痿软，早晚则发寒厥，日高之后，复热如火，乃阴阳气血俱不足也。或心胸痞满，肢节沉疼；或气高而喘，身热而烦，小便黄少，大便溏而频；或利或渴，自汗，身重，此血先病而气不病也。若湿气先搏，脉必洪缓而迟，病虽互换少差，其天暑湿令则一，宜治以清燥。或远行大热而渴，则热舍于肾，故水不胜火，发为骨痿，此湿热成痿也。或热厥而阴虚，或寒厥而气虚，四肢如火为热厥，四肢冰冷为寒厥，寒厥腹中有寒，热厥腹中有热，脾主四肢也。

虞抟曰：暑暍之症，变异不等，非止归五脏。盖人之形气有虚实，感有轻重，则后时而发，至秋成疟痢是也，重则即时而发，如张氏所言诸症至有轻变重、重变轻，亦自感有浅深，传有兼并，况人之形志苦乐不一，岂为无变异

①【注文浅释】

戴氏所谓冒、伤、中暑之说，乃对感受暑热之邪轻重的不同分类。至于所用之方，极具参考价值。

②【注文浅释】

攲（qí）：不齐貌。脚攲：指脚不齐。

乎？四时之症皆然[1]。

杨士瀛曰：东垣论暑热症候则同，冬月伤寒传变为症之不一，彼为寒伤形，此为热伤气。若元气虚甚受病，忽于一时不救者，与伤寒阴毒顷刻害人实同。故东垣启是病例，大开后人之盲瞶也，宜与“痿门”参看。

陶华曰：中暑脉虚而伏，身热，面垢，自汗，烦燥，大渴，四肢微冷而不痛，用白虎汤；痰逆，恶寒，橘皮汤；热闷，不恶寒，竹叶石膏汤；头痛，恶心，烦躁，五苓散[2]。凡中暑，小柴胡加香薷最良。脉迟，洒然毛耸，口齿燥，人参白虎汤。霍乱烦躁，大渴，腹痛，厥冷，转筋，黄连香薷汤治之为要也，须冷服，热服反吐泻也。

龚信曰：伤寒与伤暑所以异者，以伤寒、伤暑俱有热。若伤暑而误作伤寒治之则不可，盖暑伤形，热伤气，伤寒则外恶寒而脉浮紧，伤暑则不恶寒而脉虚，此为异耳，治宜小柴胡加知母、石膏，或人参白虎汤。天久淫雨，湿令大行，苍术白虎汤；若元气素弱而伤之重者，清暑益气汤。

湿痹

【纲】 仲景曰：太阳病，关节疼痛而烦，脉沉而细者，此名湿痹。湿痹之候，其人小便不利，则大便反快，但当利其小便。

【目】 李梴曰：痹者，痛也[3]。太阳病，脉沉而细，关节烦疼，皮肤麻木，自汗者，防己黄芪汤；无汗者，五积交加散。然湿气四时有之，兼风、兼热、兼寒者，随症加减。兼风者，先伤湿而后伤风，风在上受，湿先下受，风湿相搏，风在外而湿在内，大汗则其气暴，而内邪不能出，故风去而湿存，湿流入里则病重；微汗则其气缓，而内外之邪俱去，或湿症去而风症未去者，不久自解。寒热身痛，麻杏薏甘汤；身痛，发热，小便不利，麻黄汤加苍术；肩脊腰背强痛者，羌活胜湿汤；肿痛，微喘，杏仁汤；汗多，汉防己汤；虚者，身重难转侧，桂枝汤加白术；身重，昏迷，自汗，失音，下利不禁者，白通汤加术、草；身痛，小便不利者，甘草附子汤；身重走痛者，小续命汤去麻黄、附子；热而重

①【注文浅释】
虞氏所言疾病变异不等，确然，因体质不同，感邪轻重不一，病情千差万别。但其所谓暑暍后时而发成疟痢，值得商榷。

②【注文浅释】
陶氏所言中暑有头痛恶心烦躁，而用五苓散治疗。但中暑乃感受暑热，伤津耗液，气阴不足，岂可再利尿呢？

③【注文浅释】
痹乃不通之义，因不通才有痛。

痛、烦渴者，败毒散去柴胡、人参，加瓜蒌；小便自利，及下利不止者死。兼寒者，伤寒无汗，寒湿相搏而有汗，不能周身，惟在头耳；身背强者，表不利也。症与风湿相似，渗湿汤主之。带表，五积交加散；里寒，理中汤加附子；寒多浮肿，术附汤妙[①]。

徐彬曰：此论湿之挟风，而湿胜以致痹着者。谓发热恶寒，太阳病也，乃湿胜而疼痛。太阳病来，邪自表入，湿挟风，风走空窍，故流关节。关节者，机关腠会之处也。风气滞于中，故逼心而烦。然风为湿所搏，而失其风之体，故脉沉而细。则知湿胜即名中湿，亦曰湿痹，痹着不去也。气既为湿所痹，则气化不敏，或小便不利，大肠主津，湿则反快而不艰涩也。病风者多燥闭，故以湿胜而快者为"反"耳。但当利小便者，便利而气化，气化而湿行，见不必狃[②]于太阳而治风，亦非痛在关节而当温散之比矣。

鳌按：仲景论湿病，而湿痹其最重者，故列首条。其余若风湿，风湿相搏，寒湿相搏，头中寒湿，湿温，湿热，风寒湿杂为痹、为痉，此数种，皆湿病也，俱列于后。

①【临证新传】
李氏归纳痹证诸方，很有见地。如湿痹兼表气虚有汗出者用防己黄芪汤，表不虚无汗出者用五积交加散。其他各据挟邪，或病机不同，或症状相异，而遣方用药不同，深得治痹要领。

②【注文浅释】
狃(niǔ)：拘泥，因袭。

风湿

【纲】仲景曰：病者一身尽疼，发热日晡所剧者，此名风湿。此病伤于汗出当风，或久伤寒冷所致也[③]。

【目】刘完素曰：身尽疼者，湿也；发热日晡所剧者，风也。若汗出当风而得之者，则先有湿而后感风；若久伤寒冷得之者，则先伤风而后中湿。可与麻杏薏甘汤。

陶华曰：风湿必脉浮，先伤湿而后伤风也。其症肢体肿痛，不能转侧，额上微汗，恶寒不欲去衣，大便难，小便利，热至日晡而剧。治法，但微解肌，宜羌活冲和汤；咽渴，小便不利，五苓散；外不热，内不渴，小便利，术附汤；缓弱昏迷，腹满，身重，自汗，失音，大便不禁，白通汤去甘草加白术；身肿痛，微喘，恶风，杏仁汤；热而烦渴，小柴胡加花粉；中湿，小便不利，一身尽痛，身黄，大便快，茵陈五苓散；大小便俱利，无黄者，术附汤；身痛，鼻塞，小建中汤

③【注文浅释】
宋本《伤寒论》为："此病伤于汗出当风，或久伤取冷所致也。"

加黄芩[①]。

【纲】仲景曰：伤寒八九日，风湿相搏，身体疼烦，不能自转侧，不呕，不渴，脉浮虚而涩者，桂枝附子汤主之。[②]

【目】虞抟曰：以散表中风湿，若大便鞕，小便自利，桂枝去桂加白术汤。此条，妙在脉浮虚而涩，脉若沉实滑大数者，非也。

【纲】仲景曰：风湿相搏，骨节烦疼，掣痛不得屈伸，近之则痛剧，汗出短气，小便不利，恶风不欲去衣，或身微肿者，甘草附子汤主之。风湿相搏，一身尽疼痛，法当汗出而解，值天阴雨不止，医云此可发汗，汗之病不愈者，何也？答曰：发其汗，汗大出者，但风气去，湿气在，是故不愈也。若治风湿者，发其汗，但微微似欲汗出者，风湿俱去也。

【目】张兼善曰：风在外而湿在内，风湿相搏也。汗大出者，其气暴，暴则外之风邪去而里之湿邪不出，故风则去而湿则在也。

【纲】仲景曰：湿家，其人但头汗出，背强，欲得被覆向火，若下之早则哕，胸满，小便不利，舌上如苔者，以丹田有热，胸中有寒，渴欲得水而不能饮，则口燥烦也[③]。

【目】张元素曰：湿胜者则多汗，伤寒者必无汗，故寒湿相搏，虽有汗而不能周于一身，但头汗出也。

头中寒湿

【纲】仲景曰：湿家病，身疼痛，发热、面黄而喘，头痛、鼻塞而烦，其脉大，自能饮食，腹中和无病，病在头中寒湿，故鼻塞，纳药鼻中则愈。

【目】张云岐曰：此湿气之浅者，何以言之？不曰"关节疼痛"，而曰"身上疼"，是湿尚未至流于关节，而犹外客于肌表也；不曰"发热而身似熏黄"，但曰"发热、面黄而喘"，是尚未至于脾，而但薄于上焦也。阴受湿气，则湿邪为深，今头痛、鼻塞而烦，是湿客于阳而不客于阴也。湿气内流，脉当沉细矣，今脉大者，阳也，则湿犹未内流

①【临证薪传】

若风湿而身痛，小建中汤非其所宜，黄芩苦寒伤中，也不利于湿邪的祛除，因以麻黄加术汤为宜。

②【临证薪传】

此为风湿在表的治法。治疗风湿在表的方剂尚有麻杏薏甘汤、麻黄加术汤。三方相比较，风邪偏盛者用桂枝附子汤，寒邪偏盛者用麻黄加术汤，湿邪偏盛者用麻杏薏甘汤。如果与《太阳篇》的麻黄汤和麻杏石甘汤对照，则风寒在表用麻黄汤，风热在表用麻杏石甘汤。学者临证当细思之。

③【注文浅释】

宋本《伤寒论》为："若下之早则哕，胸满，小便不利，舌上如苔者，以丹田有热，胸中有寒，渴欲得水而不能饮，口燥烦也。"

而但在表也。又自能饮食，腹无痞满，而中和无病，知其湿气微浅。故但纳药于鼻中，以宣泄头中寒湿也，宜瓜蒂散。[1]

湿热

【纲】仲景曰：湿家之为病，一身尽疼，发热，身色如熏黄也。

【目】杨士瀛曰：一身尽疼，其非伤寒客热可知矣，是由湿邪在经也[2]。夫脾土，恶湿者也，湿伤于脾则脾病，脾病则色外见，是以身发黄者，为其黄如烟熏，非正黄色也。如烟熏者，黄中带晦暗也。

湿温

【纲】仲景曰：湿温之脉，阳濡而弱，阴小而急。

【目】朱肱曰：湿温者，两胫逆冷，胸腹满，多汗，头痛，妄言。其人常伤于湿，因而中暑，湿热相搏，则发湿温。其脉阳濡而弱，阴小而急，治在太阳，不可发汗，汗出必不能言、耳聋、不知痛所在、身青面色变，名曰重暍，如此死者，医杀之耳，白虎加苍术汤。此症切勿发汗，汗之必死。

赵嗣真曰：《活人》云："常伤于湿，因而中暑。"许学士云："先受暑，后受湿。"虽两人所言感受之先后各自不同，而其症治则一，至用白虎苍术汤，诚为至当。设若湿气胜，脏腑虚，大便滑，术附其可废乎？故但用白虎不可也。

吴绶曰：如《活人》所言湿温脉症，宜术附汤加人参、香薷、扁豆。若脉大有力，自汗，烦渴者，人参白虎汤加白术；轻者，十味香薷饮，或酌用清暑益气汤，犹必增损用之为妙，总在除湿、清暑、益元气而已。

风寒湿杂合病

【纲】仲景曰：病人身热足寒，颈项强急，恶寒，时

①【注文浅释】
张氏论述甚当。凡邪表浅者，汗之可也；其内深者，利水可也；而在上者，纳药从上而去之可也。此为因势利导的具体应用。

②【注文浅释】
伤寒身痛较为局限，而伤湿疼痛则散漫至一身尽痛，因湿邪流动不居之故。

头热面赤，目脉赤，独头摇，卒口噤，背反张者，此太阳中风，重感寒湿而为痓也[①]。湿家下之，额上汗出，微喘，小便利者，死。若下利不止者，亦死。

【目】朱肱曰：风寒湿杂至合而为痹，身重，汗出，恶风，痛如历节状，防己黄芪汤。

张兼善曰：错杂之邪合至，当论其先后多少分治可也。

成无己曰：额上汗出而喘，阳气上逆也；小便自利，或下利，阴气下流也。阴阳相离，故云死。《内经》曰“阴阳离缺，精气乃绝”，此之谓也。

鳌按：下条乃言湿家死症也，湿病本不至死，今由误下以至不救，仍是医杀之耳。

附录：雾露论

李梴曰：阴脉紧者，雾露浊邪中于下焦少阴之分，故曰浑。因表虚里微，遂使邪中于阴，为栗，令人足胫逆冷，便溺妄出，或腹痛下利，宜理中汤、四逆汤，热药以散其邪。阳脉紧或带涩者，雾露清邪中于上焦太阳之分，故曰洁。令人发热，头疼项强，筋挛，腰痛胫酸，宜九味羌活汤加藁本；或恶寒欲吐者，藿香正气散、五积散，仍量加藁本。阴阳脉俱紧者，上下二焦俱中邪也，必吐利后脉不紧、手足温则愈；若吐利后脉迟、不食者，脾胃虚而内停水饮也；若脉阴阳俱紧，口中气出，唇口干燥，踡卧足冷，鼻涕出，舌上苔滑，勿妄治也。又有阳病上行极而下，阴病下行极而上、上、下必干中焦，于是三焦溷乱[②]，内外气塞，以致口糜、咽[③]、噎，下为小便黄，大便血凝如猪肝。热气腾而脾胃不运，营卫凝滞，则生疮痈；虚寒甚者，脾胃独弱，下焦不约，清便下重，脐衄湫痛而死。盖脐为生气之源，衄痛乃生气已绝。

①【注文浅释】
宋本《伤寒论》为：“病人身热足寒，颈项强急，恶寒，时头热面赤，目脉赤，独头面摇，卒口噤，背反张者，痓病也。”

②【注文浅释】
溷乱：即混乱。

③【注文浅释】
嗢(wà)：本意为咽，此处指咽塞不利。

卷八

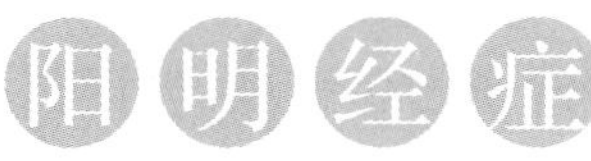

阳明经症

阳明经脉

【纲】仲景曰：伤寒三日，阳明脉大。

【目】朱肱曰：足阳明胃之经，从鼻起，挟于鼻，络于目，下分为四道，并正别脉六道，上下行腹，纲维于身。盖诸阳在表，阳明主肌肉，络于鼻，故病人身热、目疼、鼻干、不得卧，其脉尺寸俱长者，知阳明经受病也。

戴原礼曰：脉大者，两阳合明，内外皆阳之象也。阳明受病之初，病为在表，脉但浮而未大，与太阳同，故亦有麻黄、桂枝症也。至二日恶寒自止而反恶热，三日热大盛，故脉亦应其象而洪大，此为胃家实之正脉，若小而不大，便属少阳。《内经》云"阳明之至短而涩"，此指秋金司令之时脉言也。又曰"阳明脉象大浮也"，此指两阳合明之病脉言也。

喻昌曰：伤寒一日太阳，二日阳明，三日少阳，乃传经之次第，其实不以日拘，此三日阳明脉大，正见二日之阳明传自太阳，必兼乎浮紧、浮缓，未定是正阳阳明也。若正阳阳明，气血俱多，其脉必大，而与太阳别矣。言外见三日，症连少阳，则其脉必大而弦，又不得为正阳阳明也。

魏荔彤曰：阳明之为病，胃家实，何以验之？验之于脉，如其人本太阳伤寒，三日之久，表邪不解，致变热传里，入阳明成胃家实，则其脉浮紧、浮缓者忽变为大，浮与紧缓俱不见矣。既不浮，则沉可知也；既云大，则沉而兼滑又可知也。向者太阳之浮，候于寸者既多；今者阳明之沉，候于关者必多也。关脉大而沉滑，恰是中脘为病，则胃家之实，可决也。[1]

纲 仲景曰：脉浮而大，心下反鞕，有热属脏者，攻之，不令发汗；属腑者，不令溲数，溲数则大便鞕。汗多则热愈，汗少则便难，脉迟尚未可攻以上论胃实[2]。

目 柯琴曰：此治阳明之大法也。夫脉之浮而紧、浮而缓、浮而数、浮而迟者，皆不可攻而可汗，此浮而反不可汗而可攻者，以阳明三日之脉，当知大为病进，不可拘浮为在表也。又曰“脉迟尚未可攻”者，以症有虚实，脉有真假，假令脉迟便非脏实，是浮大皆为虚症矣，特为妄攻其实者禁也。

朱肱曰：问：“伤寒何以须诊冲阳脉？”答曰：“冲阳脉，是足阳明胃之经。人受气于谷，谷入于胃，乃传与五脏六腑，脏腑皆受气于胃，其清者为营，浊者为卫，营行脉中，卫行脉外，阴阳相贯，如环无端。胃为水谷之海，主禀四时，皆以胃气为本，是谓四时之变病，死生之要会，故伤寒必诊冲阳，以察其胃之有无也。冲阳二穴，一名会源，在足跗上五寸骨间动脉上，去陷骨三寸。”

纲 仲景曰：阳脉微而汗出少者，为自和也；汗出多者，为太过。阳脉实，因汗出多者，亦为太过。太过为阳实于里，亡津液，大便因鞕也[3]。

目 危亦林曰：此虽指太阳转属，然阳明表症亦有之。

纲 仲景曰：太阳病，寸缓、关浮、尺弱，其人发汗出，复恶寒，不呕，但心下痞者，此以医下之也。如不下者，病人不恶寒而渴者，此转属阳明也。小便数者，大便必鞕，不大便十日，无所苦也。渴欲饮水，少少与之，但以法救之。宜五苓散。伤寒脉浮缓，手足自温者，系在太阴。太阴者，身当发黄；若小便自利者，不能发黄。至七八日，大便鞕者，为阳明病也以上论他经转属。

目 柯琴曰：上条病机在渴欲饮水，利水是胃家实而脉弱之正治，不用猪苓汤而用五苓散者，以表热未除故耳，此为太阳、阳明之并病；下条病机在小便，太阴受病，转属阳明，以阳明为燥土，故非经络表里相关所致，总因亡津液而致也。

①【注文浅释】
所谓阳明脉大，必大而有力，此正合阳明病提纲所谓“胃家实”的病机。戴、喻二氏所述，画蛇添足；而魏氏所说，确很是中肯。

②【注文浅释】
浮大脉非皆为表，必须结合其他临床症状才能断定其表里虚实寒热。若浮大有力而心下硬者，为里有热结，故可攻之；若浮大无力，则为里虚之证。仲景在此后的条文里也有叙述：“寸口脉浮大，而医反下之，此为大逆。浮则无血，大则为寒。”故临证不可仅凭脉象以决病机，必须四诊合参才更为准确和全面。

③【注文浅释】
仲景从脉象结合汗出多少，判断治疗的太过与不及，以及太过后的症状特点。

【纲】仲景曰：问曰：脉有阳结、阴结，何以别之？答曰：其脉浮而数，能食，不大便者，此为实，名曰阳结也，期十七日当剧；其脉沉而迟，不能食，身体重，大便反鞕，名曰阴结也，期十四日当剧以上论阴阳结症。

【目】张云岐曰：此条本为阴结发论，阳结即是胃实，为阴结作伴耳。阴结无表症，当属之少阴，不可以身重、不能食为阳明应有之症，沉迟为阳明当见之脉，便鞕为胃家实，而不敢用温补也[①]。

【纲】仲景曰：阳明病脉迟，汗出多，微恶寒者，表未解也，可发汗，宜桂枝汤。阳明病脉浮，无汗而喘者，发汗则愈，宜麻黄汤。阳明病，脉浮而紧者，必潮热，发作有时。但浮者，必盗汗出。脉浮而迟，面热赤而战惕者，六七日当汗出而解。迟为无阳，不能作汗，其身为痒也。

【目】魏荔彤曰：太阳中风、伤寒，解肌肌不尽解，发汗汗不尽出，外邪气变热，内正阳生热，阴燥阳绝，太阳病已转属阳明矣。然病有已入阳明而未离太阳者，则中风、伤寒二条尚在表而未尽除也，岂可遽舍太阳表治，而从阳明里治乎？故仲师特举此首条、二条以立法也，盖此乃太阳阳明之症，入阳明未深，故令其邪仍自表出，不致归于胃而无所复传。是解肌、发汗二法，始终井井者也。三条，乃阳明病仍带太阳，深恐阳明病去太阳渐远而成阳明渐多，非就脉症以明之，不审也。脉浮紧，由太阳伤寒而成，为寒伤营而致成阳明之脉症者；脉但浮，由太阳中风而成，为风伤卫而致成阳明之脉症者。阳明病至此，已将离太阳八九矣，而尚有一二太阳在，主治者犹当以下之太早为戒，而防结胸与痞也。四条，乃阳明之虚脉、虚症也。汗者阳气，迟者阴脉，无阳不能作汗，又当助阳发汗者也[②]。

【纲】仲景曰：脉浮发热，口干鼻燥，能食者，则衄以上论阳明在表症。

【目】楼全善曰：此条主治，宜桃仁承气汤、犀角地黄汤之类也。[③]

【纲】仲景曰：伤寒四五日，脉沉而喘满。沉为在里，而反发其汗，津液越出，大便为难，表虚里实，久则谵

①【医理探微】

张氏此说较妥。阳结（阳明里实）有身重、不能食、脉沉迟、便硬等症，而阴结（少阴阳虚，寒实结滞）也可见上述症状，要点在于能食与不能食。当然还可以参考四末之温凉，小便之短赤清长与否。

②【医理探微】

此解差矣！脉浮为表，脉迟阳虚，因阳虚而有太阳外感，正气相对不足，故有表邪怫郁不去之面热赤，正邪相争之战惕，当正气来复而能胜邪，则蓄积六七日汗出而解。后面仲景言“迟为无阳，不能作汗”，明确提出阳虚不能驱邪外出就是明证。

③【注文浅释】

该条仲景言阳明热迫血而衄之证，用犀角地黄汤清热凉血尚可，而用桃核承气汤泻热祛瘀则非。

语。发汗多，若重发汗者，亡其阳，谵语，脉短者死，脉自和者不死以上论阳明谵语症。

【目】朱肱曰：表虚里实，谵语之由也。谵语脉短，谵语之脉也，汗多则津脱营虚，故脉短。若津虽脱而不甚脱，营虽虚而不甚虚，则脉自和。

【纲】**仲景曰：阳明中风，口苦，咽干，腹满，微喘，发热恶寒，脉浮而紧。若下之，则腹满、小便难也。**

【目】鳌按：脉浮而紧、潮热有时之候，此为阳明初病在里之表也。[①]

【纲】**仲景曰：阳明中风，脉弦浮大而短气，腹部满，胁下及心痛，久按之气不通，鼻干，不得汗，嗜卧，一身及面目悉黄，小便难，有潮热，时时哕，耳前后肿，刺之小差。外不解，病过十日，脉弦紧者，与小柴胡汤。脉但浮，无余症者，与麻黄汤；若不尿，腹满加哕者不治**以上论阳明中风。

【目】朱肱曰：问："十二经皆一，而阳明有三，何也？"有太阳阳明，有少阳阳明，有正阳阳明也。太阳阳明者，"本太阳病，若发汗，若下，若利小便，此亡津液，胃中干燥，因转属阳明也"；少阳阳明者，本传到少阳，因"发汗，利小便已，胃中燥实，大便难也"；正阳阳明者，病人本风盛气实也。三阳明俱宜下，惟恶寒及中寒为病在经，与太阳合病属表，可发其汗。盖太阳与阳明合病，脉必浮大而长，症必头疼，腰痛，肌热，目痛，鼻干也。脉浮大者，太阳也；长者，阳明也。头疼、腰痛者，太阳也；肌热、目痛、鼻干者，阳明也。尚恶寒者，可升麻汤汗之；若不恶寒反恶热，大便不秘者，可白虎汤解利之；不恶寒反恶热，大便秘，或谵语者，属胃家实也，可调胃承气汤下之。身热，汗出漐漐然者，属阳明也。

张介宾曰：太阳阳明者，邪自太阳传入于胃，其名脾约，以其小便数，大便鞕也；正阳阳明者，邪自阳明本经传入于腑，而邪实于胃也；少阳阳明者，邪自少阳传入于胃也。胃本属土，为万物所归。邪入于胃，则无所复传，郁而为热，此由耗亡津液，胃中干燥，或三阳热邪不解，自经而腑，热结所成，故邪入阳明胃腑者，谓之实邪。土气为

①【注文浅释】

此条为三阳合病，脉浮而紧，恶寒发热为太阳，口苦咽干为少阳，腹满微喘为阳明，乃三阳合病，非沈氏所谓阳明初病在里之表。

邪，旺于申未，所以日晡潮热者，属阳明也。《论》曰："潮热者，实也。"是为可下之症，然虽可下，若脉浮而紧，或小便难大便溏，身热无汗，此热邪未全入腑，犹属表症，仍当和解。若邪热在表而妄攻之，则祸不旋踵。①

【纲】仲景曰：阳明病脉迟，腹满，食难用饱，饱则微烦，头眩，必小便难，此欲作谷疸，虽下之，腹满如故。所以然者，脉迟故也。

【目】鳌按：阳明中风，其脉则浮而弦大。今脉则迟，是中寒，且无阳矣。②

【纲】仲景曰：伤寒脉迟六七日，而反与黄芩汤彻其热。脉迟为寒，今与黄芩汤复除其热，腹中虚冷，当不能食；今反能食，此名除中，必死。若脉迟至六七日，不欲食，此为晚发，水停中故也，为未解；食自可者，为若脉迟至六七日，不欲食，此为晚发，水停中故也，为未解；食自可者，为欲解以上论阳明中寒。

欲解以上论阳明中寒。③

【目】陈士铎曰：伤寒脉迟，自然是寒，误与黄芩汤，则益加寒矣。寒盛宜不能食，今反能食，病名除中，仲景谓是死症者，何也？夫能食是胃气有余，如何反曰死症？不知胃寒而加之寒药，反致能食者，此胃气欲绝，转见假食之象，不过一时能食。病名除中者，正言胃中之气除去而不可留也。虽是死症，犹有生机，终以其能食，胃气将除而未除，可用药以留其胃气也，方用加减参苓汤。

王履曰：凡言阳明病者，必身热、汗出、不恶寒反恶热也。今但言伤寒，则恶寒可知，非不恶寒者也。况脉迟为无阳，必其里寒特甚④。

【纲】仲景曰：阳明病，脉浮而紧，咽燥口苦，腹满而喘，发热汗出，不恶寒反恶热，身重。若发汗则躁，心愦愦而谵语；若加烧针，心怵惕，烦躁不得眠；若下之，则胃中空虚，客气动膈，心中懊侬，舌上苔者，栀子豉汤主之。若脉浮发热，渴欲饮水，小便不利者，猪苓汤主之。

【目】吴绶曰：细绎"脉浮而紧"一条，乃阳明半表里症也。邪已入腹，不在营卫之间，脉虽浮，不得以为在表而发汗；脉虽紧，不得以其身重而加温针。胃家初实，

① 【医理探微】
朱、张二氏言阳明皆以来路不同而解释太阳阳明、正阳阳明、少阳阳明，并与脾约、胃家实、大便难相对应，实有胶柱鼓瑟之嫌，殊不知仲景乃互文之义。至于朱氏所说恶寒及中寒为病在经，又言与太阳合病属表，则其所言病在经当为病在阳明经。既然病在阳明经，岂能单纯发汗？而阳明经有恶寒中寒，岂能又有肌热、目痛、鼻干之症？张氏所谓"热邪未全入腑，犹属表症，仍当和解。若邪热在表而妄攻之，则祸不旋踵"，倒是有参考价值。其实本条所论乃三阳合病而以阳明为主之证。脉浮为太阳、弦为少阳，大为阳明，其他症状如不得汗而小便难、短气、胁下痛、腹满、鼻干、嗜卧、潮热而时哕等，分别为太阳、少阳、阳明之症。由此可见，本条为三阳合病十分明了。

② 【注文浅释】
此处之中寒，乃中焦虚寒，非外寒所中也。

③ 【注文浅释】
宋本《伤寒论》为"若脉迟至六七日，不欲食，此为晚发，水停故也，为未解；食自可者，为欲解"，且无"以上论阳明中寒"七字。

④ 【注文浅释】
此阳明虚寒证。

尚未燥硬，不得以其喘满、恶热而攻下。阳明栀子豉汤，犹太阳桂枝汤，既可驱邪，亦可攻误。

虞抟曰：上条，是不肯令胃燥；下条，是不肯令水浸入胃，总为胃家惜津液也。

【纲】 仲景曰：病如桂枝症，头不痛，项不强，寸脉微浮，胸中痞鞕，气上冲咽喉，不得息者，此为胸有寒也，当吐之，宜瓜蒂散。

【目】 鳌按：寸脉微浮，尚是阳明之表脉，用瓜蒂散，即是阳明之表剂。[①]

【纲】 仲景曰：病人手足厥冷，脉乍紧者，邪结在胸中。心下满而烦，饥不能食者，病在胸中，当吐之，宜瓜蒂散。

【目】 鳌按：紧本为寒，今言"乍紧"者，正与厥应，不厥时未必紧，是寒结胸中之脉症也。

【纲】 仲景曰：太阳病，当恶寒发热，今自汗出，不恶寒发热，关上脉细数者，以医吐之过也，此为小逆。一二日吐之者，腹中饥，口不能食；三四日吐之者，不喜糜粥，欲食冷食，朝食暮吐，以医吐之所致也。

【目】 柯琴曰：言太阳病，头项强痛可知。以脉辨之，关上者，阳明之脉，细弦数而不洪大，虽自汗而不恶热，则不是与阳明并病；不口干、烦满而自汗出，自不与少阴两感。原其故，乃庸医妄吐所致，则自汗为表虚，脉细数为里热也。

【纲】 仲景曰：伤寒脉浮，发热无汗，其表不解者，不可与白虎汤。渴欲饮水，无表症者，白虎加人参汤主之。服桂枝汤，大汗出后，大烦渴不解，脉洪大者，白虎加人参汤主之。

【目】 黄仲理曰：此二条，必合看乃得。盖前条，症也，后条，脉也。脉浮、发热无汗，本麻黄症尚存，即是表不解，更兼渴欲饮水，又是热入于里，此谓有表里症，当用五苓散。[②]

【纲】 仲景曰：三阳合病，脉浮大，在关上，但欲睡眠，合目则汗。

【目】 程郊倩曰：脉而浮大，阳脉也。关上阳所治，

①【医理探微】
此条仲景言痰实阻于胸脘的证治。胃脘有病虽可以说是阳明病，但本证非单纯在胃脘，尚有痰气郁滞，胸中气机不畅，营卫不利，腠理开合失司之病机。痰实阻滞于胸脘，气机逆乱于胸中表位，岂单纯阳明表证所能概括？沈氏但言此证为阳明表剂，差矣！

②【注文浅释】
前条言"伤寒脉浮，发热无汗"，又言"其表不解者，不可与白虎汤"，可见是表寒里热，表证不去，此时不可单纯清里热，应表里双解，方可用大青龙汤或越婢汤。而黄氏言用五苓散，是认为里证病机为膀胱气化不利。但从仲景所言"不可用白虎汤"来看，岂能是膀胱之疾呢？

是为重阳矣。与少阴脉沉细而但欲寐者自异。

【纲】**仲景曰：伤寒脉浮滑，此表有热，里有邪，白虎汤主之。伤寒脉滑而厥者，里有热也，白虎汤主之。**

【目】柯琴曰：此条论脉而不及症，因有白虎症而推及其脉也。切勿据脉而不审其症[①]。脉浮而滑为阳，阳主热。《内经》云："脉缓而滑曰热中。"是浮为在表，滑为在里。此虽表里并言，而重在里热，所谓"结热在里，表里俱热"者也。脉微而厥为寒厥。脉滑而厥为热厥，阳极似阴之症，全凭脉以辨之。

【纲】**仲景曰：伤寒十三日不解，过经谵语者，以有热故也，当以汤下之。若小便秘者，大便当硬[②]，而反下利，脉调和者，知医以丸药下之，非其治也。若自下利者，脉当微，今反和者，此为内实也，调胃承气汤主之。**

【目】张云岐曰：脉调和而不微，是脉有胃气也。内实者，胃实也，胃实则肠虚，故必以调胃承气汤调其胃也。

【纲】**仲景曰：阳明病脉迟，微汗出，不恶寒者，其身必重，短气，腹满而喘，有潮热者，此外欲解，可攻里也，手足濈然而汗出者，此大便已鞕也，大承气汤主之；若汗多，微发热恶寒者，外未解也，其热不潮，未可与承气汤；若腹大满不通者，可与小承气汤，微和胃气，勿令大泄下。**

【目】方中行曰：脉迟、汗出等八症，乃阳明之外邪欲解，可以攻里而不为大误也。然曰"欲解"，曰"可攻"，不过用小承气、调胃承气法耳。必手足濈然汗出，方可验胃实便鞕，外邪尽解，而当从大承气急下之法也。申酉戌间独热，余时不热者，为潮热。若汗出、微发热恶寒，是阳明症尚兼太阳，纵腹大满，胃终不实，只可微和胃气以从权而已。

【纲】**仲景曰：阳明病，谵语，发潮热，脉滑而疾者，小承气汤主之。因与承气汤一升，腹中转失气者，更服一升；若不转失气者，勿更与之。明日不大便，脉反微涩者，里虚也，为难治，不可更与承气汤也。**

【目】柯琴曰：脉滑而疾，有宿食也。明日仍不大便，脉反微涩，微则无阳，涩则少血，此为里虚，故阳症反

①【注文浅释】

柯氏所言"切勿据脉而不审其症"，很有见地。临证之时，每有孟浪之徒，或学识浅陋，或故弄玄虚，或不省医理，诊得一脉，即乱处方药。若病人之病撞上医生之药，偶然获效，即自以为医术高明，遂戴面昂首，鼓舌巧簧，单纯以脉妄言病机。岂不知中医辨证讲究的是四诊合参，脉象也仅仅为四诊之一，是重要诊断方法而非唯一诊断依据。辨证虽有舍症从脉一说，但舍脉从症者更多。中医临证收集症状体征，务要全面准确，不可偏于一隅，方可准确把握病机。否则，医术不能提高倒在其次，鲜活生灵枉登鬼域，岂不痛哉？

②【注文浅释】

宋本《伤寒论》为："伤寒十三日，过经谵语者，以有热故也，当以汤下之。若小便利者，大便当硬。"

见阴脉也。然胃家未实，阴脉尚多，故脉迟、脉弱者，始可和而久可下；阳脉而变为阴脉者，不惟不可下，更不可和。脉滑者生，脉涩者死，故为难治。然滑有不同，又当详明。夫脉弱而滑，是有胃气，此脉来滑疾，是失其常度，重阳必阴，仲景早有成见，故少与小承气试之。若据谵语、潮热而与大承气，阴盛已亡矣。此脉症之假有余，小试之而即见真不足。凭脉辨症，可不慎哉[①]！

【纲】仲景曰：伤寒若吐、若下后，不解，不大便五六日，上至十余日，日晡所发潮热，不恶寒，独语如见鬼状。若剧者，发则不识人，循衣摸床，惕而不安，微喘直视，脉弦者生，涩者死，微者但发热谵语，大承气汤主之。若一服利，止后服。

【目】张兼善曰：此本坏病也，但不可不辨其微剧。微者是邪气实，当以下解。一服利者止后服，只攻其实，毋乘其虚也。剧者，邪正交争也，当以脉断其虚实。弦者是邪气实，不失为下症，故生；涩者是正气虚，不可更下，故死。

【纲】仲景曰：脉滑而数者，有宿食也，当下之，宜大承气汤。

【目】龚信曰：数为在腑，故滑为有食。数以至数言，是本来面目；疾以体状言，在谵语、潮热时见，故为失度。

【纲】仲景曰：病人烦热，汗出则解，又如疟状，日晡所发热者，属阳明也。脉实者宜下之，与承气汤。

【目】柯琴曰：烦热、自汗似桂枝症，寒热如疟似柴胡症，然日晡潮热则属阳明，而脉已沉实，确为可下，是承气主症、主脉也。

【纲】仲景曰：得病二三日，脉弱，无太阳柴胡症，烦躁，心下鞕，至四五日，虽能食，以小承气少少与，微和之，令小安，至六日，与承气汤一升。若不大便六七日，小便少者，虽不能食，但初头硬，后必溏，未定成硬，攻之必溏，须小便利，屎定硬，乃可攻之，宜大承气汤。

【目】王肯堂曰：二三日，尚在三阳之界。脉弱者，无阳故也。无阳者，无太阳桂枝症，无少阳柴胡症也。如

①【注文浅释】

滑脉多实证，但也有滑而重按无力者。柯氏于此辨别滑脉之有病无病，虽不尽然，但确有临床指导价值。滑而稍弱是有胃气标志，滑而有力太过则为实证病脉。仲景恐阳热亢盛，盛而阳证转阴，先试用小承气以去阳热之实。至于出现假实真虚的脉症，又当详辨。

是则病不在表，而阳邪入阴，病在阳明之里也。七日后乃可攻者，以脉弱是太阳中风，能食是阳明中风，以此为风也。[①]

潮热谵狂

【纲】仲景曰：伤寒若吐、若下后，不解，不大便五六日，上至十余日，日晡所发潮热，不恶寒，独语此便是狂如见鬼状。若剧者，发则不识人，循衣摸床，惕而不安，微喘直视，脉弦者生，涩者死，微者但发热谵语，大承气汤主之。若一服利，止后服。

【目】朱肱曰：脉弦者，阳也；涩者，阴也。阳症见阴脉者死，病人有阳症而脉涩者，慎不可下[②]。下症悉具，服汤已，更衣者[③]，止后服[④]。不尔，方尽剂服之。下后，慎勿中服补药[⑤]，孙真人云："服大承气汤得利差，慎不中服补药也。热气得补复盛，更复下之，是重困也，宜消息安养之"。仲景有宜下者，有微和其胃气者，盖伤寒里症，须看热气浅深，故仲景有宜下之症，如大承气汤、小承气汤、十枣汤、大柴胡汤是也；有微和其胃气，如调胃承气汤、脾约丸、小承气，微和之之类是也。《金匮》云："虚者十补勿一泻，强实者泻之，虚实等者泻勿大泻之[⑥]。"故叔和序《伤寒》有承气之戒。又问："转药孰紧?"答曰："大承气最紧，小承气次之，调胃承气又次之，大柴胡又次之。仲景治法，荡涤热积，皆用汤液，不得用丸子，不可不知也。"大柴胡加大黄，小柴胡加芒硝，方为转药，盖为病轻者设也。

鳌按：潮热、谵、狂俱见，症之极重者矣。阅仲景阳明症论中，有单言潮热者，有单言谵语者，有单言发狂者，此条乃独举潮热、谵、狂而备言之，明乎其症之重，且凭脉以决其生死也。大约病至此，其脉必弦者少，而涩者多，故"弦者生"句轻，看专重在"涩者死"句，欲医者于此，急审其脉，或犹见弦象，则犹有下之一法以救之，不然，可勿药也。仲景特提此条以为世告，余亦因独摘此条另立一款，不杂入单言潮热、单言谵语、单言发狂款中也。

①【医理探微】
脉弱者，表示素来体质虚弱。体质虚弱而有阳明里实，下法当慎用，故先予小承气汤，并少少予而微和之。如此看来，脉弱非无阳之故，如果说脉弱是无阳证，阳明证岂非三阳病之证？能食为中风，中风为阳明有热，且能食为热实不甚，故用小承气汤；不能食为中寒，因中阳不足，故大便虽硬，但为初头硬而后必溏。王氏解释脉弱为太阳中风，与条文先后联系不大，欠妥。

②【医理探微】
脉弦者，为津液气血尚充；脉涩者，因阳明燥热耗竭真阴。阳明病之治应清下实热的同时保存津液，故"阳症而脉涩，甚不可下"。

③【注文浅释】
"更衣"为古时上厕所的委婉说辞。

④【注文浅释】
运用下法当审慎，中病即止，防过剂伤阴。

⑤【注文浅释】
"实则泻之"，驱邪外出。若误服补剂，恐有闭门留寇之弊。

⑥【注文浅释】
与"实则泻之，虚则补之"同义，辨病之虚实治有法度。

潮热

【纲】仲景曰：阳明病，脉浮而紧者，必潮热，发作有时。但浮者，必盗汗出。

【目】刘完素曰：潮热属阳明，必于日晡时发者，乃为潮热。若日三五发者，则是发热，非潮热也。

王好古曰：脉浮而紧，是恶寒将自罢，将发潮热时之脉也，此"紧反入里"之谓，不得拘"紧则为寒"之说[①]。

【纲】仲景曰：阳明中风，脉弦浮大而短气，腹部满，胁下及心痛，久按之气不通，鼻干，不得汗，嗜卧，一身及面目悉黄，小便难，有潮热，时时哕，耳前后肿，刺之小差。外不解，病过十日，脉弦浮者，与小柴胡汤。脉但浮，无余症者，与麻黄汤；若不尿，腹满加哕者难治。

【目】鳌按：本条不言发热，但曰"有潮热[②]"，是明兼少阳矣，故可与小柴胡汤。

【纲】仲景曰：阳明病脉迟，微汗出，不恶寒者，其身必重，短气，腹满而喘，有潮热者，此外欲解，可攻里也，手足濈然而汗出，此大便已鞕也，大承气汤主之；若汗多，微发热恶寒者，外未解也，其热不潮，未可与承气汤；若腹大满不通者，可与小承气，微和胃气，勿令大泄下。阳明病，潮热，大便鞕者，可与大承气汤；不硬者，不可与之。若不大便六七日，恐有燥屎，欲知之法，少与小承气汤，汤入腹中，转失气者，此有燥屎，乃可攻之；若不转失气者，此但初头硬，后必溏，不可攻之，攻之，必胀满不能食也。欲饮水者，与水则哕。其后发热者，必大便硬而少也，以小承气汤和之。不转失气者，慎不可攻也。

【目】朱肱曰：潮热者，大率当下。仲景云"潮热者实也"，大承气汤症云"其热不潮，未可与也"，则知潮热当下无疑矣。虽然，更看脉与外症，脉若弦若浮，及外症恶寒，犹有表症，且与小柴胡汤以解之；若腹大满不通者，可与小承气，微和其胃气，勿令大泄[③]。纵使潮热当行大承气，亦须先少与小承气。若不转失气[④]，不可攻之[⑤]，后发热复鞕者，大柴胡汤下之[⑥]。若胸胁满而呕，日晡发潮热

①【注文浅释】
此"脉浮而紧"与太阳病之"浮紧脉"相鉴别。阳明腑实燥结之证，浮主热，为阳明燥热外蒸，热盛于外；紧主邪，燥实搏结于里，邪结于内。

②【注文浅释】
"有潮热"与"腹部满"共同提示燥实内阻，阳明热盛，且"一身及面目悉黄""不得汗""小便难"，为阳明发黄，热结津少。

③【医理探微】
首辨可攻与否，再辨燥实程度。"潮热"是阳明时分外显之特征，为腑实燥热内结，可攻下；若不潮，则里热较轻，燥热不甚，不宜峻下。"脉若弦若浮"，为二阳并病；"腹大满不通"，多为痞满，轻下即可，以免过剂伤正。

④【注文浅释】
"失气"，《玉函》卷三作"矢气"。矢通"屎"，即肛门排放的臭气。

⑤【临证新传】
先以小承气汤试探，若矢气转动，则为药力推动浊气下趋。有燥屎，可用大承气汤攻下。

⑥【注文浅释】
此为少阳兼阳明里实之证。

者，小柴胡加芒硝。又有日晡发潮热，已有微利者，又有微发潮热而大便溏者，或潮热而咳逆者，皆当用小柴胡也[①]。冬阳明潮热，当行黄芩汤。阳明病俱宜下，惟恶寒、中寒为病在经，与太阳合病，属表，发其汗耳。若吐、若下后，七八日不解，热结在里，表里俱热，时时恶寒者，白虎症也。

柯琴曰：胃实诸症，以手足汗出为可据，而潮热尤为亲切，以四肢为诸阳之本，而日晡潮热为阳明主时也。后条，必因脉之迟弱，即潮热尚不足据，故又立试法，以小承气汤为和，即以小承气汤为试，仍与小承气汤为和，总是慎用大承气耳。

【纲】**仲景曰：伤寒若吐、若下后，不解，不大便五六日，上至十余日，日晡所发潮热，不恶寒，独语如见鬼状。若剧者，发则不识人，循衣摸床，惕而不安，微喘直视，脉弦者生，涩者死，微者但发热谵语，大承气汤主之。若一服利，止后服。**

【目】鳌按：此潮热而又不大便，不恶寒，俱是可下症也。

【纲】**仲景曰：阳明病，谵语，有潮热，反不能食者，胃中必有燥屎五六枚也。若能食者，但硬耳，宜大承气汤。**

【目】魏荔彤曰：能食、不能食二者，俱知津必立枯，屎必尽燥，日久愈耗液伤正，自宜大承气汤，此于不能食而辨其已有燥屎，于能食而辨其将来必有燥屎，俱宜攻下也[②]。他条言"虽能食"，"虽不能食"，俱应斟酌，不可大为攻下；此条又言"反不能食者"，"若能食者"，俱应直捷而大为攻下，非自体认能得仲师之心，从孰问津乎？凡《伤寒论》中，仲师既恐人不应下而下，又恐人应当下而下之太早太甚，今且恐人应下而不下，或不敢大下，故就燥屎以示之，令人既知详慎，又忌迟疑，中庸所以不易能也夫。

【纲】**仲景曰：二阳并病，太阳症罢，但发潮热，手足漐漐汗出，大便难而谵语者，下之则愈，宜大承气汤。**

【目】方中行曰：太阳症罢，分明全属阳明。首必

① 【医理探微】

"胸胁满而呕"为邪传少阳，枢机不利，胆逆犯胃；"日晡发潮热"为邪传阳明，肠中燥实结聚。有"微利"或"大便溏"皆示已伤正气，先用小柴胡汤和解少阳枢机，扶正达邪；若阳明燥热较甚，则用小柴胡加芒硝。

② 【注文浅释】

魏氏所言，未明仲景之倒装文法，"宜大承气汤"应在"胃中必有燥屎五六枚也"之后。能食、不能食可分阳明里实之轻重，燥结程度之微甚。不能食为胃热亢盛，与有形糟粕结为燥屎，大承气汤可攻；若能食，大便虽硬未燥，可以小承气汤轻下为宜。

先言“二阳并病”者，见未下时便有可下之症，见得太阳一罢，其余皆可下之症矣。

【纲】仲景曰：阳明病，谵语，发潮热，脉滑而疾者，小承气主之。因与承气汤一升；腹中转失气者，更服一升；若不转失气者，勿更与之。明日不大便，脉反微涩者，里症也，为难治，不可更与承气也。

【目】魏荔彤曰：脉滑而疾，滑者大之渐，而疾者数之称。病由太阳转属阳明，必在表之邪变热入里，脉之浮者必变大，其紧与缓者必俱变疾。疾，数也，数，热也。非变热入里，无以致成阳明也[①]。凡病邪入经，脉必变紧缓为数；病邪入腑，脉又易数疾稍迟。

①【医理探微】

魏氏将脉滑疾归因于表邪化热入里。其实本条之意欲言“脉滑而疾”为阳明病邪实兼正虚，与大承气汤证脉沉迟而言，燥结程度未甚且露里虚之机，可用小承气汤一剂试服，效验再服。

热入血室

【纲】仲景曰：阳明病，下血、谵语者，此为热入血室。但头汗出者，刺期门，随其实而泻之，濈然汗出则愈。

【目】成无己曰：此热入血室，盖言男子，不止谓妇人也。室者，可停止之处。血室者，荣血停止之所，经脉留会之处，即冲脉也，起于肾下，出于气冲，并足阳明经，挟脐上行，至胸中而散，为十二经脉之海。王冰曰“冲为血海”，言诸经之血，朝会于此，男子则运行生精，女子则上为乳汁，下为月水，《内经》曰“任脉通，太冲脉盛，月事以时下”者是也。王冰又曰“阴静海满而去血”，谓冲脉盛为血海满也。即是观之，冲为血室可知矣。伤寒之邪，妇人则随经而入，男子由阳明而传，以冲之脉与少阴之络起于肾，女子邪感，太阳随经，便得入冲之经，并足阳明，男子阳明内热方得而入也。冲之得热，血必妄行，在男子则下血、谵语，在女子则月事适来适断，皆以经气所虚，宫室不辟，邪得乘虚而入，《针经》曰“邪气不得其虚，不能独伤人”者是矣。

柯琴曰：血室者，肝也，肝为藏血之脏，故称血室。女以血用事，故下血之病最多，若男子，非损伤则无下血之病。惟阳明主血所生病，其经多血多气，行身之前，邻于冲任，阳明热甚，侵及血室，血室不藏，溢出前阴，故男女俱有是症。必刺肝之募即期门穴，引血上归经络，推陈致新，使热有所泄，则肝得所藏，血不妄行矣。按：啬血便脓血。总是热入血室，入于肠胃，从肛门而下者，为便脓血。盖女子经血，出自子户，与溺道不同门；男子精、血、溺三物，内异道而外同门，精道由肾，血道由肝，溺道由膀胱，其源各别，而皆出自前阴也。[①]

鳌按：肝藏血，肾生血，心主血，脾统血，而其源则汇于冲。冲起肾下，与肾贴近，血之由冲而出者，即如由肾而生，故曰“肾生血”，言肾所生，以冲即在肾下也。由是上行至脾，脾之为地宽广，故得而“统”之。再上行至肝，为营气凝聚之处，一身之血皆归焉，故曰“藏”也。心为君主，血脉皆朝宗而听命，故曰“主”也。然则血室之说，成氏主冲，柯氏主肝，二说虽异，其实则同。主冲者就其源头处言，主肝者就其藏聚处言，血必由源而出，不有源，则无根；血必聚处而藏，不有聚，则散漫无所收。于此二处而为血之室，其旨同也[②]。假如脾而曰统，统者，属也，不过为其所属，非根源处，非藏聚处，故不得曰“室”。即心为营血之主，亦非根源处，非聚藏处，故亦不得曰“室”也。兹故并录二人之说，复为发明之，阅者亦可知其言之皆是而无背，而读古人书，贵有融会贯通处者，此类是也。若执一家言，以为此是彼非，则毋论不能寻究古人之书，即人一身之脏腑、经络先不得明，又何以治人之病矣！

①【注文浅释】
成氏与柯氏皆认为阳明病热入血室证男女皆有，当从热在血分理解。

②【注文浅释】
此段解释了成氏、柯氏“血室”之说。

谵语　郑声

【纲】仲景曰：伤寒四五日，脉沉而喘满，沉为在里，而反发其汗，津液越出，大便为难，表虚里实，久则谵语。发汗多，若重发汗者，亡其阳，谵语，脉短者死，脉自和者不死。谵语直视，喘满者死，下利者亦死。

【目】李杲曰：问：“邪入阳明为谵语、妄言错失，此果阳明乎？”答曰：“足阳明者，胃也，岂有其言哉？伤寒始自皮毛入，是从肺中来，肺主声，入于心则为言。胃即戊也，戊为火化，下从肝肾。”

王肯堂曰：谵语症，有补虚一法，如《素问》云“谐语者，气虚独言也”，《难经》曰“脱阳者见鬼”，仲景谓“亡阳谵语”，即此义也。故楼英云：“余用参、芪、归、术等剂，治谵语得愈者百十数，岂可不分虚实，一概用黄连解毒、大小承气等汤以治之乎？”王海藏亦云：“黄芪汤，治伤寒或时悲哭，或时嘻笑，或时太息，或语言错乱失次，世疑作谵语狂言者，非也，神不守舍耳。两手脉浮沉不一，举按全无力，浮之损小，沉之亦损小，皆阴脉也，甚者调中丸，或理中丸。”有阴症手足冷，脉细微而谵语者，宜四逆汤，《活人》用白通汤，海藏用黄芪加干姜汤[①]。有人患此症，脉极沉细，外热内寒，肩背胸胁斑出十数点，语言狂乱，或曰：“发斑谵语，非热乎？”余曰：“非也。阳为阴逼，上入于肺，传之皮毛，故斑出；神不守舍，故错语如狂，非谵语也。肌表虽热，以手按之，须臾，冷透如冰，与姜、附等药数日，约二十余两，得大汗而愈[②]。后因再发，脉又沉迟，三四日不大便，与理中丸三日，其病全愈。以是知此人之狂非阳狂之狂，乃失神之狂，即阴虚也[③]。”

柯琴曰：首条，谵语之由。二条，谵语之脉。脉短，是营卫不行，脏腑不通，故死也。二条，言死脉。三条，言死症。盖谵语本胃实，则不是死症；若谵语而一见虚脉、虚症，则是死症，而非胃家实矣[④]。

纲 仲景曰：夫实则谵语，虚则郑声。郑声者，重语也。

目 朱肱曰：病人有谵语、郑声二症。郑声为虚，当用温药，白通汤主之；谵语为实，当调胃承气汤[⑤]，如服之而谵语止，或更衣者，止后服，不尔，再与之。仲景云：“实则谵语，虚则郑声。”世多不别，然亦相似难辨，须凭外症与脉别之。若大小便利，手足冷，脉微细者，必郑声也；大便秘，小便赤，手足温，脉洪数者，必谵语也。以此相参，然后用药，万全矣。大抵伤寒不应发汗者，汗之必谵语，谵语属胃，和中则愈，不和则烦而躁，宜调胃承气汤。然亦有三阳合病谵语[⑥]者，有胃实谵语者，或汗多亡阳谵语者，有下利谵语者，有妇人热入血室谵语者。

成无己曰：郑声，不正之音也，汗后或病久，人声转者是也。盖为正气虚而不全，故使转而不正也。若以重语

①【医理探微】
王氏所言提示谵语并非绝对属实，也有属于虚证的。虚证谵语病机有气虚、亡阳，若气虚，心神不守用补气之黄芪汤，不拘谵语耳；若阳虚，用温里之理中丸之类，甚者用回阳之四逆汤之类。

②【医理探微】
此为虚阳浮越、精亏神衰之错语与阳热实邪之谵语的鉴别。阴寒内盛，格阳于外，用姜、附之药，是“益火之源，以消阴翳”之义。大汗为药汗，汗出阴阳调和，则病愈。

③【注文浅释】
可谓“阳加之阴谓之汗”，大汗之后再行发汗，阴伤及阳。

④【医理探微】
谵语见虚脉，为气血津液损伤殆尽，行将阴阳离决则脉短；谵语见虚症，为津伤阳亡之候，阴精竭绝，阳失依附而气从上脱则喘满；中气败竭，液从下泄则下利。虽为死脉、死症，但柯氏之言，忽视“脉自和”之一线生机，如果脉尚平和，阴阳未离，则知证势虽重，尚有治疗余地，应设法图治。

⑤【注文浅释】
凡阳热实邪，多为谵语；精气虚怯，多为郑声。

⑥【注文浅释】
太阳、少阳、阳明三经同时发病，阳明气分热偏重，上扰神明昏乱谵语。

为重叠之语，与谵语混而莫辨，殊失仲景之旨[①]。

李杲曰：狂言者，大开目与人语，语所未尝见之事也；谵语者，合目自言，言所日用常见常行之事也；郑声者，声战无力，不相接续，造字出于喉中也。

吴绶曰：大都郑声，乃因内虚，正气将脱，而言皆不足之貌，如手足并冷，脉息沉细，口鼻气息短少，所说言语轻微无力，气少难以应息者，皆元气将脱也。或吃忒不止，神昏气促，不知人事者死。或气息不促，手足颇温，其脉沉细而微者，急以附子汤倍人参主之；或以接气丹、黑锡丹兼进一二服，以助其真气也；或浓煎人参，徐徐与之；或未可用附子者，以三白汤倍人参主之。

戴原礼曰：谵语属阳，郑声属阴。《经》云："实则谵语，虚则郑声。"谵语者，颠倒错乱，言出无伦，常对空独语，如见鬼状；郑声者，郑重频烦，语虽谬而谆谆不已，年老人遇事则谇语不休，以阳气虚故也。此谵语、郑声，虚实之所以不同也。二者本不难辨，但阳盛里实与阴盛格阳皆能错语，须以他症别之，大便秘，小便赤，身热，烦渴而妄言者，乃里实之谵语也；小便如常，大便洞下，或发躁，或反发热而妄言者，乃阴格阳之谵语也。里实宜下，调胃承气汤；热躁甚而妄言不休，大渴喜饮，理中汤[②]；阴格阳，宜温胆汤、四逆汤、附子理中汤[③]。又有不系正阳明，似困非困，间时有一二声郑语者，当随症施治。外有已得汗，身和而妄言者，此是汗出后津液不和，慎不可下，乃非阳、非阴者，宜小柴胡和建中汤各半帖，和荣卫，通津液[④]；若阳传入阴，自利，手足厥逆，语或错乱，此虽已自利，其中必有燥屎，犹当下之，阴中之阳，宜调胃承气汤；瘀血在里，大便黑，小便利，小腹痛，其人如狂、谵语者，桃仁承气汤；妇人热入血室，亦能谵语，小柴胡汤；病后血气未复，精神未全，多于梦寐中不觉失声如魇，此不系谵语、郑声，宜温胆汤去竹茹，入人参五分，或用六君子汤[⑤]。

魏荔彤曰：阳明胃病，固多谵语矣。然谵语亦有虚实不同，不可概施攻下。夫谵语固谵语，惟胃中实热，津液不足，方神明昏昧，而胡乱作语，此谵语也。若胃热不实，则神明不至甚乱而口语亦不甚糊涂，但说了又说，繁言絮

①【注文浅释】
成氏所言差矣，非仲景意。仲景已明郑声为重语，谵语为语无伦次，言语错乱。郑声为寥寥几句，语言重复，不换他声。

②【注文浅释】
此处疑为白虎汤。

③【注文浅释】
戴氏之论可与王氏之言相参。"热躁甚而妄言不休，大渴喜饮"，为津伤阳浮。

④【注文浅释】
此条可参原文 230 条，阳明少阳兼病，当服小柴胡汤，胃和、身汗出而解，而此处发汗太过，伤津以致谵语，慎不可辨为胃实谵语而用下法。

⑤【注文浅释】
可与前文朱氏之论互参。胃实谵语、下焦蓄血谵语、热入血室谵语等证治。

语，失其常度耳。盖其中虚气弱，词不达意，故语至再三，此真为虚歉之象，不止伤寒症中有此，杂病气虚者多有之，以此为谵语而攻下，贼夫人之子矣。仲师必详为立辨，令人认明谵语是胡言乱语，郑声是重言复语，故自解之曰："郑声，重语也。"重字，当作平声。

张介宾曰：实则谵语，虚则郑声，此虚实之有不同也。夫二者总由神魂昏乱，而语言不正，又何以分其虚实？但谵语者，狂妄之语也；郑声者，不正之声也。谵语为实，实者邪实也。如伤寒阳明实热上乘于心，心为热冒，则神魂昏乱而谵妄不休者，此实邪也。实邪为病，其声必高，其气必壮，其色必厉，其脉必强，凡登高骂詈，狂呼跳扰之类，皆是也。此之为病，有由燥屎在胃者，有由瘀血在脏者，有由火盛热极者，有由腹胀、便秘、口疮、咽烂者。察其果实，即当以三承气，或白虎汤、凉膈散之类治之。郑声为虚，虚者神虚也。如伤寒元神失守为邪所乘，神志昏沉而错乱不正者，此虚邪也。虚邪为病，其声必低，其气必短，其色必萎，其脉必无力，凡其自言自语，喃喃不全，或见鬼怪，或惊恐不休，或问之不应、答之不知之类，皆是也。此之为病，有因汗亡阳，因下亡阴者，有因焦思抑郁，竭蹶心气者，有因劳力内伤，致损脾肾者，有因日用消耗，暗残中气者，凡其病虽起，倒而遏之即止，终不若实邪之难制者，即虚邪也。察其果虚，最忌妄行攻伐，少有差谬，无不即死。治此者，速宜察其精气，辨其阴阳，舍其外症，救其根本，稍迟犹恐不及，而况于误治乎？甚至有自利身寒，或寻衣撮空，面壁啐啐者，尤为逆候。盖虚损之人，最忌谵妄，故凡身有微热，脉见洪滑者，生；心多烦躁，脉见微弱细急而逆冷者，死[①]。

①【注文浅释】脉证合一者生，逆者危重。

【纲】 仲景曰：阳明病，下血谵语者，此为热入血室。但头汗出者，刺期门，随其实而泻之，濈然汗出则愈。妇人中风，发热恶寒，经水适来，得之七八日，热除而脉迟身凉，胸胁下满，如结胸状，谵语者，此为热入血室也，当刺期门，随其实而泻之。妇人伤寒发热，经水适来，昼则明了，暮则谵语，如见鬼状，此为热入血室。无犯胃气及上二焦，必自愈。

【目】朱肱曰：问："仲景云'无犯胃气'，何也？"答曰："热因经水适来，乘虚入室，故血室有热，遂令谵语，当以小柴胡解之。却与胃实谵语不同，胃实有燥屎，故宜调胃承气下之。若血热有谵语，非胃家实，仲景恐人作胃实攻之，故曰'无犯胃气'也。大抵谵语是热，属阳，而反见阴症者逆。"

刘完素曰：血病则肝伤，肝藏魂，肝伤则魂无所归，心神无主，此所以发谵语也。要之，此非胃实，因热入血室而肝实也。肝热心亦热，肝与心相近也，热伤心气，既不能主血，亦不能作汗，故但头有汗而不能遍身。此三条，皆因谵语而发，不重热入血室，更不重在伤寒、中风，须知谵语有不因于胃者，故不可以谵语定为胃实之症，而犯其胃气。[①]

①【注文浅释】

热入血室谵语与阳明气分燥结证的症状极为相似，其辨证关键为下血。

【纲】仲景曰：三阳合病，腹满身重，难以转侧，口不仁而面垢，遗尿。发汗则谵语，下之则额上出汗、手足冷。若自汗出者，白虎汤主之。

【目】寇宗奭曰：谵语者，真气昏乱，神识不清之所致也。心藏神而主火，病则热气归焉。伤寒胃中热盛，上乘于心，心为热冒，则神昏乱而语言多不知，所以言出无次而成谵妄之语，轻者睡中呢喃，重者不睡亦语言错乱。有谵语者，有独语者，有狂语者，有语言不休者，有言乱者，此数者皆因热之轻重也。谵语与独语，虽间有妄错，若与人言，犹有伦次，是热未至于极者也。《经》曰"独语如见鬼状，若剧者，发则不识人"，是独语病犹未剧也。狂语者，热甚者也，由神昏而无所见，甚则至于喊叫也。语言不休，则更甚矣。至于乱语者，妄言詈骂，不避亲疏，为神明乱极。《经》曰"诸逆发汗，微者难差，剧者言乱"，是难可复制也。谵语之由，又自不同，有由火劫者，有由汗出者，有由下利者，有由下血者，有由亡阳者，有由过经者，有由燥屎在胃者，如此条，则由三阳合病者。凡诸此类，脉短则死，脉和则愈。又身微热，脉浮大生；逆冷，脉沉细，不过一日死[②]。实则谵语，收敛在内，而实者本病也。或气上逆而喘满，或气下夺而自利者，皆为逆。《经》曰："直视谵语，喘满者死，下利者亦死。"谓其正气脱

②【注文浅释】

此逆冷者，阳郁不外达于四末，反见沉细之脉，内燥外寒，阴脉将绝。

绝也。

鳌按：尿畜于膀胱，故遗尿为太阳本病；少阳经行身之侧，故难以转侧为少阳病；其余口不仁、面垢、谵语、额上出汗、手足冷、自汗，皆属阳明。故虽三阳合病，实是阳明病，而略兼太、少二经，所以专从阳明主治。其用白虎汤者，以胃热而非胃实也。

【**纲**】仲景曰：若胃气不和，谵语者，少与调胃承气汤。

【**目**】王好古曰：治老幼及虚人伤寒，五六日昏冒言妄，小便或淋、或涩，起卧无度，或烦而不得眠，并宜白虎汤加山栀一钱。治热病及时疫，心躁，狂乱奔走，状似癫痫，言语不定，久不得汗，及时疫不知人者，以人中黄不拘多少，入罐内，泥封固，武火煅半日，放地，去盖半日，研细，新汲水调下三钱，或未退，再服愈。

吴绶曰：治伤寒热甚，心烦有痰，神昏谵语者，以竹沥、生花粉汁各一盏服之。按：此方内热不禁下者可用。[①]

【**纲**】仲景曰：伤寒十三日不解，过经谵语者，以有热故也，当以汤下之。若小便利者，大便当鞕，而反下利，脉调和者，知医以丸药下之，非其治也。若自下利者，脉当微厥，今反和者，此为内实也，调胃承气汤主之。

【**目**】王肯堂曰：经文"内实"之"实"，当作"热"。此段有五反一对，热与厥反，汤与丸反，鞕与下利反，脉微与脉和反，药下与自利反，小便利与大便鞕为一对，读者详之。下利谵语，其曰脉调和、手足和、小便利者，阳也，故用承气下之，其脉当微厥[②]。及少阴但欲寐，被火气劫汗，谵语、小便难者，阴也，故当用补剂和之[③]。

【**纲**】仲景曰：阳明病，谵语，发潮热，脉滑而疾者，小承气汤主之。因与小承气汤一升，腹中转失气者，更服一升；若不转失气者，勿更与之。明日不大便，脉反微涩者，里虚也，为难治，不可更与承气汤也。

【**目**】朱肱曰：潮热，脉滑疾者，必谵语也，小承气汤；大便秘，小便赤，手足温，脉洪数者，必谐语也，调胃承气汤；谵语，不恶寒，反恶热，白虎汤；已得汗身和，谵语

①【**注文浅释**】
内热禁下则不为实热，临床当慎用。

②【**医理探微**】
本条虽然有阳明谵语，但是无其他里实见证，况且不是便秘而是下利，因而辨证较上条困难。在这一情况下，除小便利可作参考外，脉象是主要的依据。

值得注意的是：只要脉象一般如常，没有特殊变化，就可以排除下利似虚，断定证属里实。所谓脉调和，就是脉如常的意思，不是指沉实有力。如果脉不调和，则下利可能因虚，谵语也可能属虚而不属实了。所谓微厥，即脉不调和的互词，不是脉象的名称。调和与微厥是对脉象常与变的说明，乃是示人脉证合参的辨证方法，对于疑似难明的证候，尤其具有指导意义。尽管证实而脉象不虚，但既经误下，胃气难免受伤，自不宜再用峻剂，所以选用具有缓下作用的调胃承气汤。

③【**注文浅释**】
王氏此意为不可见谵语一证便为实证。

者，柴胡桂枝汤；火迫而致谵语，亦白虎汤[①]。

鳌按：此以"里虚"句为主，盖通节所言形症皆是假有余，脉微涩乃是真不足，故谵语、潮热，下症虽具，仲景于此，慎之又慎，只以小承气试之也。

【纲】仲景曰：伤寒若吐、若下后，不解，不大便五六日，上至十余日，日晡所发潮热，不恶寒，独语如见鬼状。若剧者，发则不识人，循衣摸床，惕而不安，微喘直视，脉弦者生，涩者死，微者但发热谵语，大承气汤主之。若一服利，止后服。

【目】柯琴曰：微者但发热谵语，是邪气实，当以下解。一服利，止后服，只攻其实，无乘其虚也。

【纲】仲景曰：下利，谵语者，有燥屎也，宜小承气汤。汗出谵语者，以有燥屎在胃中，此为风也，须下之。过经乃可下之。下之若早，语言必乱，表虚里实故也。下之则愈，宜大承气汤。阳明病，谵语，有潮热，反不能食者，胃中必有燥屎五六枚也，宜大承气汤下之。若能食者，但硬耳。阳明病，其人多汗，以津液外出，胃中燥，大便必鞕，鞕则谵语，小承气汤主之。若一服谵语止，更莫后服。

【目】陶华曰：大热干呕，呻吟错语，不得眠，犀角解毒汤；得病无热，但狂言，烦躁不安，精来不与人相当，新汲水调五苓散三钱探吐之，一法用猪苓汤；瘀血狂言谵语，漱水，大便黑，小便多，身黄，腹满，此为当汗不汗，畜热在里，轻者，犀角地黄汤，重者，桃仁承气汤、抵当丸[②]。

柯琴曰：首条，下利是大肠虚，谵语是胃气实，胃实肠虚，宜大黄以濡胃，无庸芒硝以润肠。末条，阳明主津液所生病，故阳明病多汗，多汗是胃燥之因，便硬是谵语之根。一服谵语止，虽未利而胃濡可知矣。

【纲】仲景曰：二阳并病，太阳症罢，但发潮热，手足濈濈汗出，大便难而谵语者，下之则愈，宜大承气汤。

【目】鳌按：本条全属阳明可下之症，故本二阳并病，而开首即揭"清太阳症"罢句也。

头痛　头眩

【纲】仲景曰：阳明病，头痛，不恶寒，反恶热，大便

①【注文浅释】
朱氏将几种阳明实热谵语的证治列出，具有一定参考意义。

②【注文浅释】
陶氏所述为热入血分谵语、热结膀胱谵语、水热互结谵语、下焦蓄血谵语、热入血室谵语等证治。

实，宜调胃承气汤。阳明病，反无汗，而小便利，二三日，呕而咳，手足厥者，必苦头痛；若不咳不呕，手足不厥者，头不痛。

【**目**】王肯堂曰：《内经》云："巨阳受邪，少阴为里，得热则往从之，从之则厥也。"太阳与少阴为合，此症当是太阳未全罢耳。《经》又云："阳明病则喘而啘，啘则恶人。"小便利者，寒邪内攻；肢厥、头痛者，寒邪外攻也。

喻昌曰：阳明病，本不头痛，若无汗，呕咳，手足厥者，得里因而邪热深也。然小便利，则邪热不在内而在外，不在下而在上，故知必苦头痛也。[①]

魏荔彤曰：此手足之厥与头痛互见，非少阴之手足厥也，故呕而汗出与反无汗亦不同，正见少阴之手足厥冷、有汗而不头痛、呕而不咳，与阳明之呕咳而无汗、头痛而手足厥有别。此阳明病有类少阴，而又微带太阳，后学皆茫然不知下手处，故仲师苦心标出。问："少阴亦有咳，何以辨？"曰："《少阴》所云'咳而下利，谵语者，被火气劫故也'，原文详之矣。不然，何能上炎而咳？"其言或"咳而呕渴，不得眠者"，则必兼呕渴、不得眠，而见少阴之阴躁，不与阳明之呕咳兼头痛类也。其言"或咳，或悸，或小便不利，或腹中痛，或泄利下重"，然必兼四者，诸症虽有似阳明，而头痛一症，必非少阴所有也，此少阴之咳，与阳明所以不同也。故太阳之头痛，入于阳明之小便利、呕咳、厥逆中，总属阳症。又见阳能统阴，一阳存而群阴悉化为阳，在病气亦如此，正气之在人身者可识矣。

【**纲**】**仲景曰：阳明病，表里大热，烦渴引饮，头痛如破者，竹叶石膏汤。阳明病，身热头痛，漱水不欲咽，必发衄。**

【**目**】杨士瀛曰：将发衄而脉数者，宜犀角地黄汤，茅花汤亦可。

吴绶曰：阳明头痛额前，目疼，鼻干，脉长也。无汗者，葛根加葱白、白芷汗之；有汗，曾经发汗，头痛不解者，葛根葱白汤。若不恶风而反恶热，自汗烦渴，脉洪数，饮水，头疼者，白虎加白芷汤。内有燥屎，蒸蒸发热，头痛者，调胃承气汤。凡阳明头痛，无汗者，葛根、麻黄、葱白、

①**【医理探微】**

此反无汗，属于中寒阳虚，挟有饮邪，辨证要点在于伴见呕、咳、肢厥、头痛。由于中寒饮聚，胃气失降，上逆则呕，射肺则咳；阳虚不能温于四末，则手足厥冷；头为诸阳之会，寒饮上逆，侵犯在上之清阳，所以知必苦头痛。这是就已知测未知的方法，对提高问诊技能极有启发帮助。

为了确切证明中寒阳虚，其时小便利又是一个很重要的参考依据，开始即提出"小便利"，以示不可忽视。总之，反无汗而小便利，是中寒阳虚的必见证候，是否有水寒上逆，又以呕、咳、厥为依据。因此，不咳，不呕，不厥，也就不会有水寒上逆的头痛了。

白芷、石膏之类也；有汗，则白芷、石膏、葛根、川芎汤也。[①]

【纲】**仲景曰：阳明病脉迟，食难用饱，饱则微烦，头眩，必小便难，欲作谷疸，须下之，腹满如故。所以然者，脉迟故也。**

【目】魏荔彤曰：本条之上条云："食谷欲呕者，属阳明也，吴茱萸汤主之。得汤反剧者，属上焦也。"与本条俱言胃虚，然虚寒与虚热又迥不同，虚固不可作实而攻下，热可遽作寒而温补乎？故仲师就上条"食谷欲呕"中，又示人以推类详义之法。如阳明病脉迟，似属虚寒，但寒则不能食，此能食而但难用饱，饱则微烦、头眩者，胃惟不寒故能食，胃惟气虚故不用饱，不用饱者，不受饱也，微烦、头眩俱虚而兼热之象，以此辨胃之虚与"食谷欲呕"条同，而热则本条独异。夫迟为寒脉，何云是热？不知此乃兼涩之迟，非沉迟之迟，谓之虚而兼湿热则可，谓之虚寒则大不可也。故又见小便难一症，虚则气不充而湿不除，湿则气不化而热不消，胃中谷气不能化正养身，却蕴酿湿热，蒸作疸黄之兆，如不清热除湿，培土消疸，而妄下之，将湿愈增而虚愈甚，腹满如故，胃累及脾，表里受病，而发黄、身肿矣，故又曰"脉迟故也"。言迟则濡涩而不滑利，虚而湿之义为主，而热副之，主治者以除湿、培土、补中为君，以清热、消疸为臣佐之用，斯为得仲师心法者。

【纲】**仲景曰：阳明病，但头眩，不恶寒，故能食而咳，其人必咽痛；若不咳者，咽不痛。**

【目】王肯堂曰：阳明病，身不重，但头眩而不恶寒者，阳明中风而风内攻也。《经》曰："阳明病，若能食，名中风。"风邪攻胃，胃气上逆则咳。咽门者，胃之系，咳甚则咽伤，故咽痛。若胃气不逆则不咳，其咽亦不痛也[②]。

鳌按：此与前"头痛"款中"反无汗"一条，俱是阳明病而有类少阴者。然彼条之呕咳而无汗，头痛而手足厥，所以异于少阴之手足厥冷，有汗而不头痛，及呕而不咳；此条之咳而咽痛，亦所以异于少阴之咽痛为不咳而痛也。

郁冒

【纲】**仲景曰：病人小便不利，大便乍难乍易，时有**

①【注文浅释】
吴氏所辨阳明头痛分为阳明经证头痛与阳明腑实头痛，关键为有汗无汗。

②【医理探微】
阳明病的辨证要点之一是不恶寒，阳明中风的要点之一是能食。此条不恶寒而且能食，其为阳明中风证无疑。由风热之邪上扰，所以头眩；犯肺，所以咳嗽。咽喉为呼吸之门户，与肺的关系最切，肺受风热之邪，最易影响咽喉，所以咽喉必痛。假使不咳，表明肺未受邪，所以咽亦不痛。

微热，喘冒不能卧，有燥屎也，宜大承气汤。

【目】王好古曰：伤寒传至五六日间，渐变神昏不语，或睡中独语一二句，目赤唇焦，舌干不饮水，稀粥与之则咽，不与则不思，六脉细数而不洪大，心下不痞，腹中不满，大小便如常，或传至十日以来，形貌如醉，若用大承气则误矣。不知此热传少阴心经也，然又未知自何经而来？答曰："本太阳经伤风，风为阳邪伤卫，则阴血自燥，热结膀胱。壬病逆传于丙，丙丁兄妹，由是传心，心火自上迫熏肺，所以神昏也。盖肺为清肃之脏，内有邪，故令神昏，宜栀子黄连黄芩汤。若脉在丙者，导赤散；脉在丁者，泻心汤。若误用凉膈散，此乃气中之血药也，如右手寸脉沉滑有力者，则可用之，或用犀角地黄汤，如无犀角，以升麻代之，是阳明经药也，解阳明经血中之热。若脉沉俱有力者，是丙丁俱有热，可以导赤、泻心各半服之[①]。"

①【医理探微】

王氏之医案提示太阳经传之证与"燥屎内结，喘冒不能卧"证相鉴别，其关键在于二便是否通利。前者"神昏不语，或睡中独语一二句，目赤唇焦，舌干"一派实热之象，却"心下不痞，腹中不满，大小便如常"，由此可知非大承气汤证也，王氏根据诊脉判断太阳病所传并给予治方，极具参考意义；后者大承气汤攻之，燥屎除则喘冒诸症自愈。

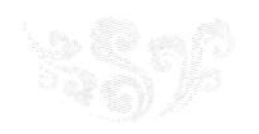

卷九

直视

【纲】仲景曰：伤寒若吐、若下后，不解，不大便五六日，上至十余日，日晡所发潮热，不恶寒，独语如见鬼状。若剧者，发则不识人，循衣摸床，惕而不安，微喘直视，脉弦者生，涩者死，微者但发热谵语，大承气汤主之。若一服利，止后服。谵语直视，喘满者死。下利者亦死。

【目】成无己曰：此皆邪气盛而正气脱也。其或有"目中不了了，睛不和，无表里症，大便难，身微热者"，是非直视也，此为内实也，可用大承气、大柴胡下之。直视为不治之疾，目中不了了[①]为可治之候，二者形症相近，宜熟审之。

陈士铎曰：伤寒阳明症中，有"直视谵语，喘满者死。下利者亦死"之文，此必诸症一齐同见，苟有一症未兼，尚不直视；倘三症皆见，必死症矣。虽然，直视谵语多由胃火之盛自焚其心，而肾水不能来济，火愈盛而无制；喘满者，火炎而气欲上脱；下利者，火降而气欲下脱也。此犹属欲脱未脱之危症，治之得法，犹可望生，急以援脱散救之，人参、麦冬、白芍各一两，石膏五钱，竹茹三钱，水煎服。此方用人参以救脱，石膏平火，麦冬平喘，白芍止利，竹茹清心，自然气不绝而可救，真奇方也[②]。

呕

【纲】仲景曰：伤寒呕多，虽有阳明症，不可攻之，

①【注文浅释】

指目视昏蒙不清，多由阳明腑热炽盛，邪热上蒸所致。

②【医理探微】

伤寒表证，本应治以汗法，使邪从外解，反而治以吐法或下法，以致津伤化燥，邪陷成实。不恶寒为表证已罢，发潮热，不大便五六日，以至十余日，乃肠中燥屎已成，由于浊气上干神明，所以独语如见鬼状。

危重证情的预后，取决于脉诊。若剧者，发则不识人，是神识昏糊，较独语如见鬼状更为严重，并且惊惕不安，循衣摸床，微喘，直视。这种局势，已由阳明波及心肝肺肾诸脏。不识人，惊惕是心阴大伤，循衣摸床是肝阴大伤，微喘直视是肺肾之阴大伤，邪实正衰，证势十分险恶，是否还有治愈希望？此时诊脉有着十分重要的参考价值，所谓脉弦者生，涩者死，就是根据脉象得出的结论。弦与涩相较，弦脉形长而至数分明，涩脉形短而至数不清。"长则气治"，因知弦脉为尚有生机；"短则气病"，所以脉涩断为不治。这全是从整体出发，脉证合参作具体分析，不同于后世脉书的据脉定证，不应相提并论。若轻证仅发热谵语，大承气汤中病即止。

陈氏所言为"直视谵语，喘满"或"直视谵语，下利"三症同见之亡脱危候所治，有参考意义。

黄芩生姜半夏汤。

【目】朱肱曰：无阳则厥，无阴则呕。呕者，足阳明之经、足阳明之气本不行，今厥而上行，故为气逆，气逆则呕。仲景云："呕多虽不大便，不可下，可与小柴胡汤，上焦得通，津液得下，胃气和浃，濈然汗出而解。"大抵呕症不一，各有治法，要之小柴胡尤相当耳，与小柴胡。"胸胁满而呕，日晡发潮热"者，可小柴胡加芒硝也。若"呕不止，心下急，郁郁微烦"，与大柴胡；大便秘，方加大黄。

大柴胡治呕最妙，为内有枳实去秽，压虚气，须是去大黄。如本条之症，宜用官局桔梗汤最良，亦用枳实耳。

戴原礼曰：阳明病，虽显然有可下症者，兼呕多犹属上焦，未可遽下，宜小柴胡汤。若独见太阳症，或吐泻者，恐膈间有痰饮停滞，且以二陈汤定之，候呕吐定，徐进解药。若先呕却渴者，猪苓汤。先渴却呕者，治膈间之水，小半夏茯苓汤。呕而吐涎沫者，吴茱萸汤。太阴、厥阴间有呕吐，太阴，理中汤；厥阴，四逆汤，并加生姜。以上阴症，乃阴中之阴，宜用热剂。阳入阴者，能为利而不为呕，呕属上而近于外也，阳之所入者深，故利也。又有阳症新瘥而呕，别无所因，此余热在胃脘也，宜竹叶石膏汤，或橘皮竹茹汤[①]。大抵得之太阳而呕者，必是合病，乃病渐入内，非正太阳也。盖太阳见呕，非合阳明，则合少阳，其呕为护忌用暖剂。有人初病，其太阳症而呕，一家少长相似，与养胃汤俱立效，此时行之气适然，是为伤寒杂病，又非可以正经伤寒以律之也。

李中梓曰：呕多，水气在上焦也，虽有胃实症，只宜小柴胡以通液，误攻必至利不止。

【纲】**仲景曰：伤寒发热无汗，呕不能食，而反汗出濈濈然者，是转属阳明也。**

【目】王肯堂曰：宜大柴胡汤。

陶华曰：呕者，声物俱有而旋出；吐者，无声有物而顿出。较其轻重，则呕甚于吐，大都表邪传里，里气上逆，故呕吐而水谷不下。其有胃热，脉弦数，口苦烦渴而呕吐者；有胃寒，脉弦迟，逆冷不食，小便利而呕吐者；有水气在膈间，怔忡，先渴而后呕者；有脓血，喉中腥气，奔逆上

①【注文浅释】
戴氏论述六经呕吐证治，极具参考意义。

冲，不从治之，呕脓血尽自愈者。是四者不可不辨。

鳌按：此条之呕，即在不能食，可知其胃家素实，与干呕不同也。①

【纲】仲景曰：发汗吐下后，虚烦不得眠，若剧者，必反复颠倒，心中懊侬，栀子豉汤主之。若少气者，栀子甘草豉汤主之。若呕者，栀子生姜豉汤主之。

【目】朱肱曰：古人治呕，多用半夏、生姜。孙真人云："生姜是呕家圣药。"仲景治呕皆用之，《金匮》治诸呕吐，谷不下者，小半夏汤、小半夏加茯苓汤、小半夏加橘皮汤皆可选用。呕而发热者，小柴胡汤；呕而发渴者，猪苓汤；先渴却呕者，为水停心下，茯苓汤；若少阴症而呕者，真武汤去附子加生姜；伤寒瘥后呕，有余热在胃脘，竹叶汤加生姜。若病人直患呕吐，而复脚弱或疼，乃是脚气，当作脚气治。

柯琴曰：虚烦是阳明坏病，若少气，若呕，又从虚烦中想出。烦必伤气，加甘草以益气；虚热相搏必欲呕，加生姜以散邪②。

【纲】仲景曰：阳明病，胁下鞕满，不大便而呕，舌上白苔者，可与小柴胡汤。上焦得通，津液得下，胃气因和，身濈然而汗出解也。阳明病，反无汗，而小便利，二三日，呕而咳，手足厥者，必苦头痛；若不咳不呕，手足不厥者，头不痛。

【目】魏荔彤曰：胁下鞕满，较他条"胸胁满不去"，少甚矣。不大便而呕，舌上白苔，是阳明病胃已成实，而邪复转传少阳也。此诸症中，惟不大便为正阳阳明，其余尽少阳阳明所应有之病，但俱属欲转少阳而未全成少阳也，与以小柴胡汤，仍以和解为用，使正阳之邪由少阳而出，胃不成实，阳明得罢耳。二三日，寒邪在阳明少久，方能变热，乃同阳邪逆冲而呕而咳，然终无阳邪之烈，所以咳而不咽痛；又带有阴邪之滞腻，所以呕也。③

①【医理探微】

伤寒发热无汗，是太阳表证，而呕不能食，乃邪势有欲向内传之机，及至见到濈然汗出，为里热蒸津液外泄之征，则知邪已尽传阳明。

阳明病的不能食，有两种情况，一是阳明中寒证，一是大承气汤证，但两者都无呕证，可见把"呕不能食"断为阳明胃热也是不恰当的。要知为少阳主证，呕不能食，表明病势正在由表向里过渡，已离太阳之表，未全入阳明之里，只有"汗出濈然"，才是转属阳明的标志。

②【医理探微】

汗吐下后变证以心烦为主，但不同于津不足证，也不同于蓄水证，而是无形之热郁于胸证。所谓"虚烦"，并非指烦的性质属虚，而是与有形之邪相对而言。虚，空的意思，意谓无形之热郁于胸，以致烦扰不安；甚则心中懊侬，反复颠倒。这种心烦不得眠，既非饮水可解，也非利水所能治，白虎之清与承气之下皆无能为力，只有轻苦微辛的栀子豉汤，宣泄其胸膈间郁热，才可能收效。

若少气者，是指病人兼感气息不足，可于方中增入甘草以益中气，即栀子甘草豉汤；若呕者，乃热挟饮上逆，则于方中加入生姜以散水降逆，即栀子生姜豉汤。

③【医理探微】

大便不通属于阳明，其他见证如胁下硬满、呕，均是少阳，特别是舌上白苔，乃少阳气滞津结的标志，所以也不可攻下，而宜小柴胡汤和解枢机。用之得当，往往有邪从汗解的可能。

小柴胡汤和解之功体现在很多方面：可宣通上焦气机，则津液自能输布下达全身，胃气因之亦能和调内外，胃气和则一身之气皆和，所以能使邪随汗解；不仅能汗出病解，由于津液得下，还具有利小便作用；由于胃气和，津液布，还具有通大便功能。

吐

【纲】仲景曰：伤寒一日，太阳受之，脉若静者，为不传；颇欲吐，若躁烦，脉急数者，为传也。

【目】庞安常曰：颇欲吐，就受寒之一日已见，是将来呕逆之机已伏于此。①

【纲】仲景曰：少阴症，饮食入口则吐，心中温温欲吐，复不能吐，始得之，手足寒，脉弦迟者，此胸中实，不可下也，当吐之。若膈上有寒饮，干呕者，不可吐也，当温之，宜四逆汤。

【目】韩祇和曰：此本少阴肾脏之病，但曰"脉弦"，弦犹带少阳之象；曰"胸中实"，胸中者阳明之分，况实则必有宿滞。故不尽从少阴温治之法，亦不可从阳明攻下之法，而用吐法也。

朱肱曰：曾经汗下，关脉迟，胃中虚冷而吐者，干姜黄芩黄连人参汤；寒多不饮水而吐者，理中汤去术加生姜；吐利，手足逆冷，烦躁甚者，吴茱萸汤；若伤寒解后，虚羸少气，气逆欲吐者，竹叶石膏汤。

哕

【纲】仲景曰：阳明中风，脉弦浮大而短气，腹部满，胁下及心痛，久按之气不通，鼻干，不得汗，嗜卧，一身及面目悉黄，小便难，有潮热，时时哕，耳前后肿，刺之小瘥。外不解，病过十日，脉弦浮者，与小柴胡汤。脉但浮，无余症者，与麻黄汤；若不尿，腹满加哕者不治。

【目】朱肱曰：伤寒咳逆，此症极恶，仲景经中不载。孙真人云："咳逆，寻遍方论，无此名称，穷其状，咳逆者，哕逆之名，盖古人以咳逆为哕耳。大抵咳逆者，古人所谓哕是也；啘者，今人所谓干呕是也。"扁鹊《中藏经》治伤寒咳逆，丁香散，丁香、柿蒂各一分，甘草、良姜各半钱，沸汤点作一服，乘热猛吃，极效。《三因》有竹茹汤等方，亦有丁香散，竹茹汤治阳症也。《本事方》治伤寒后咳逆，

①【医理探微】

《素问・热论》所说的"伤寒一日，巨阳受之……二日阳明受之……"是伤寒传经学说的理论根据，但是病情的变化，绝不会如此机械刻板。事实是，既可传入阳明，又可传入少阳，甚至可直接传入三阴，也可始终在太阳一经而不传变。因此，仲景不墨守计日传经说，而强调以脉证为据来推断病邪的传与不传，这是对传统理论的一大突破。所谓一日，可理解为外感病的初起阶段，如果脉与证符而不数急，就表明病在太阳，不会发生传变；如果脉象数急，欲吐，而又躁烦不安，则表明病邪已有化热传里的趋势，所以说"为传也"。

总之，诊断传经与否，要以脉证为据，如病时虽较久，而太阳脉证未变，则仍从太阳治疗；如日数虽短，但太阳表证已而出现其他经脉证，那就不能再作太阳病论治。

豆蔻汤，治阴症，丁香、茴香、肉豆蔻等药，若阳症不可用。凡咳逆，多有先热而后吃生冷或凉药，多相激而成，盖阴阳二气相搏也。

成无己曰：饲则但胸喉间气塞滞不得下通，然而无声也；哕则吃吃有声。二者相近，皆胃之疾，但有轻重耳。虚寒相搏，及饮冷水，令汗大出，水得寒气，冷必先搏，其人即饲，言胃气虚弱也；伤寒大吐下后，极虚，复发汗出者，其人外气怫郁，复与之水以发其汗，因得哕。即是观之，皆胃疾可知矣。然饲为水寒相搏，宜小青龙去麻黄加附子。哕则热气壅郁，气不得通而成。轻者，但和解，如"潮热，时时哕，与小柴胡"是也；重者，必攻下，如"哕而腹满，视其前后，知何部不利，利之则愈"是也。伤寒有此，病已极矣，非若渴烦等轻缓之候也[①]。

鳌按：时时哕，内不解也，至腹部满加哕，比时时哕更加甚矣。

【纲】**仲景曰：阳明病，不能食，攻其热必哕。所以然者，胃中虚冷故也，以其人本虚，故攻其热必哕。若胃中虚冷，不能食者，饮水必哕。**

【目】成无己曰：观此，哕为胃疾可知矣。大抵妄下后，胃则虚，气因逆，所以成哕。

魏荔彤曰：阳明病至不能食，即有手足濈然汗出等症之假热，便不可误为胃实之热而攻之，致胃阳愈陷而脱，寒邪愈盛而冲，盖必作哕症，谷气将绝也。仲师再明为胃中虚冷之故，以其人本属胃冷而虚，并非胃热之实，欲医于能食、不能食辨胃之寒热也。且胃中之虚冷，不惟决于能食、不能食，且决于能饮、不能饮，若胃中真实虚冷，固不能食矣，且饮水必哕，可与以阴寒攻破之剂乎？此虽有表症，且不治表而治里，虽有阳明假热之症，宁容不治真寒而治假热乎？所宜明辨而慎出之者也。[②]

【纲】**仲景曰：伤寒大吐大下之，极虚，复极汗者，以其人外气怫郁，复与之水，以发其汗，因得哕。所以然者，胃中虚冷故也。**

【目】成无己曰：胃虚得水，虚寒相搏，故哕也，吴茱萸汤、理中汤。《活人》用橘皮干姜汤、半夏生姜汤、羌

①【医理探微】

脉弦浮大，弦为少阳，浮为太阳，大为阳明，此为三阳合病之脉。短气腹满鼻干，身目悉黄，潮热，嗜卧，时时哕等证，是阳明邪热郁闭所致；胁下及心痛，久按之气不通，不得小便，耳前后肿等证，为少阳经邪热聚不通；不得汗，是太阳肌表闭塞。此为三阳合病之证。

这些繁复的证状，不论是辨证或治疗，都存在一定困难，必须针对病情的趋势而因势利导。当此时机，宣泄阳热之邪为急不容缓，然解表攻里均非所宜，故仲景先用刺法，以泄经络闭郁之热。从"外不解"三字，是知针后里热已解，外与里相对而言，非指太阳之表不解。轻则如少阳之外证未解，当和解少阳，虽病过十日，亦需用小柴胡汤治疗；重则如腹满加哕，小便不利，小便通利即愈。

②【医理探微】

不能食有实热与虚寒的不同，热实证治宜攻下，虚寒证治宜温中，绝对不能误用。阳明中寒不能食，误攻其热，致中焦更加虚寒，胃气上逆，故发生呃逆，治宜温胃降逆。

之所以会误攻其热，主要因未能全面分析病情，单就"不能食"，误断为燥实证；其次，没有注意病人体质；其三，可能还有一些假热、假实症状，医生被假象所惑，以致误治。

活附子汤。

陶华曰：哕者，即干呕之甚者也，其声浊恶而长，亦是有声而无物。病至于哕，则难治，盖因胃气本虚，汗下太过，或复饮水，水寒相搏，虚逆而成。又有热气壅郁，上下气不通而哕者，轻则和解疏利，甚则温散。若不尿、腹满而哕，与咳逆、脉散无伦者，虽神医不能措手矣[①]。

【纲】仲景曰：伤寒，哕而腹满，视其前后，知何部不利，利之则愈。

【目】王肯堂曰：仲景无方，《活人》前部宜猪苓汤，后部宜调胃承气汤[②]。

鳌按：前数条，由胃冷之故；此条，由胃热之故。

干呕

【纲】仲景曰：伤寒表不解，心下有水气，干呕，发热而咳，或渴，或利，或噎，或小便不利、少腹满，或喘者，小青龙汤。

【目】朱肱曰：问："有干呕者，何也？"答曰："大凡呕者，饮食不下。干呕者，今人所谓啘也，或因汗出，或因有水，或因下利，脾胃有热，故使干呕，宜官局桔梗汤最佳。仲景治汗自出，干呕者，桂枝症也；身凉汗出，两胁痛，干呕者，十枣汤也；少阴不利，脉微，与白通汤；利不止，厥逆无脉，干呕烦者，白通加猪胆汁汤也；少阴下利，里寒外热，脉微欲绝，干呕者，通脉四逆汤也；干呕吐涎沫，头痛者，吴茱萸汤也。"

张元素曰：或问："小青龙与小柴胡症，皆呕而发汗，表里之症，大概仿佛，何故二方用药之不同？"曰："伤寒表不解，里热未甚，不渴，欲饮水不能多，不当与之，以腹中热尚少而不能消水，停饮畜积故作诸症，然水寒作病，非温热不能解，故用小青龙，发汗散水，原其理初无里症，因水寒以致然也；夫小柴胡症，系伤寒发热，热邪传入，在于半表半里之间，热气内攻，故生诸症。缘二症虽曰表里俱病，其中寒热不同，故用药有姜、桂，柴、芩之不同也。"[③]

陶华曰：干呕者，空呕而无物出者也，大抵热在胃脘，

①【医理探微】
医生用大吐大下的方法，吐下过剂而正气受伤，以致病人体气极虚。因病人有外气怫郁的情况，误认为表邪未解，又误用饮水发汗的方法以发其汗。大吐大下之后，正气已经极虚，又发其汗，则胃中阳气更虚，阳虚则水停，水寒搏激，气逆失降，因而发生呃逆。

②【医理探微】
呃逆分虚实。虚证呃逆的声音很低微，每隔多时才能发作一次，是胃气即将数绝之候，此"哕而腹满"属于实证无疑。但仍须进一步探其致哕之因，所谓"视其前后，知何部不利，利之则意"，乃是治疗本证的主要原则。如果由于小便不利，则利其小便；由于大便不通，则通其大便。

③【医理探微】
张氏所论小青龙与小柴胡汤证鉴别。然小青龙汤证治宜解表化饮，为表里同治，表里双解之法；小柴胡汤证治宜和解少阳，为和解法。

与谷气并热，热气上熏，心下痞结则有此症。太阳汗出干呕，桂枝汤，主自汗也；少阴下利干呕，姜附汤，主下利也；厥阴吐沫干呕，吴茱汤，主涎沫也，邪去则吐自止矣。至如水气二症，又当以表里别之，伤寒表不解而心下有水气，干呕，身热，微喘，或自利者，小青龙汤主之；不发热但恶寒，咳而利，干呕者，亦水气也，十枣汤下之。

欲吐

【纲】**仲景曰：太阳病，过经十余日，心下温温欲吐，而胸口痛，大便反溏，腹微满，郁郁微烦。先其时，极吐下者，与调胃承气汤。**

【目】朱肱曰：吐有冷、热二症。寸口脉数，手心热，烦渴而吐，以有热在胃脘，五苓散主之。伤寒有表症，渴欲饮水，水入口即吐者，名水逆，由心经受热而小肠不利也，宜五苓散。发汗后，水浆不得入口为逆，若更发汗，必吐下不止，小半夏加茯苓汤，大半夏加橘皮汤。

柯琴曰：过经十余日，病不在太阳矣，仍曰太阳病者，此太阳坏病也。心下者，胃口也。心下温温欲吐者，胃口有遗热而胃气不和也，故用本汤微和之。①

①【医理探微】

太阳病过经十余日，已经过了两候还未痊愈，出现心下温温欲吐，胸中痛，大便反溏，腹微满，郁郁微烦等，既不是太阳病，也不是典型的阳明病或少阳病，推测其原因可能是治疗失当而产生的变证，大吐所致心下温温欲吐，胸中痛；大下所致腹微满，郁郁微烦。由于误用吐下，正气损伤，邪热内陷，结于肠胃之间，欲泄越而不得泄越，正气伤而邪实不去，因此治宜和胃泄热的调胃承气汤。如果未曾用过大吐大下方法，则不一定是正伤热结，也就不可用调胃承气汤。

咳逆

【纲】**仲景曰：伤寒咳逆上气，脉散者，死。**

【目】张元素曰：咳逆者，火热奔急上行而肺阴不内也。便秘者，大承气汤；便软者，泻心汤。

王好古曰："伤寒咳逆，脉散，死"，仲景之言不虚伪，大抵原因失下生，咳逆喉中阴不内，便软惟宜用泻心，便硬尤宜大承气，二药神攻作者谁，东垣洁古为良剂。少阴咳逆者，此失下也。阴消将尽，阳逆上行，使阴不内也。然阴既尽，阳亦将尽也，故为阳极脉微将尽者，宜泻心汤。如不用泻心，凉膈散去硝、黄，清肺散亦可。若脉左浮右沉，实非表也，里极则反出于表也，何以然？咳逆，舌强，右脉实者，知少阴里也，饮水过多，心下痞而咳逆者，五苓散主之，别无恶候是也。恶候生，或兼以舌挛，语言不正，而反昏冒与咽痛者，少阴也，速下之，宜大承气也。何以脉浮为表？脉浮之实大，沉之损小，是为表也；浮之实大，沉之亦然，即非表也，邪入已深矣。内热当沉，反浮，阳极复之表也。

王肯堂曰：阴症者，内已伏阴，阴气太甚，肾水擅权，肝气不生，胃火已病，丁火又消。所以游行相火，寒邪迫而萃集于胸中，亦欲尽也，故令人发热，大渴引饮，病人独觉热，他人按执之，身体、肌肉、骨髓、血脉俱寒，此火即无根之火也。故用丁香、干姜之类热药温胃，其火自下。

吴绶曰：咳逆者，气上逆而为吃忒也。方书或以为咳嗽者非，本条言死，谓其形损也。吃忒，有因胃实失下者，其气皆从胃至胸嗌之间而为吃忒。易老治法，失下胃热内实，便鞕者，承气汤；便软者，泻心汤；胃虚有热，橘皮竹茹汤；有痰饮，半夏生姜汤，或茯苓半夏汤；若胃冷，橘皮干姜汤，加味理中汤。《要略》云："其气自脐下直冲于胸嗌间吃忒者，此阴症也，其病不在胃也。且病下虚，内以伏阴，或误用寒凉，遂致冷极于下，迫其相火上冲，萃集胸中，以为吃忒，亦欲尽也。"若不识此，为水极似火，误用凉药，下咽立败矣。凡治，须用羌活附子散、加味附子汤，急温其下，真阳一回，火降而吃忒自止也。如冷极吃忒不止者，或兼以硫黄乳香散齅法，或灸期门、中脘、关元、气海，但要取手足温暖，而脉生，阳回阴退则活矣。

陶华曰：咳逆者，俗名吃忒，才发声于喉间则遽止，吃吃然连续连声，然而短促不长。古人谓即哕者非也，哕与干呕相似，但其声浊恶而长，皆有声而无物，病至于哕则危矣。大抵饲近于哕，饲者但胸间气塞不得下通，哕则恶浊之声达于外矣。《经》曰："阳脉浮则为气饲。"又曰："脉滑则为哕。"此为医家责虚取实之过也。设若咳逆，脉散无伦，则难治，与伤寒咳而气逆，固不同也。若将吃忒紊于哕与咳而气逆，则误人多矣，临病必明辨焉。

喘

【**纲**】仲景曰：阳明中风，口苦，咽干，腹满，微喘，发热恶寒，脉浮而紧，若下之，则腹满、小便难也。阳明脉浮，无汗而喘者，发汗则愈，宜麻黄汤。阳明病，脉浮而紧，咽燥口苦，腹满而喘，发热汗出，不恶寒反恶热，身重。若发汗则燥，心愦愦，反谵语；若加烧针，必怵惕烦躁，不得眠；若下之，则胃中空虚，客气动膈，心中懊侬，舌上苔者，栀子豉汤主之。

【目】戴原礼曰：喘嗽有阴阳。太阳经有喘有嗽。少阳有嗽无喘，有喘，非少阳也，其见少阳症而嗽者，宜小柴胡汤，加五味六分，干姜四分。阳明有喘无嗽，有嗽，非正阳明也，其阳明症喘有潮热者，大承气汤。阴症喘，惟少阴有之，若四肢沉重疼痛，小便如常，大便自利而嗽者，真武汤去芍药，加五味、干姜各五分，细辛三分，此阴中之阴。若四肢厥逆，腹中痛，泄利下重而喘，四逆汤加五味、干姜各五分；下利呕渴，身烦，不得眠而喘者，猪苓汤，此阴中之阳。诸阴喘促，最为危症，返阴丹主之。喘促，四肢逆冷，小渴，与水反剧，饮之，致停饮心下满结者，喘死甚众，当以五苓散或陷胸丸主之。

吴绶曰：凡表有寒发喘者，脉浮紧、恶寒、身疼、无汗也，麻黄汤主之；若表有风发喘者，脉浮缓、恶风、自汗也，宜桂枝汤加厚朴、杏仁。

魏荔彤曰：首条，风寒两伤之症也。风寒之气每相兼而中伤于人，在太阳有大青龙症，由太阳转属阳明亦然，故此条自为风寒两伤之阳明也①。二条，乃太阳阳明之症，入阳明未深，故用麻黄，仍令其邪自表出，不致归于胃也。

【纲】仲景曰：伤寒四五日，脉沉而喘。沉则为里，而反发其汗，津液越出，大便为难，表虚里实，久则谵语。

【目】成无己曰：邪气入内之时，得脉沉而喘满，里症具也，则当下之。反发汗，令津液越出，胃中干燥，致大便难而谵语，宜大承气汤。②

【纲】仲景曰：阳明病脉迟，虽汗出，不恶寒者，其身必重，短气，腹满而喘，有潮热者，此外欲解，可攻里也，手足濈然而汗出者，此大便已鞕也，大承气汤主之。病人小便不利，大便乍难乍易，时有微热，喘冒不得卧者，有燥

①【医理探微】

风必兼夹，中风有兼寒兼热的不同，太阳中风证是风寒之邪，故治以桂枝汤。风寒之邪，必待化燥传入少阳，始出现口苦、咽干；阳明中风为风热之邪，故初病即可兼见口苦、咽干的少阳胆热症状，阳明热壅气滞，所以腹满微喘。发热恶寒，脉浮而紧，乃是外兼太阳表证，证情比较复杂，已经出现阳明里热证，辛温发表自不可用，但是热而未实，下法亦不可用。假使误用下法，表邪内陷，胃气愈滞，则腹满必然更甚；误下伤津，小便也就愈加不利了。

②【医理探微】

喘满证候，有因于表邪外束，有因于里气壅塞。但表致必有恶寒、发热等表证，里实之喘必有恶热、便秘等里证。同时表证之喘满，其满在胸部，其脉必浮；里证之喘满，其满在腹部，其脉必沉。“喘满脉沉”，属里不属表，反发其汗以致津液外越，而肠中干燥，大便为难。所谓表虚，指汗出而津液越于外；里实，指便难而燥实结于内，但燥实程度尚不太甚，所以时间较久，始发谵语。表虚是指误汗而汗出津液外越，里实是指肠中干燥而便难，所以判断病的发展趋势为久则谵语。

屎也，宜大承气汤。

【目】吴绶曰：凡阳明内实，不大便，腹满，短气，发潮热而喘者，大柴胡加厚朴、杏仁汤，或小承气汤也。凡阴症厥逆，脉沉细而微，气促而喘，无汗者，四逆汤加五味、杏仁也。凡虚人脉伏，手足逆冷而喘者，五味子汤也。凡暴冒风寒，脉浮，无汗而喘，宜苏沉九宝汤也。凡热盛有痰，脉弦数而喘，不可汗，不可下，小柴胡加知母、贝母、瓜蒌仁。胸满者，加枳壳、桔梗；心下满者，加枳实、黄连；舌燥饮水而喘者，加知母、石膏。古人云："诸喘为恶。"故非轻也。华佗曰："盛则为喘。"盖非肺气盛也，乃肺中之邪火盛也，所以泻白者，泻肺中之火也，非泻肺也；又泻心汤，乃泻心下之痞满者也。《卫生宝鉴》曰："凡看文字，有余当认作不足者，盖受病为不足，病气为有余也。"

渴

【纲】**仲景曰：阳明病，汗出多而渴者，不可与猪苓汤，以汗多胃中燥，复利其小便故也。**

【目】张元素曰：其阳明汗多，此阳明病未解而渴，胃中津液干燥，若与猪苓复利其小便，是为实实虚虚之弊。[①]

朱肱曰：太阳症无汗而渴者，不可与白虎汤；阳明症汗多而渴者，不可与五苓散。或曰："太阳渴，终不可与白虎汤耶？"答曰："太阳症得汗后，脉洪大而渴，方可与之也。"或曰："阳明渴，终不可与五苓散耶？"答曰："阳明症小便不利，汗少、脉浮而渴者，方可与之也。"

赵嗣真曰：《活人》切戒太阳无汗而渴，不可与白虎；阳明汗多而渴，不可与猪苓。愚详仲景论治渴药，有不可与之戒有二，"伤寒脉浮，发热无汗，渴欲饮水，无表症者，白虎加人参汤。表不解，不可与"。《活人》不云"表不解"，但云"无汗不可与"，则误矣。《经》云："阳明汗多而渴，不可与猪苓汤。"《活人》改作五苓散，盖猪苓专渗泄，五苓兼汗利，安得而改之？《经》既云"汗多而渴者，不可与猪苓汤"，而太阳伤寒汗出而渴，复用五苓散者，盖渴虽

①【临证薪传】
水气不化，津液不能上布，因而口渴。猪苓汤利小便，水气一行则口渴自止。汗多胃燥的口渴是因津伤太甚，猪苓汤则不可用。

同，汗下之多寡则异，太阳属表，未至汗多胃燥，故用五苓渗热和表，非若阳明属里，汗之而胃即燥也。《经》又云："阳明发热汗多，急下之。"均是阳明汗多，前症戒利小便，此症不戒利大便，何也？盖渴者，邪气散漫在经，未收敛入胃作实；此症不渴，则内已作实，外又发热，恐热邪内竭津液，故急下之。且猪苓、五苓又有可疑者，"太阳病脉浮，小便不利，微热消渴者，五苓散"，"阳明脉浮，发热，渴欲饮水，小便不利者，猪苓汤"，脉症皆同，何故用药之不同耶？然太阳邪在表，发汗不解，故用五苓和表行津液；阳明邪已入里，热客下焦，故用猪苓渗泻其热。噫！白虎、猪苓、五苓等药，若能症察于机微，治明于权变，则可与不可与，庶得仲景之妙！外有"自利而渴"条下注云"伤寒热入于脏，流于少阴之经，少阴主肾，恶燥，故渴而引饮"，注用猪苓汤、白头翁汤，又后下利问中，重出"自利而渴"条下却云"肾虚故引水自救"，通用四逆、白通、猪苓等汤，一问以渴为热，一问以渴为虚，冰炭不侔，何凭分别？又且分隶两门，设使后人临病，检阅前后，两不相同，疑误岂小！今详定"少阴病，咳而下利，呕渴，心烦不得眠"，及"厥阴症，下利欲饮水"，是皆传经之邪热，脉必沉细数，仲景故以滑石、黄连等清利之；其或"少阴自利而渴，欲吐不吐，心烦但欲寐"，是真入本经之阴邪也，脉必沉微，仲景故以附子、干姜温之。本问何不如此明示脉症，合为一门而明辨之，庶一见而两得焉。清之、温之随其攸利，又何疑误之有？

王肯堂曰：治宜白虎加人参汤，小柴胡汤去半夏加瓜蒌、竹叶。渴有随病治之之法，如渴而头汗，小便不利，兼胁满、往来寒热者，柴胡桂枝干姜汤、茵陈蒿汤；表不解，心下有水气，干呕，发热，兼咳嗽、噎、喘，小青龙汤，又心下有水气，咳而微喘、发热，不渴，服汤已渴者，此寒去欲解也，小青龙汤，俱宜去半夏加花粉；如夏月汗出恶寒，身热足冷而渴者，为中暑，白虎加人参汤及酒黄连，表解，不恶寒而渴者，白虎汤；渴而胁满及往来寒热，其症未经汗者，小柴胡去半夏倍人参加瓜蒌汤；汗下后，渴者，柴胡桂枝干姜汤；渴而心下鞕痛，潮热，不大便而结胸，大陷胸汤，但鞕不痛为痞，与泻心汤；不解，反渴而小便不利，五苓散；病在阳明应汗，反以冷水噀之灌之，其热益烦，肉上粟起，意欲冷水，反不渴者，服文蛤散，若不瘥，五苓汤；中风发热，六七日不解而烦，有表里症，渴欲饮水，水入则吐者，名水逆，五苓散。如渴欲饮水，若太阳发汗后，大汗出，烦躁不得眠者，及厥阴病，气起冲心，心疼、吐蛔者，少少与之饮；如得时气病者，五六日而渴欲饮水，不能多，不当与之，以腹中热尚少，不能消之，更与水作病也。至七八日，大渴欲饮水者，犹当依症与之，常令不足，勿极意也。若饮而腹满，小便不利，若喘若哕，不可与之耳。忽大汗出，是为欲愈也。

【纲】**仲景曰：阳明病，脉浮而紧，咽燥口苦，腹满而喘，发热汗出，不恶寒反恶热，身重。若渴欲饮水，口干舌燥者，白虎加人参汤主之。若脉浮发热，渴欲饮水，小便不利者，猪苓汤主之。**

【目】吴绶曰：凡渴，当分六经而治。太阳经标热在表则不渴，若热传入膀胱之本，则烦渴、脉浮数、小便不利也，五苓散，切不可与白虎汤。阳明病，脉长，标热，无汗而渴，葛根解肌汤，或六神通解散倍葛根以汗之；若阳热传于胃中，本热，恶热，濈濈汗出而渴，脉浮洪数者，人参白虎汤，五苓不中与也；若阳明本热，蒸蒸而热，潮热烦渴，舌燥口干，饮水，大便实者，大柴胡汤，或调胃承气汤，若内未实，尚未可下，宜小柴胡增损与之。少阳脉弦数，口苦，咽干，发热而渴者，小柴胡去半夏加花粉。太阴自利则不渴。惟少阴有口苦饮水、小便色白者，此下有寒也，脉沉者附子汤。若身寒厥逆，脉滑而口渴者，此里有热也，人参白虎汤。凡阴症烦躁口渴，不能用水，脉沉，足冷者，四逆汤冷饮之。凡伤寒、时气等症，欲饮水者为欲愈，盖得水则能和其胃气，汗出而解；不与水则干燥，无由作汗，遂致闷乱而死。凡与水，须察病人强弱，邪热轻重，多少与之，宁不及，毋太过，其水须汲井中者为良。凡热病热甚，大便实者，以元明粉一二钱加入水中饮之最妙。凡中暑烦渴者，加辰砂天水散调水中饮之尤妙。如虚人烦渴不饮水，灯心煎汤浸水中与之。凡口渴者，细茶汤、白梅汤、绿豆汤皆可饮，梨、藕、西瓜皆可食。凡用冰，须以冷水洗去盐沫方可。

戴原礼曰：有阳症不渴，阴症反渴者；有阳明不甚渴，太阴乃大渴者，不可不知，治渴一也。有坚肾水而渴止者，有利小便而渴愈者，坚肾水，则用花粉之属；利小便，则用二苓之类。盖太阴以利小便为先，阳明以利小便为戒。少阳以半表里，可下之，或大渴不止，小柴胡加花粉坚其肾水，肾水坚，自还渗入大肠，大便微通，热去而渴解。若病在太阳，太阳为膀胱肾经，非利小便，则热无从去，渴何由愈哉？外有非太阳症，烦躁发渴，此乃阴盛格阳，不当润其渴，惟当治其阴。鳌按：引饮曰燥，不引饮曰干。①

李梴曰：热在表不渴，热入里则渴，耗夺津液也。然有渴必有烦，肾主水，热深则水竭而渴，肝木挟心火以生烦。故厥阴六七日，饮水多，小便少者，谓之消渴。

漱水不欲咽

【纲】仲景曰：阳明病，口燥，但欲漱水不欲咽者，此必衄。

【目】朱肱曰：此必有头疼、身热之症。若病人无表症，不恶寒热，胸腹满，唇燥，但欲漱水不欲咽者，此为有瘀血，必发狂也，轻者犀角地黄汤，重者抵当汤。

王肯堂曰：此症属阳明，凡内有热者欲饮水，今欲水而不欲咽，是热在经而里无热也。阳明经气血俱多，经中热甚，逼血妄行，故知必作衄也②。

张介宾曰：凡阳明病，口燥，但欲漱水而不欲咽者，以热在经而里无热也，必将为衄，不可与凉药。盖饮水一症，本以内热甚而阳毒甚者，最为相宜。若似乎止宜于实邪。不宜乎虚邪也，不知虚症亦有不同，如阳虚无火，其不宜水不待言也；其有阴虚火盛者，元气既弱，精血又枯，多见舌裂唇焦，大渴喜冷，三焦如焚，二便秘结等症，使非藉水，何以济急？故先宜以冰水解其标，而继以甘温培其本，水、药兼进，无不可也。其有内真寒，外假热，阴盛格

①【医理探微】

吴氏所论六经"渴"之证治，对于临床鉴别有很大裨益。阳明之渴为"渴欲饮水"，究其证机：脉浮而紧，一般多见于太阳表证，然而表证必有恶寒，今不但不恶寒，而且反恶热，这是阳明热实证的主要标志，可见这时的脉浮而紧，绝不是太阳表证之脉，是阳明气分热盛邪实，热盛于外，故脉浮；邪实于里，故脉紧。咽燥口苦，似应属于少阳，但咽燥与咽干的程度不同，咽干仅是化热之渐，咽燥则里热津伤的程度已经十分严重，再结合腹满、恶热等证来分析，可知咽燥口苦，不是少阳，而是阳明里热。由于阳明热盛，里气滞则腹满而喘，经脉滞则身体沉重。

若邪热炽盛，津液损伤，用白虎加人参汤清热生津。若小便不利，而无大汗出，不但热邪伤阴，而且兼有水气，所以用猪苓汤滋阴清热利水。

②【医理探微】

阳明病口中干燥，却仅以水漱口，而不欲下咽，是邪入营血，血被热蒸，营阴上潮所致。血被热灼，势必上溢于清窍，因此推断为"此必衄"。

阳等症，察其元气，则非用甘温，必不足以挽回，察其喉舌，则些微辛热，又不可以近口，有如是者，则但将甘温大补之剂，或用独参汤水浸极冷饮之。此以假冷之味，解上焦之假热，而真温之性，复下焦之真阳，是非用水而实亦用水之意，余用此活人多矣，妙甚！惟是假热之症，症虽热而脉则微，口虽渴而便不闭者，此而欲水，必不可与，若误犯之，其败泄元阳，为害不小。

喻昌曰：口中干燥与渴异，漱水不欲咽，知不渴也。阳明气血俱多，以漱水不欲咽，知邪入血分。阳明之脉起于鼻，故知血得热而妄行，必由鼻而出也。

魏荔彤曰：如阳明病表热，汗自出则胃燥，而开窍之口亦必燥，然但欲漱而不欲咽，此则胃中之血随热上行，所以言必衄也。此虽为阳明热盛之变，然血既溢而衄，则非亡津液而胃阴绝可知。即衄后未可定其必解，而热势已泄，胃实自未必成矣。

【纲】**仲景曰：无表症，不寒热，胸腹满，唇燥口干，漱水不咽，小便多，此为瘀血，必发狂，轻者桃仁承气汤，重者抵当丸。**

【目】杨士瀛曰：唇燥口干，血症类有之，必欲取水不灌漱也。然漱水而不咽，何哉？盖渴者，易为饮，阳热入里，胃中液干，患不与水耳。惟夫上焦瘀血，下焦畜血，乘肺若燥，渴症独无，是以漱而不欲咽也。漱水条例，惟血症有焉。

鼻燥　口舌燥　咽燥

【纲】**仲景曰：脉浮发热，口干鼻燥，能食者则衄。阳明病，口燥，但欲漱水不欲咽者，此必衄。阳明病，但头眩，不恶寒，故能食而咳，其人必咽痛；若不咳者，咽不痛。**

【目】朱肱曰：脾脏有热，则津液枯少，故令口燥而舌干。

李杲曰：若饮食、劳役所伤，其外症必显在口，必口失谷味，必腹中不和，必不欲言，纵勉强对答，声必怯弱，口沃沫，多吐，鼻中清涕，或有或无，即阴症也；外伤风寒，则其外症必显在鼻，气不利，声重浊不清，其言壅塞，盛而有力，口中必和。伤寒则面赤，鼻壅塞而干；伤风则鼻流清涕而已；伤食则恶食。

庞安常曰：鼻头色青者，腹中痛，苦冷者，死。微黑者水气，黄色者小便难，白色者气虚，赤色者肺热，鲜明者有留饮也。鼻孔干燥，燥者，阳明热，必将衄血也[①]。鼻孔干燥，黑如烟煤，阳毒热深也；鼻孔冷滑而黑，阴毒冷极也；鼻息鼾睡者，风湿也；鼻塞浊涕者，风热也；鼻孔煽张为肺风，肺绝而不可以治也此庞氏察鼻法。

【纲】仲景曰：阳明中风，口苦，咽干，腹满，微喘，发热恶寒，脉浮而紧。若下之，则腹满、小便难也。

【目】鳌按：此为阳明初病，属在里之表也。口为胃窍，咽为胃门，故不兼少阳，而有口苦、咽干之症。[②]

【纲】仲景曰：伤寒无大热，口燥渴，心烦，背微恶寒者，白虎加人参汤主之。

【目】鳌按：此不言躁，但口渴、心烦，阳邪将入里也。此虽有表里症，其实表轻里甚，故用白虎汤也。

【纲】仲景曰：伤寒若吐、若下后，七八日不解，热结在里，表里俱热，时时恶风，大渴，舌上干燥而烦，欲饮水数升者，白虎加人参汤主之。阳明病，若渴欲饮水，口干舌燥者，白虎加人参汤主之。

【目】成无己曰：此条是热耗津液，而滑者已干也。若热聚于胃，则舌为之黄，是热已深也。《金匮》曰："舌黄未下者，下之黄自去。"若舌上色黄者，又为热之极也。《黄帝针经》曰："热病口干，舌黑者，死。"以心为君主，黑为肾水克心火，邪热已极，故知必死也。

张介宾曰：舌上黑苔生芒刺者，热极深也，宜凉膈散、承气汤、大柴胡之属，酌宜下之；若苔色虽黑，滑而不涩者，便非实邪，亦非火症，非惟不可下，且不可清也。

柯琴曰：烦躁，舌干，大渴，为阳明热结不散也，故当救里以滋津液，二条白虎所治，皆阳明燥症，揭为阳明主方，信为有见。此为阳明自浅入深之症。前此口苦、咽燥、恶热，热虽在里，尚未犯心；至愦愦、怵惕、懊侬，虽入心，尚未及胃；今燥渴引饮，则邪已入胃，然尚未燥硬，用

①【医理探微】

脉浮发热，口干鼻燥，乃阳明气分风热上炽，可能会发生衄。所谓"能食者则衄"，并不是说能食是鼻衄的先兆，这应与190条"阳明病，能食者，名中风"联系起来理解，"能食"表明是风热之邪、风热之邪上盛而口干鼻燥，由是推知热盛追血上逆自清外溢，从而预断将要发生鼻衄。其机制即是由气入血，当然也并非绝对，假使早投清泄气分之剂，鼻衄是可以避免的。

阳明病的辨证要点之一是不恶寒，阳明中风的辨证要点之一是能食。本证不恶寒而且能食，其为阳明中风证无疑。由于风热之邪上扰，所以头痛；犯肺，所以嗽。喉为呼吸之门户，与肺的关系最切，肺受风热之邪，最易影响咽喉，所以咽喉必痛。假使不咳，表明肺未受邪，所以咽亦不痛。

②【医理探微】

此言差矣。阳明中风为风热之邪，故初病即可兼见口苦、咽干的少阳胆热症状，阳明热壅气滞，所以腹满微喘。

至于发热恶寒，脉浮而紧，乃是外兼太阳表证，证情比较复杂，已经出现阳明里热证，辛温发表自不可用，但是热而未实，下法亦不可用。假使误用下法，表邪内陷，胃气愈滞，则腹满必然更甚；误下伤津，小便也就愈加不利了。

本汤泻胃火而扶元气，全不涉吐、汗、下三法矣。[①]

【纲】仲景曰：少阴病，得之二三日，不大便，口燥咽干者，急下之，宜大承气汤。

【目】柯琴曰：热淫于内，胃火上炎，故口燥咽干也。急下之，火归于坎，津液自升也。

【纲】仲景曰：阳明病，脉浮而紧，咽燥口苦，腹满而喘，发热汗出，不恶寒反恶热，身重，栀子豉汤主之。

【目】陶华曰：邪热聚于胃腑，消耗津液，故口干燥热而渴也。盖阳明气血俱多，经中热甚，有迫血妄行而作鼻衄，漱水不欲咽者，犀角地黄汤；无衄血表症，加之胸腹满而如狂，则为畜血在内，桃仁承气汤。少阳口燥咽干，小柴胡汤调之。

【纲】仲景曰：少阴病，自利清水，色纯青，心下必痛，口干舌燥者，急下之，宜大承气汤。

【目】柯琴曰：自利清水，疑其为寒矣。而利清水时，必心下痛，必口燥舌干，是土燥火炎，脾气不濡，胃气反厚，水去而谷不去，故纯青也。[②]

舌苔

【纲】仲景曰：阳明病，胁下鞕满，不大便而呕，舌上白苔者，可与小柴胡汤。上焦得通，津液得下，胃气因和，身濈然而汗出解也。

【目】成无己曰：此条舌苔，是邪气在半表半里者也。舌者心之苗，本红而泽，伤寒三四日，舌上有膜，白滑如苔，甚者或燥或涩，或黄或黑，是数者热气浅深之谓也。邪气在表者，舌上即无苔；邪传里，津液抟结，则舌上生苔也。

张云岐曰：舌上白苔，邪未入肝，属半表半里，以小柴胡和解之；若舌生黄，热已入胃，调胃承气汤；舌上黑苔，或生芒刺，是肾水克心火，急以大承气下之，此热已极也。[③]

【纲】仲景曰：舌上如苔者，以丹田有热，胸中有寒也。

①【医理探微】

伤寒经过吐、下等法治疗以后，七八日病仍未解，是因治法不当，反而津伤化燥，形成阳明燥热证。所谓热结在里，是指里热炽盛；热邪充斥内外，表里俱热。正由于里热盛而津气大伤，所以大渴欲饮水数升，舌苔干燥而烦，更是热盛伤津的确据。因热极汗多，肌腠疏松则致时时恶风。阳明热盛，且津气耗伤严重，非清热保津的白虎汤所能胜任，而宜清热生津的白虎加人参汤。

②【医理探微】

此为两种热结旁流之鉴别：少阴虚寒下利，必清稀如鸭溏，质薄而气腥，或下利清谷，虽然清稀，犹有食物渣滓；若所下纯是稀水，下利不夹渣滓，因燥屎阻结，不能自下之故。其性质同为热结旁流，但证势急，不仅土实水亏，而且肝火炽盛，疏泄太过，胆汁因而大量混入肠中，于是所下之水，颜色纯青，木火上迫，心下必痛，口干燥为火盛水竭的确据，所以必须急下实邪，遏燎原之火，才能救垂竭之阴。因此，亦当兼有阳明里实之证，如虽自利清水，但仍腹满拒按，绕脐痛，舌苔焦黄等。

③【注文浅释】

成氏、张氏以舌苔颜色辨病位及病情轻重，其证治极具参考价值。

【目】成无己曰：此条是邪气初传入里者也。

王履曰：胸中有寒者，谓寒气初传入里也。舌乃心苗，应南方，色本红。邪在表，舌无苔；邪在里，津液抟结，舌生苔而滑；热渐深，舌苔燥而涩；热聚胃，舌苔黄，承气汤下之；热极深，病极笃，舌苔黑，《经》曰："热病口干，舌黑者，死，水刑火也。"

张介宾曰：邪在表，则无苔，及传里，则津液干燥而舌苔生。若邪犹未深，在半表里间，或邪客胸中者，其苔不黑不涩，止宜小柴胡和之。若阳邪传里，胃中有热，则舌苔涩，宜栀子豉汤清之；若烦躁欲饮水数升者，白虎加人参汤。大都舌上黄苔而焦色者，胃腑有邪热也，或清之，或微下之。然必大便燥实，脉沉有力而大渴者，方可下；若微渴而脉不实，便不坚，苔不干燥芒刺者，不可下也。

【纲】仲景曰：阳明病，若下之，则胃中空虚，客气动膈，心中懊侬，舌上苔者，栀子豉汤主之。

【目】成无己曰：此条是邪气客于胸中者也。

魏荔彤曰：此症既汗之不可，烧针之不可，若以为里症而当下，然热未积深，胃未成实，若下之，胃中正气空虚于中脘，客邪动冲于上焦，心中懊侬，阳为阴寒所陷；舌上生苔，热为阴寒所迫。此误治阳明之变，又其一也。盖本条汗、针、下三者皆误，惟其不明涌越之一法也。今其人虽表邪尚在，而咽燥口苦、腹满而喘，纯是表邪变热壅逆上焦之象，邪在上，自应从上达之，以栀子豉汤主之，仍是太阳香豉治表，栀子泄热之法。而阳明一治于五苓，再治于栀子豉，可见非拘拘专治阳明者，可愈阳明病也。

【纲】仲景曰：脏结无阳症，不往来寒热，其人反静，舌上苔滑者，不可攻也。

【目】成无己曰：此条是邪未全成热，犹带表寒者也。及其邪传为热，则舌上之苔不滑而涩也。

鳌按：脏结者，渐积凝结而为阴，五脏之阳尽已竭绝也。然舌苔虽滑，犹不至黄黑芒刺，故尚未可攻。①

① 【医理探微】
脏结证的属性是纯阴无阳。无阳证指没有发热、口渴等里热证候，也没有寒热往来等少阳证候。邪结在里，应见烦扰不安，其人反静而不烦，可见阳气不振，无力与邪抗争，阳气大虚则舌上苔滑，所以虽有像结胸那样的硬满症状，亦绝不可治以攻下方法。

附录：相舌秘法

陈士铎曰：伤寒病，凡见舌系白苔者，邪火未甚也，小柴胡解之；黄色者，心热也，用黄连、山栀；黄而带灰色者，胃热也，石膏、知母；黄而带红者，小肠、膀胱热也，用山栀；若红而白者，肺热也，黄芩、苏叶；黑而带红者，肾虚挟邪也，生地、元参，又入柴胡；红而有黑星者，胃热极也，元参、葛根；红而有白点者，心中有邪也，柴胡、黄连，心肝同治也；红而有大红点者，胃热带湿也，茵陈五苓散，盖水湿必归膀胱以散邪，非肉桂不能引入膀胱，但只可一二分，不可多入；白而带黑点，亦胃热也，宜石膏；黄而有黑者，肝经实热也，山栀、柴胡；白而黄者，邪将入里也，山栀、柴胡解之，不使入里，柴胡乃半表半里不可不用之药也；舌中白而外黄者，邪入大肠也，五苓散以分水，水分则泄止矣；舌中黄而外白者，邪在内而非外，在上而非下，只可加柴胡、枳壳，不可轻用大黄；舌根黄而光白，亦胃热带湿也，石膏为君，少加猪苓、泽泻；舌黄而隔一瓣一瓣者，邪热深入大肠，急用大黄、茵陈，不可用抵当、十枣，若下已迟，则不得不用之，然亦须辨水与血，下水十枣，下血抵当也；舌有红中如虫蚀者，水未升而火来乘也，黄连、柴胡和解；红而裂如人字者，邪初入心也，石膏、黄连；舌根黑而尖带红者，肾中有邪未散也，柴胡、山栀；舌根黑而尖白者，胃火乘肾也，石膏、元参、知母，不必问其渴与不渴及下利也；舌根黑而尖黄者，邪将入肾也，其腹痛拒按，急用大黄，否亦只用山栀、柴胡；舌纯红独尖黑者，肾虚邪火来乘也，元参或一二两，多有生者，忌石膏；中心红晕，四围边旁纯黑者，君相二火炎腾也，急用大黄，加生地两许，十可救五六；中央灰色，四边微红者，邪结大肠也，下之则愈，不应则死，以肾水枯槁，不可竟用熟地补肾，盖邪未散，补则愈加胀急，必邪下而后以生地滋之，然亦不可多用也；纯灰色中间独两晕黑者，亦邪将入肾也，急用元参两许，少加柴胡；外红而内黑者，火极似水也，急用柴胡、山栀、大黄、枳实，若更见刺，则火亢之极矣，尤须多用前药。总之，内黑而外白，内黑而外黄，皆前症也，与上同治，十中亦可生四五，惟舌中淡黑，而外或淡红，外或淡白，内或淡黄，较前少轻，俱可以前法治之，十可生七八。舌纯红而露黑纹数条者，此水来乘火，乃阴症也，其舌苔必滑，必恶寒、恶水，水下喉必吐，倘见纯黑之舌，乃必死也，不必治。水极似火，火极似水，一带纯黑，俱不可治。伤寒知验舌之法，便有把握，庶不致临症差误耳。

李中梓曰：舌纯黑有二种，皆死症也。有火极似水者，为热极，大承气汤；有水来克火者，为寒极，脉症必寒，附子理中汤。舌上白苔，小柴胡汤；舌上滑苔，小柴胡去半夏加人参、瓜蒌汤。

心下逆满鞕痛附心痛

【纲】仲景曰：病心下鞕满者，不可攻之。攻之，利遂不止者死，利止者愈。得病二三日，脉弱，无太阳柴胡症，烦躁，心下鞕，至四五日，虽能食，以小承气汤少少与，微和之。伤寒吐下后，心下逆满，气上冲胸，起则头眩，脉沉紧，发汗则动经，身为振振摇者，茯苓桂枝白术甘草汤。

【目】吴绶曰：凡心下满者，正在心之下，胃之上也。此自满而非下之所致；若因下早而心下满者，此为痞气，另有条也[①]。凡心下满者，以手按之揉之，则散而软者，此虚气也，不发热者，木香和中汤；发热者，小柴胡汤去黄芩，减人参一半，加姜炒黄连、枳实各一钱。若按之汩汩有声者，此有停水也。若按之鞕痛者，有宿食也。若不按而痛，其人喜忘者，畜血也。各有本条，宜详审而治之。凡少阳脉弦，口苦，发热，心下满者，小柴胡加枳实、黄连各一钱。

王肯堂曰：有不因汗、下而心下满者。《经》曰："邪气在胸，心满而烦，饥不欲食，当吐之。"又曰："脉浮而大，心下反鞕，有热属脏者，攻之。"此言属脏者，宿屎在脏也，不令发汗。二者一用吐，一用下，因其邪之高下也[②]。又有不可下者，即首条是也。是邪在表里之间，留于心下，未全入腑，故戒不可下也。有因汗、下后心下满而微痛者，又有下后心下鞕满成结胸与痞者，皆宜详考之[③]。

【纲】仲景曰：阳明中风，脉弦浮大，短气，腹满，胁下及心痛，鼻干，无汗，嗜卧，身黄，小便难，有潮热，时时哕者，小柴胡汤。伤寒五六日，大下之后，心中结痛者，未

①【医理探微】

心下指胃脘部位，脘部硬满，表明邪结在胃，与大肠燥结不同，所以不可攻下。如果误用攻下，不仅心下的硬满不除，而且必损伤中气，中虚气陷，发生下利的变证。如下利不止，则脾胃之气有降无升，下焦亦无约束之权，所以预后不良。

②【医理探微】

王氏述不因汗、下而心下满者，皆为实证，据其病位因势利导，在上者涌吐之法，如涌吐痰涎宿食之瓜蒂散；在下者攻下之法，如通腑泻热之大承气汤。

③【医理探微】

吐法、下法都能损伤脾阳，脾虚则水液不能正常输布，停而为饮，饮邪上凌，阻逆于胸之间，所以心下逆满，气上冲胸。水饮既阻，清阳不得上升，所以起则头眩。表证全罢而饮邪阻滞于里，所以脉象沉紧。如果再用发汗，则外伤经脉，经脉虚而饮邪向外侵凌，则经脉动而肢体振振动，此与82条真武汤证的身动，振振欲擗仆地的病机一样，都是阳虚水动，只是程度略有轻重不同罢了。

欲解也，栀子豉汤主之。少阴病，自利清水，色纯青，心下必痛，口干燥者，急下之，宜大承气汤。

【目】成无己曰：伤寒五六日，邪气在里之时，若大下后，身热去，心胸空者，为欲解。若大下后，身热去而心结痛者，结胸也；身热不去，心中结痛者，虚烦也。结胸者，热结胸中也，为实，是热气已收敛于内，则外身热去；虚烦者，热客胸中也，未结而实，散漫为烦，是以身热不去。六七日为欲解之时，以热为虚烦，故云“未欲解也”，以栀豉汤吐除之。

王肯堂曰：“身热不去”四字要玩，结胸而身不热，知热不在表，故可用大小陷胸汤丸以逐下之。今热仍在表，故宜越之也。成注未透。

懊侬

【纲】仲景曰：阳明病，脉浮而紧，咽燥口苦，腹满而喘，发热汗出，不恶寒反恶热，身重。若发汗则躁，心愦愦而谵语；若加烧针，心怵惕烦躁，不得眠；若下之，则胃中空虚，客气动膈，心中懊侬，舌上苔者，栀子豉汤主之。

【目】成无己曰：懊者懊恼，侬者郁闷，郁郁然不舒畅，愦愦然无可奈，比之烦闷而甚者也。由下后表中阳邪乘虚内陷，郁而不发，结伏于心胸之间，故如是也。本条之“胃中空虚，客气动膈，心中懊侬”，及“下之益烦，心中懊侬如饥”，即是阳气内陷，为诸懊侬也。其治法，或吐之，或下之。

【纲】仲景曰：发汗吐下后，虚烦不得眠，若剧者，必反覆颠倒，心中懊侬，栀子豉汤主之。若少气者，栀子甘草豉汤主之。若呕者，栀子生姜豉汤主之。

【目】成无己曰：此条是邪热郁于胸中，当须吐之，以涌其结热者也。

柯琴曰：虚烦，阳明之坏病也，便从栀豉汤随症治之，犹太阳坏病多用桂枝汤加减也。首句虽兼汗、吐、下，而大意单指下后言，以阳明病多误在早下也。“反覆”二句，切肖不得眠之状，为“虚烦”二字传神，此火性摇动，心无依着故也。心居胃上，即阳明之表，凡心病皆阳明表邪，故制栀豉汤以越之。

鳌按：因虚烦故不得眠，因不得眠故反覆颠倒，因反覆颠倒故心中益觉懊侬，数语形容尽致，当作一气读，总由阳明火热之邪上炎，摇动心君也。

【纲】仲景曰：阳明病下之，其外有热，手足温，不结胸，心中懊侬，饥不能食，但头汗出者，栀子豉汤主之。

【目】魏荔彤曰：胃之实不实，仍以热之在里、在外为验也。如阳明表邪所变之热已全入里，而潮热，濈然汗出，此宜作胃实而言下；如所变热未全入里，乃以为胃实而遽下，则其外仍热，究不能随下药而荡涤，于是虽热而不潮，手足虽温而无汗，即不致如太阳误下成结胸，而懊侬不食、但头汗出，其郁热之气为阴寒之药所格，俱凝塞于胸膈之上，病症昭然矣。但病仍带表，既不可再下，且已入里，又不可复发汗，故用栀豉表里兼治也。

鳌按：此与上条，皆下后变症，上焦之热未除，故心中懊侬也。[①]

【纲】仲景曰：阳明病无汗，小便不利，心中懊侬者，必发黄。阳明病下之，心中懊侬而烦，胃中有燥屎者，可攻之；腹微满，初头硬，后必溏，不可攻之。若有燥屎者，宜大承气汤。

【目】许叔微曰：此二条是邪热结于胃中，当须攻之，以涤其内热者也。

魏荔彤曰：前既以小承气试之，又懊侬而烦，胃中有燥屎明矣，可用大承气攻之。勿疑懊侬而烦为胃虚而不敢用，以坐误也。

烦躁附怫郁

【纲】仲景曰：阳明病，脉浮而紧，咽燥口苦，腹满而喘，发热汗出，不恶寒反恶热，身重。若发汗则躁，心愦愦而谵语；若加烧针，心怵惕烦躁，不得眠；若下之，则胃中空虚，客气动膈，心中懊侬，舌上苔者，栀子豉汤主之。

【目】成无已曰：内热曰烦，谓心中郁烦也；外热曰

①【医理探微】

阳明里实证，若是燥屎内结，非用攻下不可；下后燥屎去，邪热泄，则病可愈。如果热而未实，而早用攻下，则不但病未能解除，相反会引起其他变证，最常见的是热郁胸膈的栀子豉汤证。其外有热，指体表仍有发热，手足温，表明热势尚不太甚。不结胸，指没有心下痞硬疼痛等证，也就排除了结胸证。因为心中懊侬，但头汗出，也可见于结胸证。因此，不结胸在这里颇有鉴别诊断意义，不可忽视。至于饥不能食，热扰胸膈，故懆杂似饥；胃脘气机滞塞，故不能食。

躁，谓气外热躁也。内热谓有根之火，故但烦不躁，及先烦后躁者，皆可治；外热为无根之火，故但躁不烦，及先躁后烦者，皆不可治也。所谓烦躁者，谓先烦渐至躁也；所谓躁烦者，谓先发躁，迤逦复烦也。从烦至躁为热，未有不渐烦而躁者也；先躁后烦谓怫郁，怫然更作烦闷，此为阴盛格阳，大躁若欲于泥水中卧，水不得入口是也，此气欲绝而争，如灯将灭而暴明。

黄仲理曰：烦躁者，懊侬不得眠也。懊侬者，郁闷不舒之貌。烦者，气也，火入于肺也；躁者，血也，火入于肾也。

李梴曰：心热则烦，肾热则躁，烦轻躁重。先烦渐躁为阳症；不烦便躁为阴症。烦主气，躁主血。肺主皮毛，气热则烦；肾主津液，血热则躁。故仲景用栀子以治肺，豆豉以治肾也。

【纲】仲景曰：伤寒下后，心烦，腹满，起卧不安者，栀子厚朴汤主之。

【目】朱震亨曰：烦躁者，气随火而升也。

陶华曰：伤寒烦躁，有阴阳、虚实之别。心热则烦，阳实阴虚；肾热则躁，阴实阳虚。烦乃热轻，躁乃热重也。[①]

【纲】仲景曰：得病二三日，脉弱，无太阳柴胡症，烦躁，心下鞕，至四五日，虽能食，以小承气少少与，微和之，令小安，至六日，与承气汤一升。若不大便六七日，小便少者，虽不能食，但初头硬，后必溏，未定成硬，攻之必溏，须小便利，屎定硬，乃可攻之，宜大承气汤。

【目】李杲曰：栀子治肺烦，香豉治肾躁，少气虚满者，加甘草；呕哕者，加生姜、橘皮；下后腹满而烦，栀子厚朴枳实汤；身热微烦，栀子甘草干姜汤。火入肺，烦也；火入肾，躁也。烦躁俱在上者，肾子通于肺母也。发润如油，喘而不休，总言肺绝。鼻者，肺之外候，肺气通于鼻，鼻中气出粗大，是肺热也。发者，血之余，肾气主之，发润如油，火迫肾水至高之分，是水将绝也。仲景以发润、喘大为肺绝，兼其肾而言之，发在高巅之上，虽属肾，肺为五脏之至高，故言肺绝兼肾也。大抵肺肾相通，肺既已绝，肾不言而知其绝矣。或曰："烦者心为之烦，躁者心为之

①**【医理探微】**
朱氏、陶氏阐释烦躁的机制，陶氏所言更全面。烦躁亦有阴阳虚实。实热之躁可从烦发展而来，也有阴盛格阳，真寒假热之躁。

躁，何烦为肺、躁为肾耶?”夫心者君火也，与邪热相接，上下通热，金以之而躁，水以之而亏，独存者火耳，故肺肾与心合而为烦躁焉。此烦虽肺，躁虽肾，实心火为之也。若有宿食而烦躁者，栀子大黄汤。

陶华曰：有人伤寒八九日，无汗身热，时时谵语，因下后，大便不通已三日矣，非躁非烦，非寒非痛，终夜不得卧，但心中无晓会处。许学士诊之曰：“此懊侬、怫郁二症俱作也，胃中有燥屎，服承气汤。”下燥屎二十枚，得利而解。故仲景云：“小便不利，大便难，时有微热，怫郁，有燥屎也。”怫郁者，阳气蒸越，形于头面体肤之间，聚赤而不散也。其症有分别，如大便硬而气短、燥渴者，实也，大柴胡汤；汗、下后有此症，饮水而哕者，胃虚也，桂苓人参汤加茯苓。初得病发汗不彻，并于阳明，续自微汗出，面色赤者，阳气怫郁也，解肌汤；或汗不彻，其脉浮紧者，麻黄汤；或小便不利，时有微热，大便作难，怫郁不得卧，此有燥屎作实也，承气汤。

虚烦

【**纲**】**仲景曰：发汗吐下后，虚烦不得眠，若剧者，必反覆颠倒，心中懊侬者，栀子豉汤主之。若少气者，栀子甘草豉汤主之。若呕者，栀子生姜豉汤主之。**

【**目**】许叔微曰：虚烦者，心中郁郁而烦也。若止云烦者，为表热及邪热传里，故有胸中烦、心中烦、虚烦之别，故凡烦皆热，以栀豉汤随症治之，所以涌去其热也。

柯琴曰：栀豉汤，本为治烦躁设，又可治虚烦，以此知阳明之虚与太阳之虚不同，阳明之烦与太阳之烦有别矣。

【**纲**】**仲景曰：下后更烦，按之心下濡者，为虚烦也，宜栀子豉汤。病人手足厥冷，脉乍紧者，邪结在胸中。心下满而烦，饥不能食者，病在胸中，当吐之，宜瓜蒂散。**

【**目**】张云岐曰：虚烦之状，心中温温然欲吐，愦愦然无奈，欲呕不呕，扰扰乱乱，是名烦也，非吐则不能已。此二条均是烦也，药均是吐也，而有轻重之不同。汗、吐、下后，邪气乘虚而入为烦者，谓之虚烦，栀豉汤，是吐剂之轻者；不因汗、吐、下，邪结胸中则为膈实，瓜蒂散，是吐剂之重者。

柯琴曰：更烦，是既烦而复烦也。要知阳明虚烦，对胃家实热而言，是空虚之虚，不是虚弱之虚。二条，是寒结胸中之脉症。心下者，胃口也；满者，胃气逆；烦者，胃气盛也。①

【纲】仲景曰：伤寒，医以丸药大下之，身热不去，微烦者，栀子干姜汤主之。伤寒下后，心烦，腹满，起卧不安者，栀子厚朴汤主之。

【目】成无己曰：此二条与前“发汗吐下后”一条，皆是因吐、下、发汗而烦者，皆为内陷之烦，故俱用取吐法，以涌去其热。其有不经吐、下、发汗而烦者，则又是传经之热，不作膈实者也。如少阳症心烦喜呕，或胸中烦而不呕，小柴胡汤；少阴病二三日，心中烦，不得卧者，黄连阿胶汤；少阴病胸满心烦者，猪肤汤。是皆用和解法而彻去其热者也。

【纲】仲景曰：伤寒二三日，心中悸而烦者，宜小建中汤。

【目】成无己曰：阳明病，不吐不下，心烦者，烦之热者也；此心中悸而烦，烦之虚者也，以悸为虚，悸甚而烦，故亦为虚也。若少阳之邪入腑者，烦而悸，则又为热。大抵先烦而悸者是为热，先悸而烦者是为虚也②。

短气

【纲】仲景曰：趺阳脉微而紧，紧则为寒，微则为虚，微紧相搏，则为短气。

【目】张元素曰：此为短气之虚者也。③

成无己曰：短气者，气短而不能相续，似喘非喘，有气上冲，而实非气上冲也；喘则张口抬肩，摇身滚肚，气上冲，则腹里气时时上逆。所谓短气者，呼吸虽数，而不能相续，似喘而不摇肩，似呻吟而无痛也，要识其短气之真者，气急而短促，俗谓之气短者是也。

【纲】仲景曰：阳明病脉迟，微汗出，不恶寒者，其

①【医理探微】

下利后心烦更甚，按之心下濡，表明内无有形实邪，而是无形之热内郁，为虚烦，治以清宣郁热的栀子豉汤。

②【医理探微】

成氏所论烦、悸有虚实，将虚实完全割裂，例如小建中汤中的“心中悸而烦”，阳气虚不能胜邪则心悸，阴血弱为邪所扰则心烦，此为邪实正虚。

③【医理探微】

里气虚寒，可致短气。趺阳脉微而紧，当是指轻按微而无力，重按紧而有力。气虚则脉浮微，里寒则脉沉紧。趺阳脉侯脾胃，脾胃既虚且寒，则不能生金，而肺金失养，肺气虚而不利，因而短气。

身不重，短气，腹满而喘，有潮热者，此外欲解，可攻里也。

【目】张元素曰：此为短气之实者也[①]。

【纲】仲景曰：风湿相搏，汗出短气，小便不利，恶风不欲去衣，甘草附子汤主之。短气，但坐，以汗出不彻故也。

【目】张元素曰：此邪在表而短气者也[②]。

陶华曰：短气者，呼吸短促，不能相续也，《千金方》谓少气不足以息也。大抵心腹胀满而短气者，邪在里而为实，承气汤下之；心腹濡满而短气者，邪在表而为虚，桂枝汤解之；食少饮多，水停心下而短气者，小半夏汤主之。

李中梓曰：若汗出不彻以致短气，葛根加人参汤；水停心下短气，五苓散。

【纲】仲景曰：干呕，短气，汗出，不恶寒者，此表解里故未和也，十枣汤主之。太阳病，医反下之，短气烦躁，心中懊侬，阳气内陷，心下因鞕，则为结胸，大陷胸汤主之。

【目】张元素曰：此邪在里而短气者也[③]。

成无己曰：虚也，实也，在表也，在里也，皆作短气，又何以辨虚实也？大凡心腹胀满而短气者，邪在里而为实也；胸腹濡满而短气者，邪在表而为虚也。

王肯堂曰：短气，骨节痛，不得屈伸，汗出，小便不利，恶风，身肿者，由于风湿，宜甘草附子汤；短气，腹满胁痛，若脉浮弦大，外不解，无汗，嗜卧，身黄，小便难，有潮热者，小柴胡汤。此皆为表症。若表未解，手足濈然汗出，或有潮热者，宜大承气汤；若表解，心下痞鞕，干呕，短气者，宜十枣汤。此皆为里症。短气烦躁，若发汗不彻，续微汗出，不恶寒，表症不罢，面赤者，为并病，更发汗则愈，此为汗不彻之症。若下后心中懊侬，心下鞕痛者，大陷胸汤，此为下后之症。

吴绶曰：因汗、吐、下后元气虚弱，脉来微虚，气不能相接而短少者，人参益气汤；凡阴症脉弱沉细而迟，手足逆冷，面上恶寒如刀刮，口鼻之气难以布息而短者，四逆汤加人参；又食少饮多，水停心下，令人短气烦闷，茯苓甘草汤。

①【注文浅释】
肠府壅滞，内则阻气机，所以腹满短气而喘。

②【医理探微】
卫阳虚不固兼湿邪内阻证，卫阳虚则汗出恶风不欲去衣；湿邪内阻，气化失宣，所以上则呼吸短促，下则小便不利。

③【医理探微】
一条为外感表证兼胸胁悬饮，水邪犯肺，肺气不利而短气。二条为表邪内陷结胸证，邪结热扰则短气烦躁。

不得卧

【纲】仲景曰：阳明病，脉浮而紧，咽燥口苦，腹满而喘，发热汗出，不恶寒反恶热，身重。若加烧针，心怵惕烦躁，不得眠，栀子豉汤主之。发汗吐下后，虚烦不得眠，若剧者，必反覆颠倒，心中懊侬，栀子豉汤主之。伤寒下后，心烦，腹满，起卧不安者，栀子厚朴汤主之。

【目】朱肱曰：汗为心之液，汗多则神昏，故不眠；大热则神不清，故不眠；大下则动血，心主血，故不眠；瘥后热气未散，阴气未复，故不眠。

吴绶曰：阳明标病，头额痛，目疼，身热，鼻干，不得卧，脉长者，葛根解肌汤；若自汗，脉洪数，表里俱热，烦渴，舌燥饮水者，白虎加人参汤；蒸蒸发热，大便秘鞭者，调胃承气汤；外有伤寒已解，或因食复烦剧，干呕，口燥，呻吟错语，不得眠，黄连解毒汤；表里大热，舌燥饮水，人参白虎汤合解毒汤；若太阳脉浮数，身疼无汗，烦躁不得眠者，汗之则愈；凡少阳发热口苦，心烦不得眠，脉弦数者，小柴胡加山栀、黄连，若虚弱人津液不足者，加麦冬、枣仁；凡汗下后虚烦不得眠者，加味温胆汤、酸枣仁汤、栀子乌梅汤、朱砂安神丸，选而用之。

柯琴曰：三条，心烦则难卧，腹满则难起，起卧不安是心移热于胃，与反覆颠倒之虚烦不同，栀子以治烦，枳、朴以泄满，此两解心腹之妙剂也。热已入胃，则不当吐；便未燥硬，则不可下，此为小承气之先着[①]。

【纲】仲景曰：病人小便不利，大便乍难乍易，时有微热，喘冒不能卧者，有燥屎也，宜大承气汤。

【目】王肯堂曰：不得眠，阴阳皆有之正病，有因汗、下而然者，有不因汗、下而然者，有因火逆而然者，但不得眠皆为热症。其有太阳汗、下之后，昼日烦躁不得眠一症，虽用干姜附子汤，盖复其汗、下所亡之阳，非治其所感寒也。

魏荔彤曰：小便不利，大便忽难忽易，胃固未成实，不应下，而燥屎为病滋甚，容漠视乎？加以时有微热，即烦

①【临证薪传】

栀子厚朴汤较栀子豉汤而言，热郁的程度更深入了一层，不仅郁于胸膈，而且壅于腹部。

躁发作有时之兆也，乃更下不通而上逆作喘，阴不降而阳升为冒，卧则不宁，坐则少息，其肠胃有燥屎晓然矣。此亦毋论胃腑积热，实与不实，但从燥屎起见，无不可攻，用大承气，亦荡涤浊污使清气流行也。

身痒

【纲】**仲景曰：阳明病，法多汗，反无汗，其身如虫行皮中状者，此以久虚故也。**

【目】赵嗣真曰：虫行皮中状者，即太阳症言身痒是也。久虚者，以表气不足，津液不充于皮肤，使腠理枯涩，汗难出也。若谓虚则当补，毕究阳明受邪为病邪，可补乎？如《活人》用术附汤、黄芪建中汤辈，皆收汗药，则荣卫郁闭，邪无从出，内热发矣。何况又无吐利胃虚等症，病不在里，但皮肤中表气虚乏，理宜和解可也。莫若借用合半汤，或有热者，柴胡桂枝汤，庶几甘辛之剂，可以和其荣卫，通行津液而解也。①

程郊倩曰：此胃热协寒邪而郁于肌肤之症也。言久虚者，明所以不能透出肌表之故也。

方中行曰：阳明主肌肉，腠理开，宜多汗，故以无汗为反也，无汗则寒胜而腠理秘，所以身如虫行状也。

魏荔彤曰：如虫行皮中状者，此邪热欲出表作热作汗，而正气衰弱不能达之也，所以胃亦不能成实也，明以久虚，治者欲其热透表，必令其汗透表。然阳明已成里症，且中气虚，又无发汗法，惟有清其热，补其虚而已，但此汗非发汗也，亦非解肌也，乃补虚清热，两解表里，喻氏谓如人参白虎汤是也。此症言胃虚热则可，言胃寒则无据。《太阳篇》病将入里成胃实，多言“胃未成实，不可遽下”，合此可知病初传入阳明，亦多在经而不归腑，不可遽谓除下法无他治也。

身重

【纲】**仲景曰：阳明病脉迟，虽汗出，不恶寒者，其**

①【医理探微】

多汗是阳明病的特征之一，因为里热熏蒸，逼迫津液外泄，所以多汗。现在反而无汗，身如虫行皮中状，这是因为正虚津液不足，欲汗不得，所以说此为久虚故也。此身痒与23条桂麻各半汤证的身痒症状近似，而病机完全不同。彼因风寒微邪客于肌表，不能透达，故治宜小发汗法以祛表邪；该条因不能化汗达邪，则治当养津液而扶正。一为表实，一属久虚。

身必重，短气，腹满而喘，有潮热者，此外欲解，可攻里也，手足濈然而汗出者，此大便已鞕也，大承气汤主之；若汗多，微发热恶寒者，外未解也，其热不潮，未可与承气汤；若腹大满不通者，可与小承气汤，微和胃气，勿令大泄下。阳明病，脉浮而紧，咽燥口苦，腹满而喘，发热汗出，不恶寒反恶热，身重。若发汗则躁，心愦愦，反谵语；若加烧针，必怵惕烦躁，不得眠；若下之，则胃中空虚，客气动膈，心中懊憹，舌上苔者，栀子豉汤主之。

【目】成无己曰：身重之由，有风湿，有风寒，有风寒湿俱见，有火逆，有易病，有三阳合病，虽所得不一，然悉属三阳，非但若身疼兼有里寒也。坏病有矣，寒则无之，识者鉴之。[1]

魏荔彤曰："潮热"二字，原兼汗出而言，太阳发热汗出，自是汗；阳明大热汗出，自是潮。潮者，潮润；汗者，汗漫，各有意象。谚谓潮湿即此，乃由热气薰蒸，郁闷而作。潮湿者，热也，湿既潮矣，无不兼热，不兼热则寒湿矣。方、喻谓潮热在申、酉、戌三时燥气盛行而作，误也。潮热若必于此三时至，不又为少阳之病乎，不几为太阳如疟状乎，何取于阳明也？他条曰："太阳病三日，发汗不解，蒸蒸发热者，属胃也。"详蒸蒸之意，潮热之义可见。盖三日发汗不解，必发汗不如法，乃表症转属于里而蒸蒸发热也。太阳发热，自表而入里之热；阳明发热，自里而出表之热。太阳汗出而热，汗自汗，热自热；阳明汗出而热，热揣之有似汗，汗揣之有似热。大约其热经胃腑郁闷而出，与在表卫疏自出之汗形状迥异，黏滞湿腻，着于衣被必黏，按之手足如蒸，此乃汗热二症各为一症，以此验胃热，洵要诀也。观此而三时作热之非明矣。《脉经》云："沾汗者，即潮热也。"

【纲】仲景曰：三阳合病，腹满身重，难以转侧，口不仁而面垢，谵语，遗尿。发汗则谵语，下之则额上生汗、手足逆冷。若自汗出者，白虎汤主之。伤寒八九日，下之，胸满烦惊，小便不利，谵语，一身尽重，不可转侧者，柴胡加龙骨牡蛎汤。风湿相搏，身体烦疼，不能自转侧，不呕，不渴，脉浮虚而涩者，桂枝附子汤。

①【注文浅释】
此身重为燥实阻结，肠腑壅滞，外则影响经脉，所以身重。

【目】成无己曰：腹满身重，难转侧，口不仁，谵语者，阳明也[①]；《针经》曰“少阳病甚，则面微尘”，此面垢者，少阳也；遗尿者，太阳也。以阳明症多，故出《阳明篇》中。三阳合病，为表里有邪，若发汗攻表，则燥热益甚，必愈谵语；若下之，表热乘虚内陷，必额汗、肢冷。自汗出者，三阳经热甚也。

张元素曰：身重难转侧者，下后血虚，津液不荣于身也[②]；身疼不能转侧者，风湿搏于经，而里无邪也。故二汤各有所主。

鳌按：太阳、少阳、少阴皆有身重，然非三经主病，故专列款于《阳明》，其余诸款有特见于一经者亦从此例，有二经并举，三经并举者，则以其款在三经、二经中，俱为主病之故，阅者以意会之可也。如身重难转侧为阳明主病，因列《阳明经》，其太阳、少阳、少阴虽亦有身重难转侧症，而不但不于三经中各举此款，并不烦赘于《阳明经》者，以所主为重也，其他各经各款皆然，可以类推。

①【医理探微】

成氏以面垢属于少阳病，未有实据。三阳合病意为病变范围广泛，阳明气分之热独重，阳明经气壅滞，所以腹满身重，难以转侧；胃热灼津耗气，胃之窍出于口，舌体属胃，所以口不仁而言语不利，不知食味；阳明主面，胃热蒸郁，津液上泛，所以面部油垢污浊。热上扰神明昏乱，则谵语；热下迫而膀胱失约，则遗尿；津液被热迫而外越，则自汗出。

②【医理探微】

此为伤寒误治以下法，损伤正气，导致邪热内陷，热炼津液成痰，痰热内蕴，经气俱滞，胸阳失展则胸满，痰热扰神则烦惊，上蒙心窍则言语谵妄。决渎不行则小便不利，阳郁于里不得畅达于外，而在外的经脉壅滞，则一身尽重，难以转侧。

卷十

循衣摸床

【纲】仲景曰：伤寒若吐、若下后，不解，不大便五六日，上至十余日，日晡所发潮热，不恶寒，独语如见鬼状。若剧者，发则不识人，循衣摸床，怵惕而不安，微喘直视，脉弦者生，涩者死，微者但发热谵语者，大承气汤主之，若一服利，止后服。

【目】许叔微曰：有人病伤寒，小便不利，日晡潮热，手循衣缝，两手撮空，直视喘息，医见之皆走，此诚恶候，得之者十中九死，仲景虽有症而无法，但云"脉弦者生，涩者死"，已经吐下，难以下药，谩且救之，若大便得通而脉弦者，庶可治。与小承气一服，而大便利，诸疾渐退，脉且微弦，半月愈。或曰："下之而脉弦者生，此何意也？"余曰："《金匮》云：'循衣妄撮，怵惕不安，微喘直视，脉弦者生，涩者死，承气汤主之'。余尝观钱仲阳《小儿直诀》云：'寻衣领及捻物者，肝热也'。此症在《金匮》列于阳明部，盖阳明者胃也，肝有热，淫于胃经，故以承气泻之。且得弦脉，则肝平而胃不受克，此所谓有生之理。读仲景论，不能博通诸方书以发明隐奥，不可也。"

王好古曰：许学士作循衣撮空是肝热，风淫末疾，此论诚当。然莫若以为肺热之邪，其人必妄言乱语。《难经》云："肺邪入心为谵语也。"

赵嗣真曰：此条分三截看。自起句至"如见鬼状"一截，是将潮热、谵语、不恶寒、不大便列为现症。下又分两截，以辨微剧之殊。"微者但发热谵语"，"但"字为义，以发热谵语之外别无他症。用承气，曰“一服利，止后服”，见其热轻，犹恐过下也。“若剧者”起至“涩者死”，此热极危症，不可不决其生死，此阳热已极，若脉弦为阴未绝，犹可下之以复其阴；脉涩为阴绝，不必药矣。

王肯堂曰：循衣摸床，危恶之候也，有二症。一由太阳中风，以火劫汗，因成坏病，捻衣摸床，此则小便利者生，不利者死；一由阳明里热之极，循衣摸床，此则脉弦者生，脉涩者死也。①

鳌按：楼全善云：“尝治循衣摸床数人，皆用大补气虚之剂，唯一人兼瞤振、脉代，遂于补剂中略加桂二分，亦振止脉和而愈。”此亦偏治之法耳，由于偶中，未可奉为科律也。恐医者见楼氏之语，遽或效尤，以致杀人，故特识于此，阅者不可忽也。

自汗

【纲】仲景曰：阳明病，发热汗出，此为热越，不能发黄也。

【目】王肯堂曰：卫气者，护卫皮肤，肥实腠理，禁固津液，不得妄泄，邪气干之，若不能卫固于外，由是津液妄泄，濈濈然润，漐漐然出，不因发散而自汗出也。伤风则发热自汗，中暍则汗出恶风而渴，风湿甚则汗多而濡，言风与暑、湿为邪，皆令自汗。惟寒邪伤荣而不伤卫，是以肤腠闭密，汗不出也。始虽无汗，及传入里而为热，则荣卫通，腠理开，亦令汗自出矣。自汗又有表里之别、虚实之异，若汗出恶风及微恶寒者，皆表未解，宜发散；至于漏不止而恶风，及发汗后而恶寒者，表虚也，宜温之。此皆邪气在表。若汗出恶风寒者，此表解里病，下之则愈，如本条及“阳明发热汗出，急下”之条是也。自汗虽常症，或汗出发润，如油如珠，着身不流，皆不治；必手足俱周，遍身悉润，漐漐然一时汗出，热已身凉，乃为佳兆。

魏荔彤曰：阳明病，本应发热汗出，则太阳传入之邪发越于外，故胃津内耗，而邪热在胃渐实，虽能成胃实之正病，却无发黄之变病也②。

①【医理探微】

“若剧者，发则不识人”，是神识昏糊，较独语如见鬼状更为严重，并且“惊惕不安，循衣摸床，微喘，直视”。这种局势，由阳明波及心肝肺诸脏，不识人、惊是心阴大伤，循衣摸床是肝阴大伤，微喘直视是肺肾之阴大伤。邪实正，证势十分险恶。

②【医理探微】

阳明发黄，多由于湿热郁蒸所致。形成湿热郁蒸的条件，主要是无汗与小便不利，无汗则热不得越，小便不利则湿不得泄。湿热交蒸郁而不达，因而发黄疸。

【纲】仲景曰：阳明病，外症云何？答曰：身热，汗自出，不恶寒，反恶热也。问曰：病有得之一日，不发热而恶寒者，何也？答曰：虽得之一日，恶寒将自罢，即自汗出而恶热也。问曰：恶寒何故自罢？答曰：阳明居土中也，万物所归，无所复传。始虽恶寒，一日自止，此为阳明病。

伤寒转属阳明者，其人濈然微汗出也。汗出身热，不恶寒，便鞕，谵语者，宜承气汤。阳明病，发热汗多者，急下之，宜大承气汤。

【目】王肯堂曰：此身热、汗出、不恶寒属里，为阳明本症[①]。中风则有汗，伤寒则无汗，惟入阳明乃有汗，故曰：

“阳明病，法多汗。”若兼便鞕、谵语者，下之。

魏荔彤曰：首条阳明病，是由太阳中风而传入者；二条，是由太阳伤寒而传入者。可知伤寒之恶寒为无汗，而中风之恶寒为汗自出也。可知阳明之由伤寒传入，初得尚恶寒；阳明之由中风传入，初得尚恶风。迨至汗自出而恶热，则无论风寒，皆已传入阳明无疑也。太阳中风则发热、恶风、汗自出为正症，太阳伤寒则恶寒、无汗为正症，今传入阳明则但以汗出、恶热为正症也。太阳病有恶风、恶寒，传阳明则变为恶热，此太阳、阳明之大关键也，故一日恶寒，二日自止。所谓万物归土者，只因表邪变热，由太阳之经络近阳明，在表初变热，必已犯阳明之经矣，及热入里，有不犯阳明之腑乎？再胃主容纳，物入其中，必稍停畜，方下大肠，邪热入亦如是，无二理，此所以曰“万物所归”，又曰“无所复传”也。无所复传，正言胃成实结耳。若邪入，气足升散，自有少阳门户，何谓无传？惟其实结已成，则非推荡不行，故无所复传，正欲言传以求得传示人而已。太阳中风病具，亦名伤寒，其人原当自汗出，而病亦未解，忽自汗出者，渐觉濈濈然汗出而微是太阳中风以汗出而微，为转属阳明成胃实之候也。阳明病胃热已盛，结而成实，乃正阳阳明之正症，急当攻下之。盖以阳明为病，而发热汗出者，初病也，胃成实否，尚未可定，迨发热久而汗出多，则津液内耗，邪热大炽，必肠干屎鞕而成实矣，此不急攻，真为无所复传之症矣，故必急用

①【医理探微】
只要见到“身热，汗自出，不恶寒，反恶热”等证，就可确诊为阳明病。阳明主燥，所以《内经》有“阳明之上，燥气治之”的论述。邪入阳明，大都从燥而化。因此，太阳病的恶寒，到了阳明就恶寒罢而反恶热。胃为津液之府，阳明热盛，迫液外泄，则腠理开而汗出。

大承气，此为汗之自出津亡者言也。

【纲】**仲景曰：阳明脉浮而紧，咽燥口苦，腹满而喘，发热汗出，不恶寒反恶热，身重。若发汗，则心愦愦，反谵语；若加烧针，必怵惕烦躁，不得眠；若下之，则胃中空虚，客气动膈，心中懊侬，舌上苔者，栀子豉汤主之。若渴欲饮水，口干舌燥者，白虎人参汤主之。若脉浮发热，渴欲饮水，小便不利者，猪苓汤主之。**

【目】成无己曰：脉浮、发热、口苦者，邪在表；脉紧、自汗、腹满、不恶寒者，邪在里。此表里俱有邪，宜和解。

王肯堂曰：自汗而兼脉浮紧、口苦者，忌汗、下、针，宜和解。

魏荔彤曰：栀豉汤，是仍以太阳治表泄热之法治阳明，可见非拘拘专治阳明者可愈阳明病也。白虎人参汤，生津涤热，热去津回而汗出，治阳明即所以治太阳阳明也。猪苓汤，导水清热滋干，未尝及太阳之表，而太阳之腑，邪去气宣，其表亦不待再治，是又治太阳之腑，即所以治太阳之表。而治太阳之表，正所以治太阳阳明，又可见非拘拘专治阳明可愈阳明病也[①]。

【纲】**仲景曰：阳明病欲食，小便反不利，大便自调，其人骨节疼，翕翕如有热状，奄然发狂，濈然汗出而解，此水不胜谷气，与汗共并，脉紧则愈。阳明病，若中寒，不能食，小便不利，手足濈然汗出，此欲作痼瘕，必大便初鞕后溏。以胃中冷，水谷不别故也。**

【目】王肯堂曰：此自汗而兼小便不利者，当分欲食、不欲食[②]。欲食者，宜桂枝汤、羌活汤；不欲食者，宜吴茱萸汤、理中汤。

魏荔彤曰：此原本中风，而病兼水湿者。阳明病欲食，此由中风而成，然阳明宜大便难，今小便反不利，大便反调，又骨节疼，如有热状，而非大热，则皆风兼湿为患也。夫欲食仍兼风象，小便不利则湿盛，大便自调则热轻，骨节疼为湿多，热状为热少，此洵风湿与热杂合而成之阳明，俱不可作胃热论治者也。迨至风邪所变之热，入里而发，透表而汗出，阳明病亦遂解矣[③]。盖胃家热邪，既

①【医理探微】

栀子豉汤证是无形邪热，热扰胸膈；白虎加人参汤证是邪热炽盛，津液损伤严重；猪苓汤证是热盛阴伤，兼有水气。

②【医理探微】

据能食、不能食来辨阳明中风、中寒，这是因为胃主纳。能食，标志着胃阳素旺，阳能化谷，而风为阳邪，故能食名为中风；不能食，标志着胃阳素弱，不能化谷，而寒为阴邪，故不能食名为中寒。由此可见，中风与中寒，也不是单指六淫的外因，而是内外因综合的病机概念。

③【医理探微】

本证总的病机是水湿之邪郁滞。邪渍关节，所以骨节疼；邪郁肌表，所以如有热状；水湿既滞，所以小便反不利。然而食欲如常，大便自调，表明胃气尚和，这是可能有自愈转归的主要条件。由是知正能胜邪，所以说“水不胜谷气”。突然出现狂躁不安，正是正气奋起驱邪的反应，及至濈然汗出，则正胜邪却，水湿之邪随汗而解。

为湿间，不能成实，欲食而得食，则胃家之谷气即能扶正，不解而自解。故水湿之邪，因谷气得养，即为退舍，且能并力于汗，俾热邪透表而愈，水湿其罪之魁而功之首乎！言脉紧者，言不若病脉之缓而已，非必如伤寒之紧也。痼瘕者，阴气坚凝闭秘之症也，胃冷而水谷不别，则温中补胃之不遑已，敢云下哉？

【**纲**】仲景曰：心下痞，大便硬，心烦不得眠，而复恶寒、汗出者，附子泻心汤主之。太阳中风，其人漐漐汗出，发作有时，头痛，心下痞硬满，引胁下痛，干呕，短气，汗出，不恶寒者，此表解里未和也，十枣汤主之。

【**目**】王好古曰：太阳自汗，桂枝汤；阳明自汗，白虎汤；少阴自汗，四逆汤。阳明症，身热，目痛，鼻干，不得眠，不恶寒而自汗，或恶热而尺寸俱浮者，白虎汤。

王肯堂曰：此自汗而兼心下痞者，当分恶寒、不恶寒。

【**纲**】仲景曰：阳明病，其人多汗，以津液外出，胃中燥，大便必鞕，鞕则谵语，小承气汤主之。若一服谵语止，更莫后服。阳明病，发热汗多者，急下之，宜大承气汤。

【**目**】朱肱曰：阳明病，法多汗，而阳明亦有反无汗之症，不可不察也。

柯琴曰：阳明主津液所生病，故阳明病多汗。多汗，胃燥之因也。

【**纲**】仲景曰：服桂枝汤，大汗出，大烦渴不解，脉洪大者，白虎加人参汤主之。伤寒发热无汗，呕不能食，而反汗出濈濈然者，是转属阳明也。

【**目**】朱肱曰：阳明症，汗多而渴者，不可与五苓散。若汗多胃燥，猪苓复利其小便也，可与苡仁竹叶汤。

柯琴曰：胃实之病，病机在汗出多，病情在不能食。初因寒邪外束，故无汗；继为胃阳遽反，故反汗多。

盗汗

【**纲**】仲景曰：阳明病，脉浮而紧者，必潮热，发作有时。但浮者，必盗汗出。

【目】朱肱曰：脉浮盗汗，黄芪汤，或柴胡姜桂汤，桂枝茯苓白术汤。

王履曰：盗汗者，睡而汗出也。睡则胃气行里，表中阳气不致，故津液得泄；觉则气行于表，而汗止矣。

楼英曰：杂病盗汗，责其阴虚；伤寒盗汗，由邪气在半表里使然也。若邪气在表，则又谓之自汗矣。《经》曰："微盗汗出，反恶寒者，表未解也。"又阳明当作里实，而脉浮者，云"必盗汗"，是犹有表邪也。非若自汗有表里、虚实之别[①]。

【纲】仲景曰：三阳合病，脉浮大，上关上，但欲眠睡，合目则汗。

【目】刘完素曰：关脉以候少阳之气，太阳之脉浮，阳明之脉大，浮大之脉上关上，故知三阳合病也。胆热则睡，少阴病且欲眠睡，目合则汗出，以阴不得有汗。但欲眠睡，目合则汗出，知三阳合病，胆有热也，小柴胡汤、泻心汤。

张元素曰：或谓："此症俱属少阳，篇中亦可用小柴胡否？"答曰："可用。夫三阳合病，其邪发见于脉也。浮者太阳，大者阳明，关上者少阳也。但欲眠睡，目合则汗，此胆有热，脉症相符，故出于《少阳篇》下。盖脉浮无症不可汗，脉大无症不可下，浮大之脉俱上关，知三阳合病而热在胆也。胆居在半表里，用小柴胡亦当。"[②]

头汗

【纲】仲景曰：阳明病，下血、谵语者，此为热入血室。但头汗出者，刺期门，随其实而泻之，濈然汗出则愈。

【目】朱肱曰：汗出谵语者，有燥屎也，过经乃可下也，下之早，语言必乱，以表实里虚故也。病人表实里虚，元府不开，则阳气上出，汗见于头。凡头汗出者，五内干枯，胞中空虚，津液少也，慎不可下，下之者，谓之重虚。然头汗出者，有数症，"伤寒五六日，头汗出，微恶寒，手足冷，心下满，口不欲食，大便鞕，脉细者，此为阳微结，必有表，复有里也。脉沉，亦有里也。汗出为阳微，假令纯阴

① 【医理探微】

此条首先提出了阳明病，已经明确交代在里热实证的基础上，见到脉象浮而紧，自不会是表实无汗的太阳伤寒证。浮因热盛，紧为邪结，是热盛燥结的征象。因此，据以推断必然见到日时潮热的症状。如果但见脉浮，标志着有热无结，阳明热势盛于外，寐时阳气入阴，在外的卫气不致，在里的阳热更甚，于是热迫津液外泄而为盗汗。因此，据脉浮推断必盗汗出。

② 【医理探微】

太阳、阳明、少阳三经同时俱病，为三阳合病。脉浮大，浮为太阳之脉，大为阳明之脉，上关上指脉形弦长，为少阳之脉。但欲眠睡，似阴盛阳虚的少阴病，但少阴阴盛阳虚，脉必沉而微细。本证脉浮大弦长，可见绝非少阴，而是枢机不和。且少阴病必是无热恶寒，本证必有阳热见证，不难区别。

至于目合则汗，亦缘于少阳半里之热，目合时卫气行于阴而里热甚，表阳不密，因而热迫液泄，腠理开而盗汗出。少阳为枢，外邻太阳，内接阳明，三阳合病，以少阳为主，所以盗汗责之少阳胆热，而与阳明热盛的自汗出病机有着浅深轻重的不同。

本条未出治法，后世主张用柴胡剂，可以参考。

结，不得复有外症，悉入在里，此为半在里半在外也。脉虽沉紧，不得为少阴病，所以然者，阴不得有汗，今头汗出，故知非少阴也，小柴胡汤主之”，“伤寒五六日，已汗、下，胸胁满微结，小便不利，渴而不呕，但头汗出，往来寒热，心烦者，此表未解，柴胡桂枝干姜汤”。心下紧满，无大热，汗出者，茯苓汤。

刘完素曰：热入血室，或阳明被火，及水结胸，皆但头汗出，俱是热郁于内，而不得越者也。此数者，或吐，或下，皆欲除其热也。

朱震亨曰：血室，肝也。肝之热者，必移其热于心，遂令心气受伤，既不能主血，亦不能作汗，故但头有汗而不能遍及于身也。[①]

【纲】仲景曰：阳明病下之，其外有热，手足温，不结胸，心中懊侬，饥不能食，但头汗者，栀子豉汤主之。

【目】朱肱曰：病人表实里虚，元府不开，则阳上出而头有汗也。

张介宾曰：头汗之症有二，一为热邪上壅，一为阳气内脱。盖头乃诸阳之会，凡伤寒遍身得汗，谓之热越；若身无汗，则热不得越而上蒸阳分，故但头汗出也。治热蒸者，可清可散，甚者可下，在去其热而病自愈；至气脱一症，则多以妄下伤阴，或克伐太过，或泄泻不止，以致阴竭于下，则阳脱于上，小水不通，而止见头汗，则大危矣。头汗，脉紧数，有表邪，当散者，小柴胡汤，或柴胡桂枝干姜汤；若有火邪，脉洪滑，内多烦热，头汗，当清者，人参白虎汤、益元散；若水结胸，心下满，头汗出者，大陷胸汤、小半夏茯苓汤[②]；若便结腹胀疼痛，头汗者，承气汤；若诸虚泄泻，阳脱头汗者，速用独参汤、大补元煎急救之，庶可保全。

鳌按：此是下后变症，但头汗出者，心火上炎也。

【纲】仲景曰：阳明病，发热汗出，此为热越，不能发黄也。但头汗出者，身无汗，齐颈而还，腹满，小便不利，渴饮水浆，此为瘀热在里，身必发黄，茵陈蒿汤主之。

【目】许叔微曰：亦可用五苓散。

刘完素曰：头者，诸阳之会，邪搏诸阳，津液上凑，则

①【医理探微】

太阳篇所载热入血室证三条，均有经水适来适断等情况，可作诊断的参考。

此条所述的谵语，头汗出证候，与阳明气分燥结证相似，所不同的仅是大便下血一证，因此下血即成为本证的证眼，也即热入血室与阳明气分燥结证的辨证关键。

本证由于邪热入血，血为热迫，故便血；内热蒸腾，故头上汗出；血室隶于肝脉，肝主藏魂，热入而魂为所扰，故谵语。

②【医理探微】

栀子豉汤证与结胸证进行鉴别，心中懊侬，但头汗出，也可见于结胸证。因此，“不结胸”在这里颇有鉴别诊断意义，不可忽视。

汗见于头。邪热内畜，蒸发腠理，遍身汗者，为热越。身无汗，则热不得越，热蒸于阳，故但头汗出也，何者？以三阴经皆上至胸颈而还，不循于头，独诸阳脉上循于头耳，故为热不得越而上达者也。

王好古曰：头汗出，齐颈而还，血症也。额上偏多者，属心部，为血症也。独益中州脾土，以血药治之，其法无以加矣。

王肯堂曰：头乃诸阳之会，热蒸于阳，故但头汗出也，三阴无头汗，其经不上头故也。遍身有汗为热越，但头汗出，热上达也。如瘀热在里，身必发黄，及热入血室，与其虚烦，或阳明被火，及水结胸数者，皆但头汗出，俱是热不得越，故或吐、或下以除其热也。且邪但在表，则无头汗之症必也。寒湿相搏，与邪在半表里，乃有头汗也。如“伤寒五六日，已发汗而复下之，胸胁满微结，小便不利，渴而不呕，但头汗出，往来寒热，心烦”，及“伤寒五六日，头汗，微恶寒，手足冷，心下满，口不欲食，大便鞕，脉细者”，此皆邪在表里两间，令头汗出也；“湿家，但头汗出，欲得被覆，向火”者，寒湿相搏，故头汗也。此皆不得谓之逆。然小便不利而成关格，若头汗者，阳脱也。《经》云：“关格不通，不得尿，头无汗者生，有汗者死。”又湿家下后，头额汗出而微喘者，亦阳脱也。《经》曰：“湿家下之，额上汗出，小便不利者死，下利不止者亦死。”二者乃头汗之逆。

陶华曰：诸阳经络循于头，头汗者，邪搏诸阳也。里虚则不可下，内涸则不宜汗，头汗症，不可再汗也。谵语，头汗，是为血热，属阳明，用承气汤；心中懊憹而头汗，栀豉汤。[1]

额汗

【纲】仲景曰：阳明病，被火，额上微汗出，而小便不利者，为发黄。三阳合病，腹满身重，难以转侧，口不仁而面垢，遗尿。发汗则谵语，下之则额上出汗、手足冷。若自汗出者，白虎汤主之。

①【医理探微】

阳明发黄，多由于湿热郁蒸所致。形成湿热郁蒸的条件，主要是无汗与小便不利，无汗则热不得越，小便不利则湿不得泄。湿热交蒸郁而不达，因而发热黄疸。但头汗出，剂颈而还，乃是因湿热内郁而熏蒸于上的缘故。

【目】鳌按：此条之上曰："三阳合病，脉浮大，上关上，但欲睡眠，合目则汗。"乃详病脉、病情及病机也。本条乃言病状及治方也，必两条合参，而三阳合病之大要始得，合目则卫气行阴，更兼汗出，热淫于内也。

手足汗

【纲】仲景曰：阳明病，若中寒，不能食，小便不利，手足濈然汗出，此欲作痼瘕，必大便初鞕后溏。所以然者，以胃中冷，水谷不别故也。三阳并病，太阳症罢，但发潮热，手足漐漐汗出，大便难而谵语，下之则愈，大承气汤。

【目】王肯堂曰：胃主四肢，为津液之主，故病则手足汗出也。手足汗出为热聚于胃，是津液之旁达也。二者俱手足汗出，一则大便初鞕后溏，胃中冷，不别水谷，故不可下；一则大便难，谵语，阳明症具，故宜下[①]。

陶华曰：四肢者诸阳之本，热聚于胃，则津液旁达于手足也。蕴热则烦躁谵语，挟寒则水谷不分，此则承气、理中之不同处也。

柯琴曰：但手足汗出，则津液之泄于外者尚少，小便不利，则津液不泄于下，阳明所虑者亡津液，此更虑其不能化液也。阳明以胃实为病根，更当以胃寒为深虑。

①【医理探微】
阳明燥实证是因热聚胃肠，蒸迫津液外泄于四末。阳明中寒证则因中虚寒胜，水湿不得下泄而外溢于四肢。

畜血

【纲】仲景曰：阳明病，其人喜忘者，必有畜血。所以然者，其人本有久瘀血，故令喜忘，屎虽鞕，大便反易，其色必黑，宜抵当汤下之。

【目】王好古曰：初便褐者重，再便深褐色者愈重，三便黑色者尤重，色变者，以其火燥也，如羊血在日中，须臾变褐色，久则渐变黑色，即此意也，当详察之。

鳌按：此实阳明未病前症，前此不知，今因屎硬为阳明病，硬则当难，而反易，病机之变，其原尚由太阳病阳明未病时，先有宿血，血主濡，故不硬而反易，且火极反见水化，故血久则黑也。

【纲】仲景曰：病人无表里症，发热七八日，不大便，虽脉浮数者，可下之。假令已下，脉数不解，合热则消谷善饥，至六七日，不大便者，有瘀血也，宜抵当汤。若脉数不解，而下利不止，必协热而便脓血也。

【目】成无己曰：畜血者，血在下焦，畜聚而不散也。血菀于上而吐血者，谓之薄厥；血留于下而瘀积者，谓之畜血，此由太阳随经，瘀热在里，血为热所搏，结而不行，畜于下焦之故也。大抵看伤寒，必先观两目，次看口舌，然后自心下至少腹以手按之，觉有满鞕者，则当审而治之。如少腹觉有满鞕，便当问其小便，若小便不利者，则是津液留结，可利小便；若小便自利，则是畜血之症，可下瘀血。《经》曰“伤寒有热，少腹满，应小便不利；今反利者，为有血也”，又曰“太阳病，身黄，脉沉结，少腹鞕，小便不利者，为无血也；小便自利，其人如狂者，血证谛也”，皆须抵当丸下之愈，“阳明症喜忘，屎虽硬，大便反易，其色必黑”，亦是畜血之症。血畜于下，所以如狂者，《经》所谓“热结膀胱，其人如狂”者是也；血瘀于下，所以喜忘者，《内经》曰“血并于下，乱而喜忘”者是也。二者若有其一，则为畜血症明矣。畜血症又有轻重焉，如狂也，喜忘也，皆畜血之甚，须抵当汤丸下之者也；如外已解，小腹急结，则为畜血之轻者，桃仁承气利之。医之妙者，何也？在乎识形症，明脉息，晓虚实，知传变，其于形症之明者，众人所共识，又何以见其妙？必也形症之参差，众人所未识而独识之，且如“病人无表里症，发热七八日，脉虽浮数者，可下之。假令已下，脉数不解，合热则消谷善饥，至六七日，不大便者，此有瘀血，抵当汤”，当不大便六七日之际，又无如狂、喜忘之症，亦无少腹鞕满之候，当是时，与承气者多矣，独能处以抵当汤，是为医之妙者也，何以知其有畜血也[①]？脉浮而数，浮则伤气，数则伤血，热客于气则脉浮，热客于血则脉数，因下之后，浮数俱去则已。若下之后，数去，但浮者，则荣血间热去，而卫气间热在，为邪气独留心中则饥，邪热不杀谷，潮热发渴也；及下之后，浮脉去而数不解者，则卫气间热去，而荣血间热在，热气合并，

①【医理探微】

病人发热七八日，既无头痛、恶寒等表证，又无腹满、谵语等里证，这种发热是什么性质，却很难判断。从“虽脉浮数者，可下之”的分析语气来看，可能有大便多日不通。发热与便秘联系，当是属于里实证。虽脉浮数，可下之，这寓有脉证合参的表里辨治精神。下之得当，自应便通热罢，然而下后并未收到预期效果，而是脉数不解，可见里热不清，发热也依旧未退了。

为什么用下之后，脉数(包括发热)不解，颇有必要作进一步的分析研究。文中提出“合热”正是脉数不解的病理结所在。所谓合热，意指热不仅在气分，而且合于血分，所以虽下而发热不退，脉数不解。胃虽热而无实滞，加上血热熏蒸，因而消谷喜饥。

病机重点是热与血相合，故虽然至六七日不大便，却非承气汤所能治，而宜抵当汤攻逐血。这又寓有气血的辨治意义。

迫血下行，胃虚协热，消谷善饥，血至下焦，若下不止，则血得以去，泄必便脓血也。若不大便六七日，则血不得出泄，必畜在下焦为瘀血，是用抵当汤下之。此实疾病之奇异，医法之元微，能审此者，真妙医也。

张元素曰：或问："攻下之法，须外无表症，里有下症，然后可攻，上言'无表里症'，况脉更浮数，何故可下？"曰："此非风寒之病，是内伤致然也。若外不恶寒，里无谵语，但七八日发热，有烁津液，乃阳盛阴虚之时，苟不攻之，其热不已而变生焉。故云'虽脉浮数，可下'，不待沉实而后攻也。夫内伤者何？《经》曰：'趺阳脉浮而数，浮则伤胃，数则伤脾，此非本病，医特下之所为也。'仲景之意，不外是理，凡伤寒当下之症，皆从太阳、阳明在经之邪而入于腑，故下之今不言阳明病，但云'病人无表里症'，此非自表之里而病也。但为可下，故编于《阳明篇》中。"

鳌按：前用抵当汤，虽表症仍在而不顾者，急于救里也；用桃仁承气，虽外症已解，而邪甚者，仍当顾表也。此表里症俱无，而仍用抵当者，以表里热极也。合热是表热极，协热是里热极，无表症是不头痛恶寒，无里症是不烦燥口渴。前条大便反易，知血之瘀于中者已久，是验之于已形也；此条仍不大便，知血之在内者已结，是料之于未形也。六经惟太阳、阳明二经多血，故俱有畜血症。

【**纲**】仲景曰：病人胸满痞痿，舌青口燥，但漱水不欲下咽，无寒热，脉微大来迟，腹不满，其人言我满，为有瘀血。病者如热状，烦满，口干燥而渴，其脉反无热，此为阴伏，是瘀血也，当下之。

【**目**】王好古曰：血症，古人用药，虽有轻重之殊，而无上下之别。今分作上、中、下三等，以衄、呕、唾、吐血为上部，血结胸中为中部，畜血下焦为下部。夫既有三部之分，故药亦当随其轻重也。汗多为衄血；脉浮灸之，咽燥为唾血；当汗不汗，热入于里者为呕血、吐血。此在上也，犀角地黄汤，凉膈散加生地亦可。然衄、呕、唾、吐俱在上，亦当以轻重分之，大凡血症皆不饮水，惟气症则饮之，宜详审。此症乃足太阴所主，脾所不裹，越而上行，所以有吐、呕之候，实者犀角地黄汤，虚者黄芩芍药汤。凡病呕吐者，以脾所主，故俱用芍药主之，是知太阴药也。血结胸中，头痛身疼，漱水不咽者，衄也，无热胸满，漱水不咽，喜忘昏迷，其人如狂，心下手不可近者，血在中也，桃仁承气。畜血下焦，其人发狂，小腹满鞕，小便自利，大便反黑，及脐下疼者，抵当汤丸。如狂者，在中；发狂者，在下。

吴绶曰：凡畜血者，瘀血留结于内。盖伤寒病在太阳，当汗不汗，则瘀热在里，必血结也。大抵看伤寒病人，心下、两胁、少腹但有鞕满处，以手按则痛者，便当问小便如何。若小便不利，乃水与气也；若小便自利，为有血也。

王肯堂曰：病人七八日后，两手脉沉细微，肤冷，脐下满，或狂或躁，大便实而色黑，小便自利者，此畜血症也。若老幼气虚弱者，宜生地黄汤。

发狂

【纲】仲景曰：阳明病，初欲食，小便反不利，大便自调，其人骨节疼，翕然如有热状，奄然发狂，濈然汗出而解者，此水不胜谷气，与汗共并，脉紧则愈。

【目】张介宾曰：伤寒发狂，本阳明实热之病，然复有如狂症者，虽似狂而实非狂，此中虚实相反，最宜详辨，不可忽也。凡实热之狂，本属阳明，盖阳明为多气多血之经，阳邪传入胃腑，热结不解，因而发狂[①]。《内经·脉解篇》曰：“胃者土也，故闻木音而惊者，土恶木也。其恶火者，热甚也。恶人者，以阳明厥则喘啘，啘则恶人也。其病甚则弃衣，登高，逾垣上屋，或数日不食。以四肢为诸阳之本，阳盛则实，实则能登高也；弃衣而走，热甚于身也；妄言詈骂，不避亲疏而歌者，阳盛为邪也。”又曰：“阴不胜阳，则脉流薄疾，并乃狂。”又曰：“邪入于阳则狂。”是皆以阳明热邪，上乘心肺，故令心志昏乱若此，此阳狂也。然伤寒病至发狂，是为邪热已极，使非峻逐火邪则不能已，故但察其大便鞕结，或腹满而坚，有可攻之症，则宜以大小承气，或凉膈散、六一顺气汤之类下之可也；如无胀满实坚等症，而惟胃火致然者，则但以白虎汤、抽薪饮辈，

①【注文浅释】
此条的“奄然发狂”，乃正能胜邪，正气驱邪向外而正邪相争的反应，为汗解的先兆，绝不是病情恶化，对此必须有充分的认识，才不致临时慌乱。

泄其火邪自愈。

鳌按：此为水湿之病，其人胃本不虚，只因水气怫郁，郁极而发。奄者，忽也，言忽然而狂也。

【纲】仲景曰：太阳病六七日，表症仍在，而反下之，脉微而沉，反不结胸，其人如狂者，以热在下焦，少腹当硬满，小便自利者，下血乃愈，所以然者，以太阳随经，瘀热在里故也。抵当汤主之。太阳病，身黄，脉沉结，少腹硬，小便不利者，为无血也；小便自利，其人如狂者，血结症也，抵当汤主之。太阳病不解，热结膀胱，其人如狂，忽自下，下者愈。其人不解者，尚未可攻，当先解外；外解已，但少腹急结者，乃可攻之，宜桃仁承气汤。阳明病，其人喜忘者，必有畜血。所以然者，本有久瘀血，故令喜忘，屎虽鞕，大便反易，其色必黑，宜抵当汤下之。

【目】朱肱曰：发狂有二症，阳毒发狂，畜血如狂，其外症与脉皆不同。病人烦躁，狂走妄言，面赤，咽痛，脉实，潮热，独语如见鬼状，此阳毒也；病人无表症，不发寒热，唇燥，但欲漱水不欲入咽，其脉微而沉，小腹鞕满，小便反利，大便必黑，身黄，发狂，此血证谛也。大抵伤寒当汗不汗，热畜在里，热化为血，其人喜忘而如狂，血上逆则喜忘，血下畜则内争，甚则抵当汤丸，轻者桃仁承气汤、犀角地黄汤，须取尽黑物为效。血热畜在膀胱，若用抵当汤，更须仔细，审其有无表症。若有畜血症而外不解，亦未可便用抵当，宜桂枝汤解外，缘热在膀胱太阳经也。

张兼善曰：狂之所起，皆由阳盛。《内经》曰："阴不胜其阳，脉流薄疾，并乃狂也。"又曰："邪入于阳则狂，邪入于阴则瘖。"《难经》曰："重阳者狂，重阴者癫。"《脉经》曰："阴附阳则狂，阳附阴则癫。"《病源》曰："阳邪并于阳则狂，阴邪并于阴则癫。"即诸经之狂，为阳盛也明矣。伤寒热毒在胃，并于心脏，使神不宁而志不定，遂发狂也。其或狂言，目反直视，又为肾绝，汗出辄复热，狂言不能食，又若失志，死。若此，则非药所及。

张介宾曰：如狂症，本非实热，发狂症，亦有轻重。如"热结膀胱，其人如狂"，及"脉微而沉，反不结胸，其人如狂"二条，以太阳热邪不解，随经入腑，但未至发狂，故曰如狂，此以热搏血分，畜聚下焦，故宜下也。近见伤寒家则别有如狂之症，古人未及言者，盖或由失志而病，其病在心也；或由悲忧而病，其病在肺也；或由失精而病，其病在肾也；或由劳倦思虑而病，其病在肝、脾也；此其本病已伤于内，而寒邪复感于外，则病必随邪而起矣。其症如狂，亦所谓虚狂也，而虚狂症，则外无黄赤之色、刚暴之气，内无胸腹之结、滑实之脉，虽或不时躁烦，而禁之则止，口多妄诞，而声息不壮，或眼见虚空，或惊惶不定，察其上则口无焦渴，察其下则便无鞭结，是皆精气受伤，神魂失守之症，此与阳极为狂如冰炭，而时医不察，但见错乱，便谓阳狂，妄行攻泻，必致杀人。凡治此者，须辨阴阳。其有虚而挟邪者，邪在阳分，补中益气汤等；邪在阴分，补阴益气煎等。虚而无邪者，在阳分，四君、八珍、十全大补等；在阴分，四物、六味、左归饮、一阴煎等，阴虚挟火者，加减一阴煎。方治之宜，大略如此，而变症之异，则有言不能传者，能知意在言表，则知所未言矣。凡身有微热，或面赤戴阳，或烦躁不宁，欲坐卧泥水中，然脉则微弱无力，此阴症似阳也，名为阴躁。盖以阳虚于下，则气不归原，故浮散于上，而发躁如狂，速当温补其下，命门暖，则火有所归，而病当自愈。若误用寒凉之药，则必死矣。

陈士铎曰：伤寒发狂至登高、弃衣、詈骂，去生远矣。仲景以竹叶石膏汤救之，妙矣！盖阳明之火最大，非大剂白虎不救？世人往往畏用，特小其剂，如何能救？故用石膏必须三四两或七八两一剂，火势始能稍退，狂亦可少止。然石膏性猛，恐损胃气，必兼人参为妙。我更有一方，用白虎汤之半而另加药味，方名祛热生胃汤，石膏、元参、麦冬各三两，茯苓一两，人参、车前各五钱，知母三钱，水煎。此方石膏、知母泻胃火，人参生胃气，元参去浮游之火，麦冬生肺阴，茯苓、车前引火下行于膀胱，从小便出，且火盛必渴，渴必多饮水，用此二味以分湿，则水流而火自随水以散。方中泻火，又不伤气，似胜于白虎。一剂狂定，二剂渴减半，三剂渴止、火亦息，正不用四剂也。凡有火热发狂，或汗如雨、口渴舌燥，或生芒刺者，此方投之立效，断不至死也。

鳌按：此四条皆本太阳经症，但首条，误下热入，阳极扰阴，血燥而畜于中，血病则知觉昏昧而发狂，所谓表病传里者。二条，亦病在燥血内结，皆属下后热入于里者。三条，血气皆重，故用桃仁承气以攻其里之结血，此则由于未下者。四条，喜忘乃发狂之根也，故虽未及“发狂”字，而亦当次入款内。四条虽皆太阳症，然至热结，则骎骎传入阳明矣。即如喜忘一症，当其喜忘时，尚属太阳，迨阳明既病，而究其根由，因知前此太阳病时已有喜忘之病情也。[①]

【纲】仲景曰：伤寒脉浮，医以火迫劫之，亡阳，必惊狂，起卧不安者，桂枝去芍药加蜀漆龙骨牡蛎救逆汤主之。

【目】黄仲理曰：又有火邪发惊狂者，医以火于卧床下，或周身用火逼劫汗出，或熨而成火邪，其人烦躁惊狂，起卧不安，仲景主方外，桂枝甘草龙骨牡蛎汤亦可[②]。凡灸及烧针后症似火劫者，兼用劫法治之，《金匮》风引汤尤良，柴胡加龙骨牡蛎汤更捷。

陶华曰：伤寒热毒，由胃并心，遂使神不宁、志不定，故发狂，始则少卧不饥、妄语妄笑，甚则登高弃衣、越垣上屋，皆由独阳亢极，热毒所致，非大下不止。亦有当汗不汗，瘀热在里，下焦畜血如狂者，未至竟狂耳。《难经》“重阳者狂”，即阳毒。脉洪大或数实，狂言错语，烦躁，干呕，面赤，咽痛，潮热，发斑，或下利黄赤，阳毒升麻汤、黄芩汤；时行热病，发狂，黑奴丸。《经》曰：“太阳病不解，热结膀胱，如狂而血下者，愈也。”血症如狂，脉微，身黄，唇燥漱水，无寒热，小腹满，小便不利，大便黑，犀角地黄汤，甚者桃仁承气汤、抵当丸，取下黑物为效。

发黄

【纲】仲景曰：伤寒脉浮缓，手足自温者，系在太阴。太阴者，身当发黄；若小便自利者，不能发黄。至七八日，大便鞕者，为阳明病也。

【目】李梴曰：《经》曰：“湿热相交，民病瘅。”瘅即

①【医理探微】

第一条为太阳蓄血证，第四条为阳明蓄血证。

太阳蓄血证的神志见证是如狂、发狂，其辨证要点为少腹急结或硬满，小便利，表明病不在气而在血。阳明蓄血证也有神志见证，但不是发狂，而是喜忘，由于早有宿血，肠胃之热与宿血相结，在上的心气失常，所以喜忘。

阳明蓄血证与太阳蓄血证，尽管临床表现有显著差异，但其病理机转都是属于邪热与血相结，所以主治方剂都是抵当汤。

②【医理探微】

伤寒脉浮，是病邪在表，当以麻黄汤发汗，或桂枝汤解肌。误用火法劫迫出汗，致汗多而损伤心液，阴不能敛阳，心阳随之外泄，所谓“阴在内，阳之守”也。心阳外亡散乱，于是发生惊狂卧起不安。较 118 条烧针而致的为重，所以治以桂枝去芍药加蜀漆牡蛎龙骨救逆汤，一以温复心阳，一以镇浮越之心神。因芍药性味酸寒阴柔，非阳虚所宜，去之因病势险逆，故方名救逆。

黄，单阳而无阴也。伤寒发黄虽不一，而误用温药，或被火攻太甚，或失汗、下与渗，以致阳明经中血热，而见真色于肌肤，名之瘀热发黄，头汗作渴，小便不利，色黄而明，茵陈汤、茵陈三物汤、陶氏茵陈汤。有湿热郁而发黄者，身疼发热，色黄而晦，茵陈五苓散。有寒湿发黄者，太阳病，寒湿在里，发汗过多，则寒去而湿在，麻黄连翘赤小豆汤，身痛鼻塞者，急用瓜蒌搐鼻法，内服茵陈五苓散；头痛甚者，神术散加茵陈。有中湿发黄者，一身痛，误汗则眼目俱黄，茵陈五苓散、栀子柏皮汤、防己黄芪汤，身烦痛者，麻黄汤加苍术。伤风发黄者，易饥，鼻干，腹满，潮热，咳嗽，小柴胡加茵陈，如哕，加茯苓；甚者，大柴胡；兼往来寒热，小柴胡加茵陈、山栀。由内伤中寒，脾胃素冷，或伤冷物停滞，或呕逆腹满，大便自利，理中汤加枳实、青皮、茵陈，腹胀食不敢饱，欲作谷疸，五苓散。阴症发黄，四肢逆冷，脉沉，或阴盛发躁，四逆汤。结胸发黄，心胸满鞕，按之痛不可近，大陷胸汤；由痞气，心下满鞕，按不痛，半夏泻心汤，以上并加茵陈用，痞结散而黄自愈。大抵发黄与治湿相似，轻则渗泄和解，重则大下，水利黄自退矣。但寸口无脉，鼻气冷，为不治。形变烟煤黑色，摇头直视，环口黧黑，柔汗发黄，脾脏气绝也。诸发黄小便不利，惟瘀血发黄小便自利，且瘀血与瘀热，外症俱头汗作渴、脉浮数，但热结下焦，则热耗津液而小便不利；血结下焦，则热但耗血而不耗津液，故小便自利。

【纲】仲景曰：阳明中风，脉弦浮大而短气，腹部满，胁下及心痛，久按之气不通，鼻干，不得汗，嗜卧，一身及面目悉黄，小便难，有潮热，时时哕，耳前后肿，刺之小瘥。外不解，病过十日，脉弦浮者，与小柴胡汤。脉但浮，无余症者，与麻黄汤；若不尿，腹满加哕者不治。

【目】鳌按：此条中风，是由少阳转属者，两阳熏灼，故一身及面目悉黄也。[①]

【纲】仲景曰：阳明病脉迟，腹满，食难用饱，饱则微烦，头眩，必小便难，此欲作谷疸，虽下之，腹满如故。所以然者，脉迟故也。

【目】柯琴曰：《金匮》云："谷气不消，胃中苦浊谷

①【医理探微】

脉弦浮大，弦为少阳，浮为太阳，大为阳明，此为三阳合病之脉。短气腹满鼻干，身目悉黄，潮热，嗜卧，时时哕等证，是阳明邪热郁闭所致；胁下及心痛，久按之气不通，不得小便，耳前后等证，为少阳经邪热壅案不通；不得汗，是太阳肌表闭塞。此为三阳合病之证。

疸根原，浊气下流，小便不通，身体尽黄，名曰谷疸[①]。"宜五苓散调胃利水治法亦当如之，反用茵陈汤下之，腹满不减，而除中、发哕所由来矣。除中者，胃阳不支，假谷气以自救，凡人将死而反强食者是也。

【纲】仲景曰：伤寒身热发黄者，栀子柏皮汤主之。

【目】成无己曰：此汤所以解散其热也[②]。

【纲】仲景曰：阳明病无汗，小便不利，心中懊憹者，身必发黄。

【目】成无己曰：此由阳明热盛致发黄者也[③]。

韩祇和曰：无汗，热不得越矣；小便不利，热不得降矣。故虽未经汗、下，而心中懊憹也。无汗，小便不利，黄之原也；懊憹，黄之兆也。然与栀子、柏皮自解，不可用茵陈也。

【纲】仲景曰：阳明病，被火，额上微汗出，而小便不利者，必发黄。阳明病，面合赤色，不可下之，必发热，色黄，小便不利也。凡用栀子汤，病人旧微溏者，不可与服之。

【目】成无己曰：此由内本有热，而被火致黄者也[④]。

鳌按：栀子苦寒下泄，向来微溏者，由胃气不实，即栀子且禁用，况承气乎！[⑤]

【纲】仲景曰：阳明病，发热汗出，此为热越，不能发黄也。但头汗出，身无汗，齐颈而还，腹满，小便不利，渴饮水浆，此为瘀热在里，身必发黄，茵陈蒿汤主之。伤寒七八日，身黄如橘子色，小便不利，腹微满者，茵陈蒿汤主之。伤寒发汗已，身目为黄，所以然者，以寒湿在里不解故也。不可下，于寒湿中求之。

①【医理探微】

由于水谷之湿郁阻中焦而致肌肤发黄的，名为谷疸。本条所述就是欲作谷疸的预断。胃寒，故脉迟；阳虚不运，故食难用饱；过饱则阻滞不化而水谷之湿郁蒸，故微烦；中焦既阻，则清阳不升，故头眩；浊阴不降，故小便难。

②【医理探微】

本条只说身黄发热，既没有腹微满的里证，又没有身体疼身痒的表证，仅是湿热郁蒸所致，所以用栀子柏皮汤以清泄湿热。湿热发黄，总是由于邪无出路，假使热能外越，湿能下泄，就不会发黄。据此则本证亦当有无汗和小便不利等证，文中虽没有提及，是不难推知的。

③【医理探微】

阳明病发黄的成因，主要是湿热郁蒸。无汗，则里热不得外越；小便不利，则里湿不得下泄。湿与热合，郁蒸不解致心中懊憹，进一步就会肌肤发黄。

④【医理探微】

阳明里热实证，治以火法是错误的。以火治火，必致里热更甚，热郁于里不得外越下泄，熏蒸向上，故额上微汗出，其机制与但头汗出一样，周身无汗，面又小便不利，所以预断为必发黄。

太阳风温证有被火发黄，本条举阳明病被火发黄，两者似乎不同，实际在病理上是一致的，可互参。

⑤【临证薪传】

临床治病选用方剂，除了必须与证情符合以外，还须注意病人的体质状况，做到因人而异，才能取得预期的效果。栀子豉汤尽管不是太寒的方剂，但毕竟偏于苦寒，因此遇到脾阳较虚的病人，虽然是热郁胸膈证，也应当慎重使用，否则就会损伤脾阳而增加新的病变。所谓病人旧微溏，就是对阳素虚的举例。因此，本条不仅是栀子豉汤的禁例，而且具有普遍性的指导意义。

【目】成无己曰：寒湿在里不解，还于寒湿求之，是由寒湿致发黄者。夫湿亦令黄，热亦令黄，二者非止由来有异，而色泽亦自不同，湿家黄而暗，热盛如橘色，甚者染衣，正黄如柏。大抵黄属脾，脾为湿热所蒸则发黄，用茵陈汤，泄涤其热也。

【纲】仲景曰：形体烟熏，直视摇头，此为心绝；环口黧黑，柔汗发黄，此为脾绝。

【目】成无己曰：此皆不治之症。

便脓血

【纲】仲景曰：病人无表里症，发热七八日，不大便，虽脉浮数者，可下之。假令已下，脉数不解，合热则消谷善饥，至六七日，不大便者，有瘀血也，宜抵当汤。若脉数不解，而下利不止，必协热而便脓血也。

【目】鳌按：热利不止，必大便脓血，由于素有畜血，内外俱热，阳盛阴虚，而阴络受伤故也。此因下后协热便脓血，热气下流故也。[①]

①【医理探微】

下后脉数不解，里热未除可知。下利不止，是中气因下而伤；血被热所蒸腐，故协热而便脓血。

两条同样是脉数不解而发热不退：一条不大便，是合热而瘀血内停，故宜用抵当汤攻逐瘀血；一条下不止，故协热而便脓血，虽未出方治，当不外乎清热化瘀凉血。

【纲】仲景曰：阳明病，下血，谵语，此热入血室。但头汗者，当刺期门。

【目】王肯堂曰：冲脉为血海，即血室也，男女均有之。男子下血、谵语，女人寒热似疟，皆为热入血室，迫血下行，则为协热而利。挟血之脉，乍涩乍数，或沉或伏，血热交并，则脉洪盛，大抵男多在左手，女多在右手见之也。又有阴寒为病，下利脓血者，乃下焦虚寒，肠胃不固，清浊不分，而便下脓血也。二者一为血热，一为血寒，临病审之。

大便先鞕后溏

【纲】仲景曰：阳明病，潮热，大便鞕者，可与大承气汤；不硬者，不可与之。若不便六七日，恐有燥屎，欲知之法，少与小承气汤，汤入腹中，转失气者，此有燥屎，乃可攻之；若不转失气者，此但初头硬，后必溏，不可攻之，攻之必胀满不能食也。欲饮水者，与水则哕。其后发热，必大便硬而少也，以小承气汤和之。不转失气者，慎不可攻也。阳明病下之，心中懊侬而烦，胃中有燥屎者，可攻之，宜大承气汤；腹微满，初头硬，后必溏，不可攻之。阳明病，若中寒，不能食，小便不利，手足濈然汗出，此欲作痼瘕，必大便初鞕后溏。所以然者，以胃中冷，水谷不别故也。得病二三日，脉弱，无太阳柴胡症，烦燥，心下鞕，至四五日，虽能食，以小承气少少与，微和之，令小安，至六日，与承气汤一升。若不大便六七日，小便少者，虽不能食，但初头硬，后必溏，未定成硬，攻之必溏，须小便利，屎定硬，乃可攻之，宜大承气汤。

【目】许叔微曰：仲景论中言先鞕后溏者四症，前二症不言及小便，第三症言小便不利，第四症言小便少。其不言小便二条，首则因胃中邪热未作热实，次则因虚，烦热在上，胃中无燥屎；其小便不利条，则以胃中水谷不别之故；其言小便少条，则又以胃中未可定其硬不硬，而必候小便之利。是知仲景测大便法，皆以小便觇之，如"小便清，知不在里"，"利不止者，利其小便"，"小便数少，津液当还入胃中，必大便"，皆可验者。然小便利，屎定鞕，固为可攻，亦有小便自利，大便鞕，不可攻者，何哉？阳明自汗，或发汗，小便自利，此为津液内竭，虽鞕不可攻之。当须自欲大便时，用蜜煎导法。盖非里实，故不可攻也。又太阳一症云："若吐、若发汗，微烦，小便数，大便鞕，与小承气汤和之。"此两症，汗后大便鞕，小便利，皆同。而治法不同者，后症为有传邪，故微烦，又因发汗、吐、下后，小便数，内亡津液，大便鞕，是热邪入里，故以小承气利之。至若前症小便自利，以无传邪，故无烦症，大便虽鞕，不得为里实，但肠头干燥，止可用蜜导也。读仲景书者，宜详究焉。①

柯琴曰：痼瘕②，即初鞕后溏之谓肛门虽固结，而肠中不全干也，溏即水谷不别之象，以癥瘕作解者谬矣。按：大小肠俱属于胃，欲知胃之虚实，必于二便验之。小便利，屎定硬；小便不利，必大便初硬后溏。今人但知不大便、大便难、大便硬者为阳明病，亦知小便难、小便不

①【医理探微】

此四条皆提示了阳明病可攻与否的辨证。一条是以小承气汤试探阳明燥热是否成实；二条是阳明下后里实仍在是否可攻；三条是阳明中寒，胃中虚冷，水谷不别，与阳明里实相区别；四条是参考小便判断燥屎情况是否可攻。

②【注文浅释】

痼瘕：即固瘕，是寒气结积的证候名称。

利、小便数少或不尿者皆阳明病乎？

不大便

【纲】仲景曰：问曰：何缘得阳明病？答曰：太阳病发汗，若下、若利小便，此亡津液，胃中干燥，因转属阳明。不更衣，内实，大便难者，此名阳明也。阳明病，若能食者，名中风；不能食者，名中寒。

【目】喻昌曰：设为问答，以辨阳明中风之里症。此属正阳阳明，可下。

魏荔彤曰：太阳病治之未善，所以得阳明病也，若发汗过多，若下，若利小便，皆得致阳明病之因也。汗出、利小便皆能使其人津液亡耗也，津液亦以胃为归，亡耗则胃中干燥而里热生，里热生则在表之风寒亦随变热。里热外蒸，故自汗出；风寒变热，故表恶热，内外热合为一，此所以太阳之病转属阳明也[①]。然阳明病有浅深，其症亦不一，如不更衣，乃胃亡津液而干燥也；内实，乃胃中邪热太盛而结秘成实也；大便难，乃胃燥热半盛，尚有大便而艰难也。症不同，治之之法亦不同，承气诸方，仲师并未明言，而斟酌之妙，存乎人矣。中风、中寒，能食、不能食之说，固由化谷、不化谷，然风邪之热散而虚，寒邪之热聚而实；风邪之热行乎气，寒邪之热着于血，亦能食、不能食之故也。

鳌按：中风、中寒一节，本与不大便无涉，姑以能食、不能食成阳明病之故，附于此。

【纲】仲景曰：小便数者，大便必鞕，不大便十日，无所苦也。渴欲饮水者，少少与之，但以法救之，宜五苓散。

【目】魏荔彤曰：此太阳病已去，而转属阳明者。阳明既病，热气内盛，小便必黄赤而数；津液内伤，大便必枯燥而鞕。虽不更衣十日，无所苦者，津液坐耗，肠枯便秘，故不觉其苦，而受伤甚深也。以法救者，仍从太阳表里之法救之，五苓导水滋干，且解太阳风邪，洵阳明犹带太阳必用之药[②]。

①【医理探微】

本条补充了太阳病误治亦可转属阳明，不管发汗、利小便，或是攻下，只要用之不当，都会损伤津液，津液伤则胃肠干燥，因而转属阳明。阳明既病，胃肠阻滞不通，必然大便秘结，肠中燥实，或大便难，程度虽然有轻重不同，但都是阳明热实证，所以说此名阳明也。

②【医理探微】

此证属脾约，只可润下，不可峻攻。如果口渴欲饮，只可“少少与饮之”，而切勿太过。因为口渴的原因不一，应当根据不同病机，采用不同的治法，所以说“但以法救之”。假使因水气不化而口渴，就宜用五苓散治疗。

五苓散所治之渴，乃水停气不布津而津不上腾，所以用之以化气利水，气化则津得输布而渴止，五苓散并非真能消热回津，滋燥解渴。如用于燥热伤津的口渴，则不啻抱薪救火，不但不会生效，反而会招致不良的后果。

【纲】仲景曰：其脉浮而数，能食，不大便，此为实，名曰阳结，期十七日当剧。

【目】鳌按：此条本论阴结，阳结亦是陪客，以阳结即是胃家实也。阴结本少阴病，无表症，当用温药。

【纲】仲景曰：伤寒不大便六七日，不恶寒反恶热，头痛身热者，与承气汤。

【目】鳌按：受病即不大便，其为胃家实可知，此所以为阳明病也。

【纲】仲景曰：若不大便六七日，恐有燥屎，欲知之法，少与小承气汤，汤入腹中，转失气者，此有燥屎，乃可攻之。明日不大便，脉反微涩者，脾虚也，为难治，不可更与承气汤也。

【目】魏荔彤曰：此本申解阳明病谵语一症也。谵语之由，他条已言之，乃有阳明谵语已见，而犹当斟酌调和，得攻下之宜者，不容苟且也。盖有明日并不见大便，脉反变滑疾为微涩者，胃里虚寒可信也。此固非一下可收功，亦非一调可奏效，当缓缓补胃，徐徐生津，曰“难治”，言近功小效，必不易治也。六七日之久，竟不大便，此似胃已成实，然胃究未实，胃燥肠干，中塞硬屎，此胃终非实，而燥屎为害滋大也，故以小承气试之[①]。

①【注文浅释】

药后大便虽通，但明日大便又秘结不通，脉仅由滑疾变为微涩，里虚的本质毕露。即使便秘，也不可再用承气汤一类方剂。仲师没有明确是小承气汤，当包括调胃承气汤在内。

【纲】仲景曰：伤寒若吐、若下后，不解，不大便五六日，上至十余日，日晡所发潮热，不恶寒，独语如见鬼状。若剧者，发则不识人，循衣摸床，惕而不安，微喘直视，脉弦者生，涩者死，微者但发热谵语，大承气汤主之。若一服利，止后服。

【目】方中行曰：病由太阳转属阳明，不大便延至五六日以上，十余日之久，日晡云云者，阳明之症备具，此胃中邪热已盛，病已成实，急宜攻下以救胃津矣。不然，逡巡畏缩，坐致发狂病剧，亦难救也。

【纲】仲景曰：病人不大便五六日，绕脐痛，烦躁，发作有时者，此有燥屎故也。大下后，六七日不大便，烦不解，腹满痛者，此有燥屎也。所以然者，本有宿食故也，宜大承气汤。

【目】魏荔彤曰：此二条皆申解阳明病有燥屎应下

之辨，有病虽攻下，不伤正气者。如病人不止于伤寒，凡不大便五六日之久，绕脐痛而烦躁，发作有时，不必论胃腑之热成实与否，而燥屎在肠为患，至于浊气中结，绕脐痛；邪上干，烦躁作，知燥屎阻塞故也，除涤其燥屎可耳。燥屎由于宿食者，以大下后，津液耗，宿食遂干，故结而阻滞肠间也，亦宜下之。

【纲】**仲景曰：少阴病六七日，腹胀不大便者，急下之，宜大承气汤。**

【目】柯琴曰：六七日当解不解，因转属阳明，是脏气实而不能还之于腑也，急攻之，所谓已入于腑者可下也。三阳惟少阳无承气症，三阴惟少阴有承气症。

喻昌曰：六七日，腹胀不大便，则胃土过实，肾水不足以上供，有立尽之势，又非少阴负趺阳反为顺候之比，此时下之已迟，安得不急[①]？

魏荔彤曰：六七日之久，热邪弥漫，熏灼中焦，不惟少阴水枯，且阳明津亡，至腹胀而脾阴已散，不大便而肠胃皆干，危急甚矣。急下其热邪，以救其肾阴，救肾阴即所以救胃与脾阴也。大凡大承气之用，非至坚用之以破，即至深用之以陷，而涤热邪、留真阴一也。在阳明热邪之耗胃津，津，胃之真阴也，急为攻下，救其津以救胃；在少阴热邪之耗肾水，水，肾之真阴也，急为攻下，救其水以救肾。无二法也。明乎此，则喻氏尝言伤寒当救阴，正于此等处用之也。

【纲】**仲景曰：病人无表里症，发热七八日，虽脉浮数者，可下之。假令已下，脉数不解，合热则消谷善饥，至六七日，不大便者，有瘀血，宜抵当汤。若脉数不解，而下利不止，必协热而便脓血也。**

【目】魏荔彤曰：虽无太阳表症、阳明里症，而发热、脉数，以热在里则伤里，恐至津竭而后下之无济也，故可下。但热入于里，胃既不实，多入下焦之血室，与血为溷，至血瘀甚，则虽下之，而血必旋畜，血热甚，则方下之，而挟利不止，此惟随症立法救之，故仲师分立下后二法也[②]。

【纲】**仲景曰：阳明病，胁下鞕满，不大便而呕，舌**

①【注文浅释】

此条言少阴病，提示有肾阴涸竭证候，病经六七日，又见腹部胀满、大便不通的阳明燥实证，肾阴势必进一步耗伤而濒临竭绝的危险，因而必须急下阳明之实，方可救将竭之阴。否则，就会下之不通，阴竭而死亡。

②【医理探微】

里实证下之得当自应便通热去，然而下后仍脉数不解，里热未除，此因"合热"，意指热不仅在气分，而且合于血分，所以虽下而发热不退，脉数不解。胃虽热而无实滞，加上血热熏蒸，因而消谷喜饥。病机重点是热与血相合，故虽然至六七日不大便，却非承气汤所能治，而宜抵当汤攻逐血。

上白苔者，可与小柴胡汤。上焦得通，津液得下，胃气因和，身濈然而汗出解也。

【目】魏荔彤曰：此条是阳明胃实已成，而邪复转传少阳也。诸症中，惟不大便为正阳明病，余皆少阳阳明应有之病，但犹属欲转而未全成少阳耳。

可下

【纲】仲景曰：脉浮而大，心下反鞕，有热属脏者，攻之，不令发汗；属腑者，不令溲数，溲数则大便鞕，汗多则热愈，汗少则便难，脉迟尚未可攻。

【目】朱肱曰：伤寒固有始得病，便变阳盛之症，须便下之。又有腠理寒，一二日便成少阴病者，须急温之。阳明里症者，内热是也，宜下之。伤寒始发热恶寒，今汗后不恶寒，但倍发热而躁；始脉浮大，今脉洪实，或沉细数；始惺静，今狂语，此为胃实阳盛，再汗即死，须下即愈[①]。更有心胸连脐腹大段疰闷，腹中疼，坐卧不安，冒闷喘急极者，亦不候他症，便下之，但大便妨闷，恐尚有表症者，亦须少少与小承气汤微解之，不可过多，令大泄也。失下，则气血不通，四肢便厥，医人不知，反疑是阴厥，进热药，祸如反掌，不可不察。问："三阴有可下者乎？"三阴大约可温，然须有积症方可也。何谓积症？太阴腹满时痛，桂枝加芍药汤，甚者桂枝加大黄汤；少阴口燥咽干，或腹满不大便，或下利清谷，心下痛，皆积症也。下症悉具，服汤已更衣者，止后服，不尔，尽剂与之。

王肯堂曰：大法秋宜下。凡可下者，用汤胜丸、散，中病便止，不必尽剂也。

【纲】仲景曰：病人烦热，汗出则解，又如疟状，日晡所发热者，属阳明也。脉实者宜下之，与承气汤。

【目】王好古曰：大承气，治大实大满，满则胸腹填胀，状若合瓦，大实则不大便也，痞、满、燥、实四症俱备则用之，杂病则进退用之；小承气，治痞实而微满，状若饥人食饱饭，腹中无转失气，心下痞，大便或通，热甚，须可下，宜此方；调胃承气，治实而不满者，腹如仰瓦，腹中有转失

①【医理探微】

浮大脉一般主病在表，不应该心下硬，现在反而见到心下硬，当是阳热之邪结于胸脘部位。所谓入脏，即热邪在里，所以不可治以汗法。所谓属腑，又指在里的阳热炽盛，由于热盛最易耗伤津液，所以也不可渗利小便。假使误用渗利，而致小便过多，那么津液外泄，就必然引起大便燥硬。阳热证候可能发生的两种情况：一是汗多则邪有出路，热可随汗而解；一是汗少而邪不得外泄，热邪耗津可引起大便困难。治疗这种便难，当然可以酌用清热通下方法，不过还须结合脉象。如果脉迟，标志着营阴不足，那么攻下方法又当慎用。

气，有燥屎，不大便而谵语、坚实之症。以上三法不可差，假令调胃承气症，用大承气下之，则愈后元气不复，以其气药犯之也；大承气症，用调胃承气下之，则愈后神痴不清，以其无气药也；小承气症，用芒硝下之，则或利不止，变而成虚矣。又曰：伤寒外症，全是下症，而脉反细不可下者，泻心汤主之；脉有力者，黄连泻心汤；无力者，半夏泻心汤。[①]

鳌按：承气症甚多，不全采录，单有“急下之”“急攻”之字样者录之。盖以着此字样者，皆有急当攻下之故，其余承气症，未尽若是也。

【纲】仲景曰：得病二三日，脉弱，无太阳柴胡症，烦躁，心下鞕，至四五日，虽能食，以小承气少少与，微和之，令小安，至六日，与承气汤一升。若不大便六七日，小便少者，虽不能食，但初头硬，后必溏，未定成硬，攻之必溏，须小便利，屎定硬，乃可攻之，宜大承气汤。

【目】吴绶曰：《经》言太阳病，发热汗出不解，其人蒸蒸热者，属胃也，调胃承气汤；凡潮热，腹满者，大柴胡加厚朴；凡阳明病汗多，胃中必燥，大便必鞕，鞕则谵语，小承气汤；若谵语，脉滑而疾，发潮热者，大柴胡汤；凡谵语，潮热，不食者，胃中必有燥屎五六枚，小承气汤；若能食，大便鞕者，大承气汤。

【纲】仲景曰：汗出谵语者，以有燥屎在胃中，此为风也，须下之。过经乃可下之。下之若早，语言必乱，表虚里实故也。下之则愈，宜大承气汤。

【目】成无己曰：胃实不大便，或难或鞕，燥屎悉属里症，宜下者多矣。然而有表未解，风湿相搏，尤宜先解表，已而下之可也，如《经》言“不大便六七日，头痛有热者，小便清和，不在表，仍在里”是也[②]。其症多见于阳明，盖胃土“万物所归，无所复传”，自太、少阳传入者，众所共知，而于三阴传入者，鲜或能识，若能熟视其微，则三阴有急下之症多矣，岂非仲景之微意欤？

陶华曰：有宜急下者两症。少阴症口燥咽干，谓之肾汁干，宜急下；阳明症发热汗多，谓之胃汁干，亦宜急下。此所谓急下两症也。

①【注文浅释】
王氏所言辨证阳明证可下与否极具参考意义。

②【医理探微】
表里证同俱的治疗原则之一，里实者治应先表后里，表解乃可攻里，此条的病机特点是“表虚里实”。如果表未解误下，则表邪尽陷而里热益甚。

汪昂曰："少阴病，得之二三日，口燥咽干者，急下之"，邪入未深，便作口燥，此肾水将干，宜急下以救欲绝之本；"少阴病六七日，腹胀不大便者，急下之"，此少阴邪热入胃腑也，土胜则水干，宜急下以救肾水。"少阴病，自利清水，色纯青，心中必痛，口中燥者，急下"，青为肝色，肝邪乘肾故下利，阳邪上攻故口燥，此亦少阴传入阳明腑病也。厥阴症，舌卷囊缩，宜急下之，此症仲景无治法。按：舌卷囊缩，有寒极者，宜附子四逆加吴萸，并灸关元、气海，或葱熨法；又有阳明之热，陷入厥阴经，阳明主润宗筋，宗筋为热所攻，弗荣而急，引舌与睾丸，故舌卷囊缩，此为热极，当泻阳以救阴，以上皆大承气症也。张兼善曰："胃为水谷之海，四旁有病，皆能传入胃土，燥则肾水干，故阳明与少阴皆有急下之症。症虽不同，其入腑之理则一，故皆用大承气。有病循衣摸床撮空者，此胃热也，钱仲阳《小儿直诀》云：'此肝热也'。亦承气汤主之。"

王肯堂曰：胃家实不大便，虽三尺之童，亦知可下也。殊不知仲景之法，虽有胃实症，若表未解，及有半表者，亦先用桂枝、柴胡以解外，然后视虚实消息之可也。凡胃家不大便等症，其或胃实有表者，必先解表；其或口苦、咽干、脉浮紧者，宜和解；其或便鞕无所苦者，且候之；其或胃实表解有症者，急随症攻之；其或胃实表解无症者，忌攻，大便鞕者导之。盖以阳明病，身汗出，若发汗，小便自利者，此津液内竭，虽硬不可攻之，当须自欲大便时，蜜导之。

鳌按：王氏"有症攻之，无症忌攻"云者，症即阳明实症，如潮热、谵语是也，有此等症，方可攻；无此等症，虽不大便，皆由津液不足，当须详审，勿妄攻也。《经》言"过经乃可下"者，言已过七日，行经已尽，此时阳邪入阴，乃可下也。

【纲】 **仲景曰：阳明病下之，心中懊憹而烦，胃中有燥屎者，可攻之，宜大承气汤；腹微满，初头硬，后必溏，不可攻之。**

【目】 李梴曰：里症具而脉沉实者，宜下。若下后热不退，脉未和者，犹当量虚实再下。若失下，则邪无从出，又或应下而反汗之，则津液内竭，变为动悸等症。

鳌按：腹大满不通，是胃中燥屎上攻也，故可攻。

【纲】仲景曰：脉滑而数者，有宿食也，宜大承气汤。腹满不减，减不足言，当下之，宜大承气汤。发汗不解，腹满痛者，急下之，宜大承气汤。阳明病，发热汗多者，急下之，宜大承气汤。

【目】鳌按：数为在腑，故滑而数为有食，为当下之症。二条，腹满如故，乃下之，虽当减而未尽，故更当下也。三条，表虽未解而邪甚于里，故当急攻。四条，汗多亡阳，又当急下以存津液。

【纲】仲景曰：伤寒六七日，目中不了了，睛不和，无表里症，大便难，身热者，此为热也。急下之，宜大承气汤。

【目】李梴曰：伤寒热气入脏，流于少阴之经，咽焦，口燥渴，肾水干也；热病热不已，目睛不和，亦肾水干也，皆急下以救肾水。阳明发热汗多，或已汗不解，腹满痛，及谵狂，不大便者，皆急下以存胃液[①]。伤寒脉弦而迟，弦为寒，迟为脏；脉大而紧，大为阳，紧为寒，俱谓之阳中伏阴，急下以分阴阳。又下利，三部脉平，心下硬者，内实也；下利，脉迟而滑，或浮大，按之反涩，恶食者，皆胃有宿食也，但宿食忌巴豆，只宜用大黄荡涤。

刘完素曰：下后热不退，再下之，热愈盛，脉微，气虚力弱，不加以法，则无可生之理。若辍而不下，则邪热极盛，阴气极衰，脉息断绝，必不可救。如此之症，下亦死，不下亦死。《经》云："三下而热不退者死。"后人有三四次至十数次而生者，此乃偶中，不可为法，但用解毒汤合凉膈散调之，庶不失人命。汗下后热不退，不问有汗、无汗，宜白虎加人参、苍术以解之。

陶华曰：凡言急下者，盖病热已迫，将有变也，非若他病，尚可稍缓。

①【注文浅释】
此为阳明急下证之一，燥热灼烁、真阴将竭的反应。因此，必须用大承气汤急下，否则将燎原莫救。

不可下

【纲】仲景曰：阳明病，心下鞕满者，不可攻之。攻之，利遂不止者死，利止者愈。伤寒呕家，虽有阳明症，不

可攻之。阳明病，自汗出，若发汗，小便自利，此为津液内竭，大便虽鞕，不可攻之，当须自欲大便，宜蜜煎导而通之。若土瓜根，及与大猪胆汁，皆可为导。

〔**目**〕张云岐曰：非阳明之本病不可下，阳明本病，胃家实也；非痞、满、燥、实，不可下；非潮热、发渴，不可下；非詈骂亲疏，不可下；非脉沉数，不可下；非弃衣、登高、目见鬼，不可下。

李梴曰：可下者，脉症全在里也。若太早，若过，则水谷脱而变生焉。不可下者，诸虚咽肿，呕吐厥逆，结胸，不转失气，脐中左右上下动气，脉浮细、浮虚、浮涩、带迟，恶寒等症，下之则危，随宜以温热药救之。

〔**纲**〕**仲景曰：阳明中风，口苦，咽干，腹满，微喘，发热恶寒，脉浮而紧。若下之，则腹满、小便难也。**

〔**目**〕朱肱曰：脉浮不可下，脉虚不可下，恶寒不可下，呕吐不可下，小便清不可下，不转失气不可下，大便坚、小便数，不可用承气汤乃脾约丸症也，大便鞕、小便少者，不可攻[①]。

柯琴曰：此中风、伤寒胃实转胃虚，初能食而致反不能食之机也。

〔**纲**〕**仲景曰：阳明病，脉浮而紧，咽燥口苦，腹满而喘，发热汗出，不恶寒反恶热，身重。若下之，则胃中空虚，客气动膈，心中懊憹，舌上苔者，栀子豉汤主之。**

〔**目**〕朱肱曰：大抵伤寒最慎于下，若表未罢，不可乱投汤剂，虚其胃气。仲景云："表解而内不消，非大满，犹生寒热，则病不除也。表已解而内不消，大满大实，坚有燥屎，乃可下之。虽四五日，不能为祸。若不宜下而攻之，内虚热入，协热遂利，烦躁诸变，不可胜数，轻者困，重者死。"古人所以伤寒有承气之戒。脉浮不可下，其病在表，宜发汗，下之则为懊憹，为痞，为结胸。脉虚细，不可下。恶寒不可下，以恶寒为表之虚，虽是阳明症，尚恶寒，即与太阳合病，属表，但可发汗。少阴恶寒，当温之。呕吐者不可下，宜与小柴胡和解。不转失气不可下，与小柴胡，明日又不大便，脉反微涩，里虚也，为难治，姑与黄芪建中汤。

①【**医理探微**】

风寒之邪，必待化燥传入少阳，始出现口苦、咽干；阳明中风为风热之邪，故初病即可兼见口苦、咽干的类少阳胆热症状。阳明热壅气滞，所以微喘。

至于发热恶寒，脉浮而紧，乃是外兼太阳表证，证情比较复杂，已经出现阳明里热证，辛温发表自不可用，但是热而未实，下法亦不可用。假使误用下法，表邪内陷，胃气愈滞，则腹满必然更甚。误下伤津，小便也就愈加不利了。

程郊倩曰：阳明中风，病在气分，故不可妄下。

【纲】**仲景曰：发汗，若下之，而发烦热，胸中窒者，栀子豉汤主之。**

【目】吴绶曰：凡有恶寒、恶风者，凡腹满时减时满者，凡腹胀满可揉可按虚软者，凡阴虚劳倦者，凡手足逆冷、尺脉弱者，凡脉在表者，俱不可下。凡脉沉，不实不疾，按之无力者，凡亡血虚家，及妇人经水适来适断，热入血室，与夫胎前产后崩漏等症，及小便频数，小便清而大便秘者，俱不可下也。

鳌按：此热伤君主，心气不足而然也，故不可下。

【纲】**仲景曰：少阴病，饮食入口则吐，心中温温欲吐，复不能吐，始得之，手足寒，脉弦迟者，此胸中实，不可下也，当吐之。**

【目】魏荔彤曰：胸中实见不惟少阴寒邪为病，且兼痰饮积实于胸次为病也，邪在上，自当顺其势而治之，不可下而可吐[①]。

【纲】**仲景曰：三阳合病，腹满身重，难以辗侧，口不仁而面垢，遗尿。发汗则谵语，下之则额上汗出、手足冷。若自汗出者，白虎汤主之。**

【目】戴原礼曰：阳明下症悉具，其人喘嗽，或微恶寒，为太阳阳明；或往来寒热，为少阳阳明。于阳明症中而有太阳、少阳症，此非正阳明也，不可遽下，所以古注阳明有三，常须识此。

【纲】**仲景曰：伤寒发汗已，身目为黄，所以然者，寒湿在里不解故也。不可下，于寒湿中求之。**

【目】鳌按：寒湿在里，与瘀热在里不同，且既由寒湿，则非属阳明病矣，故不可下。

【纲】**仲景曰：阳明病脉迟，微汗出，不恶寒者，其身必重，短气，腹满而喘，有潮热者，此外欲解，可攻里也，手足濈然而汗出者，此大便已鞕也，大承气汤主之；若汗出，微发热恶寒者，外未解也，其热不潮，未可与承气汤；若腹大满不通者，可与小承气，微和胃气，勿令大泄下。**

【目】黄仲理曰：阳明之为病，胃家实是也，谓之正阳阳明，属下症，轻则大柴胡，重则大小承气，此邪自阳明

①【医理探微】

胸中有痰实，痰涎胶滞，因而又欲吐不能，可用吐法治疗；膈上有寒饮，痰浊阻遏，阳气不布，当用温法治疗。胸中实为邪在上，自非攻下剂所能驱除，《内经》谓“其高者因而越之”，因此治当吐之，如瓜蒂散一类方剂，均可选用。

经传入腑者，故可下。但亦有在经未入腑者，纵大满大实不通，亦不过小承气微下之以和胃气。入胃在经，尤宜两审也。其阳明一症，少有自病者，多因太阳传入，兼与太阳阳明合病，用葛根汤者是也；少阳阳明合病，用黄芩芍药汤者是也，自少阳传入阳明，及未合并病者亦然。

鳌按：勿令大泄下者，以脉迟也。脉迟者，为无阳，为在脏也，故不可下。

【**纲**】仲景曰：脉浮而大，心下反鞕，有热属脏者，攻之，不令发汗；属腑者，不令溲数，溲数则大便鞕，汗多则热愈，汗少则便难，脉迟尚未可攻。

【**目**】柯琴曰：脉迟，便非热实，是浮大皆为虚脉矣。仲景特出此句，正发明心下鞕一症有无热属脏者，为妄攻其热者戒也。

小便自利

【**纲**】仲景曰：阳明病，自汗出，若发汗，小便自利，此为津液内竭，大便虽鞕，不可攻之，当须自欲大便，宜蜜煎导而通之。若土瓜根，及与大猪胆汁，皆可为导。

【**目**】柯琴曰：本自汗，更发汗，则上焦之液已外竭；小便自利，则下焦之液又内竭[①]。

【**纲**】仲景曰：伤寒脉浮缓，手足自温者，系在太阴。太阴者，身自发黄；若小便自利者，不能发黄。至七八日，大便鞕者，为阳明病。阳明病，反无汗，而小便利，二三日，呕而咳，手足厥者，必苦头痛。

【**目**】柯琴曰：首条，小便自利，是津液越出，故燥土受病，病在胃也。次条，小便利则里无瘀热可知矣。

小便数

【**纲**】仲景曰：太阳病，若吐、若下、若发汗，微烦，小便数，大便因鞕者，小承气汤和之愈。

【**目**】王肯堂曰：阳明皆以小便自利为病，盖以验病之下与不当下也。若小便不利而少腹鞕者，屎也，当渗

①【医理探微】
阳明燥结便秘，如果属于邪实，自当用承气汤攻下。可是因肠中津液不足而引起的大便秘结，就不是承气汤所能主治。关于肠中津液亏耗的原因，不外乎两个方面：一是汗出较多，再误用发汗，以致津液越于外；二是小便偏多，则津液泄于下，因而体内津液相对减少，肠间缺乏津液濡润，所以大便干涩难下。

泄之；若小便自利而少腹鞕者，非血则粪也，当通利之。且病之发黄与不发黄，及病之死与不死，皆可于此验之。

吴绶曰：小便数者，频欲去而不多也。太阳、阳明治各有条，凡肾虚有热，小便频数者，清心莲子饮，或人参三白汤加知、柏、麦冬、石莲之类，或滋补丸，补中益气汤加知、柏、麦冬、生地。

柯琴曰：此用小承气以润燥，是亦和剂，不专是下剂。

小便不利

【纲】仲景曰：阳明病，面合赤色，不可攻之，必发热色黄，小便不利也。病人小便不利，大便乍难乍易，时有微热，喘冒不能卧者，有燥屎也，宜大承气汤。得病二三日，脉弱，无太阳柴胡症，烦躁，心下鞕，至四五日，虽能食，以小承气汤少少与，微和之。若不大便六七日，小便少者，虽不能食，但初头鞕，后必溏，须小便利，屎定硬，乃可用大承气攻之。阳明病，小便不利，若中寒，不能食，手足濈然汗出，大便初鞕后溏者，此欲作痼瘕。

【目】成无己曰：发黄与痞及热病小便不利者，热郁所致。风湿相搏与阳明中风，其小便不利，寒邪所乘。其小便难者，亦多由汗、下而然①。

【纲】仲景曰：若脉浮发热，渴欲饮水，小便不利者，猪苓汤主之。

【目】王肯堂曰：此"浮"字误也。《活人》云"脉浮者五苓散，脉沉者猪苓汤"，则知此症，"若脉"二字下，脱一"不"字也。按：五苓散，乃茯苓、猪苓、泽泻加桂、术也；猪苓汤，乃猪苓、茯苓、泽泻加阿胶、滑石也。桂、术味甘辛为阳，主外；胶、滑味甘寒为阴，主内。《南阳》之言，可为不失仲景之旨矣！但《南阳》欲区别二药，分明以沉对浮，遂使后人致疑。三阳症中不当言脉沉，更不复致疑经文之有阙也。更详太阳症固当脉浮，而阳明为表之里，故其浮不曰"浮"而曰"长"，盖长者，不浮不沉之中脉也。成氏直以脉浮释之，而朱氏却以脉沉言之，皆失之矣。若曰"脉浮者五苓散，脉沉者猪苓汤"，则得旨。

①【医理探微】

此条阳明病，满面通红，是热郁于经，不能透达而向上熏蒸的缘故，与二阳并病面色缘缘正赤的病机略同。郁热于经，内无有形燥结，所以禁用攻下。如误用攻下，则怫郁之热更加怫郁，同时脾胃为下药所伤，水湿不能输运下行，因而小便不利。怫郁之热与在里之湿相合，纠结不解，湿热郁蒸，于是必发热色黄。所以会发热色黄，小便不利是主要条件，最后提出小便不利，旨在突出这一症状在发黄中的意义。

小便难

[**纲**] 仲景曰：若阳明胃实，发热恶寒，脉浮紧，下之者，则腹满、小便难也。

[**目**] 王肯堂曰：胁痛、身黄、小便难，若阳明胃实未下者，小柴胡汤。若下后不食、项强者，忌柴胡。

鳌按：三阳皆有小便不利症，不获太阳也。如少阳伤寒五六日，中风，往来寒热，心烦，胁痛，或心下悸，而小便不利者，仲景则主小柴胡汤；若五六日已汗复下，胁满微结，渴而不呕，但头汗出，心烦，往来寒热，为未解，而小便不利者，仲景又主柴胡桂姜汤；若八九日下之，烦惊，谵语，身重，而小便不利者，仲景又主柴胡加龙骨牡蛎汤也。

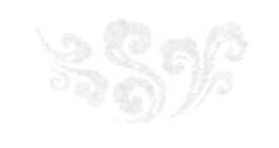

卷十一

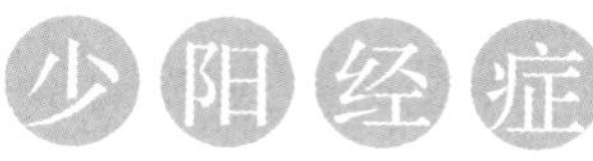

少阳经脉

【纲】仲景曰：伤寒脉弦细，头痛，发热者，属少阳。少阳不可发汗，发汗则谵语，此属胃，胃和则愈，胃不和则烦而躁。

【目】朱肱曰：足少阳胆经之脉，起目外眦，络于耳，遂分为四道，下缺盆，循于胁，并正别脉六道上下，主经营百节，流气三部，故病人胸胁痛而耳聋，或口苦、咽干，或往来寒热而呕，其脉尺寸俱弦者，知少阳经受病也。少阳受病，口苦、咽干、目眩，宜小柴胡汤以解表。不可发汗，发汗则谵语，谵语属胃，胃和则愈，胃不和则烦而躁，宜调胃承气汤，此属少阳阳明也。脉细，头疼，呕而发热者，属少阳也，小柴胡汤。病人不渴，外有微热者，小柴胡加桂枝也。夫小柴胡加桂，主表热最良，不特伤寒也。仲景云："表有热者，小柴胡加桂也；里有热者，白虎加人参也。"大抵身热不饮水者为表热，口燥烦渴者为里热，二药均治发热，然分表里焉。

王好古曰：辨表、里、中三说，假令少阳症，头痛，往来寒热，脉浮，此三症但有其一，即为表也；口失滋味，腹中不和，大小便或秘而不通，或泄而不调，但有其一，即为里也；如无上下、表里症，余皆虚热也，是病在其中矣。

张元素曰：少阳胆经，萦迂盘曲，多于各经，乃《少阳篇》中症治至简，又不闻何药为本经正法，何也？夫经络所据，太阳在后，为表；阳明在前，为里；少阳在侧，夹于表里之间，故曰半表半里。治法，表宜汗，里宜下，既居两间，非汗、下所宜，故治疗无正法。《经》云："少阳不可发汗，发汗则谵语。"又曰："不可吐下，吐下则惊而悸。"则汗、吐、下三法，皆少阳所忌，其剂不过和解而已，所以仲景止用小柴胡至当也。然而经络未别，虽多所行非由正道少阳所以病少之故，故为病亦不多也。

喻昌曰：少阳伤寒禁汗，少阳中风禁吐、下，二义互举，其旨益严。盖伤寒之头痛、发热，似宜发汗者，尚不可汗，则伤风之不可汗，不待言矣；中风之胸满而烦，痰饮上逆，似宜可吐、下者，尚不可吐、下，则伤寒之不可吐、下，更不待言矣。脉弦细者，邪欲入里，在胃之津液必为热耗，重复发汗，而驱其液于外出，安得不谵语乎？胃和者，邪散而津回；不和者，津枯而饮结，所以烦而悸也。他条曰："少阳中风，两耳无所闻，目赤，胸中满而烦者，不可吐下，吐下则悸而惊。"

鳌按：洁古以少阳不可汗、吐、下，谓治疗无正法，此盖其语病也，特其意义犹未乖耳。盖病在太阳之表，固以汗为正法；病在阳明之里，又以下为正法；症在太阳、阳明可上越者，更以吐为正法。今症在半表半里之间，既不可汗、吐、下，因设立小柴胡和解法，有和法，则无须于下而自泄；有解法，则无须于汗而自达；有和且解法，则无须于吐而自升。是汗为太阳正法，下为阳明正法，吐为太阳、阳明俱用之正法者，和解即少阳之正法，而小柴胡汤即治疗少阳正法之药也。岂必以汗、吐、下方为正法，而舍汗、吐、下之外，和解即非正法乎？甚矣！其语之为病也。弦，直也，直而细，是木初生之象，故弦细之脉属少阳。得是脉而但见头疼、发热，无太阳脉症者，便当从少阳而以和解为法，不可作太阳治也。

【纲】仲景曰：伤寒，阳脉涩，阴脉弦，法当腹中急痛，先用建中汤；不瘥者，小柴胡汤主之。

【目】魏荔彤曰：阳脉以虚而反见涩，阴脉以寒而独见弦，是阳微而阴盛之诊。若执一以用小柴胡，恐半表者以虚而不能越于外，半里者以寒而更且陷下。故当其症见腹中急痛，虽属少阳病"或"中之一症，亦且不治其表，里急治其里虚，仲师示人先用小建中以奠安内虚，助其生胃阳，使小柴胡之力有所凭藉，然后能上升下降，指挥如意。所以服建中汤后，少阳病不瘥，仍与小柴胡汤主之。法无改图，而道有先后，亦即《太阳》《阳明》诸篇里虚先治里之义。

柯琴曰：尺寸俱弦，少阳受病也。今阳涩阴弦，是寒伤厥阴，而不在少阳矣。寸为阳，阳主表，涩者，阳气不舒，表寒不解。弦为木邪，必挟相火，相火不能御寒，必还入厥阴而为患。厥阴脉抵少腹，挟胃，属肝，络胆，则腹中皆厥阴部也。尺为阴，阴主里，弦者，为肝脉，必当腹中急痛矣。肝苦急，甘缓、酸泻、辛散，此小建中为厥阴驱寒发表、平肝逐邪之先着也，岂漫用着哉！

鳌按：魏、柯二家之说不同。柏乡专主虚寒，谓与太阳、阳明诸症，同一里虚先治里之义，固非无识。而韵伯据腹中急痛，特揭寒伤厥阴，不在少阳，更为眼明手捷，且少阳、厥阴相表里，但病而伤及肝，亦里之常，况脉阳反涩而阴独弦，其非专属少阳受病而尺寸俱弦者可比矣。且两说虽异，而理不悖，故并存之，阅者互参可也。

【**纲**】仲景曰：伤寒五六日，头汗出，微恶寒，手足冷，心下满，口不欲食，大便鞕，脉沉细者，此为阳微结，必有表，复有里也。脉沉，亦在里也。汗出为阳微结，假令纯阴结，不得复有外症，悉入在里矣，此为半在表半在里也。脉虽沉紧，不得为少阴病，所以然者，阴不得有汗，今头汗出，故知非少阴也，可与小柴胡汤。设不了了者，得屎而解。

【**目**】朱肱曰：假令病人心下满，口不欲食，大便鞕，脉沉细，是里症当下；其人头汗出，微恶寒，手足冷，却当汗。此两症俱见者，仲景所谓半在表半在里也，小柴胡汤主之。

魏荔彤曰：有太阳、阳明二阳为病，但见少阳脉，即当从少阳法治者，尤不可不辨明其阴阳、虚实，而妄为汗、下与温补也。得屎而解有二义，如其不了了，旋复自能得屎，则不了了者亦了了矣，此一义也；如不了了，而阳明之里已有燥屎，因用大柴胡兼调胃承气荡涤之，则浊降清升，不了了者始得了了，此又一义也。

【**纲**】仲景曰：得病六七日，脉迟浮弱，恶风寒，手足温，医二三下之，不能食，而胁下满痛，面目及身黄，颈项强，小便难者，与柴胡汤。后必下重，本渴，而饮水呕，食谷哕者，柴胡不中与也。

【**目**】柯琴曰：浮弱为桂枝脉，恶风寒为桂枝症，然手足温而身不热，脉迟为寒，为无阳，为在脏，是表里虚寒也，法当温中散寒。而反二三下之，故成太阳中风之坏病，非柴胡症矣。

【**纲**】仲景曰：本太阳病不解，转入少阳者，胁下硬满，干呕不能食，往来寒热，尚未吐下，脉弦细者，与小柴胡汤。若已吐、下、发汗、温针，谵语，柴胡症罢，此为坏病，知犯何逆，以法治之。

【**目**】朱肱曰："太阳病不解，转入少阳"云云，以小柴胡主之者，盖脉弦细、头痛、发热，属少阳也。

方中行曰：坏病之成，不必若吐、若下、若温针，一误、再误、三误，方谓之坏病，但应与而不与，不应与而与，以致病变他症者，皆坏病也。即屡误至再、至三，而病未尝变，虽误又何尝坏乎？仍以本症之法治之，治其误，而坏否亦同法也。所以名之为坏者，由于误，误必救之，救其逆而反于顺也。故坏病不必论其重轻，视其本病，及误坏之治，各有轻重焉。治法亦救其可救，不必震于坏误之名，遂束手也，不能救其不可救者，固以前医药之咎，然人生有命，正于此可参观矣。

【**纲**】仲景曰：阳明少阳合病，必自下利。其脉不负者，顺也；负者，失也。互相克贼，名为负。少阳负趺阳者，为顺也。

【**目**】魏荔彤曰：仲师他处但言逆顺，此独言胜负者，知其胜负，而后可言顺逆也。又独言失而不言得，以顺逆之故明，而得失了然矣。请申"互相克贼"之义，此得失、顺逆之大关乎！胃之本为阳土，标为燥金，能腐化水谷，燥金之气为用大矣。今使少阳相火乘之，则金气柔而不刚，乌能熟化水谷？且有湿腻黏滞之物，乌得不留停？故人知胃土受木克贼者多，而知燥金受相火克贼者甚少，故特明曰"互相克贼"，示人切矣。况胃，阳土也，虽津液与水谷相溷于内，然实以津液消水谷，而又以水谷化津液，以消即为化，以化即为消，其理微妙，苟非燥金之气流动充满，何以为消化乎？是此金气，即天一至清之气，又与津液相附而不相杂，如在天之气，在地之气，共一理也。有时此金气为正气而生津液，有时此金气为寒燥反耗津液，此理至幻而至常，非知此，何以明阳明胃土为本、燥金为用乎？再者，脾与胃表里，固为输运之专司，但终在胃外斡旋，其燥金之气则流行胃中，而主消化之权者，何容有负而致败乎？学者于六经标本，由此推详得解，庶可言医也。夫胜负之机如用兵，然必养之裕，培之厚，斯有胜无负；若不培养，必至负也。非借外援以相救，则另攻其要害，使之自退而已，小柴胡之用，攻木之要害，使自退也，用黄芩借外救以苏燥金之气也。

危亦林曰：两阳合病者，其脉必兼见两阳也。阳明之脉大，少阳之脉弦，此顺脉也。若但大而不弦，则少阳负矣；但弦而不大，则阳明负矣。皆不顺之脉，所谓互相克贼也。然木克土，是少阳为贼邪；若少阳负而阳明不负，亦负中之顺脉也，此不可不知。

【**纲**】**仲景曰：太阳与少阳并病，脉弦，头项强痛，或眩冒，时如结胸，心下痞鞕者，当刺大椎第一间、肺俞、肝俞，慎不可发汗，发汗则谵语。脉弦，五六日，谵语不止，当刺期门。**

【**目**】魏荔彤曰：考《穴图》，大椎为督脉之穴，居身后；肺、肝俞俱属膀胱之穴，亦次第由大椎而下，同居于背，是皆太阳行身后之道路也。于此三刺，皆泄太阳经表邪，而于肺、肝、膀胱之脏腑无涉。诸家牵附，总由不知刺三穴泄经邪之义耳。

李时珍曰：脉弦为少阳，头项强痛为太阳，眩冒、结胸、心下痞则两阳皆有也。

【**纲**】**仲景曰：伤寒三日，少阳脉小者，欲已也。**

【**目**】喻昌曰：脉不弦大，邪微欲解之先征也。

魏荔彤曰：少阳之脉本木形，因邪在而增助其弦长，今邪渐欲已，故脉见小弱，正为邪退之象，不可误以为正虚脉微，妄为温补也。

寒热往来

【纲】仲景曰：伤寒五六日，中风，往来寒热，胸胁苦满，默默不欲饮食，心烦喜呕，或胸中烦而不呕，或渴，或腹中痛，或胁下痞鞕，或心下悸、小便不利，或不渴、身有微热，或咳者，小柴胡汤主之。但见一症便是，不必悉具。

【目】朱肱曰：寒热往来者，阴阳相胜也。阳不足，则先寒后热；阴不足，则先热后寒[①]。然寒热有三症[②]，小柴胡汤、大柴胡汤、柴胡桂枝干姜汤。有表症而往来寒热者，用小柴胡，即本条是也；有里症而往来寒热者，用大柴胡，即"伤寒十余日，热结在里，往来寒热者，大柴胡主之"一条是也；或已表，或已下，而往来寒热者，皆用柴胡桂枝干姜汤，即"伤寒五六日，已发汗，复下之，胸胁满，小便不利，渴而不呕，头汗出，往来寒热，心烦，柴胡桂枝干姜汤主之"一条是也。

刘完素曰：寒为阴，热为阳；里为阴，表为阳。邪客于表为寒邪，与阳相争则为寒矣；邪入于里为热邪，与阴相争则为热矣。其邪半在表半在里，外与阳争而为寒，内与阴争而为热矣。表里不拘，出入不定，由是而寒热且往且来也。是以往来寒热属半表半里之症，邪居表多则多寒，邪居里多则多热，邪在半表里则寒热亦半，小柴胡专主之也。又有"病至十余日，热结在里，复往来寒热者"，亦可与大柴胡下之，不可不知也。

张介宾曰：寒热往来者，阴阳相争，阴胜则寒，阳胜则热也。盖热为阳，寒为阴；表为阳，里为阴。邪之客于表者为寒邪，与阳相争，则为寒栗；邪之传于里者为热邪，与阴相争，则为热躁。其邪在半表半里之间者，外与阳争则为寒，内与阴争则为热，或表或里，或出或入，是以寒热往来为半表半里之症也。故凡寒胜者必多寒，热胜者必多热，但审其寒热之势，则可知邪气之浅深也[③]。

柯琴曰[④]：往来寒热有三义。少阳自受寒邪，阳气衰少，既不能退寒，又不能发热，至五六日热郁内发，始得与

①【医理探微】
邪胜正则寒，正胜邪则热，相持互胜，故见寒已而热，热已而寒，此乃少阳病的特征性热型。与太阳表证的寒热并见、疟疾的寒热定时而发不同。

②【注文浅释】
朱氏如此鉴别三方，言简而意赅。

③【注文浅释】
阳微则恶寒，阴弱则发热。景岳之言对临床用药加减有一定的参考意义。

④【注文浅释】
柯氏对病情病机的分析，颇有发挥，富有参考价值。

寒气相争而往来寒热，一也；若太阳受寒，过五六日，阳气始衰，余邪未尽，转属少阳，此往来寒热，二也；风为阳邪，少阳为风脏，一中于风，便往来寒热，不必五六日而始见，三也。往来寒热，便有不寒热时，此病情之见于外者。

【纲】仲景曰：**血弱气尽，腠理开，邪气因入，与正相搏，结于胁下，正邪分争，往来寒热，休作有时，默默不欲饮食。脏腑相连，其痛必下，邪高痛下，故使呕也。小柴胡汤主之。**

【目】刘完素曰：邪气入，正气不争，则但热无寒；正与邪争，寒热作矣。争则气郁不发于外，而寒热争焉。争甚则愤然而热，故寒已而热作焉，兹乃寒热之理也。

魏荔彤曰：此总见妇人经来适断之时，血既出而必弱，血室中之气亦随之尽矣[①]。此际内虚则表疏，腠理开，而邪气易乘以入，随与正气相搏，正气足则邪入可拒，正气虚则邪入相溷，凡病皆然也。既属妇人血分之病，则肝为血之专司，其部位正在胁下，正气忽盛而拒，正气忽衰而迎，与邪迎拒，遂作分争之势，且梗塞阻滞于阴阳升降道路之间，于是往来寒热，休作有时，兼见默不欲饮食，纯为少阳之症，谁知此非伤寒由太阳而阳明而少阳递传之邪乎？盖热入血室，可以在太阳即入，亦可以太阳罢而入，迥非伤寒传经，必由太阳、阳明方入少阳也。此治法虽同于少阳，病之由来，大不同于男子之得少阳病也。所以然者，肝木属脏，为厥阴；胆木属腑，为少阳，二木同气，部位又相连，热入血室，肝既司血，肝必为邪所乘，胆附于肝，邪入肝分，必侵胆为患，一脏一腑，体既相连，病则俱病，又不比于别脏腑表里之义矣。于是热入而血结，血结而为痛，痛则气沉，气沉则痛愈下。然少阳之胆，毕竟属阳，其性上升；厥阴之肝，毕竟属阴，其性下降。胆有邪，自高而上冲，斯作呕也；肝有邪，自下而沉结，斯作痛也[②]。邪高痛下，故使呕也，何非热入血室，血结少阳之所致乎？症固非伤寒之少阳，而妇人热入血室，邪在少阳之本位，法宁不从少阳为治耶？小柴胡主之，其升清降浊之义，已言之矣。此申明妇人经来经断，热邪易入血室，与男子不同病之大旨也。然男子有病，即非伤寒之递传，其病原属

①【注文浅释】
外感内伤、男女老幼，凡病机符合少阳枢机不利者，皆可应用，不局限于妇人经来适断。

②【注文浅释】
对于脏腑相连，黄坤载解释为脾胃，认为脾脏胃腑，以膜相连。其理亦通，但据小柴胡汤证的病机来看，肝胆说较胜。

少阳者，亦未尝不可，即其法以通治之也。此仲师专为妇人热入血室，明其来自太阳，无关阳明，病结少阳，所以然之故也。再绎热入血室，即结于血室，亦能作寒热往来如疟状，何也？亦是“脏腑相连，邪高痛下[①]”之义。肝胆之血与血室之血，一血也。结于下则上亦不通，不通则不能升降矣，所以寒热作而如疟也，不必谓热入血室而血结于肝下也。

【**纲**】仲景曰：太阳病不解，转入少阳者，胁下硬满，干呕不能食，往来寒热，尚未吐下，脉弦细者，与小柴胡汤。若已吐、下、发汗、温针，谵语，柴胡症罢，此为坏病，知犯何逆，以法治之。

【**目**】陶华曰：小柴胡专主往来寒热，如寒多者，加桂，热多者，加大黄，此其大法也。[②]

【**纲**】仲景曰：伤寒五六日，已发汗而复下之，胸胁满微结，小便不利，渴而不呕，但头汗出，往来寒热，心烦者，此为未解也，柴胡桂枝干姜汤主之。初服微烦，复服汗出，则愈。

【**目**】魏荔彤曰：此亦三阳并见之症，宜从少阳治之，而少变其法也。盖已发汗而表未除，复下之而里邪入，胸胁满微结，是太阳外感之邪弥漫于三阳，胸满，太阳也，胁满，少阳也，因不专满在胸，故其结较结胸也微，又可见阳明亦病，小便不利，渴而不呕，津液短而化气衰，胃病可知矣，此所以三阳俱病也[③]。未解者，不独阳明、少阳，正太阳表邪未尽解也。太阳未解，似宜治表，然阳明、少阳已病，不可复发汗，法应三阳并治，而以太阳、少阳为两路出邪之门户，盖少阳之邪终亦必由太阳透表，故治少阳，亦所以治太阳也，阳明更不必专治矣。本方以柴胡为主，意在少阳，入桂枝，太阳之治寓焉。去人参加干姜，下药寒结可开；易半夏为瓜蒌根，已伤之津液可复；牡蛎制水安神。小柴胡升清降浊，使半表解，半里和者，是又小柴胡加减法外，神明之一法，一了百当者也。

柯琴曰：汗下后，柴胡症仍在，仍用柴胡汤加减，此因增微结一症，故变其方耳。

【**纲**】仲景曰：伤寒十余日，热结在里，往来寒热

①【注文浅释】

“高、下”指部位而言。胆的位置偏高，故云“邪高”；与胆而言，脾的位置偏下，古云“痛下”。胁属肝胆，肝胆相连，脾胃相关，邪结胁下，胆能传肝，肝木乘脾，脾能传胃则见腹痛，体现了五脏之间相互影响、相互传变的一体观。邪高谓病所来处，痛下谓病所结处。

②【注文浅释】

此条与原文 266 条、267 条有差异，原文作“脉沉紧”。沉紧脉应是少阴病主脉，似不应为少阳本脉，但 148 条亦有“脉虽沉紧，不得为少阴病”之描述，故仲景在此意在示人要知常达变，在脉证不符的情况下如何辨证。

③【注文浅释】

水结津液不升则渴，胃气尚和则不呕，故无关乎胃。桂、姜之用意在温通阳气以化饮邪。

者，宜与大柴胡汤。

【目】柯琴曰：里者，对表而言，不是指胃，此热结气分，不属有形，故十余日复能往来寒热；若结在胃，则蒸蒸发热，不复知有寒矣[①]。

面色

【纲】仲景曰：太阳病，得之八九日，如疟状，面色反有热色者，未欲解也，以其不得小汗出，身必痒，宜桂枝麻黄合半汤。太阳病，医发汗，仍发热恶寒，复下之，心下痞，表里俱虚，阴阳气并竭，无阳则阴独，复加烧针，得胸烦，面色青黄，肤瞤者，难治；今色微黄，手足温者，易愈。太阳病，发汗太多，因致痉。脉沉而细，身热足寒，头项强急，恶寒，时头热面赤，目脉赤，独头面摇，卒口噤，背反张者，痉病也。湿家病，身上疼痛，发热，面黄而喘，头痛，鼻塞而烦，其脉大，自能饮食，腹中和无病，病在头中寒湿，故鼻塞，纳药鼻中，则愈。阳明病，面合赤色，不可下之，必发热色黄，小便不利也。

【目】虞抟曰：凡看伤寒，必先察色[②]。《内经》曰："声合五音，色合五行。"声色符同，然后可以知五脏之病也[③]。然肝色青，其声呼；肺色白，其声哭；心色赤，其声笑；脾色黄，其声歌；肾色黑，其声呻也。且四时之色，相生则吉，相克则凶。如青、赤见于春，赤、黄见于夏，黄、白见于长夏，白、黑见于秋，黑、青见于冬，此相生之色也；若肝病之色青而白，心病之色赤而黑，脾病之色黄而青，肺病之色白而赤，肾病之色黑而黄，此相克之色，为难治矣[④]。且以五脏之热色见于面者，肝热则左颊先赤，肺热则右颊先赤，心热则额先赤，脾热则鼻先赤，肾热则颐先赤也。至于面黑者为阴寒，青为风寒，青而黑主风、主寒、主痛，黄而白为湿、为热、为气不调，青而白为风、为气滞、为寒、为痛也。大抵黑气见于面，多凶，为病最重，若黑气暗中明，准头、年寿亮而滋润者生，黑而枯夭者死。此乃略举其要，《内经》以"五色微诊，可以自察"，《难经》曰："望而知之谓之神。"故色不可不察也。

①【注文浅释】
热结在里，当有里实热之证候，此处未提应是省文，此条所论乃少阳阳明合病。此处之"里"应是指燥实内阻肠道而言。

②【注文浅释】
此乃望诊之要也！视其外应，以知其内脏，则知所病矣。善诊者，必察色按脉也。

③【医理探微】
望诊为四诊之首，虞氏重在强调色诊的重要性。色诊可推断脏腑重症，如气大急大喘，或气脱失声，色灰白或紫赤者，肺肾气绝。色诊可察胃气存亡，如五色之有胃气者……色青如蓝，或如草兹等。

④【注文浅释】
如仲景在《金匮要略》所言："肝色青而反色白，非其时色脉，皆当病。"说明疾病的难治、易治，主要取决于正气。

杨士瀛曰：凡看伤寒，必先察其色，然后切脉审症，乃可合以决死生吉凶[①]。夫色有青、黄、赤、白、黑，见于面部皮肤之上，气有如乱丝、乱发之状，隐于皮里也。盖五脏有五色，六经有六色，皆见于面，以应五行，相生吉，相克凶，滋润生，枯夭死。自准头、年寿、命宫、法令、人中，皆有气色，其润泽而明亮者吉，暗晦而枯燥者凶。又当分四时生克之理而通察之，庶无误也。

鳌按：面青之说，详于诸家，俱据论太阳、阳明、少阴，皆有面色可验，不独少阳也，当循各经验之。诸经之说，独载于少阳者，从便耳。

【纲】仲景曰：得病五六日，脉迟浮弱，恶风，手足温，医二三下之，不能食，而胁下满痛，面目及身黄，颈项强，小便难者，与柴胡汤。后必下重，本渴，而饮水呕，食谷哕者，柴胡不中与也。

【目】王肯堂曰：青色属木，主风、主寒、主痛，乃厥阴肝经之色也。凡面青唇青者，阴极也，若舌卷、囊缩者，宜急温之。如夹阴伤寒，小腹痛，则面青也。《内经》曰：“青如翠羽者生，青如草叶者死。”青而黑，青而红，相生者生；青白而枯燥，相克者死。脾病见青气多难治[②]。黄色属土，主湿，乃足太阴脾经之色也。黄如橘子明者，热也；黄如熏黄而暗者，湿也。凡黄而白，黄而红，相生则吉；黄而青，相克则凶。《内经》曰：“黄如蟹膏者生，黄如枳实者死。”若准头、年寿、印堂有黄气明润者，病退而有喜兆也，若枯燥而夭者死。凡病欲愈，目眦黄也[③]。长夏见黄白则吉，黄青则凶。赤色属火，主热，乃手少阴心经之色也。在伤寒见之，而有三阳一阴之分。如足太阳属水，寒则本黑，热则红也。《经》曰：“面色缘缘正赤者，阳气怫郁在表，汗出不彻故也，当发其汗。”若脉浮数，表热，不汗出者，面色红赤而光彩也。《经》言：“阳明病，面合赤色者，不可攻之。”合者，通也，表未解，不可攻里也。若阳明内热，恶热不恶寒，或蒸蒸发热，或日晡潮热，大便秘结，谵语，面赤者，此实热在里，可攻之也。如表里俱热，口燥舌干，饮水，脉洪，面赤，里未实者，且未可下，人参白虎汤和之。如少阳经病热，半表半里，面赤，脉弦者，小柴胡汤，

①【注文浅释】

合而察之，切而验之，见而得之，若清水明镜，不失其形也。望诊与切诊结合，既可诊病，亦可判断预后。

②【注文浅释】

此乃部色相克，土受木贼而色外薄也。

③【注文浅释】

两眦属心应血轮，两眦色黄，火能生土，胃气将行其病，故此乃病愈之征兆。

不可下也。《经》言："少阴病，下利清谷，里寒外热，面赤者，四逆汤加葱白[①]。"此阴寒内极，逼其浮火上行于面，故发赤色，非热也，若误投凉药，即死。又夹阴伤寒，虚阳泛上者，亦面赤，但足冷、脉沉耳。又烦躁，面赤[②]，足冷，脉沉，不能饮水者，此阴极也，宜温之。若久病虚人，面两颧颊赤者，此阴火也，不可作伤寒治。然三阳之气，皆会于头额，其从额上至巅顶，络脑后者，太阳也；从额至鼻，下于面者，阳明也；从头角下耳中，耳之前后者，少阳也。但有红气或赤肿者以分之，盖大头伤寒症，正要知此部分可也。《内经》曰："心热则额赤，脾热则鼻先赤，肝热则左颊先赤，肺热则右颊先赤，肾热则颐先赤。"若赤而青而黄，为相生，则吉；如赤而黑，为相克，则凶。《内经》曰："赤如鸡冠者生，如衃血者死。"盖准头、印堂有赤气，枯夭者死，明顺者生。如肺病见赤气者，难治。白色属金，主气血不足，乃手太阴肺经之色也。肝病见之，难治。《内经》曰："白如猪膏者生，白如枯桴者死[③]。"凡印堂、年寿白而枯夭者凶，光润者吉。若白而黑而黄，相生，吉也；白而赤，相克，凶也。凡伤寒面白无神者，发汗过多，或脱血所致也。黑色属水，主寒，乃足少阴肾经之色也。凡黑而白而青，相生则吉；黑而黄，相克则凶。《内经》曰："黑如乌羽者生，黑如煤炲[④]者死。"若准头、年寿、印堂黑气枯夭者死，黑中明润者生[⑤]。黑气自鱼尾相牵入太阴者死，黑气自法令、人中入口者死，耳目口鼻黑气枯夭者死。凡面命宫、准头，明润生，枯暗死。凡心病见黑气在头者，死也。华佗曰："凡病人面色相等者吉，不相等者凶也。"如面青目白，面赤目青，面黄目青，面赤目白，面白目黑，面黑目白，面白目青，皆为不相等，故曰凶也；相等者，面目俱青、俱红之类也。以上五色，皆六经伤寒之要者。

①【注文浅释】

葱禀东方之色，可生发少阳之机，体空而味辛，可入手太阴经，入营通脉；又入足阳明经，故可上行于面引阳气以下行也。

②【注文浅释】

此面赤当与阳明病实热证之面和色赤相鉴别。

③【注文浅释】

《素问·五脏生成篇》原文为"白如枯骨者死"也。

④【注文浅释】

炲（tái）：同"炱"，烟气凝积而成的黑灰。

⑤【注文浅释】

《内经》之中，准头为脾，年寿为肝，印堂为肺。面诊色泽的变化，是人体不同病理反应的表现。病人面色有善恶之分、顺逆之别，面色相生为顺，相克为逆。但临床应用需灵活，不可拘泥于此。

头痛

【纲】 仲景曰：伤寒，脉弦细，头痛，发热者，属少阳。少阳不可发汗，发汗则谵语，此属胃，胃和则愈，胃不和则烦而躁。

【目】李杲曰：假令少阳症，头痛，往来寒热，脉浮弦，此三症但有一者，是为表也；口失滋味，腹中不和，大小便或秘而不通，或泄而不调，但有一者，是为里也。如无上下、表里症，余者皆虚热也。

韩祗和曰：少阳初受寒邪，病全在表，故头痛、发热，与太阳同①。

【纲】仲景曰：伤寒五六日，头痛，汗出，微恶寒，手足冷，心下满，口不欲食，大便鞕，脉沉细者，此为阳微结，必有表，复有里也。脉沉，亦在里也。

【目】陶华曰：头痛属三阳②，乃邪气上攻也。太阳专主头痛，阳明、少阳亦有之。少阳头痛，脉弦，发热，小柴胡汤。

鳌按：旧本于此条，有云"头痛，汗出"者，有无"痛"字，云"头汗出"者，但此条原属太阳、阳明二阳合病，但见少阳细脉，因从少阳为治者。如此则头痛、汗出、微恶寒、手足冷四项，乃是太阳表症，心下满、口不欲食、心下鞕三项，乃是阳明里症，所以谓之有表复有里也。前四项既属太阳，太阳主头痛，其见头痛之症无疑，不得曰"头汗出"也。③

【纲】仲景曰：伤寒四五日，身热恶风，头项强，胁下满，手足温而渴者，小柴胡汤主之。

【目】喻昌曰：身热恶风，太阳症也；头项强④，太阳兼阳明病也；胁下满，少阳症也。本当从三阳合并病之列而用表法，但手足温而加渴，外邪辐凑于少阳，而向里之机已著，倘更用辛甘发散，是重增其热，而大耗其津也。故从小柴胡和法，则阳邪自罢，而阴津以生，一举而两得矣。此用小柴胡汤，当从加减法，不呕而渴，去半夏加瓜蒌根为是。

魏荔彤曰：三阳俱见病⑤，仍寻少阳，作驱邪之出路。太阳在表之邪，可附少阳之清气，上升而透于表；阳明在里之邪，可附少阳之浊气，下降而泄于下。主以小柴胡，策励半表之清气，逐太阳之表邪；役使半里之浊气，驱阳明之里邪，是藉少阳半表半里之正气，而治表里之邪，犹之用兵，各因其势而致之，易为力也。

①【注文浅释】
此条为讨论脉证合参的辨证方法。三阳表证均可见头痛、发热，而脉弦细则为少阳所独也。

②【注文浅释】
三阳经头痛亦有区别矣，自当分经论治。

③【注文浅释】
此条与原文 148 条略有差异。原 148 条论述阳微结之辨治，系在半表半里也，且"头汗出"乃辨证之关键。

④【注文浅释】
此"头项强"当与葛根汤证"项背强几几"区别也，不可混为一谈。

⑤【注文浅释】
三阳合病，独治少阳，枢机运转，上下宣通，内外畅达，则太阳、阳明之邪得解。

【纲】仲景曰：太阳与少阳并病，脉弦，头项强痛，或眩冒，时如结胸，心下痞硬者，当刺大椎第一间、肺俞、肝俞，慎不可发汗，发汗则谵语。若谵语不止，当刺期门。

【目】柯琴曰：是经脉之为胃眚[①]，汗、吐、下之法非少阳所宜。若不明刺法，不足以奏功[②]。

耳聋 目眩 口苦 咽干

【纲】仲景曰：少阳之为病，口苦、咽干、目眩也。

【目】成无己曰：咽干、口燥、舌涩俱为热症，但有微甚耳。惟太阳中寒桂枝附子汤症，由误汗咽干，作甘草干姜汤以复其阳者，随其逆，治坏病者也，非治其本寒也。然咽干之由，由汗、下后而得者，有不由汗、下而得者，其间治法，或和解，或微汗，或急下，或微下，当察兼有之症，而施轻重之治，然其为热则一也。盖《经》谓"咽喉干燥[③]，亦不可汗"，以其多有里症故也，实无寒病。善治者，尤宜互参"渴门"，乃获全功焉。

王肯堂曰：凡伤寒头眩者，莫不因汗、吐、下，虚其上焦元气之所致。眩者，目无常主。头眩者，俗谓头旋眼花是也。眩冒者，昏冒是也。少阳口苦、咽干、目眩者[④]，少阳居表里之间，以表邪渐入于里，表中阳虚，故目眩也；太阳少阳并病或眩者，责其虚也；伤寒有起则头眩与眩冒者，皆汗、吐、下后所致，是知其阳虚也。故《针经》曰："上虚则眩，下虚则厥。"眩虽为虚，又阳明中风，但头眩不恶寒者，此又风主眩也。凡此皆非逆候。及其诸逆发汗，剧者言乱、目眩，则死矣。治少阳目眩，小柴胡汤加天麻、川芎[⑤]。

附录：察口唇法

张兼善曰：凡口唇焦干为脾热，焦而红者吉，焦而黑者凶。唇口俱赤肿者，热甚也；唇口俱青黑者，冷极也。口中苦者，胆热也；口中甜者，脾热也；口燥咽干者，肾热也；舌干口燥而欲饮水者，阳明热也；口噤难言者，痉风也。凡上唇有疮为狐，虫蚀其脏；下唇有疮为惑，虫蚀其

①【注文浅释】
眚（shěng）：同"省"，灾害、疾苦之义。

②【注文浅释】
太阳少阳并病，并则其势大矣，予针刺之法引邪外出。

③【医理探微】
咽喉乃"三阴三阳"交会之地，咽喉干燥之人，津液已伤，若发汗，则更伤津液也。若因下元真气衰微，不能启真水上升所致者，法当扶阳，如四逆汤；若因邪火灼伤津液所致，法当清润，如人参白虎汤；若因寒水内阻胃中升腾之气所致者，法当行水，如茯苓甘草汤或五苓散等。

④【注文浅释】
口、咽、目三者能开能阖，恰合枢机之象也。

⑤【注文浅释】
二者上行头角，引清阳之气而止痛，少阳头眩用之也。

肛。若唇青舌卷，唇吻反青，环口黧黑，口张气直，口如鱼口，及口唇颤摇不止，气出不返，皆不治也[①]。

柯琴曰：此为少阳病之提纲也。口、咽、目三者，不可谓表，不可谓里，是表之入里，里之出表处，所谓半表里也。三症为少阳经病机，兼风寒、杂病而言，但见一症即是，不必悉具。

【纲】仲景曰：少阳中风，两耳无所闻，目赤，胸中满而烦者，不可吐下，吐下则悸而惊。

【目】魏荔彤曰：凡伤寒，原兼伤风而言，风寒之邪，从类而投太阳营卫，在肌肤之表而已，感之者浅，故曰伤[②]。所以日久不治，渐入渐深，有经尽而解者，有过经而传者，皆有一定之道路，此伤寒所以有传经，无传经则非伤寒病矣。若夫中风、中寒，则直突而来，并无次第，然风必中于三阳之少阳，寒必中于三阴之少阴，仍是各从其类，又寓从少不从老之理，其邪较太阳营卫之伤甚深且速，故曰中，所以卒遇即病，有立尽者，此与伤寒传经之病大不同也。

附录：察耳察目法

张兼善曰：凡耳轮红润者生，或黄、或白、或黑、或青而枯燥者死。薄而白，薄而黑，皆为肾败。凡耳聋、耳中疼，皆属少阳之热而为可治；若耳聋、舌卷唇青，此属厥阴，为难治也。凡目睛明，能识见者可治；睛昏不识人，或反目上视，或瞪目直视，或目睛正圆，或戴眼反折，或眼胞陷下，皆不治也。凡开目而欲见人者，阳症也；凡闭目而不欲见人者，阴症也。凡目中不了了，睛不和，热甚于内也。凡目疼痛者，属阳明之热，目赤者，亦热甚也。目瞑者，必将衄血，白睛黄者，将发身黄也。凡病欲愈，目眦黄，鼻准明，山根亮也[③]。

结胸

【纲】仲景曰：太阳与少阳并病，脉弦，头项强痛，或眩冒，时如结胸，心下痞鞕者，当刺大椎第一间、肺俞、

①【注文浅释】

见微知著，“脾开窍于口”“督脉者，上颐环唇”，口唇与脾、肾等脏腑关系密切，可反映脏腑精气状况。

②【医理探微】

中寒，或中天地之寒，或内伤饮食之冷，元阳既虚，肤腠空豁，寒邪直中三阴之经。寒中太阴，则脘腹疼痛；寒中少阴，则脐腹疼痛；寒中厥阴，则小腹至阴疼痛。方选理中、四逆辈，但不拘于此，临证合宜处治之。

③【医理探微】

有诸内必形于外，见其表当知其里。五脏六腑之精华，上彰于明堂，一或有病，色必变见于面庭。

肝俞，慎不可发汗，发汗则谵语。或谵语不止，当刺期门。

【目】朱肱曰：夫结胸与痞，盖以病发于阳，下之早，即为结胸；病发于阴，下之早，即为痞。然结胸与痞相似，但以痛、不痛为异耳[①]。心下满而鞕痛者，为结胸；但按之满，不痛者，为痞。医家不审，一有差误，立致危殆。结胸属陷胸症，痞属泻心症，其详各于逐门备论之。心下紧满，按之石硬而痛，此名结胸也。伤寒本无结胸，应身热，下之早，热气乘虚而入，痞结不散，便成结胸。若已误转了，初未成结胸者，急与理中汤服，自然解了，更不作结胸，盖理中治中焦故也。此古人亦说不到，后人因消息之。若大段转损有厥症者，兼与四逆汤，便安。胃中虽和，伤寒未退者，即候日数足，可下，却以承气再下之，盖前下得未是故也。其症心下紧满，按之石硬而痛，项强，如柔痓状。其脉寸口浮，关、尺皆沉紧，名曰结胸也。治结胸大率当下，然脉浮与大，皆不可下，下之则死，尚宜发汗也。仲景云："结胸脉浮者，不可下，只可用小陷胸汤。"大抵脉浮是尚有表症，兼以小柴胡等先发表，表症罢，方用下结胸药，便安。西晋崔行功云："伤寒结胸欲绝，心膈高起，手不得近，用大陷胸汤不瘥者，此是下后虚逆，气已不理，而毒复上攻，气毒相薄，结于胸中，当用枳实理中丸与之服之，先理其气，次疗诸疾，古今用之如神，应手而愈。"

【纲】仲景曰：太阳少阳并病，而反下之，成结胸，心下鞕，下利不止，水浆不下，其人心烦。

【目】朱肱曰：结胸有三种，有大结胸，不按而痛，胸连脐腹坚硬，大陷胸丸主之；有小结胸，按之心下痛，小陷胸主之；有水结胸[②]，在胸胁间，头微汗出，但结胸无大热，小半夏加茯苓汤、小柴胡去枣加牡蛎主之也。又有寒热二症，有实热结胸，胸中烦躁，心内懊憹，舌上燥渴，脉沉滑者，皆热症也，大陷胸汤主之；有寒实结胸，其无热症者是也，三物白散、枳实理中丸主之。近世治结胸，多行金针丸[③]，用硫黄、阳起石者。若寒实结胸行之，或有瘥者；或热实结胸行之，必死也。"脏结无阳症，不往来寒热，其人反静，舌上苔滑者，不可攻也"，"病人胸下旧有

①【医理探微】

二者皆为太阳坏病，结胸为实证，为阳热当降不降，滞于胸膈而生热，是处方名为陷胸；痞为虚证，但感痞硬，为下焦水气逆行而上，其逆行可滞于多个部位，部位不同，病症深浅不同，是处方名为泻心。

②【注文浅释】

仲景在第136条云"但结胸，无大热者，此为水结在胸胁也"，柯氏认为"热入是结胸之因，水结是结胸之本"，仅热留胸膈则为栀子豉汤证，仅有水结则类十枣汤证；若只有水结而无邪热，何以用硝、黄？故对于热实结胸证而言，水热缺一，便不为结胸证。

③【注文浅释】

见于《圣济总录》用于伤寒阴气结伏在胸膈，以硫黄、阳起石等温阳散寒，故寒实结胸证或可用之。

痞，连在脐旁，痛引少腹，入阴筋者，亦名脏结，死不治[①]”。

魏荔彤曰：此条之上条曰：“太阳少阳并病[②]，心下鞕，颈项强而眩者，当刺大椎、肺俞、肝俞，慎勿下之。”因病并于太阳，治亦应并于太阳，当仍用刺法以泄太阳之邪，切戒以慎勿可下也。医者若用刺而不用下，则得矣。倘反下之，前之风因，时如结胸者，必真成结胸；前之寒因，心下痞鞕者，必更坚且鞕；前之风寒两因，而时如结胸，心下痞鞕兼有者，必如结胸者成结胸，心下痞鞕者愈坚鞕。皆不明并治于太阳经表而用刺法，反误下之为害也。下之而下利旋止，禀气素盛，犹可为也。倘素禀虚亏，下利不止，上则结胸中心痞，下则利不止，或专见，或兼见，皆水浆必不能下之道也。阳陷于阴分而不能升，阴陷于阳分而不能降，上下隔绝，津液不通，中焦枯竭，心烦则必作躁，其去结胸症[③]下利躁死者不远矣。

【纲】仲景曰：伤寒五六日，呕而发热者，柴胡汤症具，而以他药下之。若心下满而硬痛者，此为结胸也，大陷胸汤主之；但满而不痛者，为痞，柴胡不中与之，宜半夏泻心汤。

【目】张介宾曰：凡心腹胀满鞕痛而手不可近者，方是结胸；若但满而不痛，此为痞满。凡痞满症，乃表邪传至胸中，未入于腑，此其将入未入，犹兼乎表，是即半表半里之症，只宜以小柴胡之属加枳壳之类治之，或以本方对小陷胸汤亦妙[④]。至结胸，仲景皆以大陷胸主之，然以余之见，惟伤寒本病不因误下而实邪传里，心下鞕满，痛连小腹不可近，或燥渴，谵妄，大便硬，脉沉实有力者，此皆大陷胸所宜。其太阳、少阳表邪未解，因下早而致结胸者，此其表邪犹在，若再用大陷胸，是既误下而复下之，此则余所未敢。不若于痞满门诸法，酌其轻重，而从乎双解以缓治之，或外用罨法[⑤]，以解散胸中实邪，此余之屡用奏效，而最稳最捷者也。

①【注文浅释】

仲景在原文中描述脏结为“难治”“死”“不可攻也”，脏结唯阴无阳，其预后不良，原文并未给出方药。柯氏认为脏结为积渐凝结而为阴，五脏之阳已竭，虽慎不可攻之，但若以理中、四逆辈温之，或有可生之机也。

②【医理探微】

太阳少阳并病，只可针刺而慎勿下也。刺大椎、肺俞解太阳之邪，肝俞解少阳之邪，两阳之邪得解则不再内传。论中开头冠以太阳少阳并病有三条，皆是随辨证需要连类而及，以兹鉴别也。

③【注文浅释】

太少并病，误用下法致结胸危候。此条既是说明结胸将败之候无法挽回，亦是警示后人太少并病宜刺而慎勿下也。

④【医理探微】

痞证病位在心下（胃脘部），是人体半上半下，心火下济，肾水上奉，肺气肃降，肝气升发，胃气降浊，脾气升清皆要通过于此，天地不交而万物不通，上下阴阳之气不交则痞。柴胡类治疗半表半里之症，此乃中焦受邪致上下痞塞不通也，当以泻心类为妙。

⑤【注文浅释】

罨法：外治法之一，即用水或药汁掩覆局部，以达到止痛、活血等目的。

卷十二

痞满

【纲】仲景曰：伤寒发热，汗出不解，心下痞硬，呕吐而下利者，大柴胡汤主之。

【目】朱肱曰[①]：大抵结胸与痞，皆宜下，然表未解者，不可攻也。仲景云："当先解表，表解乃可攻痞，解表宜桂枝汤，攻痞宜大黄黄连泻心汤。"汗出表解，而胃中不和，心下痞鞕，干噫食臭，胁下有水气，腹中雷鸣下利者，生姜泻心汤；利日数十行，谷不化，腹中雷鸣，心下痞鞕而满，此以医下之也，若复下之，其痞益甚，甘草泻心汤，盖此非结热，以胃中虚，客气上逆，故使鞕也。下利而心下痞，服生姜泻心汤、甘草泻心汤，利不止者，当治其下焦，赤石脂禹余粮汤。盖前二泻心，皆治中焦，此利在下焦，只治中焦，则利益甚耳。服石脂汤仍不止，当利其小便，五苓散。若太阳症未除而数下之，遂协热而利，利不止，心下痞鞕，表里不解者，桂枝人参汤主之。如十枣汤、大柴胡汤皆治心下痞，此方尤难用，须是表症罢，不恶寒，身凉，其人漐漐汗出，发作有时，头疼，心下痞鞕满，引胁下疼，干呕，短气者，乃可行十枣，表未解者，慎不可用也；大柴胡治伤寒发热，汗出不解，心下痞鞕，呕吐而下利者，非大柴胡不可也。若发汗、吐、下后，心下痞鞕，噫气不除者，旋覆代赭汤，此是主解后心下痞鞕症。

【纲】仲景曰：伤寒五六日，呕而不发热者，柴胡汤症具，而以他药下之。若心下满而硬痛者，此为结胸也，大陷胸汤主之；但满而不痛者，为痞，柴胡不中与之，宜半

①【注文浅释】
朱氏列举与本证类似的许多汤证作比较，同中求异，极具启发意义。

夏泻心汤。

【目】柯琴曰：此为柴胡坏症，故用泻心而不与柴胡。[①]

【纲】仲景曰：少阳中风，两耳无所闻，目赤，胸中满而烦者，不可吐下，吐下则悸而惊。

【目】柯琴曰：胸中为里之表，满者，虚风所为也。

【纲】仲景曰：太阳与少阳并病，脉弦，头项强痛，或眩冒，时如结胸，心下痞鞕者，当刺大椎第一间、肺俞、肝俞，慎不可发汗，发汗则谵语。若谵语不止，当刺期门。

【目】朱肱曰：心下满而不痛，此名痞也。伤寒本无痞，应身冷，医反下之，遂成痞，枳实理中丸最良。仲景治痞气诸汤中，有生姜、半夏二泻心汤，俱平和，宜用之。半夏泻心，治满而不痛之痞，此汤盖本理中人参黄芩汤方也。审知是痞，先用桔梗枳壳汤尤妙[②]，缘桔、枳行气下膈，先用之，无不验也。结胸与痞，关脉须皆沉，若关脉浮者，大黄黄连黄芩泻心汤，以关浮则结热，三黄能泻肝也。若复恶寒汗出者，附子泻心汤。病人心下痞，与泻心汤不解，发渴口燥，小便不利者，五苓散。

【纲】仲景曰：太阳少阳并病，而反下之，成结胸，心下鞕，下利不止，水浆不下，其人心烦。太阳少阳并病，心下硬，颈项强，眩者，当刺大椎、肺俞、肝俞，慎勿下之。

【目】陶华曰：痞者因太阳症，当服麻黄汤，而误用承气下之，而成痞满。此因虚邪留滞，若欲下之，必待表症罢而后可，宜小柴胡加枳桔汤。[③]

【纲】仲景曰：伤寒八九日，下之，胸满烦惊，小便不利，谵语，一身尽重，不可转侧者，柴胡龙骨牡蛎汤主之。

【目】鳌按：此妄下，热邪内攻，以致亡阴之变也。

【纲】仲景曰：太阳病，过经十余日，反二三下之，后四五日，柴胡症仍在者，先与小柴胡汤。呕不止，心下急，郁郁微烦者，为未解也，与大柴胡汤下之则愈。[④]

【目】楼英曰：此屡妄下，两候之久[⑤]，柴胡症仍在，因其人不虚，故枢机有主，而不致成坏病，与小柴胡汤和之，表症虽或已罢，而内尚不解，以前此妄下之药，但去肠胃有形之物，而不能泄胸中气分之结热也。急者，满也，

①【注文浅释】
少阳证误下后出现变证，当观其脉症，知犯何逆，随证治之。意在示人谨记辨证论治。

②【注文浅释】
误下而致痞证，气将陷而过于胸中，一个“先”字，示人先用此，使不致于痞也。若已成痞而用此，则失之晚矣。

③【注文浅释】
痞而表证仍在者，先解其表，论中第163条云“解表宜桂枝汤，攻痞宜大黄黄连泻心汤”。《医宗金鉴》说：“若喘而胸满，是表邪盛，气壅于胸肺间也……以麻黄汤发表通肺，喘满自愈矣。”麻黄汤常作为太阳气痞之主方，虽不绝对如此，却可作参考。

④【注文浅释】
反二三下之，下后无不伤里气，若下后骤用小柴胡，恐犯98条所云后必下重，食谷者哕，故待四五日后柴胡证仍在者，方可予小柴胡和解之。一个“反”字以明误下之前已是柴胡证，可见仲景用字之精当。

⑤【注文浅释】
节候，五日为一候。伤寒传经，每日一经，六日传遍六经，是为一候；或以七日还太阳经为一候。

但满而不痛，即是痞也。

胁满 腹痛

【纲】仲景曰：伤寒五六日，中风，往来寒热，胸胁苦满，默默不欲饮食，心烦喜呕，或胸中烦而不呕，或渴，或腹中痛，或胁下痞鞕，或心下悸、小便不利，或不渴、身有微热，或咳者，小柴胡汤主之。

【目】王肯堂曰：邪气传里，必先自胸而胁，以次经心腹而入胃也，是以胸满多带表症，胁满多带半表里症，如"下后脉促胸满者，桂枝去芍药汤"，又"太阳与阳明合病，喘而胸满者，不可下，宜麻黄汤"，二者属表，须汗之，盖胸中至表尤近也[①]。及胁则更不言发汗，但和解而已，《经》曰"设胸满胁痛者"，及"胸胁满不去者"，与夫"本太阳病不解，传入少阳，胁下硬满，干呕，往来寒热，脉沉紧者"，俱宜小柴胡和解之。大抵邪初入里，尚未停留为实，但郁积生满者，和解斯可矣；若留于胸中，聚而为实者，又非吐、下之不可已。如"发汗，若下之，烦热，胸中窒者，栀子豉汤"，"若胸中痞硬，气上冲咽喉，不得息者，此胸中有寒，瓜蒂散"，二者均是吐剂，又当知栀豉吐虚烦客热，瓜蒂吐痰实宿食也。

鳌按：此言"伤寒五六日，中风"者，乃本伤寒病，至五六日更中风也。[②]

【纲】仲景曰：伤寒四五日，身热恶风，颈项强，胁下满，手足温而渴者，小柴胡汤主之。

【目】陶华曰：胸满者，胸膈间气塞满闷也，非心下满；胁满者，胁肋下气填胀满也，非腹中满。盖凡邪自表传里，必先胸至胁以至心腹入胃也。

柯琴曰：身热恶风，颈项强，桂枝症未罢；胁下满，已见柴胡一症。便当用小柴胡去参、夏，加桂枝、瓜蒌以两解之，不任桂枝而主柴胡者，从枢故也[③]。

【纲】仲景曰：阳明病，发潮热，大便溏，小便自可，胸胁满者，小柴胡汤主之。

【目】张云岐曰：此是邪从少阳而入阳明者，何以

①【注文浅释】

胸满，是临床中常见症状之一，也是临床重要的辨证点。在《伤寒论》中，关于胸满的条文有12条，皆极具代表性。综合12条条文来看，胸满在三阳经病中均有出现，遣方用药亦因经异而治异，自当分经辨症施治。当然，对于胸满的治疗，《伤寒论》中所提之方，仅仅提供治疗范例，并不局限于此。

②【注文浅释】

沈氏认为此乃先患伤寒，复更中风也，似乎有失偏颇。尤氏认为应是伤寒五六日，自太阳传至少阳，或少阳本经自中风邪，似更合情理。

③【注文浅释】

此三阳皆病，唯治少阳也。少阳主枢，少阳邪出则太阳阳明之邪无不外出。

见之？潮热者，阳明症也。然阳明犹未实也，又何以见之？曰“大便溏，小便自可”，岂有胃已实而二便如此者乎！胸胁苦满，而用小柴胡和之，使热邪仍自少阳而解，可不复入阳明也。[①]

鳌按：前条四五日，身热、恶风、项强与胁满齐见，是太阳少阳并病也；此条潮热、便溏、小便自可与胁满齐见，是阳明少阳合病也。若云“传入”，则必先有太阳、阳明之症，然后渐见少阳症矣，此不可不察。[②]

【纲】 仲景曰：阳明病，胁下硬满，不大便而呕，舌上白苔者，可与小柴胡汤。上焦得通，津液得下，胃气因和，身濈然而汗出解也。

【目】 王履曰：不大便，属阳明，然胁下硬满而呕也，不犹在少阳部分乎？至舌上起有白苔，则全由痰饮溢于上焦也。[③]

【纲】 仲景曰：伤寒，阳脉涩，阴脉弦，法当腹中急痛，先用小建中汤；不瘥者，小柴胡汤主之。

【目】 成无已曰：胸胁满，以邪气初入里，未停留，为湿、气、痰积而不行，致生满也，和解可矣。若腹中急痛，邪渐入里矣。急痛者，即满痛也。[④]

鳌按：此条已偏于半里矣。

【纲】 仲景曰：本太阳病不解，转入少阳者，胁下硬满，干呕不能食，往来寒热，尚未吐下，脉弦细者，与小柴胡汤。若已吐、下、发汗、温针，谵语，柴胡症罢，此为坏病，知犯何逆，以法治之。

【目】 鳌按：此条坏病[⑤]，尚由太阳病不解而来，已有坏之之机，故一入少阳，即患胁满、干呕、寒热、不食也。更兼吐、下、汗、针，更不知变生何病矣，故必审之，知犯何逆，然后可随所犯而以法治。非既入少阳，再加吐、下、汗、针之后，而成坏病也。

【纲】 仲景曰：得病六七日，脉迟浮弱，恶风寒，手足温，医二三下之，不能食，而胁下满痛，面目及身黄，颈项强，小便难者，与柴胡汤。后必下重，本渴，而饮水呕，食谷哕者，柴胡不中与也。

【目】 鳌按：此太阳中风误下之坏病，非柴胡症也，

①【注文浅释】

张氏以问句道出邪仍在半表半里之间也。原文第229条“与小柴胡汤”，与此处略有不同，一个“与”说明此证兼有阳明之实，选用和解兼攻之大柴胡汤也未尝不可，如此看来，“与”字似乎更为合适。

②【注文浅释】

沈氏认为此乃太少并病，然项强属太阳，颈强为阳明。颈项强既非太阳，也非阳明，而是少阳经脉受邪，三阳合病似更为恰当。

③【注文浅释】

阳明少阳兼病，先治少阳。小柴胡汤并无直接发汗作用，何以服后汗出病解？“上焦得通，津液得下，胃气因和”应是其汗解机制也。

④【临证薪传】

先予小建中，后予小柴胡，这一治疗步骤即先补后和，从内至外。这同太阳与少阴证同见，先用四逆汤温里，再用桂枝汤解表相一致，即“先救其里，后救表也”。

⑤【注文浅释】

所谓“坏病”，众法尽用，正气大伤，邪犹不解也。

故与柴胡汤而必下重，犹是误与之也。

【纲】仲景曰：伤寒五六日，已发汗而复下之，胸胁满微结，小便不利，渴而不呕，但头汗出，往来寒热，心烦者，此为未解也，柴胡桂枝干姜汤主之。初服微烦，复服汗出，则愈。

【目】许叔微曰：本条着眼“微结”二字，微结者，对大结胸而言，是指心下痞，其病留着胸胁间，故“胸胁满微结”五字当作一句看，与心下痞硬、心下支结同义也。

【纲】仲景曰：伤寒胸中有热，胃中有邪气，腹中痛，欲呕吐者，黄连汤主之。

【目】陶华曰：腹满者，邪入太阴脾土也[①]，常痛为里实，须下之，承气汤；时减者为里虚，当温之，理中汤。若表解，内不消，非大满，犹生寒热，是邪未全入里，亦未可下；若大满大实，兼有燥屎，是邪已入腑，虽得之四五日，亦为可下。大抵阳邪为实，则腹满而咽干；阴邪为寒，则腹满而吐利，食不下。若已经吐、下后而腹满者，治法又各不同，是又不可不知者也。有腹满痛，由脾不胜水，水与气搏皮肉之间，腹中漉漉有声，小半夏茯苓汤加桂枝；下利腹满，身疼痛，先温其里，四逆汤，后攻其表，桂枝汤。发汗后，腹满，当温，厚朴半夏生姜人参汤；吐后腹满，当下，少与调胃承气汤；下后腹满，宜栀子厚朴汤；腹胀满者，阴阳不和也，桔梗半夏汤。

张介宾曰：若小腹鞕痛，小便自利，大便黑，身目黄者，属畜血痛，亦用寒剂加行血药，下尽黑物自愈。凡伤寒腹中痛甚，但将凉水一盏与饮之，若痛稍可者，属热痛，当用凉药清之。以上皆实热症也，必脉来沉实有力方是此症；若微弱者，仍当审察从缓治之。若饮水愈痛，此为寒痛，急用温药和之，和之不已，而或四肢厥冷、呕吐、泻利者，急用热药救之，但须详脉之有力、无力，方为良法耳[②]。

朱肱曰：有胃脘之阳不散致腹中痛者，须知之也。[③]

①【注文浅释】
脾为中央之土，主大腹，所以腹满多属太阴也。满则散之，实则下之，治疗当辨清虚实、真伪，掌握立法。

②【注文浅释】
《伤寒论》中太阴寒证，多选用理中、四逆类，但临床治疗当据其虚实择药而用之，首辨阴阳，脉症结合，辨机论治。

③【注文浅释】
此即阳邪在上，不能下交于阴；阴邪在腹，不能上交于阳，阴阳失交则见上热下寒。

呕

【纲】仲景曰：阳明病，胁下硬满，不大便而呕，舌上白苔者，可与小柴胡汤。上焦得通，津液得下，胃气因和，身濈然而汗出解也。

【目】柯琴曰：伤寒则呕逆，中风则干呕。凡伤寒、中风，无麻黄、桂枝症，但见喜呕一症，虽发热者，便可用柴胡汤，不必寒热往来而始用也。发热而呕，则人参当去，即桂枝非所宜矣；或目赤、耳聋、胸满而烦者，用柴胡去参、夏，加瓜蒌之法；脉弦细而头痛、发热者，从柴胡去参加桂之法。[①]

鳖按：邪正相争，故喜呕，然不曰“呕”而曰“喜呕”，则非真呕可知，此与苦满“苦”字，不欲饮食“不欲”字，皆病情之得于内者，所贵在无形以揣之者也。[②]

【纲】仲景曰：伤寒呕多，虽有阳明症，不可攻之。

【目】赵嗣真曰：呕者[③]，水气在上焦也，上焦得通，津液得下，胃气因和矣，胃气和，故不呕矣。

【纲】仲景曰：伤寒六七日，发热，微恶寒，肢节烦疼，微呕，心下支结，外症未去者，柴胡桂枝汤主之。

【目】赵嗣真曰：此症以内外俱虚，故特用轻剂和解之，不得以他药与也。

【纲】仲景曰：本太阳病不解，转入少阳者，胁下硬满，干呕不能食，往来寒热，尚未吐下，脉弦细者，与小柴胡汤。若已吐、下、发汗、温针，谵语，柴胡症罢，此为坏病，知犯何逆，以法治之。太阳中风，下利呕逆，表解者，可攻之。其人漐漐汗出，发作有时，头痛，心下痞鞕满，引胁下痛，干呕，短气，汗出，不恶寒者，此表解里未和也，十枣汤。

【目】张元素曰：或云：“干呕、胁痛，小柴胡、十枣皆有之，一和解，一攻伐，何也？”盖小柴胡，病在半表里，外有寒热往来，内有干呕诸症，所以不可攻下，宜和解以散表里之邪；十枣症，外无寒热，人漐漐汗出，此表已解也，但头痛，心下痞鞕满，引胁下痛，干呕，短气者，邪热内畜而有伏饮，是里未和也，故与十枣以下热逐饮。以上二症，宜从表症以决之要法，有表症而干呕、胁痛者，乃柴胡症也；无表症而干呕、胁痛者，十枣症也。[④]

【纲】仲景曰：伤寒五六日，呕而发热者，柴胡症

①【注文浅释】
此即遵循第101条所言“但见一证便是，不必悉具”。

②【注文浅释】
“苦、喜、不欲”，病情得于内，沈氏对此之释颇有发挥，富有参考价值。

③【医理探微】
呕者，胃欲祛除作梗之物。治呕，当辨清寒热，寒者温之，热者清之，此皆顺性而治。若下之，则逆其性而为也。

④【注文浅释】
正如文中所言“汗出不恶寒者，此表解里未和也”，这是辨表里的重要依据，张氏亦重点着眼于表里辨证，认为表里乃是分证论治之依据，极具参考意义。

具，而以他药下之。若心下满而硬痛者，此为结胸也，大陷胸汤主之；但满而不痛者，为痞，柴胡不中与之，宜半夏泻心汤。

【目】黄仲理曰：此则柴胡汤之坏症也[①]。

【纲】仲景曰：伤寒十三日，下之，胸胁满而呕，日晡所发潮热，已而微利。此本柴胡症，下之而不得利，今反利者，知医以丸药下之，非其治也。潮热者实也，先宜小柴胡以解外，后以柴胡加芒硝汤主之。

【目】魏荔彤曰：伤寒至十三日，则过经不解明矣。胸胁满而呕，本为少阳症也，但日晡所发潮热，已而微利，则又类阳明矣，何也？邪在少阳无利法，邪在阳明成胃实，有下之而不得利者，今反利，是症虽在少阳，而阳明有邪未尽，此当以和解者治少阳，以泄下者治阳明如前法矣。医者用非其法，以丸药下之，故于潮热已时微利，利而潮热仍不已也，仲师恐人误认为虚而无热，直指之曰"潮热者实也"，谓此热为实，邪在阳明，不同于虚而不烦之治也；此实指热之虚实而言，非言胃已成实之实，所以仍主小柴胡汤，正以胃不成实，邪已半在少阳，故仍从前法，半治少阳，半治阳明而少变之也[②]。先宜柴胡以解外，使邪在少阳者，从表外而上透也；后加芒硝以涤内，使邪在阳明者，从里以下泄也。此就少阳症中，兼治阳明胃中余热，为太阳病过经不解，阳明有热者言之也。阳明有热，而不大下之，乃于柴胡汤中用芒硝，则非胃实大下之故也。

鳌按：此应是少阳阳明并病。胸胁满而呕，邪在少阳表里之间也；发潮热，里可攻也；微下利，便未硬也[③]。此时若以大柴胡分解表邪，荡涤里实，则邪去而微利亦当自止，奈医不识病根，误以丸药下之，徒引热邪内陷而下利，表里俱不得解，此以知本条之误，并不在下而在于用丸药以下也。

【纲】仲景曰：太阳病，过经十余日，心下温温欲吐，而胸中痛，大便反溏，腹微满，郁郁微烦。先其时，极吐下者，调胃承气汤。若不尔者，不可与。但欲呕，胸中痛，微满者，此非柴胡症，以呕故知极吐下也。

①【注文浅释】

此条仲景意在示人要注重辨证论治之法。

②【注文浅释】

此与103条治法相似，皆是先和后下，处方选药，极有分寸。

③【注文浅释】

沈氏认为微下利，便未硬，当用大柴胡则止，但其与文中"已而"精神不合。若解释为误治后的变证似乎更为合理，且与"知医以丸药下之"相符。

【目】韩祇和曰：此条乃明先时极经吐下，中虚而胃不成实之故，以示虚虚之禁也。盖此又太阳传入少阳，不必治少阳，亦不必治阳明，但须扶正补虚，为听邪自止之法也。

凡太阳病过经不解者，邪在少阳，则用小柴胡；邪在阳明、少阳之间，则用大柴胡；邪在阳明，虚而有热，作烦，则用调胃承气；邪在阳明，虚而无热，不作烦，则大、小柴胡俱不可用，况于调胃承气？故凡太阳病后过经不解，所当辨其邪在何经，为虚为实，以善其治者也。

柯琴曰：太阳居三阳之表，其病过经不解，不转属阳明，则转属少阳矣。心烦喜呕为柴胡症，然胸中痛、大便溏、腹微满皆非柴胡症，但以欲呕一症似柴胡[①]，当深究其欲呕之义矣。夫此病既不关少阳之半表，见太阳过经而来，一切皆属里症，必十日前吐、下而误之坏病也。极吐误下，是太阳转属阳明，而不属少阳矣，故与调胃承气也。

【纲】仲景曰：太阳病，过经十余日，反二三下之，后四五日，柴胡症仍在者，先与小柴胡汤。呕不止，心下急，郁郁微烦者，为未解也，与大柴胡汤下之则愈。

【目】成无己曰：此是热邪为呕者也。

魏荔彤曰：病由太阳，必传阳明，方有柴胡相对之少阳症，今不言阳明症，而言柴胡症仍在者，则十余日内，太阳罢后，必已传入阳明之经，因胃气旺而未归阳明之腑，遂更传少阳之经矣。所以此十余日内，曾见柴胡症，至十余日后，又四五日，柴胡症仍在耳。先见柴胡症时，曾与小柴胡汤，乃呕不止、心下急、郁郁微烦者，虽见柴胡，其病未尽到少阳，尚留阳明经，故宜大柴胡于升举少阳之中，寓攻下阳明之法，此斟酌于邪在两经而兼治之者也[②]。

【纲】仲景曰：膈上有寒饮，干呕者，不可吐也。干呕，吐涎沫，头痛者，吴茱萸汤主之。

【目】成无己曰：此二条，是皆寒邪为呕者也。[③]

【纲】仲景曰：先呕后渴者，此为欲解；先渴后呕者，为水停心下，此属饮家。

【目】成无己曰：此条是停饮为呕者也。

【纲】仲景曰：呕家有痈脓，不须治，脓尽自愈。

①【注文浅释】

但欲呕，胸中痛，此条文中“呕”系在极吐下后，则病在中气，非柴胡证也。温温欲吐与喜呕有别，故临床上不应混为一谈，联系上下文来看，但欲呕应是欲吐之意。

②【注文浅释】

病由太阳，十余日后，既可传入阳明，又可传入少阳，亦可仍在太阳，应以临床脉证为据。其证有干碍处时，处方用药宜谨慎，其证无模棱处时，治疗当果断。

③【临证薪传】

寒饮者，似痰而清，予辛热之药，便能消散，以温热之法，予四逆、吴茱萸类温里散饮也。寒饮所致何以不用理中？理中之寒，寒在中焦，今少阴之寒自下焦起，方用四逆以探本图治，则寒饮自散。

【目】成无己曰：此是胃脘有脓而呕者也。大抵伤寒表邪欲传里，里气上逆，则为呕，是以半表半里症多云呕也。伤寒三日，三阳为尽，三阴不受邪，是知邪气传里必呕也。①

【纲】仲景曰：伤寒发热，汗出不解，心下痞硬，呕吐而下利者，小柴胡汤主之。

【目】黄仲理曰：未经下而呕，呕而发热，故主以小柴胡也。②

【纲】仲景曰：呕家不可用建中汤，以甘故也。

【目】楼全善曰：酒客不可与桂枝汤，以甘故也；呕家不可与建中汤，亦以甘故也。二者之禁，其义同耳。心烦喜呕，呕而发热，柴胡汤症；胸中有热，腹痛欲呕，黄连汤症；太少合病，自利而呕，黄芩汤症。呕同而所由作呕不同，故方治亦异。③

【纲】仲景曰：伤寒胸中有热，胃中有邪气，腹中痛，欲呕吐者，黄连汤主之。

【目】柯琴曰：热不发于表而在胸中，是未伤寒前所畜之热也。邪气即寒气，胃中寒邪阻膈，胸中之热不得降，故上炎作呕；胃脘之阳不外散，故腹中痛也。此在脏腑之半表里，非形躯之半表里也。欲呕而不得呕，腹痛而不下利，似乎今人所谓干霍乱、绞肠痧等症。

【纲】仲景曰：太阳与少阳合病，自下利者，与黄芩汤；若呕者，黄芩加半夏生姜汤主之。

【目】喻昌曰：太阳阳明合病，下利，表症为多；阳明少阳合病，下利，里症为多；太阳少阳合病，下利，半表半里症为多，故用黄芩、甘草、芍药、大枣为和法也。

赵献可曰：太阳阳明合病，邪初入阳明之里也，宜辛甘发散，用葛根汤，以从阳而为治也；太阳少阳合病，邪已入少阳之里也，宜酸苦涌泄，用黄芩汤，以从阴而为治也。④

发斑

【纲】仲景曰：阳毒之为病，面赤斑斑如锦纹，咽喉

①**【注文浅释】**

呕吐是痈脓的出路，脓出呕止。此意在示人"因势利导"法的应用，治病要求于本。其治法虽未提，但不外乎以辛凉、苦泄排其脓，以甘寒之品养其正。

②**【注文浅释】**

此条与原文有所不同，原文见于第165条，以大柴胡汤主之。除呕而发热外，尚可见到心下痞硬，知是胆胃之气壅滞较甚，非小柴胡证也，当以大柴胡治之。故而在治疗时要抓主症，明病机，辨机论治。

③**【注文浅释】**

证同则治同，证异则治异。临床要注意辨证论治，而非辨病论治。

④**【注文浅释】**

喻氏、赵氏皆举合病自利相比，同中求异，有治表、治里、治半表半里之不同，可供参考。

痛，唾脓血。五日可治，七日不可治。

鳌按：仲景《伤寒论》无发斑明文，而伤寒发斑症极多，历代名家言及斑症者[①]，皆据《金匮》阳毒面赤斑斑如锦纹，阴毒面目青黑以为说。但阴毒面目青黑，虽亦斑纹之类，毕竟伤寒发斑是阳盛之症，当以赤色如锦纹者为主。若赵氏以此症谓皆热毒伤于阴阳，颇有理，其说详载于后。然只存参可也，兹但录《金匮》阳毒条以为纲。

【目】李杲曰：阳症发斑，有因下之太早者，有因失下者，有因胃热、胃烂者，得之虽殊，大抵皆邪助手少阴心火入手太阴肺也，故红点如斑，生于皮毛之间耳。白虎汤、承气汤，从所当而用之，当以肺脉别也。

赵嗣真曰：《活人》云："发斑有两症，有温毒，有热病。"又云："表虚里实，热毒乘虚出于皮肤，所以发斑疮、瘾疹如锦纹，《素问》谓之疹。"愚详仲景论，无此症治，但华佗云："热毒未入于胃而下之，胃虚热入，烂胃；又热已入胃，不以时下之，热不得泄，亦烂胃，其斑如鸡头大，微隐起，喜着两胁。"王仲弓云："下之太早，热气乘虚入胃故也；下之太迟，热留胃中，亦发斑。服热药不当或多，亦发斑。微者色赤，五死一生；剧者色黑，十死一生，皆用化斑汤及阿胶大青汤。"又《索氏新书》云："阳毒病人出斑，皆如灸迹，指面大，青黑，并不免于死者，古人云胃烂，如此可信矣。世之人或谓斑有生者，非斑也，皆疹耳，其状如蚊虫咬，小点而赤是也，故其生多矣。今此瘾疹如锦纹者，疹也，非斑也。以斑即是疹，亦非也。谓表虚里实者，亦非也。"如上所言，岂独两症而已乎！[②]

吴绶曰：凡发斑有六，一曰伤寒，二曰时气，三曰温毒，四曰阳毒，五曰内伤寒，六曰阴症。一曰伤寒发斑者，盖因当汗不汗，当下不下，热毒蕴于胃中，乃发斑也。《千金方》云："红赤者为胃热，紫赤者为热甚，紫黑者为胃烂也。"故赤斑五死一生，黑斑十死一生。大抵鲜红起发者吉，虽大亦不妨，但忌稠密成片，紫赤难治，杂黑尤难也。凡斑既出，须得脉洪数有力，身暖足温，易治；脉沉小足冷，元气弱，难治。凡斑欲出未出之际，且与四味升麻汤[③]，先透其毒。若脉弱，倍加人参；食少，大便不实，倍用

①【注文浅释】
关于阴毒、阳毒的认识，历代医家意见不一：巢元方认为是寒热轻重不同；尤在泾认为是病邪表里偏重不同；王履则认为是邪在阳经、阴经不同。然临床用药仍当审机论治，症机结合。

②【医理探微】
陆子贤云："斑为阳明热毒，疹为太阴风热"，认为斑出阳明，疹自太阴也。然临床中，斑疹往往同举，百病生于气，邪气侵犯脏腑或素体正气虚弱，会使气的运转失于平衡，百病乃生，临床表现有或实或虚，又太阴阳明互为表里，治疗时应从整体出发，辨清寒热虚实，不应拘泥于"斑属阳明，疹属太阴"之见也。

③【临证薪传】
出自《痘疹金镜录》，由升麻、葛根、芍药、甘草、防风、桔梗、紫苏、苍术、陈皮、枳壳、柴胡组成。主治水痘赤痘。

白术。若斑已出，则不宜再申发也，又不可发汗，汗之更增斑烂；又不宜早下，下之则斑毒内陷也。如脉洪数，热盛烦渴者，人参化斑汤；若欲消斑毒，犀角元参汤、大青四物汤；如斑毒内甚，心烦不得眠，错语呻吟者，黄连解毒汤；加元参、升麻、大青、犀角之类；热甚，烦渴喘咳者，解毒合化斑汤；若斑势稍退，内实不大便，谵语，有潮热者，大柴胡加芒硝，或调胃承气；如未可下，有潮热，烦渴者，且与小柴胡去半夏，加山栀、黄连、黄柏、花粉，或加大青，如无，代以青黛。大抵解胃热、胃烂之毒，必以黄连、大青、犀角、元参、升麻、石膏、知母、黄芩、山栀、黄柏之类，要在审察病情，合宜而用之。二曰时气发斑者，乃天行时疫之气也，感之则憎寒壮热，身体拘急，或呕逆，或喘咳，或胸中烦闷，或躁热、起卧不安，或头痛、鼻干、呻吟不得眠，此皆斑候也。先用纸燃灯照看病人面部、胸膛、四肢、背心有红点起者，乃发斑也。易老曰："凡大红点发于皮肤之上者，谓之斑；小红靥行于皮中不出起者，谓之疹。"疹轻而斑重也。大抵一发鲜红稀朗者吉，若一发如针头稠密紫黑者凶，杂黑者不治。有来势急者，发热一二日便出斑；来势缓者，发热四五日方出。凡治，必察病人元气虚实，脉之有力、无力为主。若脉微弱，元气虚者，必先以三白汤加人参以助真气，次察斑欲出未透者，升麻葛根汤；如胃弱人虚者，升麻解毒汤、四君子汤合用，名曰升君汤也；若斑不透者，《直指方》加紫草茸[①]；若疹斑初出，有表症，憎寒壮热，头痛骨疼，四肢拘急，胸中满闷者，用《三因》加味羌活散，或加紫草；若斑稠密，咽喉不利，犀角消毒饮、元参升麻汤；凡斑出，脉数大，烦渴者，人参化斑汤；发热，或潮热不解者，小柴胡随症增损，或人参败毒散，皆可出入用之。斑出呕逆者，必用陈皮、半夏、生姜、黄连之类；喘咳不止者，必用二母、瓜蒌、黄芩、石膏之类；咽痛者，必用连翘、牛蒡、元参、升麻、桔梗、甘草之类；斑出而毒盛者，必用犀角、大青、元参、山栀、石膏、黄连、黄芩、黄柏、知母之类。北方谓之红眼儿疮气，又避忌香臭，恐触之也。凡斑已出未出，切不可便投寒凉之剂，以攻其热，并饮凉水等，恐伤胃气，先作呕吐也；又不可发汗、攻下，

①【注文浅释】

为胶蚧科动物紫胶虫在树枝上所分泌的干燥胶质，具有清热、凉血、解毒之功。用于麻疹，斑疹不透，月经过多，崩漏，疮疡，湿疹；外用可治疮疡不敛，肿毒。

虚其表里之气，其害尤甚也。若脉弱者，必先有房事，要在审问之。如有夹阴者，必先助真气为要也。三曰温毒发斑者，《活人》云“初春，病人肌肉发斑，瘾疹如锦纹，而咳，心闷，但呕”者是也。冬时触冒寒毒，至春始发，初病在表，或已汗、吐、下，而表症未罢，毒气未散，以此发斑，宜用黑膏；又有冬日温暖，人感乖戾之气，冬末即病，或春被积寒所折，毒不得泄，至天暖，温毒始发斑疹如锦纹，而咳，心闷，呕清汁，宜葛根橘皮汤。大抵冬应大寒而反大暖，人感此不正之气而为病者，名冬温；若发斑，即名温毒。治例与时气同，但温毒发斑尤甚耳，黑膏、元参升麻汤、犀角大青汤、人参化斑汤，选用[①]。凡温病发于春，热病发于夏，若出斑者，治与伤寒同也，此由怫郁之热自内发外，亦非轻也。四曰阳毒发斑者，其候狂言下利，咽痛，面赤斑如锦纹者，阳毒升麻汤、大青四物汤、人参化斑汤、栀子仁汤，选用。五曰内伤寒者，因暑月得之，先因伤暑，次食冷物，并卧冷处，内外皆寒，逼其暑火，浮游于表而发斑也。海藏治完颜小将军病寒热间作，有斑三五点，鼻中微血出，两手脉沉涩，皮肤按之无大热，此内伤寒也，与调中汤数服而愈。凡夹暑者，加香薷、扁豆。六曰阴病发斑者，《略例》曰：“阴症发斑，亦出胸背、手足，但稀少而淡红也。此人元气素虚，或先因欲事，内损肾气，或误用凉药太过，遂成阴症，伏寒于下，逼其无根失守之火，聚于胸中，上独熏肺，传于皮肤，而发斑点，但如蚊虱咬伤，非大红点也，与调中温胃，加白芍、茴香；寒甚脉微者，大建中汤，则真阳自回，阴火自降而愈，此治本不治标也。”大抵发斑，身温、足暖、脉数大者，为顺；身凉、足冷、脉微弱者，为逆也。凡治斑不可专以斑治，必察脉之浮沉，病之虚实而治之，则为善治斑也。

张介宾曰：发斑之由，虽分数种[②]，然总由寒毒不解而然。如当汗不汗，则表邪不解；当下不下，则里邪不解；当清不清，则火邪不解；当补不补，则无力不解；或下之太早，则邪陷不解；或阳症误用温补，则阳亢不解；或阴症误用寒凉，则阴凝不解。凡邪毒不解，则直入阴分，乃致液涸血枯，斑见肌表，此实毒邪固结，营卫俱剧之症也。但

①【医理探微】

温毒，在仲景所描述的四种感异气而发（温疟、风温、温毒、瘟疫）的病中是最重的，仲景提到：重感湿热，病人寸脉洪数，尺脉实大，这就是温毒。温毒最为危重，表现为发斑，心下胃脘不舒，痞闷，方选升麻元参汤类。

②【医理探微】

内伤斑者，宜补以降之；发斑似伤寒者，痰热之病发于外，微汗以散之。

斑有微甚，势有重轻，轻者只在四肢，重者乃见胸腹；轻者色淡而隐，重者色赤而显。若见黑斑，或大便自利，或短气，或二便不通，则十死九矣。凡病伤寒而汗、下、温、清俱不能解，及足冷，耳聋，烦闷，咳呕者，便是发斑之候。凡伤寒之邪，本自外而入，深入不解，则又自内而出，此其表里相乘，势所必至，原非表虚症也，但使内外通达，必由表而解矣。即如犀角地黄汤，乃治斑之要药，人知此汤，但能凉血清毒，而不知此汤，善于解表散邪，若用之得宜，则必通身大汗，热邪顿解，何为不可汗耶？由此言之，则凡脉数、无汗，表症俱在者，必须仍从解散。凡治发斑，须察表里[①]。如瘟疫不解，热入血室，舌焦，烦热，发斑者，犀角地黄汤；内外俱热，阳明狂躁，大渴，发斑者，白虎汤；阳毒赤斑，狂言见鬼者，阳毒升麻汤；疫病发斑，大热而躁者，三黄石膏汤；火郁于经，寒邪不解，脉仍滑数而发斑者，一柴胡饮；阳明外邪，阳毒不解者，升麻汤；脾肾本虚，外邪不解而发斑者，五柴胡饮；阳明表邪不解，温热发斑者，柴胡白虎煎；温热毒盛，咽痛发斑者，元参升麻汤；阴虚水亏，血热发斑者，玉女煎；阴虚血燥，大热大渴，发斑者，归芍饮；内虚外热，阴盛格阳，发斑者，大温中饮；太阳阳明恶热，大便秘结，邪毒在腑发斑者，调胃承气。凡本非阳症，妄用寒凉者，每令人泄泻，邪陷不解，余尝用大温中饮、理阴煎之类，解寒托邪，始得大汗，汗后邪解，多有见赤斑、风饼[②]随症而出，随出随没，顷刻即愈，活者多人。凡寒毒为斑，即此可见，使内托无力，则此毒终无出期，日深日甚，难乎免矣，此理甚微，不可不察。

陶华曰：发斑者，大热则伤血，血热不散，里实表虚，热乘虚出于皮肤而为斑也。轻则如疹子，重则如锦纹。或本属阳，误投热药，或当汗不汗，当下不下，或汗下未解，皆致此。

陈士铎曰：伤寒发症，死症也。然而斑亦不同，有遍身者，有止心窝者。遍身，症似重而反轻；心窝，症似轻而实重。盖遍身，内热已尽发于外；心窝，热存于心中而不得出，必须用化斑药以解其热毒之在中，一方最神，名起斑汤，元参三两，当归一两，荆芥、花粉各五钱，升麻、黄

①【临证薪传】
凡治发斑，须察表里，辨顺逆。伤寒见发斑者，阳证居多，故多用下法，以三承气为主。发斑禁用汗法，然非绝对，临床运用需掌握辨证论治规律，审证度势，察邪之盛衰，病位之高下，邪气多寡，正气之强弱，病势之缓急，把握时机，合理应用。

②【注文浅释】
即风团、风疹块，稍高出皮肤表面，瘙痒、大小不一。

连、茯神各三钱，甘草一钱，煎服。火毒结于内，必须尽情发出，然内无血以养心，则心中更热，火毒益炽，而不能外越也，故用元参、当归滋心中之血，黄连凉心中之火，花粉消心中之痰，然不开关以散之，则火内藏而不得泄，故又用升麻、荆芥以发之，甘草、茯神以和之，自然引火外出而不内畜。火既外越，斑亦渐消，又何至于丧命哉?!

鳌按：发斑症，或因温毒，或因热病，皆由阳邪内蕴热毒之气不得宣泄，病至五六日，或七八日，必大发热，无汗，面赤，烦渴，心闷心闷尤切要，然后斑出，大约头面、胸腹间先发，肌肤内或细如蚊迹，或大如米豆，便隐隐于皮肤之间，一半日便出皮肤之外，甚者浮肿相连如云片，如锦纹，其色以红润鲜明者为佳，紫色者热毒较重，黑色邪毒内陷，便为九死一生之症。治法于初发皮肤之时，急用化斑汤透发之，以解毒清热；邪毒内陷者，羚羊角散、大青汤、元参解毒汤、犀角解毒汤，选而用之。如或天气暄暖，兼用防风解毒汤；天气酷热，兼用黄连解毒汤。此其大法，芦根、石膏亦可斟酌加用。凡伤寒发斑，虽大约从头面、胸前起，但必手足、背心一齐透露为妙，凡有一处不透，毒必内陷，遂有棘手之虞。故前提纲虽引仲景阳毒条论，其实论中只言“面赤斑斑如锦纹”，并未尝及遍身上下，然只引以为缘起，而非伤寒发斑正文，参看诸前贤议论，自得精详。

附录：三阳治法总要

缪希雍曰：太阳病[①]，其症发热，恶寒，恶风，头痛，项强，腰脊强，遍身骨痛，脉虽浮洪而不数，多不传经；烦躁，脉数急者，是欲传经。宜先发汗以解表邪，其药以羌活汤为主：羌活三钱，前胡、葛根各二钱，甘草八分，生姜三片，枣一枚，杏仁九粒。秋深冬月应用此方，亦可量加紫苏、葱白；如冬月严寒，感邪即发，服此药不得汗，本方加麻黄一钱，生姜四片，共前七片，得汗，勿再服。如病人自觉烦躁，喜就清凉，不喜就热，兼口渴，是即欲传入阳明也。若外症头疼，遍身骨疼不解，或带口渴，鼻干，目疼，不得卧，即系太阳阳明症，羌活汤中加石膏、知母、麦冬，大剂与

①【医理探微】
太阳病治法以发汗、利小便、涌吐为主。其在皮者，汗而发之；其下者，引而竭之；其高者，因而越之。太阳病的治法或汗，或利小便，或吐，都是开放的方法，这与太阳主开的特性非常相应。

之，得汗即解。如自汗，烦躁，头疼，遍身骨疼不解者，羌活一钱，桂枝七分，石膏一两二钱，麦冬六钱，知母三钱，竹叶一百二十片，白芍二钱，甘草八分。如冬月即病太阳症，恶寒畏风，头疼，遍身骨疼，自汗不渴，宜用桂枝八分，白芍二钱，甘草一钱，枣三枚，姜一片。太阳病不解，热结膀胱，其人如狂，血自下，下之愈，其外症不解者，不可下，当先解表，表症罢，少腹急结者，乃可下之，桃仁承气汤；无畜血症，大承气汤。

正阳阳明病者，胃家实热是也。其症不大便，自汗，潮热，口渴，咽干，鼻干而呕，或干呕，目眴眴不得眠，畏人声、木声，畏火，不恶寒反恶热，或先恶寒，不久旋发热，甚则谵语狂乱，循衣摸床，脉洪大而长。宜急解其表，用竹叶石膏汤，大剂与之；不呕，无汗，与葛根汤，亦须大剂。若表症已罢，脉缓小，小便利，是病解矣。若表症解后，邪结于里，大便秘，小便短赤，宜用调胃承气汤，或小承气汤下之。下后，按其腹中不作痛而和，病即已解；如作痛，是燥屎未尽也，再用前药下之，以腹中和、二便通利为度。阳明病，不能食，若其人本虚，勿轻议下。阳明病，头眩，咳而咽痛者，用葛根、甘草、桔梗、麦冬四味浓煎，数数与之。阳明病，无汗，小便不利，心中懊憹者，当发黄，急用栀子、麦冬、淡豆豉，大剂浓煎与之；如已见身黄，急加茵陈为君主之。阳明病，衄血，此缘失于发汗，宜用荆芥、蒲黄、侧柏叶各二钱，葛根、生地各三钱，麦冬五钱，丹皮钱半，茅根二两，浓煎与之，兼饮童便。阳明病，心下硬满者，此邪未入于腹中，慎勿下之，用竹叶石膏汤加瓜蒌一个捣碎，桔梗二钱，黄连一钱。阳明病，邪结于里，汗出身重，短气，腹满而喘，潮热，手足濈然汗出者，此大便已鞕也，六七日以来，宜下之，用小承气不行，换大承气，勿大其剂，若大便不鞕者，慎勿轻下。阳明病，发汗不解，腹急者，亟下之。伤寒六七日，目中不了了，睛不和[①]，无表症，大便难，承气汤下之[②]。阳明病，下之早，外有热，手足温，不结胸，心中懊憹，不能食，但头汗出，栀子豉汤。阳明病，但潮热，大便溏，胸满不去者，小柴胡汤去人参加黄连、瓜蒌。阳明病，自汗出，或发汗后小便利，津液内竭，

①【注文浅释】
目中不了了：即视物不清楚。睛不和：眼珠转动不灵活。

②【注文浅释】
论中予大承气汤急下之，意在泻阳救阴，以全未竭之水也。

大便难硬，不可攻之，须候其自欲便，或用蜜导、胆导通之。大下后，六七日不大便，烦不解，腹满痛，本有宿食，宜再用承气汤下之。食谷欲呕，属阳明，非少阳也，胸中烦热者，竹茹汤主之，竹茹三钱，麦冬五钱，枇杷叶三大片，芦根三两；内无热症者，小便利，口不渴，此为阳明虚也，吴茱萸汤主之，吴萸二钱，人参三钱，生姜钱半，枣三枚，水煎，日三服。凡阳明病，多汗，津液外出，胃中燥，大便必鞕，鞕则谵语，小承气汤，若一服谵语止者，勿再服。阳明病，谵语，发潮热，脉滑而数者，小承气汤，服药后，腹中转气者，更一服；若不转气，勿更与；若服后，次日不大便，脉反微涩者，里虚也，为难治，勿再下。阳明病，下血谵语者，此为热入血室，汗止在头，用荆芥、葛根各三钱，黄芩、丹皮各钱半，麦冬五钱，生蒲黄二钱，浓煎，童便对饮之。阳明病，脉浮紧，咽燥口苦，腹满而喘，发热汗出，恶热，身重，若下之，则胃中空虚，客气动膈，心中懊憹，舌上苔者，栀子豉汤；若渴欲饮水，舌燥者，白虎加人参汤；若脉浮，发热口渴，小便不利者，猪苓汤。阳明病，协热下利者，六一散。心下痞者，以黄连瓜蒌汤调服。脉浮迟，表热里寒，下利清谷，四逆汤。趺阳脉浮而涩，小便数，大便鞕，其脾为约，麻子仁丸，每用十丸，日三服。阳明实则谵语，虚则郑声，郑声者，重语也，直视谵语，喘满者死，下利者亦死。发汗多，若重发其汗，谵语，脉短者死，脉和者不死。若吐、若下后不解，不大便五六日，或至十余日，日晡发潮热，不恶寒，独语如见鬼状，若剧者，发则不识人，循衣摸床，惕而不安，微喘直视，脉弦者生，涩者死涩者，阳症见阴脉也[①]；微者但发热谵语，大承气下之，利勿再服。阳明病发狂，弃衣而走，登高而歌，此阳明实也，以承气亟下之；如便不结，大剂白虎汤灌之，石膏四两，麦冬二两，知母两半，加大青一两，甘草七钱。太阳阳明病，协热下利者，六一散，黄连汤调服。太阳阳明并病，六七日表症仍在，其人发狂者，以热在下焦，小腹当硬满，小便自利，下其血乃愈，桃仁承气汤。又二阳并病，太阳症罢，潮热，汗出，大便难，谵语者，大承气汤。

少阳病，其症口苦，咽干，目眩，往来寒热，胸胁痛，胸

①【医理探微】

"阳病见阴脉者死"，一般是指三阳病过程中，脉象由阳气亢奋，搏指有力，转为气息微弱，应指乏力，意味着正气衰败，病势深重，称之为"死"候。此即《灵枢》"阳病而阳脉小者为逆"之义。

然而，疾病的治疗重在辨证论治。如 271 条云："伤寒三日，少阳脉小者，欲已也。"《内经》曰："大则病进，小则病退。"脉小是邪气衰减，故曰病退。由此可知，"阳病见阴脉"就未必"死"，反而是病邪欲解，正气来复的佳兆。临床当一分为二，脉症合参辨之。但是，证之顺逆，病之死生，均不得只凭于脉，应当根据病气进退趋势，形气神色变化，脉症相参，方可以决定安危。

满或痛，耳聋，脉弦细。头痛，发热者，属少阳，少阳不可发汗，发汗则谵语，胃和者自愈，不和则烦而悸。伤寒三日，少阳脉小者，欲已也。凡太阳病不解，传入少阳者，胁下硬满，干呕不能食，往来寒热，未经吐下，脉沉紧者，与小柴胡汤，日三服，柴胡二钱四分，人参、黄芩、甘草、生姜各九分，半夏钱半，大枣二枚，加减法：若胸中烦而不呕，去半夏、人参，加瓜蒌实一枚；若心下痞满，去大枣，加牡蛎二钱半；若渴者，去半夏，加人参、花粉；若腹中痛者，去黄芩，加白芍三钱；若心下悸，小便不利，去黄芩，加茯苓二钱；若不渴，外有微热者，去人参，加桂一钱，夏勿用，温覆取微汗，愈；若咳者，去参、枣，加五味一钱，少佐干姜。阳明少阳并病，必下利，脉滑而数，有宿食也，承气汤下之。若吐、下、发汗、温针，谵语，柴胡汤症罢，此为坏病，知犯何逆，以法治之。三阳合病，脉大，上关上[①]，但欲睡眠，目合则汗，药用百合一两，麦冬五钱，炙草一钱，知母、白芍、花粉各二钱，制鳖甲三钱，竹叶五十片。三阳合病，腹满，身重，谵语，遗尿，白虎汤加百合。伤寒六七日，无大热，其人烦躁者，此为阳去入阴故也。伤寒三日，三阳为尽，三阴当受邪，其人反能食而不呕，此为三阴不受邪[②]之故也。

附录：理伤寒条论

朱扔曰：《养生至宝书》云："近秽气，触真气；近死气，乱生气。"深有旨哉！孙真人云："乘马远行，至暮，当沐浴更衣，方可近婴儿处所，若感其气，则为急惊风搐。"又曰："步践粪秽之履，勿使近婴儿，若感其气，则为天吊[③]。伤寒大汗将出，当以艾炎席隅，以避其气，不然，感其汗气，则传染矣。所以多染侍奉劳役之人者，由其神虚气怯，易为扰乱故也。如剥死马者，感其毒气而为马气之疾，其理同焉。"以上汗气传染

或曰："伤寒只传足经，不传手经，何也[④]？"曰："伤寒之邪，多于足经，而其病甚；少于手经，而其病微。故不特言手经，但寄于足经而已。"手足经辨外有风寒暑湿，内有饥饱劳逸。或曰"劳役"，非也，劳，倦也；逸，闲逸也。《西

①【注文浅释】
脉象浮大而长，从关部至寸口，脉形弦长，为少阳之脉。

②【注文浅释】
三阴受邪与否，关键看阳明。胃为水谷之海，后天之本，五脏六腑皆以受气，故胃气强弱，关系甚为重大。

③【注文浅释】
即天钓，小儿惊风的一种。《幼幼近编》："天钓属心肺积热所致。其证涎潮搐搦，项强痰鸣，双眸翻上，爪甲色青。"治宜礞石滚痰丸、羚角钩藤汤类。

④【注文浅释】
中医的特点之一是整体观，人禀天地之气生。天以经言，地以纬言。经穿南北，连接上下；纬贯东西，连接左右。在人的十二经脉中，贯穿南北，连接上下的是足经，《内经》亦云"圣人象天以养头，象地以养足"，故而足经能够更好地代表"经"，并非但寄于足经，而是以足经为代表也。

山记》曰："久劳则安闲以保极力之处，久逸则导引以行积滞之气。"内外伤辨夫寒者，天地杀厉之气也。秋之雾露，冬之霜雪，皆寒邪也。是以辛苦之徒，起居不节，饮食不时，感雾露之气，则邪浅；感霜雪之气，则邪深。感而即病，名曰伤寒；不即病者，寒邪藏于肌肉之间，伏于荣卫之内，至春因温暖之气而发，名温病；至夏因暑热之气而作，名热病，一理而已。若疫疠，稍有不同者，盖因春宜温而反凉，夏宜热而反冷，秋宜凉而反热，冬宜寒而反温，四时不正之气也。感春夏不正之气为温疫，感秋冬不正之气为寒疫，其经络传受，表里受症，与伤寒同，俗云"时气病"，《经》总之曰"伤寒"，所以谓大病者，害人甚速也。轩岐后，得其治法之秘者，仲景一人，守真先生不遵桂枝发表之法，自制双解通圣辛凉之剂，非不同也，时有异也，五运六气有所更，世态居民有所变，天以常静，人以常动，动属阳，静属阴，清平之世，同水化也，虽有辛热之药，不生他症；扰攘之世，同火化也，若用辛热，则发黄、出斑，成坏病矣。盖人内火既动，外火又侵，所以辛热发汗不如辛温，辛温发汗不如辛凉，以辛热发汗，轻者必危，重者必死，可不慎哉理伤寒总论。

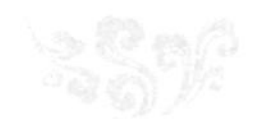

卷十三

太阴经脉

【纲】仲景曰：伤寒脉浮而缓，手足自温者，系在太阴。太阴当发身黄；若小便自利者，不能发黄。至六七日，虽暴烦，下利日十余行，必自止，以脾家实，腐秽当去故也。

【目】朱肱曰：足太阴脾之经，为三阴之首，其脉布于脾胃，络于嗌喉，故病人腹满而嗌干，尺寸俱沉细者，知太阴经受病也。伤寒四五日，腹满，咽干，手足自温，或下利不渴，或腹满时痛，尺寸脉俱沉细，此足太阴脾经受病也。伤寒手足必微冷，若手足自温者，系太阴也；自利不止，属太阴也；腹满时痛，属太阴也。自利不渴者，脏寒也，当温之，宜四逆汤、理中汤也[①]；腹满脉浮者，可桂枝微发汗；腹痛者，桂枝加芍药汤，甚者，桂枝加大黄汤。

魏荔彤曰：脉浮缓，手足温，此近太阳中风，而手足不能发热，则脾脏素有湿邪，与风寒变热之邪相溷，所以不能作大热于外，而实畜深热于内，明其系在太阴，身当发黄，同于太阳发黄等症，畜热于里之义也。若小便利，湿泄而热去，故不能发黄，在《阳明篇》已言之，重见于此者，彼以太阳初入阳明者言，其脾素有湿，则不能成胃实，表邪热入，止为发黄症。盖胃实本津液内竭、盛热成实之症，既有湿邪，亦津液也，故不成胃实而成发黄，迨七八日热邪久已耗液，故复成胃实，以大便鞕为验。仲师于彼，指之为阳明病，起见与太阴病迥不同也。此条亦由太阳初入，然病终不归阳明，故仲师指出太阴脾家实。当风寒

①【注文浅释】
论中原为“宜服四逆辈”，一个“辈”字示人以圆机活法，轻者予理中汤温中祛寒，重者予四逆汤补火生土。

变热传入，特以脾素湿，则邪热之投湿如烟投水，俱趋于脾而为患也，故不能发黄。以上均于阳明所言同，但此至七八日，不惟大便不鞕，却暴烦、下利日十余行者，病之初入同，病之去向分也。热胜湿，遂成胃实便鞕；湿胜热，湿留而热欲去，遂成脾实下利。此胃实、脾实之分关，不出"湿热"二字也[①]。湿，阴邪凝滞，可以留；热，阳邪迅捷，必欲出。小便既泄不尽，又不发黄，热从何出？必随湿下流，归于大便，平日为泄为热所停畜腐秽之物无不随之而去，有不容自已之势也。此脾实系太阴，胃实属阳明，止在湿热分关，遂为两经判然之症也。至二条俱未出方，盖阳明则胃实，宜四承气随人调剂；太阴则脾实下利，未利前，如何除湿燥土？既利后，如何补中益脾？或兼除湿清热，又在人审量焉。且使腐秽一泻得愈，亦可不必方治矣。

喻昌曰：太阴脉本缓，故浮缓虽类太阳中风，然手足自温，则不似太阳之发热，更不似少阴、厥阴之四逆与厥，所以系在太阴。"不能发黄"以上与《阳明篇》中语句皆同，但彼以胃实而便鞕，其症复转阳明；此以脾实而下秽腐，其症止属太阴耳。至七八日，暴烦，下利日十余行，其症又与少阴无别，而腐秽尽，利当自止，则不似少阴之烦躁有加、下利漫无止期也。况少阴之烦而下利，手足反温，脉紧反去者，仍为欲愈之候，若不辨析，误以四逆法治之，反增危矣。

【纲】仲景曰：伤寒下利，日十余行，脉反实者，死。

【目】虞抟曰：脾气虚而邪气盛，故脉反实也。[②]

【纲】仲景曰：太阴病，脉弱，其人续自便利，设当行大黄、芍药，宜减之，以其胃气弱，易动故也。

【目】喻昌曰：此段叮咛，与《阳明篇》中互发，《阳明》曰"不转失气"，曰"先鞕后溏"，曰"未定成硬"，皆是恐伤太阴脾气；此曰"脉弱，便利，减用大黄、芍药"，又恐伤阳明胃气也。[③]

【纲】仲景曰：恶寒，脉微，而复利，亡血也，四逆加人参汤主之。

【目】朱肱曰：病有无热恶寒者，发于阴也。发于

①【医理探微】
湿热可以致黄，寒湿亦能致黄。太阴寒湿发黄，治宜温阳化湿，与湿热发黄截然不同。因此，概称湿热，未免失当。

②【注文浅释】
阳虚较甚，反见脉实者，乃胃气败绝之象。有胃气则生，无胃气则亡。

③【注文浅释】
喻氏所言更见顾护胃气之重要，临床用药须注意病人体质。体质弱者，宜慎用攻伐之品或用量宜小。

阴者，宜温里，脉必微，或沉细，属四逆加人参汤、四逆汤、理中汤也。若发热微恶寒者，属柴胡桂枝汤也。

鳌按：以其恶寒未罢，故宜四逆；以其脉微为无血，故宜加人参。[①]

【纲】仲景曰：太阴病，脉浮者，可发汗，宜桂枝汤。

【目】朱肱曰：问："古人以四日太阴症发，病在胸膈，可吐而愈，何也？"答曰："不然。有太阴症，脉大，胸满多痰者，可吐之；脉大而无痰症者，可汗而已。大抵在表者汗之，在里者下之，在上者涌之，在下者泄之，瓜蒂、栀豉随症施用，不可以日数拘也。"[②]

魏荔彤曰：邪自太阳而阳明，而少阳，递及太阴，法当还升之少阳，使由少阳之半表透太阳之表，亦兼在阳经之治也。太阴病而脉不沉缓，却见浮，则传入阴经之邪，复思还阳而去也，可急发汗，俾得外越，而病可已矣[③]。在太阳，麻黄为发汗，桂枝为解肌，此言桂枝发汗，非发汗即解肌也。

盖用桂枝汤中芍药，引桂、姜之辛温入阴分，而驱传入之邪，所谓阳因阴用也；且桂、芍俱能走肝，更可引太阴之邪，由少阳传入者，还回少阳而出。此桂枝汤但见太阴脉浮即可汗，未可拘风因用桂枝、寒因用麻黄之说也。邪在太阳、阳明，尚分风寒两因之来路，及由阳明而少阳，已不可复分，更传太阴，岂能分风因、寒因哉？再者，麻黄汤一概辛热，不能入阴分，即寒因可辨，亦不宜用，兼之无隔少阳而驱入太阳之理，麻黄汤之力，但轻清上升，达于太阳，亦不能假少阳之道也，故不言麻黄汤，非漏也，亦非举桂枝以概之也。知此则太阴邪之出路，必由少阳以返太阳，而他说俱不足以惑之矣。麻黄汤之走阴分，在营血则能入，以在太阳之表；入三阴之阴分，则不能入，以其升而不降也，此亦宜知。

【纲】仲景曰：太阴中风，四肢烦疼，阳微阴涩而长者，为欲愈。

【目】方中行曰：四肢烦疼者，脾主四肢，亦风淫末疾之明验也。

魏荔彤曰：脉见长[④]，则邪自太阴欲还复少阳必矣。

---

①【注文浅释】
沈氏言简而意赅！

②【注文浅释】
此即"其高者，因而越之；其下者，引而竭之"。

③【注文浅释】
太阴兼表，里虚不甚者当先治表，如此条所言；里虚甚者当先温里，如理中汤证。

④【注文浅释】
脉见长，为本证欲愈的决诊之一。尚需结合其他病情全面分析，其他症状的减轻才是向愈的征兆。

脾为脏里，经邪内陷，则症见腹满痛、吐不能食等症，若经邪欲外出，则症见于四末，而不久于内陷可知矣。于是阳微阴涩[①]，邪已有浸浸透至营卫之势，兼以弦长，见少阳之门户辟，而生发之气已动矣。更得四末之间，蠢然烦疼，汗出发热，其邪纯回太阳矣。邪不由太阳而去，乌能自止乎？

①【注文浅释】
此处阴阳作浮沉释，即浮取而微，沉取而涩。

寒实结胸

【纲】**仲景曰：太阴之为病，腹满而吐，食不下，自利益甚，时腹自痛。若下之，必胸下结鞕。**

【目】张元素曰：太阴本症，惟腹满、自利[②]而已。若邪迫于上，则吐而食不下也；邪迫于下，则利甚而腹满也。上下相迫，必上下交乱，胃中空虚，法只可行温散之剂，其病自痊。若误下之，必在下之邪去，而在上之邪陷，有不至于胸下结鞕者哉?!

②【注文浅释】
凡自利者，不因攻下而自泻利。

魏荔彤曰：邪自外感，太阳先中之；邪自内传，太阴先受之。少阳之邪，既不能由半表而达表，必由半里而入里，而里三阴之太阴，又为三阴之表，《内经》云“太阴主开”是也，所以少阳之邪，传经必先及太阴，亦不离内外、表里之义而已矣。腹满而吐，食不下，自利，腹痛，纯为太阴湿土失镇奠之令，故症全见于肠胃肚腹之间。本为三阳之邪陷入阴经为患，法当升散其邪，复还阳分，若以满痛为实邪而下之，则阳愈陷而下沉，阴愈凝而不散，胸下结鞕，有似太阳之结胸而在下，有似太阳之心下痞而又在上，胸下结鞕所以为太阴误下独见之症者如此。伤寒传经之邪，无论在太阳为风因、寒因，及遍历三阳，皆成热邪，复由阳而入阴，或误下、误汗，又能变虚生寒，此病之变易莫测也。惟其为热邪，所以作满而能吐；若寒邪，但胀满、不食，必不能上逆为呕吐矣。自利而时腹痛，利为挟热，时痛亦热邪；若寒邪，则痛隐隐无已时矣。所以知其确为热邪也。况凡病初得为寒，久病多热，亦理之常，太阳风寒之邪传阳明时已变热矣，未有无所因而忽又变寒入三阴者，如谓入三阴即为寒，何以有系在太阴之发黄也，发黄亦为寒邪耶？又何以三阴篇中用苦寒之剂？仲师立法，不一而足，岂智不足耶！总由传经与直中之邪分路不明，故见仲师立一温散之法，便谓传经为寒邪，及见一恣用苦寒之法，便自己亦说不周全，遂含糊了事便罢，余不得不于三阴之首条力争之。曰“直中有寒，传经悉热”八字铁案，此二语确乎不易[①]。再太阳结胸、痞皆经误下而成，亦属风寒在表之邪，日久变热，遂成结聚，特风邪阳，聚于高分；寒邪阴，聚于低分，然风因、寒因俱为已变热之邪无异也，所以陷胸、泻心内俱有苦寒之味。今此胸下结鞕，又岂能外陷胸、泻心别求门路乎[②]？或问：“仲师意在温散，子言陷胸、泻心，何也？”曰：“仲师温散，为太阴未误下言，非为已下成胸下结鞕者言也。亦如太阳未误下用辛温，已误下用苦寒也。”三阳为表，三阴为里，固矣。三阳有三阳之表里，三阴有三阴之表里，岂可一阳而尽表之理，一阴而尽阴之道乎？此乃伤寒中之大关键也[③]。

【纲】**仲景曰：寒实结胸，无热症者，与三白小陷胸汤，为散亦可服。**

【目】柯琴曰：太阳表热未除而反下之，热邪与寒水相结，成热实结胸；太阴腹满时痛而反下之，寒邪与寒药相结，成寒实结胸也。无热症[④]者，不四肢烦疼也。

腹满　腹痛

【纲】**仲景曰：太阴之为病，腹满而吐，食不下，自利益甚，时腹自痛。若下之，必胸下结鞕。**

【目】朱肱曰：“本太阳病，医反下之，因尔腹满时痛”，是有表，复有里，仲景所以用桂枝加芍药汤，甚者加大黄，桂枝加芍药即是小建中也[⑤]。仲景云：“太阴脉弱，自利，设当行大黄、芍药者，宜减之，其人胃虚，阳气易动之故。”下利者，先煎芍药十余沸。腹痛有二症，有热痛，有冷痛。尺脉弦，肠鸣泄利而痛者，冷痛也，小建中汤，不瘥者，小柴胡汤；阴症腹痛，即四逆散，四逆加芍药汤；腹痛，小便不利者，真武汤。关脉实，腹满，大便秘，按之而痛者，热痛也，桂枝加大黄黄连汤，大承气汤。太阴大约

①【注文浅释】
多数医家认为本条为太阴虚寒之证，魏氏认为此条属阳邪传里之热证，因袭传经为热之说，未免失于拘泥。所谓“时痛亦热邪；若寒邪，则痛隐隐无已时矣”，认为本证并非阴寒在内，亦有所欠妥。“直中有寒，传经悉热”八字，未免过于武断。

②【注文浅释】
此胸下结硬乃中气不足，气虚不运所致。陷胸汤所治之结胸证，其性属实，本证属虚，岂能用陷胸汤之法？

③【注文浅释】
此言甚是！五行之中有五行，六气之中有六气，阴阳之中有阴阳。

④【注文浅释】
“无热症”为热实结胸鉴别要点。

⑤【医理探微】
本条明确提出“属太阴”。朱氏认为桂枝汤为解表之剂，此条为两解表里，然桂枝汤本具有内调脾胃之功，亦为太阴之常法；桂枝加芍药、桂枝加大黄则为太阳下后转太阴之变法，是寓下法于温法之中。

可温，然须有积，方可下也，何谓积症？太阴腹满时痛。胸膈不快，䐜满闭塞，唇青，手足冷，脉沉细，少情绪，或腹痛，此名太阴也。近人都不识阴症，才见胸膈不快，便投热药，非其治也。大抵阴症者，由冷物伤脾胃，阴经受之也，主胸膈胀䐜，面色及唇皆无色泽，手足冷，脉沉细，少情绪，亦不因嗜欲，但内伤冷物，或损动胃气，遂成阴症。复投巴豆之类，胸膈愈不快，或吐而利，经一二日遂致不救，盖不知寒中太阴也。问："万一饮食不节，寒中阴经，何法以治？"曰："理中加青皮、陈皮，一二剂，胸膈即快，枳实理中丸，五积散。"太阴脾经，主胸膈满，《甲乙经》曰："贼风虚邪者，阳受之；饮食不节，起居不时者，阴受之。阳受则入腑；阴受则入脏。入腑则身热不时，上为喘呼；入脏则䐜满闭塞，下为飧泄，久为肠澼。"腹胀满者，阴阳不和也，桔梗半夏汤最良。仲景论"太阳病，发汗后，腹胀满者"，厚朴生姜半夏甘草人参汤；"下后，心烦，腹满，卧起不安者"，栀子厚朴汤；"吐后，腹胀满者"，调胃承气汤。

成无已曰：腹满者，俗谓之肚胀也。华佗曰："伤寒一日在皮，二日在肤，三日在肌，四日在胸，五日在腹，六日入胃。"入胃谓入腑也，是在腹犹未全入里也，虽腹满为里症，亦有浅深之别[①]。《经》曰"表已解而内不消，非大满，犹生寒热，则病不除"，是其未全入腑；"若大满大实，坚有燥屎，自可下之，虽四五日不害"，谓之邪气已入腑也。伤寒邪入腹，是里症已深，故腹满乃可下，如《经》曰"其热不潮，未可与承气；若腹大满不通者，可与小承气"，"本太阳病，医反下之，因而腹满时痛者，属太阴也，桂枝加芍药汤；大实痛者，桂枝加大黄汤"，"少阴症，腹胀不大便者，急下之"，诸如此者，皆为里症是也。虽曰"腹满痛为实"，然腹满不减则为实，可下；腹满时减则为虚，不可下，以温药和之。盖虚气留胀，亦为之胀，但比之实者，不至坚痛也[②]。

王肯堂曰：结胸从心下起至少腹鞕满而痛，与腹满类也。然结胸，按之痛，手不可近；腹满痛，举按常痛，手近不甚也。痞亦从心下起至少腹，亦与腹满类也，然痞或止留心下，腹满但在腹之中也。邪入里与正搏，则为腹痛，

①【注文浅释】
脾主大腹，太阴腹满为虚，按之柔软不痛；阳明腹满为实，按之硬满疼痛为实，二者以此为辨。

②【注文浅释】
腹满不减，邪气实也。《内经》云："大满大实，自可除下之。"腹满时减，脾虚也，非内实也，此为寒，当予温药，宜理中、四逆辈。

所以痛有异，腹痛属里。正太阳腹不痛，少阳亦胸胁痛而无腹痛，若阳明腹满急而痛，此为里实宜下，大柴胡、小承气。三阴下利清谷而又腹痛，里寒故也，此总论太阳经阳中之阴，四逆汤、附子理中汤。阳气传太阴经腹满而痛，其症有二，有实痛，有虚痛。肠鸣泄利而痛者，虚痛也，此独论太阴经阴中之阳，小建中汤，即桂枝加芍药汤，但桂有厚薄尔，不瘥，小柴胡去芩加芍如数；腹满，便秘，按之痛者，实痛也，桂枝汤加大黄一钱。此虚痛、实痛，乃是以阳邪渐消为虚，阳气盛大为实。

吴绶曰：凡腹痛可按可揉者，内虚也；不可按不可揉者，内实也。海藏言："中脘痛者，属脾土。脉沉迟，内寒者，理中汤、附子理中丸；阳脉涩阴脉弦，小建中。若小腹痛，属厥阴经分，当归四逆汤加吴萸，厥逆者同。如大实腹满痛，绕脐刺痛，不大便，脉实，大承气。凡潮热，不大便，从心下至少腹鞕满而痛，手不可近，大陷胸。若脉弦，腹痛，无热无寒，芍药甘草汤。脉弦，口苦，发热，腹痛，小柴胡去人参加炒白芍，若寒热交作腹痛，加肉桂、白芍；若寒多而痛，去黄芩加肉桂、白芍。凡少阴发热，手足冷，腹痛，四逆散加附、桂、萸、芍。凡发热，脉洪弦，腹痛，芍药黄芩汤。凡畜血，亦令人腹痛，手不可近。"腹痛，欲吐利而烦躁者，多有痧毒，世俗刮刺委中穴。

柯琴曰：太阴之上，湿气主之。腹痛、吐利，从湿化也，故人伤于湿，脾先受之[①]。然寒湿入于阴经，不能动脏，则还入于胃腑，太阴经布胃中，又发于胃，胃中寒湿，故食不纳而吐利也。太阴脉从足入腹，寒气时上，故腹时自痛，法当温中散寒。若误下，胃口受寒，故胸下结鞕。

【纲】仲景曰：伤寒脉浮而缓，手足自温者，系在太阴。太阴当发身黄；若小便自利者，不能发黄。至七八日，虽暴烦，下利日十余行，必自止，以脾家实，腐秽当去故也。

【目】许叔微曰：《难经》曰："痛为实。"脾家实者[②]，知其实必痛也，大抵痛宜下。

成无已曰：腹满，太阴症也。阳热为邪者，则腹满而咽干；阴寒为邪者，则腹满而吐，食不下，自利益甚，时腹

①【注文浅释】
太阴属土主湿，在脏为脾，脾阳不振则从寒湿化，正所谓"诸湿肿满皆属于脾"。

②【注文浅释】
此处实应非邪实，乃是脾阳恢复之义。

自痛。太阴者，脾土也，治中央，故专主腹满之候。又发汗、吐、下后成腹满者，皆邪气乘虚内客为之，而所主又各不同。《经》曰“发汗后，腹胀满者，厚朴生姜甘草半夏人参汤”，“伤寒吐后，腹胀满者，调胃承气汤”，“伤寒下后，心烦，腹胀满，卧起不安者，栀子厚朴汤”，三者有当温，有当下，有当吐，何也？邪气不一也。且发汗则邪之在表者虽去，而汗多亡阳，致胃气虚，不能敷布，诸气壅滞而为胀满者，是当温散；吐后，邪之在胸中者能去则安，若不能去，致胸中之邪下传入胃而为实，遂生胀满者，是又当下；妄下后，邪气在表、未经入腑者，遂自表乘虚而入，郁于胸中，致为虚烦，气上下不得通，腹为之胀者，是又当吐。医者要识邪气所自，知其由来；观邪气所在，知其虚实。汗、吐、下之不瘥，则可矣[①]。

鳌按：脾家实，即腐秽也。[②]

【纲】仲景曰：伤寒四五日，腹中痛，若转气下趋少腹者，此欲自利也。

【目】柯琴曰：此自利之兆也。四五日，是太阴发病之期。

吐利

【纲】仲景曰：太阴之为病，腹满而吐，食不下，自利益甚，时腹自痛。若下之，必胸下结鞕。

【目】柯琴曰：腹痛、吐利，从湿化也。太阴脉布胃中，又发于胃，胃中寒湿，故食不内而吐利交作也。[③]

【纲】仲景曰：自利不渴者，属太阴，以其脏有寒故也。当温之，宜服四逆辈。伤寒四五日，腹中痛，若转气下趋少腹者，此欲自利也。

【目】刘完素曰：仲景大意，以自利不渴属太阴之为病[④]，盖太阴脾属湿土，若热邪入脾，必蒸动其湿，湿动则不渴而身黄；又以自利而渴属少阴之为病，盖少阴肾属寒水，若热邪入肾，必消铄其水，水消则口渴而烦躁。分经辨症，其所关不甚大哉！

魏荔彤曰：此言太阴病之有寒症，以见异于传经而入

①【注文浅释】
成氏所言为医者临床之要诀。

②【注文浅释】
脾家实，释为脾阳恢复。腐秽，释为肠中腐秽败浊之物，似更为恰当。

③【注文浅释】
脾胃相表里，脾病必影响及胃。

④【注文浅释】
自利不渴，是太阴病虚寒下利的特点，但太阳阳明合病亦可见到下利而不渴，因此如需诊为太阴病，尚需从其他方面加以辨证。

之热邪，另立法以别之也。太阴为脏属阴，而太阴为经，自是阴中之表，传经之邪，本风寒而变热递传，自是热邪固已，然有太阴脏中本寒而得病者，又当另为谛审其症而治之，不容混言热邪以贻误。盖自利未有不渴者，自利而不渴，则非太阴之经病，而太阴之脏病也。经为里之表，脏为里之里，其人脾脏之阳素亏，寒湿凝滞，则斡运不行，所以肠胃水谷不分，下泄益甚，此欲执升散经邪之法，必不对矣，故当温之。温之者，温其脏也，服四逆辈，不专主一方，不出温之之义耳。凡伤寒六经之邪，皆当论其标本，以分经病、脏腑病，不然，本经即混矣，况合病、并病，及递传之间，或尽传、不尽传之辨，愈渺然矣。再此自利，乃未误汗、吐、下者，故知其脏本寒，非药所致也。既云"自利"，又云"脏寒"，非误治，亦非传经，可谓寒邪直中太阴矣。少阴、厥阴俱有直中，少阴直中，寒也；厥阴直中，风也。太阴直中，其此症乎？盖太阴直中，中湿也，风、寒、湿虽分三邪，俱以寒邪为宗主也。

【纲】仲景曰：伤寒脉浮而缓，手足自温者，系在太阴。太阴当发身黄；若小便自利者，不能发黄。至七八日，虽暴烦，下利日十余行，以脾家实，腐秽当去故也。

【目】鳌按：前半"身当发黄"，是太阴寒湿伤于表；后半"暴烦，下利"，是太阴湿热畜于内。然寒湿之伤于表者，因小便而出，故小便自利则身不发黄[①]；湿热之伤于内者，必从大便而出，故下利日十杀行而自止。盖发于阴者六日愈，七八日则阳气复，因而暴烦、下利。夫利至日十余行，其腐秽当尽去，故必自止也。惟表阳仍在，故手足温；惟里阳陡发，故暴烦。此阴中有阳，与前脏寒症纯阴无阳者迥别。

【纲】仲景曰：太阴病，脉弱，其人续自便利，设当行大黄、芍药者，宜减之，以其胃气弱，易动故也。

【目】柯琴曰：下利为太阴本症。自利因脾实者，腐秽尽则愈；自利因脏寒者，四逆辈温之则愈；若自利因太阳误下者，则腹满时痛，当加芍药，大实痛者，当加大黄，此下后脉弱，胃气亦弱，故减其制而与之也。大黄泻胃，是阳明血分下药；芍药泻脾，是太阴气分下药。下利

①【注文浅释】
可见小便利与不利，对于推断是否发黄有一定参考意义。

腹痛，热邪为患，宜芍药下之；下利腹痛，为阴寒者，非芍药所宜矣[①]。仲景于此并提，勿草草看过。

①【临证薪传】
治太阴者，尤当以胃气为本也。推而言之，不独大黄、芍药，凡一切攻伐伤正之剂，对于胃虚正弱者，均应慎用。

【纲】仲景曰：恶寒脉微，而复利，亡血也，四逆加人参汤主之。

【目】张兼善曰：利则止矣，以犹恶寒，仍宜四逆；以脉微无血，故加人参。

【纲】仲景曰：病在膈上必吐，在膈下者必利。

【目】柯琴曰：本症原是吐、利，因胸下结鞕故不能通，因势而利导之，结鞕自除矣。

【纲】仲景曰：伤寒下利，日十余行，脉反实者，死。

【目】柯琴曰：脾气虚而邪气盛，故脉反实也。

汗后寒热不解

【纲】仲景曰：太阴病，脉浮者，可发汗，宜桂枝汤。

【目】朱肱曰：太阴症发汗后，依前寒热者，须看脉如何？若浮数，或洪大，则表症犹在，再表可也，如桂枝汤、桂枝二麻黄一汤之类[②]。医人为见已汗，或已下，而发寒热，不敢再表，误矣。盖脉浮为在表，表之必愈也。

②【医理探微】
此条言太阴脉浮，示人浮为太阴之浮，非浮出太阳之谓，见太阴脉浮之表证，亦可予桂枝汤解太阴之表，因桂枝汤本具有内调脾胃、外和营卫之功效。

李中梓曰：或表邪未尽，或邪传里，或邪气乘虚内客，故虽汗而病仍在也。

张从正曰：脉浮，病在表也，即已经发汗，或自汗，而脉仍浮，表犹有风热未尽，可再汗之。

附录：三阴病或热或寒辨

王履曰：尝读仲景《伤寒论》，于太阴有曰“自利不渴者，属太阴，以其脏有寒故也。当温之，宜四逆辈”；于少阴有曰“少阴病，得之一二日，口中和，其背恶寒者，当灸之”，“少阴病，身体痛，手足寒，骨节痛，脉沉者，附子汤主之”，“少阴病，下利，白通汤”，“少阴病，下利脉微者，与白通汤；利不止，厥逆无脉，干呕烦者，白通加猪胆汁汤”，“少阴病，下利清谷，里寒外热，手足厥逆，脉微欲绝，身反不恶寒，其人面色赤，或腹痛，或干呕，或咽痛，或利止，脉不出者，通脉四逆汤”，“少阴病，脉沉者，急温之，四逆汤”；于厥阴有曰“手足厥寒，脉细欲绝者，当归四逆汤”，“大汗，若大下利而厥冷者，四逆汤”。观仲景此论，则伤寒三阴，必有寒症，而宜用温热之剂也。及读刘守真之书，有曰：“伤寒邪热在表，腑病为阳；邪热在里，脏病为阴。俗妄谓有寒热阴阳异症，误人久矣。寒病有矣，非汗病之谓也；寒病止为杂病，终莫能为汗病。且汗液之气乃阳热之气，非阴寒所能也。虽仲景有四逆汤症，是治表热里和，误以寒药下之太早，表热入里，下利不止，及或表热里寒自利，急以四逆温药，利止里和，急解其表也。故仲景四逆汤症，复有承气下之者。由是伤寒汗病，《经》直言热病，而不言寒也。《经》言三阴症者，邪热在脏、在里，以脏与里为阴，当下热者也。《素问》论伤寒热病有二篇，名曰热，竟无寒理。兼《素问》《灵枢》诸篇运气造化之理推之，则为热病，诚非寒也。”观守真此论，则伤寒无问在表在里，与夫三阳三阴，皆一于为热，而决无或寒者矣。成注亦只随文略释，并不明言何由为热，何由为寒之故。彼盖止知伤寒皆是传经，故疑于六经所传俱为热症，而热无变寒之理，遂不敢别白耳。以寒为本脏之寒欤，安得当热邪传里入深之时，反独见寒而不见热？且所用温热药，能不助传经之热邪乎？以寒为外邪之寒欤，则在三阳已成热矣，岂有传至三阴而反为寒哉？成氏能潜心于此，则必语其所以然矣[①]。自仲景作《伤寒论》，靡不宗之，后人不能决于似是而非之际，故或谓“今世无真伤寒”，或谓“今人皆病内伤”，或谓“论中诸温药悉为传经热邪用者，以三阴经属阴故也”，又或谓“论中凡有‘寒’字，皆当作‘热’字”，其谬一至于此。殊不知三阳之病，其寒邪之在太阳也，寒郁其阳，阳不畅而成热，阳虽人身之正气，既郁为邪，用麻黄发表以逐其寒，则腠理通而郁热泄，故汗而愈[②]。苟或不汗不解，其热不得外泄，则必里入，故传阳明，传少阳，而或入腑也。若夫三阴之病，则或寒、或热者何哉？盖寒邪之伤人也，或有在太阳经郁热，然后以次而传至阴经者；或有太阳不传阳明、少阳，便传三阴经者；或有寒邪不从三阳始，直伤阴经者；或有虽从太阳始，不及郁热，即入少阴，而独见少阴症者；或有太阳始即入少阴，

①【医理探微】

邪入三阴有传经，有自受。传经者，多从三阳经传入，或见热症，或见寒症，或见寒热相兼之症。直中者，多是本经自受，三阴中风，风为阳邪，则见发热；三阴中寒，寒属阴邪，则不能发热。不可因其有热，误认为阳经传入之热症也。风寒六气之伤人，或入于阳，或入于阴，变化无定。

②【注文浅释】

王氏所言甚是，意在示人临证贵在紧抓病机，知常达变，揆度奇恒。辨病治病既要遵循基本原则，又要掌握变通之法。

而太阳不能无伤者；或有直伤即入，而寒便变热，及始寒而终热者。其郁热传经，与变热，则为热症；其直伤阴经，及从太阳即入少阴，则为寒症；其太阳不能无伤，则少阴脉症而兼见太阳标病，其始为寒而终变热，则先见寒症而后见热症。此三阴之病，所以或寒、或热也。苟即三阴经诸篇细绎之，理斯出矣。夫其或传经，或直伤，或即入，或先寒后热者，何也？邪气暴卒，本无定情，而传变不常故耳[①]。故《经》曰："邪之中人也无有常，或中于阳，或中于阴。"彼守真非好为说以骇人，由其以温暑为伤寒，而仲景之方，每不与温暑对，故略乎温热之剂，而例用寒凉。由其以伤寒一断为热而无寒，故谓四逆为寒药误下表热里和之症，及为表热里寒自利之症而立；又谓温里止利，急解其表；又谓寒病止为杂病。嗟乎！仲景《伤寒论》专为中而即病之伤寒作，不兼为不即病之温暑作，故每有三阴之寒症，而温热之剂之所以用也。且如寒药误下而成里寒者，固不为无矣；不因寒药误下而自为里寒者，其可谓之必无乎？殊不知阴经之每见寒症，本由寒邪不由阳经直伤于此，与夫虽由阳经始，不及郁热即入于此而致也。虽或有因寒药误下而致者，盖亦甚少，仲景所以用诸温热之剂，何尝单为寒药误下而立？况表里俱寒之症，何尝每有急解其表之文乎？夫里寒外热之症，乃是寒邪入客于内，迫阳于外，或者虚阳之气自作外热之状耳，非真热邪所为也。况仲景于里寒外热之症，但以温药治里，而不治外热，则知其所以为治之意矣。兹果当急解其表，岂不于里和之后，明言之乎？夫《内经》所叙三阴病一于为热者，言其常也；仲景所叙三阴病兼乎寒热，言其变也，重行而不悖耳。学者能知三阴固有寒邪所为之症，则仲景创法之本意，可以了然矣。且仲景曰："病发热恶寒者，发于阳也；无热恶寒者，发于阴也。发于阳者七日愈，发于阴者六日愈。"夫谓之无热恶寒，则知非阳经之郁热矣；谓之发于阴，则知不从阳经传至此矣；谓之六日愈，则知其不始太阳，而止自阴经发病之日而始数之矣。仲景又曰"伤寒一二日，至四五日而厥者，必发热"，"伤寒病，厥五日，热亦五日，设六日当复厥，不厥者，自愈"，"伤寒厥四日，热

①【注文浅释】
三阴经之症，或寒或热，与其发病过程、病人体质等多种因素相关。由三阳经传变者多为热证，寒邪直中者多为寒证。如《内经》所言"邪之中人也无有常，或中于阳，或中于阴"。读仲景之书，当求其所以立法之义。

反三日，复厥五日，其病为进”。夫得伤寒未为热即为厥者，岂亦由传经入深之热邪而致此乎？今人多有始得病时，便见诸寒症，而并无或热者，此则直伤阴经，即入阴经者也。苟不能究仲景之心，但执“凡伤于寒即为病热”之语以为治，其不夭人天年者几希矣[①]！

发黄

【纲】仲景曰：伤寒脉浮而缓，手足自温，系在太阴。太阴当发身黄；若小便自利者，不能发黄。以脾家实，腐秽当去故也。

【目】楼英曰：凡身黄，小便自利，小腹鞕而狂，大便黑者，为畜血，宜抵当汤。若小腹不鞕，其人不狂，大便不黑者，虽小便利，非畜血也，其为症有三：一者栀子柏皮汤，二者麻黄连翘赤小豆汤，皆治身黄，小便利而身不疼者，海藏所云干黄是也；三者桂枝附子去桂加白术汤，皆治身黄，小便利而一身尽痛者，《活人》所谓中湿也。

张云岐曰：或谓：“伤寒发黄，惟阳明、太阴两经有之，俱言‘小便利者，不能发黄’，何也？”盖黄者，土之正色，以阳明、太阴俱属土，故发黄也。其黄之理，外不能汗，里不得小便，脾胃之土为热所蒸，故色见于外为黄也。若小便利者，热不内畜，故不能变黄也。其有别经发黄者，亦由脾胃之土兼受邪故也。[②]

王好古曰：身如烟熏黄，一身尽痛，乃湿病也；身如橘子黄，一身不痛，乃黄病也。伤寒病，遇太阳、太阴司天，若下之太过，往往变成阴黄[③]。一则寒水太过，水来犯土；一则土气不及，水反侵之，多变此疾。一则发黄，小便不利，烦躁而渴，用茵陈汤加二苓、滑石、当归、官桂，此韩氏名茵陈茯苓汤；二则发黄，烦躁，喘呕不渴，茵陈汤加陈皮、白术、生姜、半夏、茯苓，此韩氏名茵陈橘皮汤；三则发黄，四肢遍身冷者，茵陈汤加附子、甘草，此韩氏名茵陈附子汤；四则发黄，肢体逆冷，腰上自汗，茵陈汤加干姜、附子、甘草，此韩氏名茵陈姜附汤；五则发黄，冷汗不止者，茵陈汤加干姜、附子，此韩氏名茵陈干姜汤；六则发黄，前

①【注文浅释】

因发知受，审因论治是探求病机的重要方法。病因判断错误，则直接导致治疗用药的偏差，则会出现误治，贻误病情。因此，探求寒邪发热的病理机制，对临床诊断和治疗大有裨益。

②【注文浅释】

“发黄”即言“黄疸病”。仲景在《伤寒论》中关于黄疸病的论述在太阳病篇、阳明病篇和太阴病篇均可见到，然其病位终不离阳明，阳明太阴相表里，黄色为脾之本色，故论治黄疸病不可不言及太阴。

③【医理探微】

黄色鲜明与否作为阳黄阴黄的辨证要点过于片面，当以是否出现阳明证或太阴证来判断。“太阴当发身黄”并未指出黄色鲜明与否。临床上，急性黄疸型肝炎多以黄色鲜明如橘子色为主，而肝硬化、肝癌或胆道实质性病变多见黄色晦暗，可见阳黄阴黄之分，当以证候为要。

服姜附诸药未已，脉尚迟者，茵陈汤加吴萸、附子、木通、干姜、当归，此韩氏名茵陈吴萸汤。往来寒热，一身尽黄者，小柴胡加栀子汤。

戴原礼曰：湿热俱甚，则发身黄，伤寒至于发黄，为病亦已甚矣。“邪风被火，两阳相熏，其身必黄”，“阳明病，被火，额上汗出，小便不利，必发身黄”，此皆由内有热而又被火攻，以致发黄者也。“阳明病无汗，小便不利，心中懊憹，必发黄”者，由阳明热甚也。“伤寒汗已，身目为黄，以寒湿在里不解故也。此不可下，宜于寒湿中求之”，是知非特湿热发黄，而寒湿亦发黄也。但寒湿之黄，身如熏黄，色暗而不明；热甚之黄，黄如橘子色，染着衣正黄如柏。大抵黄家属太阴，太阴为湿热蒸之所致，《经》曰“太阴当身发黄”是也。又或“脉沉结，少腹鞕，小便自利，其人如狂者”，又为畜血在下焦而黄也。发黄非止寸口近掌无脉，鼻气出冷，为不治之症，又若形体如烟熏为心绝，柔汗发黄为脾绝，皆不治也。

赵嗣真曰：瘀热发黄与瘀血发黄，外症及脉，未尝相似，且如头汗出，齐颈而还，腹微满，小便不利，渴饮水浆，为瘀热症；小腹急结，其人如狂，小腹鞕满，小便自利，大便黑，为瘀血症，此外症之不相似也。瘀血脉微而沉，或沉结；瘀热脉则浮滑紧数，此脉状又不相似也。然则相似者，但色黄耳。若论黄色相似，不特瘀血、瘀热，又如风温被火，微发黄色；太阳火劫发汗，两阳相熏灼，其身发黄；阳明被火，额上微汗，必发黄者，是又挟火邪所致者。外此亦有黄色之不相似者乎？曰：“湿家之熏黄则异矣。”可不各以其似不似而明辨欤？![1]

王肯堂曰：海藏次第用药法，谓先投韩氏茵陈茯苓汤，次茵陈橘皮汤，又次茵陈附子汤，依次渐投，至效即止[2]。身冷汗出，脉沉而黄，为阴黄，乃太阳经中湿，亦有体痛、发热者，身如熏黄，终不如阳黄之明如橘子色也。当叩其小便之利、不利，小便自利，术附汤；小便不利，大便反快，五苓散。

①【注文浅释】
《伤寒论》中发黄证有四类，湿热发黄、瘀热发黄、火逆发黄及寒湿发黄。脾色必黄，瘀热以行。“瘀热”一词在《伤寒论》中见于茵陈蒿汤证、抵挡汤证、麻黄连翘赤小豆汤证，可见除寒湿发黄外，发黄与邪热伤血密切相关。虽然瘀热发黄、瘀血发黄仅一字之差，但足以严明二者之区别重在“热”也，瘀血日久方致热。

②【注文浅释】
此法与试探性诊法有异曲同工之处，即在病情复杂、临床症状不显时，给予食物、针灸、药物等进行先期治疗，既是治疗，亦是诊断。

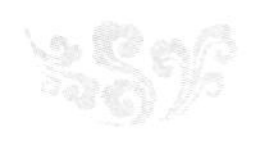

卷十四

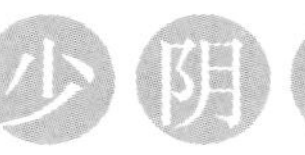

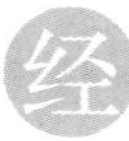

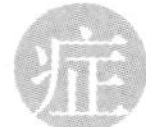

少阴经脉

【纲】**仲景曰：少阴之为病，脉微细，但欲寐也。**

【目】朱肱曰：足少阴肾之经，其脉起于小指之下，斜趋足心。别行者，入足跟中，上至股内后廉，贯肾，络膀胱；直行者，从肾上贯肝膈，入肺中，络舌本。伤寒热气入脏，流于少阴之经，少阴主肾，肾恶燥，故渴而引饮。又经发汗、吐、下后，脏腑空虚，津液枯竭，肾有余热，亦渴，故病人口燥舌干而渴。其脉尺寸俱沉者，知少阴经受病也。问："伤寒何以须诊太溪脉耶？"答曰："太溪穴，是足少阴肾之经，男子以右肾为命门，女子以左肾为命门，主生死之要。病人有命门脉者活，无者死。仲景云：'少阴手足逆冷，发热者不死。脉不至者，灸太溪七壮[①]。'故伤寒必诊太溪，以察其肾之盛衰也。"太溪二穴，在足内踝后跟骨上动脉陷中。问："脉微细，欲吐不吐，心烦，但欲寐，五六日自利而渴？"答曰："此名少阴也。'少阴为病，欲吐不吐，心烦，但欲寐，五六日自利而渴者，虚故引水自救。若小便色白者，以下焦虚有寒，不能制水，故令色白也'，四逆汤。"少阴肾之经，主脉微细、心烦、但欲寐，或自利而渴，问："《经》云'一二日少阴病'者，何也？"谓初中病时，腠理寒，便入阴经，不经三阳也。伤寒虽是三阴三阳，大抵发于阳，则太阳也；发于阴，则少阴也。此二经为表里，其受病最多，阳明、太阴受病颇稀，至于少阳、厥阴肝胆之经，又加少焉。凡病一日至十二三日，太阳症不罢者，但治太阳；有初得病便见少阴症者，直攻少阴，亦必先自太

①【注文浅释】
少阴肾经，阴盛之经也。原文论述"脉不至者，灸少阴七壮"，未出具体穴位名。肾之源出于太溪，然若欲回阳通阴，非太溪一穴也，针法常随四时，随运气以取井荥俞经合。不可拘泥。

阳次传而至。盖寒气入太阳，即发热而恶寒；入少阴，但恶寒而不发热也。三阴中寒，微则理中汤；稍厥，或中寒下利，即干姜甘草汤；手足指微寒冷，谓之清，此未须服四逆，盖疾轻故也，只可服理中、干姜之类；大段重者，用四逆汤；无脉者，用通脉四逆汤。

【纲】仲景曰：少阴病，脉沉细数，病为在里，不可发汗。少阴病，脉微，不可发汗，亡阳故也。阳已虚，尺中弱涩者，复不可下之。

【目】危亦林曰：发汗则动其经气，便有夺血、亡阳之灾，故所戒也。[①]

韩祇和曰：亡阳，无阳，亡与无同。无阳则其邪为阴邪，阴邪本宜下，然阳已虚，尺脉弱涩者，复不可下，宜用温矣。

魏荔彤曰[②]：此乃申明少阴病应审之于脉，而知其经病、脏病，为直中寒邪，为传经热邪，而分应汗、不应汗，应下、不应下也。盖少阴为病，直感乎外邪者，有经受、脏受之不同，其连及乎太阴者，又有传经为热、直感为寒之不同，皆不容不辨。如脉不紧而微，此经邪欲愈乎，再手足温，必自愈，而无俟发汗也，不然，是脏邪初感，即见阳微之象，更无事于发汗伤正也。此无论其邪在经、在脏，发汗，阳必随汗而亡，少阴阳亡，必难治矣，此应审其经邪、脏邪而禁误汗者也。再或阳本虚，尺脉弱涩，或为传经热邪乎，是少阴大承气症也，然见此脉不可下也，况为直感肾脏之寒邪耶！方用附子四逆等汤，温之不暇，顾可下乎？此又就传经热邪、直感寒邪谛审之而不可误下也。吾曾言六经皆发汗，今仲师言不可汗，何也？盖少阴病，阴阳俱紧，审其为在经之寒邪，则附子麻黄甘草汤，原为发少阴之汗而设；如不紧而微，在经邪欲愈，尚不可汗，况脏邪乎？至于别条阴阳俱紧而反汗出者，则是阴邪逼出之汗，与发汗无与，是又为少阴脏病，故愈不可发汗也。六经原俱可汗，五脏原俱不可汗，何疑焉？然六经见阳微之脉，俱不可发汗，不止少阴见微脉，方不可发汗也，又何疑焉？

【纲】仲景曰：病人脉阴阳俱紧，反汗出者，亡阳

①【注文浅释】
在里之证，非汗法所宜。

②【医理探微】
结合《伤寒论》中第7、131条，表有太阳少阴之不同，凡在表均宜汗法禁用下法；第301、302条亦是少阴病在表用汗法之证明，然其方药均是温阳散寒解表之剂，后第20、21、22条亦有论述。凡在遇表之少阴病属阴、虚、寒者，治以汗法，必加附子。然若纯少阴里证，或表里同病，里虚甚者，则急当救里，发汗之剂不可用之。

也，此属少阴，法当咽痛，而复吐利。脉阴阳俱紧者，口中气出，唇口燥干，鼻中涕出，踡卧足冷，舌上苔滑者，勿妄治也。到七八日以来，其人微发热，手足温者，此为欲解；或到八日以上，反大发热者，此为难治。设使恶寒者，必欲呕也；腹内痛者，必欲利也。脉阴阳俱紧，至于吐利，其脉独不解，紧去人安，此为欲解。少阴病脉紧，至七八日，自下利，脉暴微，手足反温，脉紧反去者，为欲解也。虽烦下利，必自愈。

【目】朱肱曰：问："阴症有发热者乎？"答曰："太阴、厥阴皆不发热，只少阴发热有二症，仲景谓之反发热也。少阴病初得之，发热，脉沉者，麻黄附子细辛汤。少阴病脉沉，发汗则动经，此大略之言耳，脉应里而发热在表，亦当以小辛之药泄汗而温散也[①]。仲景云：'伤寒之病，从风寒得之，表中风寒，入里则不消，须用温药少汗而解。'"

杨士瀛曰：有咽痛，复吐利见症，方是少阴病，不然是风寒两伤之脉紧、汗出矣。咽痛者，少阴之脉循喉咙也，其脏属水，所以不惟咽痛，而复吐利[②]，水无制也。

庞安常曰：阴阳俱紧，伤寒脉也，伤寒本无汗，反汗出者，无阳以卫其外，所以邪不出而汗反出也。少阴之邪不出，所以咽痛、吐利，皆少阴本症也，于此而可不用少阴温经散邪之法乎？脉紧，寒邪也；自下利，脉暴微，阴寒内泄也；手足反温，阳回也[③]；阳回则阴退，故紧反去，为欲解也。夫寒邪在阴，而脉紧得自利，脉暴微，手足温，紧去欲解者，犹之邪在阳，脉数而热，得汗出，脉和身凉数去，为欲愈也。

柯琴曰：少阴脉络肺，肺主鼻，故涕出；少阴脉络舌本，故舌苔滑；少阴大络注诸络以温足胫，故足冷诸症，全似亡阳。口气出，唇口燥干，涕出，此为内热；脉紧，踡卧，舌苔，足冷，又是内寒。此少阴为枢[④]，故见寒热相持，病虽发于阴，而口、舌、唇、鼻之半表里，恰与少阳口、咽、目之半表里相应也，治之却与少阳不同。紧去则吐利止，其人可安，此据脉辨症之法。三条，亡阳脉症；四条，阳回脉症。玩"反温"，前此已冷可知，微为少阴本脉，烦利为少

①【临证薪传】

纵观《伤寒论》，仲景在病证兼有表邪时于方中常加一味炮附子以解表。

②【医理探微】

咽痛一症，非独见少阴，太阳、阳明亦可见之，故当明辨病机，方可论治。

③【注文浅释】

"手足反温，脉紧反去"为向愈的关键，然其仅是有向愈的趋势，并不等于必愈。当综合各方面情况，给以适当治疗，始为妥当。

④【医理探微】

少阴为水火之脏，少阴主枢，即主导水与火的枢转。少阴枢机出现问题，则致水火平衡失常，出现水太过（水太过必寒）或火太过（火太过必热），所以少阴病篇的核心即是少阴寒化与少阴热化问题。

阴本症，至七八日，阴尽阳复之时，紧去微见，所谓谷气之来也，徐而和矣。

【纲】仲景曰：少阴中风，脉阳微阴浮者，为欲愈。

【目】魏荔彤曰：少阴病，不外直中、传经寒热二邪。然于其入也，分寒热必清；于其出，则不必分寒热，竟言出而得愈而已。然症、脉必明辨之，而后临事不惑。如本少阴病，何忽类太阳之中风？少阴有直中之寒，必无直中之风[①]，如有直中之风，则为风中肾脏之症，与伤寒中传经热邪，固不相涉，即与伤寒中直中寒邪，亦不相涉也，盖少阴症，忽变为似乎太阳之中风也，何以见之？以其热自发、汗自出定之也。少阴之反发热、反汗出，乃内真寒外假热，直中寒邪内所有之症也，本文未尝发热、汗出，吾以为本文所有也，何言之？以脉见阳微阴浮，而知其人必发热、汗出也，在少阴直中寒邪之脉，见沉紧，是阳紧而阴沉也；在少阴传经热邪之脉，见沉数，是阳沉而阴数也。今阳见微，是不紧也，原为直中之寒邪将散，故变紧为微，且不沉也；原为传经之热邪将散，故变沉为微也，再阴脉见浮，是不沉也。原为直中之寒邪将散，故变沉为浮，且不数也；原为传经之热邪将散，故变数为浮也。此足见少阴病，不论寒邪、热邪，见此阳微阴浮之脉，俱为欲愈之机矣。又何以知其发热、汗出也？于《太阳》原文知之，太阳中风原文云"阳浮者热自发，阴弱者汗自出"，少阴见阳微，即太阳之浮脉也，再阴脉浮而不沉，非弱之义乎？于此知其阴病转阳，里邪透表，必发热、汗出，见欲愈之神理也。发热则阴寒已微，况脉不见沉紧，则非内阴逼阳于外之反发热也；汗出则里病已除，脉又不见沉细，则非阴盛逼阳出亡之汗自出也。此皆辨析于毫厘，而虚实寒热、进退真假之理，跃如也[②]。

①【医理探微】
魏氏所言稍有欠妥，百病皆起于风，四时之风，每直中于脏腑，非若传经之寒，由浅而深入也。《内经》中"风中五脏六腑之俞，亦为脏腑之风，各入其门户，所中则为偏风"，临床上对于慢性肾病的治疗亦有多从风邪论治。

②【注文浅释】
细微之处现病情，差之毫厘失千里。

【纲】仲景曰：少阴病，四逆，恶寒而身踡，脉不至，不烦而躁者，死。

【目】方中行曰：不伸曰踡，阴主屈故也。症俱见而脉不至，阳已绝矣。不烦而躁[③]，孤阴亦欲自尽也。

③【注文浅释】
烦，为心烦，正在胸中，是病人的自觉症状；躁，为躁扰，病在手足，为他觉体征，乃阳气衰竭，阴邪独盛，为死候。

【纲】仲景曰：少阴病，吐利，手足不逆冷者，不死。脉不至者，灸少阴七壮。

【目】朱震亨曰：手足不逆冷，阳足拒阴也。阳虽微，尚能内拒，正阳犹存于中，而阳气犹充于四肢，阴病中得此，岂有死理哉！设或脉有不至，不过阳气衰微，不能快行于经隧间耳，非脉绝也，灸少阴本穴者，就其经行之道路，扶其阳气，使得宣通，则脉必自至，而吐利亦自止矣。曰七壮者，不必定在一处，凡少阴之经起止循行处，皆可灸也[①]。

【纲】仲景曰：少阴病，下利，脉微涩，呕而汗出，大便数而少者，宜温其上灸之。少阴病，脉微沉细，但欲卧，汗出不烦，自欲吐，至五六日，自利，复烦躁，不得卧寐者，死。

【目】朱肱曰：少阴不得有汗，而少阴亦有反自汗出之症。盖阴症四肢逆冷，额上及手背冷汗濈濈者，亡阳也。

【纲】仲景曰：病六七日，手足三部脉皆至，大烦而口噤不能言，其人躁扰者，必欲解也。若脉和，其人大烦，目重，睑内际黄者，此欲解也。

【目】柯琴曰：脉者，资始于肾，朝会于肺，肾气绝，则脉不至。三部手足皆至，是脉道大通，根本俱足，非暴出可知，故所致之脉和调，虽大烦不解，亦不足虑也。[②]

【纲】仲景曰：少阴病，始得之，无汗，恶寒，反发热，脉沉者，麻黄附子细辛汤主之。

【目】朱肱曰：少阴病，始得，发热、脉沉者，固用本汤矣。若二三日常见少阴无阳症者，亦须微发汗，麻黄附子甘草汤[③]，此不可不知也。若少阴病恶寒而踡，时时自烦，不欲厚衣者，大柴胡去大黄。

张介宾曰：太阳症似少阴者，以其发热、恶寒而脉反沉也；少阴症似太阳者，以其恶寒、脉沉而反发热也。如仲景曰"太阳病，发热，头痛，脉反沉，身体疼痛，若不瘥者，当救其里，宜四逆汤"，以及本条，此二症，谓在太阳，其脉当浮而反沉者，因正气衰弱，里虚而然，故当用四逆，以里虚不得不救也；病在少阴，当无热而反热者，因寒邪在表，犹未传里，故用本汤，以表邪不得不散也。此二症者，均属脉沉、发热，但其有头痛，故为太阳病；无头痛，故

①**【医理探微】**
朱氏所言，甚是有理，除少阴本穴外，亦可灸关元、气海等穴，其回阳驱阴之效力更大。

②**【临证薪传】**
除脉证外，眼睑亦可帮助诊断。黄者土之色，睑为土之位，土气胜，水气退，亦为欲解。如《脉经》所云："病人两目眥有黄色起者，其病方愈。"

③**【注文浅释】**
什么时候使用麻黄附子甘草汤？宋本《伤寒论》作"二三日无证"，成本、《玉函经》均作"无里证"。

为少阴病。但在少阴而反发热者，以表邪浮浅，可以汗解，其反犹轻；在太阳而反脉沉，以正气衰微，虽施汗下，其反为重。由此观之，可见阳经有当温里者，故以生附配干姜，补中自有散意；阴经有当发表者，故以熟附配麻黄，发中亦有补焉。此仲景求本之治，其他从可知矣。

【纲】仲景曰：少阴病，身体痛，手足寒，骨节痛，脉沉者，附子汤主之。

【目】黄仲理曰：此乃少阴肾脏病也。骨属肾，肾寒故骨俱痛也，即此一端，便当急救其脏中之阳，宜用本汤也。[①]

【纲】仲景曰：脉浮而迟，表热里寒，下利清谷者，四逆汤主之。病发热，头疼，脉反沉，若不瘥，身体疼痛，当救其里，宜四逆汤。呕而脉弱，小便复利，身有微热见厥者，难治，四逆汤主之。既吐且利，小便复利而大汗出，下利清谷，内寒外热，脉微欲绝者，四逆汤主之。少阴病，脉沉者，急温之，宜四逆汤。

【目】庞安常曰：五条，不言症，非无症也，少阴之症自具，不必言也。独云"脉沉"，则寒邪坚实凝固，脏中将有灭阳之势可知，是即脉一端，便当急温以救阳也。[②]

柯琴曰：首条，浮为在表，迟为在脏，浮中见迟，是浮为表虚，迟为脏寒。未经妄下而利清谷，是表为虚热，里有真寒矣。仲景凡治虚症，以里为主[③]。此是伤寒症，然脉浮表热，亦是病发于阳，世所云漏底伤寒也。二条，诸症皆麻黄，是病为在表矣，其脉当浮，今反沉，此为逆也。当凭脉之沉而为在里，阳症见阴脉，是阳消阴长之兆也。热虽发于表而为阳，虚寒反据于里，是真阴也。三条，脉弱而微热，非相火也。膈上有寒饮，故呕也。四条，脉微欲绝而见吐利交作，下利清谷之症，是气血丧亡矣。

【纲】仲景曰：少阴病，下利清谷，里寒外热，手足厥逆，脉微欲绝，身反不恶寒，其人面色赤，或腹痛，或干呕，或咽痛，或利止，脉不出者，通脉四逆汤主之。

【目】朱肱曰：大抵阴症发热，终是不同，脉须沉，或下利，手足厥也。病人尺寸脉俱沉细，欲寐者，少阴症祉，急作四逆汤复其阳，不可缓也。少阴病，口燥舌干而

①【临证薪传】
附子汤的应用，当以手足寒而不温、脉沉而不浮为眼目。《伤寒论》中关于身痛一症多有论及，如麻黄汤、桂枝汤、桂枝新加汤、大青龙汤、四逆汤及本方等，然具体应用当须详加鉴别。

②【注文浅释】
既见脉沉，少阴虚寒本质已露，一个"急"字当提醒医者要提高警惕，当急温之，避免亡阳证候的出现。

③【注文浅释】
此与第91条"伤寒医下之，续得下利，清谷不止身疼痛者，急当救里"精神一致。

渴，急下之，不可缓，大承气汤；若脉沉而迟，四逆汤温之。盖以口燥而渴者，知其热；脉沉而迟者，别其寒也。少阴属肾，古人谓之肾伤寒[①]，其口燥舌干而渴，固当急下。大抵肾伤寒亦多表里无热，但苦烦愦，默默而极不欲见光明，有时腹痛，其脉沉细，旧用四顺汤，古人恨其热不堪用，云肾病而体犹有热，可服仲景四逆散；若已十余日，下利不止，手足厥冷，乃无热候，可增损四顺汤[②]。少阴症，口燥咽干，即云"急下之"。盖少阴主肾，系舌本，伤寒热气入于脏，流于少阴之经，肾汁干，咽络焦，故口燥咽干而渴，即宜急下，非若阳明宜下而可缓也。虽然，阳明亦有一症，"发热汗出多，急下之"，阳明属胃，汗多则胃汁干，故亦须急急下之也。

【纲】仲景曰：下利清谷，里寒外热，汗出而厥者，通脉四逆汤主之。脉沉而迟，其人面少赤，身有微热，下利清谷者，必郁冒，汗出而解，病人必微厥。所以然者，其面戴阳，下虚故也。

【目】柯琴曰：此比上条脉症皆轻，热微厥亦微，此阴阳相等，寒热自和，故易愈。

【纲】仲景曰：吐已下断，汗出而厥，四肢拘急不解，脉微欲绝者，通脉四逆加猪胆汁汤主之。

【目】杨士瀛曰：加猪胆汁于通脉汤中者，反佐之法也，必有阴盛格阳之症，故用之，观白通汤可知。[③]

【纲】仲景曰：伤寒六七日，大下后，寸脉沉而迟，手足厥冷，下部脉不至，咽喉不利，吐脓血，泄利不止者，为难治。伤寒六七日，脉微，手足厥冷，烦躁，灸厥阴，厥不还者死。下利，手足逆冷无脉者，灸之不温，若脉不还，微喘者死。下利后脉绝，手足厥逆，晬时脉还，手足温者生，脉不还者死。

【目】柯琴曰：寸脉沉迟，气口脉平矣；下部脉不至，根本已绝矣。诸症皆内、外、水谷之道俱绝。故此为下厥上竭，阴阳离决之候，生气将绝于内也[④]。厥阴，肝脉也，应春生之气，故灸其五俞而阳可回也。三条、四条两症，不呕，不烦，反佐而服白通，外灸丹田、气海，或可救于万一。

①【注文浅释】

肾伤寒：多因暴寒中人，伏于少阴经，旬日乃发，始为咽痛，谓之肾伤寒。

②【注文浅释】

四顺汤，即四逆汤加人参。

③【注文浅释】

反佐之说恐不够全面，加猪胆、人尿，既启下焦之生阳，又助中焦之津液。

④【医理探微】

柯氏认为，此乃阳气大虚，阴阳离决之候。原文中此条予麻黄升麻汤治之，故可采用以方测证之法。当知若是以虚或寒为主，则不能用此方。当是正伤邪陷，阳郁络痹，肺热脾虚，则为此方主之。故"寸脉沉迟"释为阳气内陷，"下部脉不至"乃木郁所致似更为恰当。

鳌按：三四条之生死，总以脉为凭。

【纲】仲景曰：手足厥冷，脉细欲绝者，当归四逆汤主之。下后，复发汗，昼日烦躁不得眠，夜而安静，不呕，不渴，无表症，脉沉微，身无大热者，干姜附子汤主之。

下之后，复发汗，必振寒，脉微细。所以然者，内外俱虚故也。

【目】柯琴曰：首条，虽无外卫之微阳，亦未见内寒诸险症。二条，当汗而反下，下后又发汗，以至纯阴无阳，而脉沉微，此四逆之变剂也。三条，内阳虚，故脉微细①；外阳虚，故振栗、恶寒，亦即干姜附子症。

【纲】仲景曰：伤寒五六日，不结胸，腹濡，脉虚，复厥者，不可下，此为亡血，下之死。伤寒脉促，手足厥者，可灸之。

【目】鳌按：脉象空虚，故为亡血。促为阳脉，阳虚而促，理固然矣，然阴气太盛，亦往往见促脉者。总之，促、结、代皆是虚脉，非灸不可②。

【纲】仲景曰：少阴病，下利脉微者，与白通汤；利不止，厥逆无脉，干呕烦者，白通加猪胆汁汤主之。服汤，脉暴出者死，微续者生。

【目】喻昌曰：与白通反至厥无脉、干呕而烦，此非药之不胜病也，以无向导之力，宜其不入耳。故复加人尿、猪胆汁之阴，以引阳药深入。然脉暴出死，微续生，亦危矣哉！

表热里寒 表寒里热

【纲】仲景曰：脉浮而迟，表热里寒，下利清谷者，四逆汤主之。

【目】柯琴曰：浮中见迟，是浮为表虚，迟为脏寒。未经妄下而利清谷，是表为虚热，里有真寒矣。

【纲】仲景曰：既吐且利，小便复利而大汗出，下利清谷，内寒外热，脉微欲绝者，四逆汤主之。

【目】成无己曰：吐、利亡津液，则小便宜少，小便复利而大汗出，津液不禁，阳气大虚也。脉微为亡阳，若

①【注文浅释】
脉微阳气虚，脉细阴血虚。脉微而细者，当阴阳并伤，内外俱虚也。

②【医理探微】
《辨脉法》本云“脉阳盛则促，阴盛则结，此皆病脉”，脉促乃阳极之脉，何以灸之？此条之脉促或是阴寒之极，催动真阳而见脉数而促，故急用灸法以助阳气，如沈氏所言，非灸不可。由此可见，脉促，并不都属阳盛之脉，医者临床当知常达变也。

无外热，但内寒，下利清谷，为纯阴，此以外热为阳未绝，犹可与通脉四逆汤救之[①]。

【纲】仲景曰：少阴病，下利清谷，里寒外热，手足厥逆，脉微欲绝，身反不恶寒，其人面色赤，或腹痛，或干呕，或咽痛，或利止，脉不出者，通脉四逆汤主之。

【目】喻昌曰：下利里寒，种种危殆，其表反热，其面反赤，其身反不恶寒，而手足厥、脉欲绝，明系群阴格阳于外不能内返也。故仿白通之法，加入四逆中，以入阴迎阳也[②]。

魏荔彤曰：脉者本阴阳相合而无间之神也，今阴独阳无，脉故微绝，必复回其阳，俾与阴两相调匀，而后脉可得通，酌用四逆为主，更增减之，使阳回脉通。此于脉出不出，见愈不愈之机，从至险处立救法也。

【纲】仲景曰：下利清谷，里寒外热，汗出而厥者，通脉四逆汤主之。

【目】许叔微曰：此条比之上条，其症较轻也。[③]

【纲】仲景曰：少阴病，恶寒而踡，时自烦，欲去衣被者，可治。

【目】王肯堂曰：表热里寒者，脉虽沉而迟，手足厥逆，下利清谷，此里寒也；所以阴症亦有发热者，此表解也。表寒里热者，脉必滑，身厥，舌干也，所以少阴恶寒而踡，此表寒也；时时自烦，不欲近衣，此里热也。

魏荔彤曰：此不言下利，则阳旺于中焦，较他条下利而利自止者，又胜。虽恶寒、足踡亦见少阴症象，然阳时烦而阴不躁，且欲去衣被，内有阳存，不须言矣。不但当辨其经邪、脏邪，为温、为汗，本易为力，且当识其烦而欲去衣被之故，为阳存之有余[④]，而扶阳抑阴亦不可过为猛烈矣。此又阴病见阳症易治之一也。

面色

【纲】仲景曰：少阴病，下利清谷，里寒外热，手足厥逆，脉微欲绝，身反不恶寒，其人面色赤，或腹痛，或干呕，或咽痛，或利止，脉不出者，通脉四逆汤主之。下利清

---

①【临证薪传】
吐利亡津液，又见小便利而大汗出，此泄路尽开，阳气虚极，四逆汤力量恐不足，故成氏言以通脉四逆汤救之。

②【临证薪传】
通脉者，葱之谓，此条为阴盛格阳于外，故借葱白入营通脉，庶可迎阳内返。

③【注文浅释】
本条阴盛格阳之证虽无上条典型，但“汗出而厥”乃本条之审证要点，不可忽视。

④【注文浅释】
除“烦而欲去衣被”外，当见“手足温”等其他阳回见证，方可诊为可治；如见“厥冷”，则其义同后所言“烦躁不得卧寐者死”，则为不可治。

谷，里寒外热，汗出而厥者，通脉四逆汤主之。下利，脉沉而迟，其人面少赤，身有微热，下利清谷者，必郁冒，汗出而解，病人必微厥。所以然者，其面戴阳，下虚故也。

【目】王肯堂曰：此阴寒内竭，逼其浮火上行于面，故发赤色，非热也。若误投寒凉之剂，即死。又夹阴伤寒，虚阳泛上者，亦面赤也。但足冷脉沉者，是又烦躁、面赤。足冷脉沉，不能饮水者，此阴极也，宜温。

柯琴曰：上条，是寒热相半症。下利清谷，阴盛于里也；手足厥冷，寒盛于外也。身不恶寒，面赤，阳郁于表也；咽痛，利止，阳回于内也。腹痛，干呕，寒热交争也。温里通脉乃扶阳之法，脉出则从阳而生，厥逆则从阴而死。下条，脉症较轻，热微厥亦微，故面亦少赤，此阴阳相等，寒热自和，故易愈。

鳌按：诸家面色之说，详在少阳经症，互参之可也。

头痛眩冒

【纲】仲景曰：少阴病，下利止而头眩，时时自冒者死。

【目】李杲曰：内症头痛，有时而作，有时而止；外症头痛，常常有之，直须传入里方罢。此又内、外症之不同者也。

王肯堂曰：下利则水谷竭，眩冒则阳气脱，故死。

陈士铎曰：少阴症，下利虽止，而头眩晕，亦是死症。盖阳虽回而阴已绝，下多亡阴，竟致阴绝，而诸阳之上聚于头者，纷然乱动，所以眩冒，此阳欲脱而未脱，补其阳而阳气生，阳生则阴之绝者，可以重续，阴生于阳也①。方用参桂汤，人参二两，肉桂二钱，参能返阳气，桂能走肝肾，兼补阴也。

【纲】仲景曰：病发热，头疼，脉反沉，若不瘥，身体疼痛，当救其里，宜四逆汤。

【目】鳌按：发热，头痛，病在表，本太阳麻黄症也，脉当浮而反沉，故为逆。②

【纲】仲景曰：干呕，吐涎沫，头痛者，吴茱萸汤

①【注文浅释】

正所谓有阳气则生，无阳气则死。

②【医理探微】

邪之所凑，其气必虚，阳证见阴脉，阳消阴长之兆也。当舍证从脉，予四逆汤救里，不当因发热、头痛而迟疑瞻顾。

主之。

【目】柯琴曰：呕而无物，胃虚可知；吐惟涎沫，胃寒可知。头痛者，阳气不足，阴寒得以乘之也。

【纲】仲景曰：下利清谷，里寒外热，汗出而厥者，通脉四逆汤主之。下利，脉沉而迟，其人面少赤，身有微热，下利清谷者，必郁冒，汗出而解，病人必微厥。所以然者，其面戴阳，下虚故也。

【目】寇宗奭曰：此条脉、症皆轻，故能自作郁冒[①]，汗出而自解也。

鼻衄

【纲】仲景曰：少阴病，但厥无汗，而强发之，必动其血，未知从何道出，或从口鼻，或从耳目，是名下厥上竭，为难治。

【目】朱肱曰：问："阴症有衄血者乎？"答曰："阴症自无热，何缘有衄？若少阴病无汗，强发而动血，则有之耳。"

刘完素曰：衄为热，无寒，是以三阴无衄。如本条是名下厥上竭[②]，非衄也。

戴原礼曰：少阴初得病，医误以发汗法，迫血动经，妄行而衄，其血水独出于鼻，或口、耳、目。又有阳陷入阴，四肢厥逆，医见其厥，谓寒邪在表，从而汗之，当下反汗，以致动血，故谓下厥上逆，为难治。先哲云："桂枝下咽，阳盛则毙。"正以此也。要知汗出不彻，为阳之衄；发汗动血，为阴之衄，二者大不同也。又云："阳盛阴虚，汗之则死。"

魏荔彤曰：少阴病而厥，近于肾脏直中寒邪矣。然肾脏直中寒邪，则阴寒之气，有厥必逆。厥者，风也；逆者，寒也。少阴之邪，必输厥阴，风水相连，阴寒下凝之象也[③]。今但厥不逆，是谓之热厥。厥，仍风也；不逆者，热也。亦风水相连，热邪上冲之象也。"但厥"二字，既知为传经热邪矣。而又有"无汗"似寒以混之，不知无汗者，阴血素亏也。热邪虽在少阴，由厥阴上冲，而阳盛阴亏，则

①【注文浅释】
此郁冒乃正气蓄积力量与邪剧争的反应，正胜邪却则得汗而解。

②【注文浅释】
厥逆因于下焦阳虚，故称下厥；阴血因上出而耗竭，故称上竭。

③【注文浅释】
对于本证或为寒厥，或为热厥，尚有争议。然少阴不可发汗则同也，强发其汗，伤阴动血，成下厥上竭之危重变证。仲景无治法，无药方，或可投以六味回阳饮以试之。

无能化液而出，此少阴热邪所以愈炽也。设误为直中之厥逆而温之，谬矣。或强发汗，汗不出而动血，血即不能作汗，上分阴分素亏之血也，为温经散寒猛烈之剂所鼓荡而走阴分，血热妄行，邪害空窍，不择何道，从耳、目、口、鼻而出，此误为直中之寒邪妄发其汗所致也。于是在下肾经愈热而厥愈甚，在上之血分愈竭而阴愈亡，名曰下厥上竭。上下阴亡，则孤阳无附，必有脱离之势矣，故难治。妄发少阴阴分之汗，其害之大如此。厥而不逆者，手足温也。然就无汗言之亦准，厥而有汗，乃真寒逼阴外亡之象，故为直中之少阴；无汗而厥，则热邪伏于里而不外越，故厥者少阴有邪，而无汗者邪热内耗也，斯可定为传经之热邪无疑矣。

咳悸

【纲】仲景曰：少阴病，咳而下利，谵语者，被火劫故也。小便必难，以强发少阴汗也。

【目】鳌按：上咳下利[①]，津液丧亡之故也。

【纲】仲景曰：少阴病，二三日不已，至四五日，腹痛，小便不利，四肢沉重疼痛，自下利者，此为有水气，其人或咳，或小便利，或下利，呕者，真武汤主之。

【目】朱肱曰：有少阴症咳嗽，真武汤、四逆散、猪苓汤也。大抵热在上焦，其人必饮水，水停心下，则肺为之浮，肺主于咳，水气乘之，故咳而微喘，真武加五味子、干姜。大抵伤寒水气，皆因饮水过多。古人治水气而咳者，病在阳，小青龙汤；病在阴，真武汤。[②]

《古今录验》橘皮汤治咳佳。

【纲】仲景曰：少阴病，下利六七日，咳而呕渴，心烦不得眠者，猪苓汤主之。

【目】寇宗奭曰：又咳呕，又烦渴，非肾水不升之故而何？

【纲】仲景曰：少阴病，四逆，泄利下重，其人或咳，或悸，或小便不利，或腹中痛者，四逆散主之。

【目】朱肱曰：四逆散加五味子、干姜[③]。

①【临证薪传】
咳而下利，有从阴化寒、从阳化热之区别。从寒化者，可用真武汤；从热化者，可用猪苓汤。

②【注文浅释】
阳虚兼有寒水为患为真武汤证，此与第82条病理机转相同，皆以真武汤为主治，可见太阳膀胱与少阴肾同居北方寒水之位也。

③【注文浅释】
或咳或利者，可加五味子、干姜温中散饮也。

【纲】仲景曰：太阳病发汗，汗出不解，其人仍发热，心下悸，头眩，身瞤动，振振欲擗地者，真武汤主之。

【目】鳌按：仍发热而心下悸，坎阳外亡，而肾水凌心也。以其为肾水凌心之故，故亦列少阴款中。

渴

【纲】仲景曰：少阴病，下利六七日，咳而呕渴，心烦不得眠者，猪苓汤主之。

【目】魏荔彤曰：此乃申解少阴传经热邪，有挟水饮为患者，不得误为寒邪也。盖少阴之热邪，充周于上下，流布于四肢，固已。然水饮一症，亦有入热邪而俱混者，不止他条直中之寒邪兼水饮为患也。今下利六七日，咳而呕，此纯类于少阴直中寒邪之症也。然口渴，心烦不眠，则非直中之寒邪，而为传经之热邪矣。盖阳烦而阴躁，至不得眠，烦而不躁，则为阳邪甚的矣。知此则口渴、下利固热邪为之，而水饮挟阻其气化，阴阳不分，上下不通，下利、口渴所以滋甚也。本汤五物，无一非走阴经，以之淡渗阴经水饮，推之三阴水饮皆可用，但加减引经之味可耳。问："原文并无水饮症，何以知水饮兼混？"曰："观其咳而不咽痛，口不燥，即知虽为传经热邪，惟有水饮相混，故热势不能甚烈。虽上冲为咳、呕，而不致咽痛；隔阻正津为口渴，而不致干燥。兼以心烦不寐，于少阴但欲寐阴症中见阳症，非传经之热兼水饮之湿，何物乎？"[①]

①【注文浅释】
此条与223条相参可知本证当有小便不利，以方测证亦可知此条应为少阴之热邪。若其性属寒，其证当见小便清长，如282条所言是也。

【纲】仲景曰：少阴病，欲吐不吐，心烦，但欲寐，五六日，自利而渴者，属少阴也，虚故引水自救。若小便色白者，少阴病形悉具。小便白者，以下焦虚有寒，不能制水，故令色白也。

【目】魏荔彤曰：不吐，心烦，但寐，则阴寒凝聚于下，而孤阳浮游于上，可验。五六日久，脾阳亦失令而自利，胃津以利耗而作渴，且阴盛于下，阳必逼处于上，曰"虚"，知下虚而上实。实，邪实也，引水自救，以理论之，虽渴，未必能多饮水，或多饮多尿，尿色淡白，则少阴肾脏为真寒，而非假热，足以相惑也明矣。以此知少阴病形悉具，全在小便色白，盖赤白分寒热也[①]。白为下焦虚寒，寒水不能收制，将为饮一溺二，倾泄不禁矣，法容不灸与温兼行耶？仲师为少阴肾脏里症言之如此。再者，少阴肾脏为病，内素虚寒者十之六七，外寒乘入者十之三四，无内寒则不能召外寒，君子平日，宁可不以命门之火为宝，而用啬道乎？

漱水不咽

【纲】仲景曰：少阴脉沉细，手足冷，或时烦躁，作渴，欲漱水不欲咽者，宜四逆汤。

【目】吴绶曰：本条之外，又有“下利，厥逆无脉，干呕，烦渴，欲漱水不欲咽者，白通加猪胆汁人尿主之”，又有“厥阴蛔厥，体寒，烦躁，吐蛔，口燥舌干，但欲凉水浸舌及唇，时不可离者，理中汤加乌梅[②]”。大抵阴症发躁烦渴不能饮水，或有勉强饮下，良久复吐，或饮水而呕，或哕逆者，皆内寒也。盖无根失守之火[③]，游于咽嗌之间，假作燥渴，则不能饮。或有能饮不吐，复欲饮者，热也。

咽痛　咽干　口燥附不能言

【纲】仲景曰：病人脉阴阳俱紧，反汗出者，亡阳也，此属少阴，法当咽痛，而复吐利。

【目】朱肱曰：脉沉迟，手足厥冷，或吐利而咽中痛，此少阴症也。《病源》云：“此为下部脉都不至，阴阳隔绝，邪客于足少阴之络，毒气上冲，故咽喉不利，或痛而生疮也。伤寒脉阴阳俱紧，如本条云云，此候汗、下、熏、熨俱不可。汗出者，藁本粉敷之；咽喉痛者，甘草汤、桔梗汤、猪肤汤、通脉四逆去芍加桔梗汤、麻黄升麻汤，选用。又有伏气之病，谓非时暴寒中人，伏气于少阴经，始不觉病，旬月乃发，脉微弱，法先咽痛似伤寒，非喉痹之病，次必利，始用半夏桂枝汤，次四逆散，此病只一二日便瘥，古方谓之肾伤寒也。”[④]

戴原礼曰：亦有初得病，头痛发热，无阳毒少阴诸症。

①【医理探微】
《内经》云：“诸病水液，澄澈清冷，皆属于寒。”小便白，当作清字解，溲清是下焦无热，与经文下焦虚寒之义相合。若小便溲白如乳汁，则反是热了。

②【临证薪传】
凡吐蛔者，必因病而吐蛔，非因蛔而致吐也，故不必治其蛔，而但治其所吐，则蛔自止矣。若胃冷吐蛔者，乌梅丸主之；胃虚吐蛔者，予理中汤加乌梅以补胃温中。

③【医理探微】
肾火即命门之火，肾藏元阴元阳，肾阴需命门之火温养，命门亦需肾阴滋涵。命门之火亦称为龙火，龙伏水中不宜浮越，肾阴不足，则致龙火上浮，即无根失守之火浮游于上，当导龙入海，引火归元。

④【临证薪传】
咽痛一证，当以虚阳浮越为妥，故而朱氏所举治法，汗出用藁本粉敷之，咽痛予甘草汤、桔梗汤一类，皆非此证所宜。本证阴寒太盛，阳虚外脱，当如闵氏所言，急救欲亡之阳，四逆、附子等汤可选。

而咽自痛者，此因感冒后，顿用厚衣被堆壅，或用蛮法，服姜汤、热酒即卧，遂成上壅，或先有壅热，欲取凉快，致为外邪所袭。既有风寒，又有热壅，宜参苏饮倍桔梗，加木香五分，或消风百解散，或五积散、败毒散各半帖，名交加散。

闵芝庆曰：此寒邪在少阴本脏而非经病也，当咽痛而又吐利。利为少阴本症，吐而咽痛，则孤阳欲飞脱于上矣，急救欲亡之阳，真武、四逆、附子等汤可选用也。

【纲】**仲景曰：少阴病，下利清谷，里寒外热，手足厥逆，脉微欲绝，身反不恶寒，其人面色赤，或腹痛，或干呕，或咽痛，或利止，脉不出者，通脉四逆汤主之。**

【目】王肯堂曰：太阳、阳明咽痛各一症，悉属热也。太阳治以半夏散，阳明治以四逆散加桔梗。少阴咽痛有六症，热症四，寒症二。热者治以猪肤汤、甘草汤、桔梗汤、苦酒汤、半夏散；寒者治以桂枝干姜汤、真武汤、四逆汤。厥阴咽痛一症，亦热也，治以桔梗汤。咽痛皆属热，何独少阴二症寒耶？其一以汗多亡阳，故用干姜、附子以复阳温经；其一以阴盛格阳，故用通脉四逆以散阴通阳。[①]

【纲】**仲景曰：伤寒六七日，大下后，寸脉沉而迟，手足厥冷，下部脉不至，咽喉不利，吐脓血，泄利不止者，为难治。**

【目】王肯堂曰：此宜麻黄升麻汤。[②]

柯琴曰：此为下厥上绝，阴阳离决之候，故咽痛不利，为水谷之道绝也。

【纲】**仲景曰：少阴病，下利，咽痛，胸满心烦者，猪肤汤主之。**

【目】张元素曰：或云："六经皆不言咽痛，惟少阴有咽痛、咽伤，何也？"夫少阴咽痛，乃经络所系，盖少阴脉循喉咙，系舌本，故有咽伤痛之患。《内经》曰："少阴所生病者，咽肿，上气，干嗌及痛。"此经脉所系，邪气循行而致然也。

方中行曰：猪肤[③]，《本草》不载，但猪属亥，宜入少阴，肤乃外皮，宜能解外，其性则凉，固能退热，邪散而热

①【注文浅释】

咽痛，仲景在《伤寒论》及《金匮要略》中均有论述。王氏所言既是对《伤寒论》中关于咽痛的总结，亦是为医者学习、使用《伤寒论》提供一种方法和思路。

②【医理探微】

此乃太阳误下之坏病，非厥阴之症也。本证邪陷阳郁，肺热脾寒，治热则碍寒，治寒则碍热，泻实则碍虚，补虚则碍实，故曰难治。证情虽复杂，然抓主要病机即可，予麻黄升麻汤发越郁阳的同时兼清肺温脾，滋养营血。

③【临证薪传】

猪为水畜，津液在肤，以其为君除上浮之虚火，然用时要去净肥脂，以免滑肠。此外，此方在使用时要注意病人的民族、宗教信仰及人文关怀。

退，烦满可除也；白蜜润燥以利咽，痛可愈也；白粉益土以胜水，利可止也。意者义取于此乎。

魏荔彤曰：此申解少阴传经热邪，上下充满之症，立法以滋阴散热为义。盖少阴之邪，上冲为咽痛，为心烦，热之性升也；为便血，为便脓，阴之性降也。又有上下充周，热邪弥漫者。如下利，犹之阴之降也；咽痛，胸满心烦，犹之热之升也。无非邪在少阴，既内耗其真，复交乱三焦使之然也。法用猪肤，猪，亥水，肾畜也，其肤主太阳，能入肾滋阴，兼透表散邪之用，佐蜜甘寒，上炎之焰熄；白粉[1]淡渗，下利之路分。一剂而三善备焉。盖肾脏原无散法，散药又必用辛温，今热邪在内，非散不可，辛温又不可，因另出此法，以甘寒之味，佐原属肾经之物，带太阳表性者，入其中以导之出。肤乃肉外皮中之薄脂，浮而外发之性也，亦如石膏以辛凉为发散之义也。

【纲】仲景曰：少阴病二三日，咽痛者，可与甘草汤；不瘥者，与桔梗汤。少阴病，咽中痛，半夏散及汤主之。

【目】苏颂曰：咽痛而无下利、心烦胸满等症，但甘以缓之足矣。不瘥者，配以桔梗[2]，辛以散之也。其热微，故用轻剂。

魏荔彤曰：少阴之邪，惟其缘木而升，所以于其传也，必传厥阴，亦升降之理也。太阴降而少阴，少阴升而厥阴，三阴中之升降也，比之三阳之表里亦然，盖气之行也，无论病气与正气，皆以往复屈伸为义也。

鳌按：下条之症，比上条较重，故非甘草、桔梗，甘缓辛开、轻清之物可治，必用半夏之苦，开而兼泄；桂枝之辛，升散其热；甘草之缓，缓其炎焰，其义如此。喻氏谓半夏涤饮，桂枝散邪，犹非的义，盖本方用桂枝、半夏，并非发汗解肌之谓也。[3]

【纲】仲景曰：少阴病，咽中伤生疮，不能语言，声不出者，苦酒汤主之。

【目】吴绶曰：少阴脉疾，可下。脉沉，附子汤加知、柏、五味子、麦冬、花粉。若虚热，病后烦热不解者，竹叶石膏汤去半夏加花粉。凡汗、吐、下后，口燥咽干，此津

①【注文浅释】
白粉，即白米粉。方中佐白蜜、白粉之甘以培母气，使水升火降，上热自除，而下利自止矣。

②【临证薪传】
即甘草汤加桔梗，开郁热。不用苦寒者，恐其热郁于阴经也。后世亦有治喉用硼砂、刀针放血，虽法异，其义同。

③【临证薪传】
无寒不得用桂枝，无痰不得用半夏。《本草》半夏治咽喉肿痛，桂枝治喉痹，此乃咽喉之主药。

液衰少，肾水不升，虚火上炎也，生津益气汤。脉沉微，足冷，舌燥，难治。其少阴有急下以救肾水之例，若虚人水竭火燥不可下者，以补中益气汤倍人参，加麦冬、五味、花粉、知、柏，以滋水也。

赵嗣真曰：《活人》谓："脾脏有热，则津液枯少，故口燥咽干。"然非独脾脏有热，脾主太阴，太阴腹满而咽干，此可言脾热，特一症耳，余皆非也。如白虎加人参汤，口舌干燥者，表里俱热也。口苦、咽干者，少阳经热，或阳明中风也。口燥咽干，急下之；自利清水，色纯青，心下痛，口干燥者，少阴经热也。咽干，烦躁，吐逆者，误汗，津液少，而欲作阳明内热者也。如上数症，岂亦脾脏有热哉？

鳌按：伤者，痛久而伤也。火灼则疮生。邪热壅于胸膈之上，故不能语言，声出于喉，咽病则喉亦病，肺金为邪火所制，故声不出。其症较重于咽中痛，皆治之迟误也。半夏开散，鸡子清凉润，故必治以本汤。甘草汤、桔梗汤、半夏散及汤、苦酒汤数方，皆为少阴热邪在经，上冲为咽痛而立之法也。

【纲】仲景曰：少阴病，得之二三日，口燥咽干者，急下之，宜大承气汤。少阴病，自利清水，色纯青，心下必痛，口干燥者，急下之，宜大承气汤。

【目】成无己曰：伤寒传经五六日，邪传少阴，则口燥舌干而渴，为邪渐深也。今少阴病得之二三日，邪未深入之时，便作口燥咽干者，是邪热已甚，肾水干也，急与大承气，以全肾也。正经自病，其邪深入，宜急下之。若燥则死，肾水干燥之故也。[①]

张元素曰：承气汤，阳明当下之症宜用，少阴亦用，何也？盖胃为水谷之海，主养四旁，四旁有病，皆能传入胃，胃土燥则肾水干，以二三日则口燥咽干，是热之深，传之远也，故曰"急下之以全肾水"。夫土实则水清，谓水谷不相混，故自利清水。而口干燥，此胃土实热致然也。下利色青，青者，肝也，乃肝邪传肾。缘肾之经脉，从肺出络心，注胸中，由是而心下痛。故急下以去实热，逐肾邪。其六七日腹胀不大便，以入腑之邪壅甚，胃土胜，则肾涸，故急下以逐胃热，滋肾水。盖阳明与少阴，皆有急下之

①【注文浅释】
救少阴之阴，本条叙述太简，只有口燥咽干一证，作为辨证眼目即可。如作为急下依据，似有不妥，需结合全部脉证，方可不误。以方测证亦可知，既用大承气汤，一定还有其他实邪内阻，阴分耗伤之症。

条，然而症虽不同，其入腑之理则一，是以皆用大承气也。

王肯堂曰：按：舌干轻，咽干重者，盖咽、舌虽皆通于少阴之络，而舌又为心之苗也，伤寒喜阳而恶阴，故舌干轻。

喻昌曰：热邪传入少阴，逼迫津水，注为自利，质清而无渣滓相杂，色青而无黄赤相间，可见阳邪暴虐之极，反与阴邪无异。但阳邪传自上焦，其人心下必痛，口必干燥，设系阴邪，必心下满而不痛，口中和而不燥，必无此枯槁之象，故宜急下以救其阴也。[①]

烦躁

【纲】 仲景曰：少阴病，欲吐不吐，心烦，但欲寐，五六日，自利而渴者，属少阴也，虚故引水自救。若小便色白者，少阴病形悉具。小便白者，以下焦虚有寒，不能制水，故令色白也。

【目】 柯琴曰：少阳脉下胸中，故胸烦，是病在表之里也；少阴经出络心，故心烦[②]，是病在里之里也。

【纲】 仲景曰：少阴病，恶寒而踡，时自烦，欲去衣被者，可治。少阴病，四逆，恶寒而身踡，脉不至，不烦而躁者死。少阴病，吐利，烦躁，四逆者死。少阴病，脉沉微细，但欲卧，汗出不烦，自欲吐，至五六日，自利，复烦躁，不得卧寐者死。

【目】 喻昌曰：自烦，欲去衣被，真阳扰乱不宁，然尚未至于亡，故用温法可治也。四逆，恶寒，身踡，脉不至，阳已去矣。阳去故不烦，尚可施回阳之法；若加躁扰，则阳已离阴，阴孤求侣不得，所谓阴躁者也。上吐下利，因致烦躁，则阴阳扰乱，而竭绝可虞。更加四逆，是中州之土先败，上下交征，中气立断。使早用温中之法，宁至此乎？[③]

魏荔彤曰：脉微沉细，但欲卧，此少阴本病。然应无汗而汗出，阳将亡于外矣；虽未躁而烦，阳已动而欲离其舍矣。自欲吐而无可吐，寒邪上逆阳脉而冲矣。至六七日之久不为治，加以自利，则正阳益虚竭，阴寒愈凝固，迨

①【医理探微】
自利清水，谓下利无糟粕也；色纯清，谓所下皆污水也。暴注下迫，皆属于热。阳邪暴迫，上则胃中之津液，下则肾家之真阴，即除自利色青外，当具有心下痛、口干燥等，方可急下之。

②【医理探微】
阴盛于下，虚阳扰于上，症见心烦。当与阳明胃实之心烦、栀子豉汤之虚烦相区别。

③【注文浅释】
若断为可治，则关键在于阳气未亡，除“时自烦，欲去衣被”外，应有手足温等其他阳回之证。《千金翼方》中载有“少阴病，恶寒而踡，时自烦，欲去衣被者，不可治”，与本条对照，谓不可治者，其病机近于躁，与下条“不烦而躁者死”理同。因此，二者似相径庭，实则异曲同工，意在示人要详于辨证分析。

至烦而且躁，则下利烦躁之死症见。但欲寐者，反不得卧寐，阴扰阳乱，枢纽已脱，亦必死之候也。

【纲】仲景曰：伤寒六七日，脉微，手足厥冷，烦躁，灸厥阴，厥不还者死。发汗，若下之，病仍不解，烦躁者，茯苓四逆汤主之。

【目】鳌按：此二条，皆回阳之法。厥阴者，肝脉。灸，灸其俞，所以使阳回也。未经汗、下而烦躁为阳盛，汗、下后而烦躁为阳虚[①]，用姜、附以回阳，用参、苓以滋阴，则烦躁止而外热除，柯氏所谓阴阳双补法也。

【纲】仲景曰：少阴病，吐利，手足厥冷，烦躁欲死者，吴茱萸汤主之。

【目】刘完素曰：少阴病下利，固宜用白通汤升阳温中之法矣。若不早治，至于既吐且利、手足厥冷，寒邪之侵凌，微阳之扰乱，已见端矣。甚则阳为阴侮而烦生，阴欲凌阳而躁作，内实真寒，外现假热，此阴躁之死症欲成矣。非急急助火之源，何以消严寒之势乎？四逆汤，苏脉之沉也；附子汤用芍药引阳入阴，术、苓兼治脾土以胜肾邪；白通汤升阳止利；吴茱萸汤兼温厥阴。各温法之不同也。

【纲】仲景曰：少阴病，下利脉微者，与白通汤；利不止，厥逆无脉，干呕烦者，白通加猪胆汁汤主之。服汤，脉暴出者死，微续者生。

【目】朱肱曰：伤寒阴盛格阳者，身凉，脉沉细疾，烦躁而不饮水者是也；若欲引饮者，非也。不欲饮水者，宜霹雳散，须臾躁止得睡，汗出即瘥，此药通散寒气，然后热气上行，汗出乃愈，火焰散、丹砂丸并主之。

柯琴曰：脉暴出者，孤阳独行也；微续者，少阳初生也。[②]

【纲】仲景曰：少阴病，得之二三日以上，心中烦，不得卧，黄连阿胶汤主之。

【目】张兼善曰：心烦不得卧，而无躁症，则与真阳发动迥别。盖真阳发动，必先阴气四布，为呕，为利，为四逆，乃致烦而且躁，魄汗不止耳。今但心烦不卧，而无呕、利、四逆等症，是其烦为阳烦，乃真阴为热邪煎熬也，故必

①【医理探微】
此处之烦躁，当是阴阳俱虚。阴盛阳虚之烦躁多见于白天，夜晚安静；本证之烦躁不分昼夜，日夜皆烦躁不安，此乃鉴别要点之一。

②【医理探微】
柯氏所言甚能说明问题。脉暴出者，是将绝之阳，得热药之助，如烛尽焰高；微续者，乃真阳渐回，如少阳初生也。

解热生阴以为主治，少缓则无及矣。

朱肱曰：伤寒阴症似阳者，阴发躁，反厥，物极则反也，大率以脉为主，诸数为热，诸迟为寒，无如此最验也。假令身体微热，烦躁，面赤，其脉沉而微者，皆阴症也。身微热者，里寒故也；烦躁者，阴盛故也；面戴阳者，下虚故也。若不看脉，以虚阳上格之燥误为实热，反与凉药，则气消成大病矣。《外台秘要》云："阴躁欲坐井中，宜以热药治之[①]。"仲景少阴病面赤者，四逆加葱白主之也。如本条里热甚而里不和，则又以黄连阿胶汤主之也[②]。

【纲】仲景曰：少阴病，下利六七日，咳而呕渴，心烦不得眠者，猪苓汤主之。吐利止而脉平，小烦者，以新虚不胜谷气故也。

【目】 喻昌曰：下利六七日，本热去寒起之时，尚兼咳、渴、心烦不眠等症，则是热邪搏结水饮，以故羁留不去。用本汤以利水润燥，不治利而利自止也。

柯琴曰：二三日心烦，是实热；六七日心烦，是虚烦。盖咳、呕、烦、渴者，肾水不升；下利、不眠者，心火不降耳。

腹痛

【纲】仲景曰：脉阴阳俱紧者，口中气出，唇口燥干，鼻中涕出，踡卧足冷，舌上苔滑，勿妄治也。到六七日以来，其人微发热，手足温者，此为欲解；或到八日以上，反大发热者，此为难治。设使恶寒者，必欲呕也；腹内痛者，必欲利也。

【目】 柯琴曰：设使到七日来，以阴阳俱紧之脉，不发热反恶寒，是寒甚于表，上焦应之，必欲呕也；反腹痛，是寒甚于里，中焦受之，必欲利也。[③]

【纲】仲景曰：少阴病，二三日不已，至四五日，腹痛，小便不利，四肢沉重疼痛，自下利者，此为有水气，其人或咳，或小便利，或下利，或呕者，真武汤主之。

【目】 魏荔彤曰：此申解少阴病有水气为兼症，当于温里之中，寓镇奠之义，盖兼水气，则不特寒邪，亦湿寓焉。如二三日不已，就脏邪言也。至四五日腹痛，必隐隐

①【注文浅释】
此乃阴盛致躁，宜理中、四逆类。若予寒药，其死何疑？

②【注文浅释】
此少阴之泻心汤也。诸药合用，心肾交合，水升火降则正复病退。

③【注文浅释】
当寒热虚实难分时，要谨记宁可稍待时日，仔细观察病情，"切勿妄治"也。

常痛，乃寒湿凝滞之象，非时痛时止之热痛也。且寒湿痛必兼满，按之少可，而非热痛不欲近人也。且验小便不利，湿盛而气壅也，单为寒，色白且利；兼湿，虽白不利，此寒热之可据者也。且单寒，则身体骨节痛而不沉重；兼湿，则沉重多而痛少，故先言沉重，后言疼痛，就缓急言也。或自下利，亦湿邪下注，惟小便不利，则大便湿行。种种审谛，知其人有水气兼寒邪得中少阴，亦如太阳有水气，更感风寒，以水气为兼病，而治法必当更为推求也。咳、呕皆水气上逆，亦有小便自利者，则寒湿又兼虚气不能收摄之故。膀胱与肾表里，水气浸淫于腑，阴寒固冱于脏，法当温脏回阳，以治寒邪；燥脾暖土，以制水气。故主真武汤，而以附子治寒邪，其余治水气也[①]。

①【医理探微】

太阳少阴，水脏也。脾者，制一身之水也；肾者，水脏也。肾为胃之关，肾中无阳，肾之关门不开，水无主制，泛溢妄行也。真武者，主北方水也，以此为名，取其镇水之义。附子汤能治少阴病的骨节疼痛，浑身疼痛，但无沉重的症状，可见少阴阳虚有寒，也可以出现营卫凝涩不通的疼痛。真武汤证则以沉重为主，沉重在前，和附子汤证相区别。

【纲】仲景曰：少阴病，二三日至四五日，腹痛，小便不利，下利不止，便脓血者，桃花汤主之。

【目】魏荔彤曰：腹痛，小便不利，乃热在下焦，熏蒸中焦，使气化因热郁不行，大便因热盛而自利也。利久不止，肠胃间秽浊之物，如脓带血，尽随大便而下。热不消，利不止，危矣，故用本汤以固涩之。[②]

②【医理探微】

魏氏认为此乃少阴传经热邪所致，然据仲景立方用药原则及与白头翁汤证相印证可知，桃花汤当是少阴虚寒滑脱所致，药证亦是相符。若属少阴热邪，岂有用干姜、赤石脂之理？所以，医者临证切记药证合参，知常达变。

【纲】仲景曰：下利，腹胀满，身体疼痛，先温其里。

【目】庞安常曰：下利，里寒也；身疼，表寒也。先温里，从本治也。

【纲】仲景曰：少阴病，四逆，其人或咳，或悸，或小便不利，或腹中痛，或泄利下重者，四逆散主之。

【目】魏荔彤曰：此申解少阴热邪散见四末，热极似寒，手足逆冷之症，不可误认为寒，逆而妄治也。少阴病，热邪能弥漫于上下，亦能流行于四肢，可以为热厥似寒厥以误人，此少阴病热极似寒，寒极似热，大有真假，当详为考辨，不可就病言病，失毫厘而谬千里也。如四逆，本寒邪也。或咳，或悸，即热邪上冲，咽痛、心烦之变出者也；小便不利，腹中痛，泄利下重，即热邪下行，热在膀胱、下血下脓之变出者也。然则此逆非寒逆，直可名之曰热逆也。夫热，但厥不逆？兹何以曰热逆，不知寒固逆而厥，热逆亦厥，有阴阳不顺接之厥在内，有真热似寒之厥亦在内，不容不严辨也。于此等症，必合脉与症以为辨。

他条"沉数"二字，原足以定传经之热邪；合观诸条"脉沉"，复微而紧细，又足以定直中之寒邪。再按他条之症"口中和"三字，亦足以知内为真寒；"咽中痛"三字，亦足以知内为真热。明乎此，则少阴前篇之大热似寒，少阴后篇之大寒似热，俱可洞如观火矣。此皆最要之处，生死关头，温凉失度，顷刻人亡，岂细故乎？仲师于此用四逆散，名亦四逆也，而汤、散之义不同也。凡厥逆中，自有寒湿杂合，所谓阴阳不顺接也。至于诸痛，亦必杂合交结方痛，故药亦杂合，然后专寒、专热之品，可开结止痛也。泄利至于下重，即滞下之意，《金匮要略》主用小柴胡，亦杂合寒热之治，故四逆散一方，近小柴胡[①]。

身痛

【纲】仲景曰：少阴病，身体痛，手足寒，骨节痛，脉沉者，附子汤主之。

【目】鳌按：本条纯阴无阳，阴寒切肤，故身体痛；四肢无阳，故手足寒；阴寒内注，故骨节疼。则此身疼、骨痛，虽与麻黄症相似，而寒热阴阳，彼此判然[②]。此身体、骨节疼痛，固非太阳之症，并非少阴之经，直属少阴之脏。盖肾主骨，肾寒故骨疼，即此一端，便当急救其脏中之阳矣，舍附子汤，曷足以济？

【纲】仲景曰：伤寒下之后，续得下利，清谷不止，身疼痛者，急当救里，宜四逆汤。病发热，头疼，脉反沉，汗之，若不瘥，身体疼痛者，当救其里，宜四逆汤。

【目】柯琴曰：病为在表，脉当浮，今曰"脉反沉"，此为逆，汗之不瘥，即身体疼痛不罢，当凭其脉之沉而为在里矣。表宜温散，里宜温补。先救里，治其本也。[③]

踡卧

【纲】仲景曰：少阴病，下利，若利自止，恶寒，而踡卧，手足温者，可治。少阴病，恶寒，身踡而利，手足逆冷者，不治。

①【临证薪传】
少阴用药，有阴阳之分，阴寒而四逆者，非姜附不用。唯气不宣通所致之逆冷，若用热药，则内热愈炽；用凉药，则热被寒束而不得散。唯以柴胡凉表，芍药清中，此本少阳之剂，而少阴用之者，为水木同源也，气机宣通，四逆即愈。

②【医理探微】
若脉浮，则属太阳麻黄汤证；今脉沉，知属少阴也，二者证同而脉异。除麻黄汤外，桂枝新加汤亦有身痛一证，临证时须详加鉴别。

③【注文浅释】
两条一示里虚之证，一示里虚之脉，总示人识证方法，见机于早，治须当机立断。当脉证不相符时，柯氏"有余可假，不足为真"可作脉证取舍之参考。

①【注文浅释】

热者，偃卧而手足弛散；寒者，则踡卧而手足敛缩。两条合参，手足温是判断阳复阴退可治的关键。

【目】成无己曰：踡者，屈缩不伸也，皆阴寒之极[①]。虽在阳经见是症者，即有表症，亦宜用温经之剂，桂枝附子是也。况在三阴，里寒下利、厥逆者乎？四逆之类，其可缺诸！若有阴无阳者，为不治。

【纲】**仲景曰：少阴病，恶寒而踡，时自烦，欲去衣被者，可治。少阴病，四逆，恶寒而身踡，脉不至，不烦而躁者，死。**

【目】魏荔彤曰：少阴寒邪，固有在经、在脏之不同，而治之之法，必以存阳为第一义。脏邪温之，固存阳也，即经邪汗之，亦存阳也，舍此无他计也。如前条利忽自止，则阳盛于中焦，不致随阴沉陷，恶寒、踡卧虽纯为阴寒之象，而手足能温，则真阳自在，于此审其为脏邪，温之固易，即审其为经邪，汗之亦易，故曰可治。又如本条，并不下利，则阳更旺于中焦，虽恶寒、足踡亦见少阴症象，然阳时烦而欲去衣被，内有阳存，而扶阳抑阴，亦不可过为猛烈也，其经邪、脏邪之当审，而温之、汗之又不待言矣。至次条，不烦而躁[②]，则阳已离阴，阴孤求侣不得，扰乱不宁，所谓阴躁者也，宜其死矣。

②【注文浅释】

阴气者，静则神藏，躁则消亡。烦属阳，躁属阴。烦而不躁尚有生机；躁而不烦是有阴无阳，多为死候。

但欲寐

【纲】**仲景曰：少阴之为病，脉微细，但欲寐也。**

【目】方中行曰：脉沉细者，少阴居于极下，起于小指之下也。《针经》曰："是主肾所生病者，嗜寐。"盖人肖天地，天地之气，行于阳，则辟而晓；行于阴，则阖而晦。故人之气，行于阳，则动而寤；行于阴，则静而寐。然则但欲寐者，邪客于阴也[③]。

魏荔彤曰：伤寒三阳，递传三阴，复自太阴传少阴，此传经之邪，乃外感风寒历久变热之热邪也。亦有直中少阴经、脏者，又非传经热邪可比，乃阴寒之寒邪也。故三阳分经与腑，三阴分经与脏。如少阴病，其为传经热邪、直中寒邪，当辨也。若此条，则合传经、直中二邪而总标其脉症也。少阴为病，脉必沉，三阴皆然，又兼微细，异乎三阳之浮大弦也。沉对浮，微对大，细对弦，此少阴脉也，

③【注文浅释】

但欲寐：精神萎靡，似睡非睡。心主藏神，肾主藏精，少阴心肾虚弱，则精神不明。

见此则三阴俱可识其端倪。至少阴为症，有寒、热二邪，本不尽同，姑取两邪入而见症大同者，则但欲寐也。肾司智巧，热邪入而扰其阴，寒邪入而溷其阳，因致惛懞欲寐。仲师示人未辨寒、热之邪，先辨少阴之症，此至诀也。脉之沉微细，三阴俱有，兼以但欲寐，则少阴病也①。但沉微细，虽三阴皆有，而太阴必多微，少阴必多沉，厥阴必多细。太阴在中，故微多；少阴在下，故沉多；厥阴近胆，故弦可变细而细多，盖细即弦之微者。此仲师于少阴，不言沉，反言微细者，沉少阴本脉，不须言，且沉亦非少阴独有之脉，必兼太阴之微、厥阴之细，而少阴之脉始确也。再者，少阴处三阴之中，亦如阳明处三阳之中，阳明之脉本大，然兼太阳之浮多，则太阳阳明也；兼少阳之弦多，则少阳阳明也。推之三阴，少阴之为脉，何独不然乎？然则少阴之沉兼微多，非太阴之少阴乎？少阴之沉兼细多，非厥阴之少阴乎？三阳之阳明，由递传而言之，有相通之义，仲师故分而为三。三阴之少阴，亦就递传而言之，有相通之义，何不可引而伸之哉？

【纲】**仲景曰：少阴病，欲吐不吐，心烦，但欲寐，五六日，自利而渴者，属少阴也，虚故引水自救。若小便色白者，少阴病形悉具。小便白者，以下焦虚有寒，不能制水，故令色白也。**

【目】王肯堂曰：少阴病，如本条诸症，理中、四逆辈。阴症虽云不用麻黄，如少阴始得病，反发热，脉沉者，麻黄附子细辛汤。于六经但少阴症难辨，本经但云脉微细，欲寐，小便数而白，背恶寒，四肢厥者，可不审而知之。或虽有恶寒甚者，不觉寒，但喜厚衣近火也，其脉微细或沉涩，虽有阴阳俱紧者，盖其人素有热，为表寒外袭，故如此，但当察其外症为主，必以温药逐之。其阳邪传入与少阴自受热症，宜下、宜吐、宜和者多矣。仲景虽不言滑实沉数诸可下之脉，然与症则可知矣。脉必相符也，虽或有反沉微细迟，脉不应症者，为不可下，亦宜凉剂滋阴退阳而愈；不愈，必待脉有力而后下之可也。其有症恶寒，急下之者，倘反有脉不应病，亦宜微下之，虽不敢大下，亦不可缓也②。六经惟少阴传变与太阳相同，如真武汤、四逆

①【医理探微】
为何以“但欲寐”作为少阴提纲证的主证？在少阴寒化证中有“心烦但欲寐”，在少阴热化证中有“心中烦，不得卧”“心烦，不得眠”，都反映了少阴心神不藏、睡眠异常的特点。

②【注文浅释】
脉和症均是疾病在体表的反应，都能反映疾病的本质。然脉和症反映的现象有真有假，在临床上所遇到的脉、症不符合即有真假之分。此时必须辨清现象的真假，以舍假从真，从而得出正确结论。脉顺而症危，则其必死；症虽凶险，而脉和，亦其可生也。总之脉症不可分观，分观则吉凶两不可凭，合观则吉凶可定。

汤、通脉四逆汤症俱有加减法，谓有或为之症，亦犹小青龙、小柴胡是也。

【纲】仲景曰：脉阴阳俱紧者，口中气出，唇口燥干，鼻中涕出，踡卧足冷，舌上苔滑，勿妄治也。少阴病，下利，若利自止，恶寒而踡卧，手足温者，可治。少阴病，恶寒，身踡而利，手足逆冷者，不治。

【目】鳌按：首条踡卧，由于内寒。二三条亦同一踡卧，却以手足温、手足逆冷为凭，见可治、不可治之故。盖温者，阳回也；逆冷者，纯阴无阳也。

【纲】仲景曰：少阴病，脉沉微细，但欲寐，汗出不烦，自欲吐，至五六日，自利，复烦躁，不得卧寐者，死。

【目】陶华曰：阳气虚，阴气盛，则目瞑，故多寐，乃邪气传于阴而不在阳也。昏昏闭目者，阴自阖也；默默不言者，阴主静也。阳气盛，阴气虚，则昼夜不得眠。盖夜以阴为主，阴气盛则目闭不安卧；若阴为阳所胜，故终夜烦扰而不得眠，所谓阴虚则夜争者是也。

鳌按：始而欲寐，是少阴本症。五六日后不得卧寐，是微阳欲绝也，其何能生？

不得卧

【纲】仲景曰：少阴病，得之二三日，心烦，不得卧，黄连阿胶汤主之。少阴病，下利六七日，咳而呕渴，心烦不得眠者，猪苓汤主之。

【目】柯琴曰：少阴受病，当五六日发，然发于二三日居多。二三日背恶寒者，肾火衰败也，必温补以益阳；反发热者，肾水不藏也，宜微汗以固阳。口燥咽干者，肾火上走空窍，急下之以存津液；此心中烦不得卧者，肾火上攻于心也，当滋阴以凉心血。二三日心烦，是实热；六七日心烦，是虚烦[①]。且下利而热渴，是下焦虚，不能制水，非芩、连、芍药所宜。咳、呕、烦、渴者，肾水不升；下利、不眠者，心火不降耳。凡利水之剂，必先上升而后下降，故主以猪苓汤，以泻阴利水而升津液，斯上焦如雾而咳、渴除，中焦如沤而烦、呕静，下焦如渎而利自止矣。

①【医理探微】
黄连阿胶汤证之心烦乃阴虚阳亢；猪苓汤重在水气不化，论中有“汗出多而渴者，不可与猪苓汤”之禁例，故猪苓汤证热势及阴虚之症皆不甚。

鳌按：肾火上攻于心，故心中烦而不得卧。[1]

【**纲**】仲景曰：下后，复发汗，昼日烦躁不得眠，夜而安静，不呕，不渴，无表症，脉沉微，身无大热者，干姜附子汤主之。

【**目**】王肯堂曰：少阴当病于欲寐，今乃不得眠，缘阳气入少阴经，非少阴正病也。[2]

【**纲**】仲景曰：少阴病，脉沉细，自利，烦躁，不得眠者，死。

【**目**】王肯堂曰：不得眠为常症，然由于脉沉细、自利、烦躁，遂致不眠，以及"伤寒发热，下利，厥逆，烦躁不得卧者"，俱为死症，皆由正气弱，阳不能复故也。

手足厥逆

【**纲**】仲景曰：凡厥者，阴阳气不相顺接便为厥。厥者，手足逆冷是也。诸四逆厥者，不可下之，虚家亦然。

【**目**】朱震亨曰：凡手足六经之脉，皆自阴传阳，自阳传阴。阴气胜，则阳不达于四肢，故为寒厥。热厥可下，寒厥惟有温补。[3]

【**纲**】仲景曰：少阴病，但厥无汗，而强发之，必动其血，未知从何道出，或从口鼻，或从耳目，是名下厥上竭，为难治。

【**目**】成无己曰：厥者，冷也，甚于四逆也。阴阳气不相接，谓阳气内陷，热气逆伏，故手足冷也。夫"厥者必发热，前热者后必厥，厥深者热亦深，厥微者热亦微"，是知内陷者，手足为厥矣。强发汗而动血，亦是发动其热，先热而后厥者，热伏于内也[4]；先厥而后热者，阴退而阳气得复也。若始得之便厥，则是阳气不足而阴气胜矣。大抵厥逆为阴所主，寒者多矣。

【**纲**】仲景曰：大汗，若大下利而厥冷者，四逆汤主之。大汗出，热不去，内拘急，四肢疼，又下利，厥逆而恶寒者，四逆汤主之。

【**目**】危亦林曰：阴阳二厥脉皆沉，所以使人疑之。然阴厥脉沉迟而弱，阳厥脉沉伏而滑；阳厥指甲时一温，

①【医理探微】
少阴病二三日即见心烦不得卧，说明肾水素亏，邪从热化。肾水不足则心火亢盛，水火不济则见心烦不得卧。然本证之心烦不得卧当与栀子豉汤证相区别。

②【注文浅释】
下之虚其表，汗之虚其里。"不呕、不渴、无表证"均为辨证眼目，合脉审之，充分体现了脉证合参的意义。

③【医理探微】
凡厥者，即许多厥证，不仅仅是寒厥或热厥，其他如痰厥、蛔厥、水厥等均包括在内。然各种厥证成因有别，但其病机一致，即阴阳气不相顺接。若把手足逆冷完全归于阴气盛，似乎不够全面，阴血虚衰之血厥、冷结关元膀胱致厥皆可见手足冷。

④【注文浅释】
热厥者热郁伏于里，发汗为热厥的治疗禁忌。

阴厥指甲常冷，足踡不渴，清便如常，外症则自惺惺也。若未辨阴阳，宜用理中汤试之，阳厥则便热，阴厥则不热。

柯琴曰：大汗亡阳，大下亡阴，阴阳俱虚故厥冷。但利非清谷，急温之，阳回而生可望也。二条，治之失宜，虽大汗出而热不去、恶寒不止，表未除也；内拘急而下利，里寒已发；四肢疼而厥冷，表寒又见矣。可知表热里寒者，即表寒亡阳者矣。

【纲】仲景曰：呕而脉弱，小便复利，身有微热见厥者，难治，四逆汤主之。

【目】张云岐曰：里无热，故小便利；表虚寒，故见厥。伤寒以阳为主，今则阳消阴长，故难治。[①]

【纲】仲景曰：吐利汗出，发热恶寒，四肢拘急，手足厥冷者，四逆汤主之。

【目】成无己曰：大抵下利之人，见厥复利；厥者复为热，为阳气得复，而利必自止；热者便为厥，是阴气远胜也，故复下利。

龚信曰：此条吐利不言清谷，汗出不言大，脉不言微弱，幸有此表阳，再以四逆温其里，可望其生也[②]。

【纲】仲景曰：少阴病，下利清谷，里寒外热，手足厥逆，脉微欲绝，身反不恶寒，其人面色赤，或腹痛，或干呕，或咽痛，或利止，脉不出者，通脉四逆汤主之。下利清谷，里寒外热，汗出而厥者，通脉四逆汤主之。吐已下断，汗出而厥，四肢拘急不解，脉微欲绝者，通脉四逆加猪胆汁汤主之。伤寒六七日，大下后，寸脉沉而迟，手足厥冷，下部脉不至，咽喉不利，吐脓血，泄利不止者，为难治。伤寒五六日，不结胸，腹濡，脉虚，复厥者，不可下，此为亡血，下之死。病者手足厥冷，言我不结胸，小腹满，按之痛者，此冷结在膀胱关元也。

【目】鳌按：首条厥逆，因寒盛于外也。二条厥逆，因下虚也，然比首条脉、症皆轻。三条厥逆，因阴盛格阳也，故加猪胆汁为反佐。四条厥逆，因六腑气绝于外也。五条厥逆，因于亡血也，何以知之？其脉空虚也。六条厥逆，因结胸也，与五条合看，当知结胸症有热厥者也[③]。

【纲】仲景曰：伤寒脉促，手足厥者，可灸之。伤寒

---

①【临证薪传】

此证见呕，何以不用吴茱萸汤？吴茱萸汤长于温降，但复阳之力不足。呕乃阴盛阳虚所致，阳回阴除则呕自止，故用四逆汤，舍其标而治其本，然方中加入生姜更为恰当。

②【临证薪传】

阳回津自复，里和表可解。若表不解，可予桂枝汤微和其表。

③【注文浅释】

“言我不结胸，小腹满，按之痛”即通过问诊、腹诊结合定病位在下，病性属实证，进而依据病机以温阳散寒，方可用当归四逆加吴茱萸生姜汤一类方剂，外灸气海、关元亦可。不可以偏概全，认为结胸有热厥也。

六七日，脉微，手足厥冷，烦躁，灸厥阴，脉不还者，死。

【目】陈士铎曰：伤寒阴症发厥，灸其厥阴之经，亦不得已之法，原不及汤药之神也。然苟以参药救之，未有不生者，方名还厥汤，白术四两，附子、干姜各三钱，水煎，一帖而苏。凡具有厥逆等症，即以此方投之，神效如响。盖白术最利腰脐，阴寒初入，原从脐始，利其腰脐，则肾宫有生气，佐以姜、附，则无微不达，而邪又安留乎？

鳌按：此二条，皆属阴虚，故皆用灸法。盖脉之促者，虽为阳脉，亦有阳虚而促者，亦有阴盛而促者，此则阴盛而促者也。[①]

①【注文浅释】
阴盛之促者，取之方有，按之即无，一息八至以上，或不可数。阳盛之促，重按指下有力，方可鉴别。

【纲】仲景曰：少阴病，吐利，手足厥冷，烦躁欲死者，吴茱萸汤主之。

【目】柯琴曰：四逆者，四肢厥冷，兼臂胫而言；此手足，是言指掌也，四肢之阳犹在。

【纲】仲景曰：少阴病，下利脉微者，与白通汤；利不止，厥逆无脉，干呕烦者，白通加猪胆汁汤主之。服汤后，脉暴出者死，微续者生。下利，手足逆冷无脉者，灸之不温，若脉不还，反微喘者，死。下利后脉绝，手足厥逆，晬时脉还，手足温者生，脉不还者死。

【目】陈士铎曰：二条脉症，当急灸关元之脉，以寒极而脉伏，非灸则脉不能出也。今灸之而脉仍不还，反为微喘，此气逆而不下，乃奔于上而欲绝也。本是死症，而吾以为可生者，正以其无脉也。夫人死而后无脉，今未死而无脉，非无也，乃伏也，灸之不还，岂真无脉可还乎？无脉，应死矣，而仍未死，止作微喘，是脉欲还而不能遽还也。方用人参一两，熟地五钱，牛膝三钱，甘草、附子各一钱，名还脉汤。一帖而脉骤出者死，苟得渐出，可望生矣。三条，晬时脉还，亦用灸法而还者也，然亦必手足温者可生，正见阳气之尚留耳[②]。倘脉不还，则手足终无温热之时，是阳不可返，而死不可生矣。不知脉之不返，因灸法而不能返也，灸之力微，终不及药之力厚，吾以人参三两灌之，则脉自欲生矣。

②【注文浅释】
陈氏所言甚是，此因暴注下泄，暴寒所中，致厥利脉伏，真阳未至陡绝，故而阳气尚有还期。

鳌按：首条，下利，厥逆，服白通汤，恶脉之骤出；二三条，下利，厥逆无脉，用灸法，欲脉之猝还。一死一生者，何也？一用灸而一用药也，可见用药之能速出脉也。

【纲】仲景曰：少阴病，四逆，其人或咳，或悸，或小便不利，或腹中痛，或泄利下重者，四逆散主之。

【目】柯琴曰：四肢为诸阳之本，阳气不达于四肢，因而厥逆，故四肢多属于阴。此则泄利下重，阳邪下陷入阴中，阳内而阴反外，以致阴阳脉气不相顺接也。可知以手足厥冷为热厥，手足厥逆为寒厥者，亦凿矣[①]。条中无主症，而皆是或然症，故小便不利，同小青龙症；厥，悸，同茯苓甘草症；咳，利，腹痛，小便不利，同真武症。种种是水气为患，不用利水者，泄利下重故也；泄利下重，又不用白头翁汤者，四逆故也。此少阴之枢无主，故多或然症，因取四物以散四逆之热邪，随症加减，以治或然症，此少阴气分之下剂也，所谓"厥因下之"者，此方矣。

①【医理探微】

厥，本身具有逆、肢冷、神昏之一，故厥逆、厥冷似不能作为热厥与寒厥的鉴别要点。二者鉴别，临床表现是其一，更重要的是病机的不同。热厥乃热郁阳气所致；寒厥乃阴寒内盛，阳气衰微所致。要在细微处见真相。

【纲】仲景曰：手足厥冷，脉乍紧，邪结在胸中，心中满而烦，饥不能食，病在胸中，当吐之。

【目】成无己曰：诸阳受气于胸中，邪气客胸，郁郁留结，则阳气不得敷布，而手足为之厥也。

【纲】仲景曰：少阴病，恶寒，身踡而利，手足逆冷者，不治。

【目】柯琴曰：利而手足温，是阳回，故可治。利不止而手足逆冷，是纯阴无阳，所谓六腑气绝于外者；手足寒，五脏气绝于内者，下利不禁矣。[②]

②【注文浅释】

虽说不治，然非必死之谓，如能及时投以四逆、白通等一类回阳方剂，或可挽救。临床对于此类病人，应积极采取应急措施，以图救垂死于万一。

【纲】仲景曰：少阴病，四逆，恶寒而踡，脉不至，不烦而躁者，死。少阴病，吐利，烦躁，四逆者，死。

【目】成无己曰：四逆者，四肢逆而不温也。伤寒之始，邪在皮肤，当太阳、阳明受邪，则一身尽热；太阴、少阴受邪，则手足自温，是表邪渐缓而欲传里也。伤寒四五日，手足温而渴者，小柴胡汤，是太阳邪传少阳也；脉浮，手足温，为系在太阴，是少阳邪传太阴也。是知邪在半表里，则手足不热而自温；至邪传少阴，为里症已深，虽未至厥，而手足已不温，是四逆也；若至厥阴，则厥冷矣。四逆散，枳实、柴胡、白芍、甘草皆寒凉，而专主四逆之疾，是知四逆非尽虚寒症也。四逆汤，干姜、附子皆热药，亦治四逆手足寒，旨哉！若手足自热而至温，从四逆而至厥者，传经之邪也，用四逆散；若始得手足厥而不温者，是阴经受邪，阳气不足，用四逆汤温之，毋令误也![1]

陈士铎曰：少阴症，上吐下利，且兼烦躁，则阴阳扰乱拂抑，而无生气可知。况手足逆冷，是脾胃之气又将绝也，自是死症[2]。然而治之于早，未尝不可救，急以人参、白术各二两，肉桂、丁香各二钱，灌之，尚可救耳，方名止逆奠安汤。人参救元阳之绝，白术救脾胃之崩，丁香止呕，肉桂温中，又能止泻，救中土之危亡，奠上下之变乱，转生机于顷刻，岂能舍此方哉?!“少阴症，四逆，恶寒身踡，脉不至，不烦而躁”，亦是死症，而吾以为可救者，全在脉不至、不烦而躁。夫病至四肢之逆，阴阳之将绝可知；脉之不至，未必非寒极而伏也。不然，阳绝则心宜烦，乃不烦，但嫌其不烦而躁，则阳未绝而将绝，为可畏耳。阳既欲绝，则阴亦随绝，故一补阳，阳回而阴亦回也，急用生生汤[3]可活，人参三两，枣仁炒五钱，附子三钱，水煎。人参以回阴阳，附子祛寒，枣仁安心，则心定而躁可去，脉可出矣。死中求活，其在此方乎!

附录：厥与四逆不同论

李杲曰：四逆者，四肢不温也；厥者，手足逆冷也。伤寒邪在三阳，则手足必热；传到太阴，则手足不热而温；至少阴，则邪热之入里渐深，故四肢逆而不温；及至厥阴，则又手足厥冷，更甚于逆矣。其四逆散，以凉药而治四肢不温；其四逆汤，以热药而治寒极而成逆厥者也。四肢通冷，比之手足独冷，则有间。夫死者，以四逆言之；可治者，以厥冷言之。则亦可见四逆与手足厥冷之有轻重矣。盖四肢通冷，其病为重；手足独冷，其病为轻也。四肢与手足，却有所分，以四字加于“逆”字之上，是通指手足臂胫以上言也；以“手足”二字加于厥逆、厥冷之上，是独指手足言也。盖以四逆为四肢通冷，而厥为手足独冷也。[4]

附录：伤寒阴阳、寒热二厥辨

陶华曰：阴阳二厥，治之一差，生死立判[5]。夫阳厥者，先自三阳经气分，因感寒邪，于头疼、发热、恶寒以后，

①【注文浅释】
成氏所言即重在四逆之鉴别：四肢以温和为顺，不温和为逆。然不温和而未至于厥冷，则热犹为未入深也。

②【医理探微】
二条重在躁逆先后之辨：此条与吴茱萸汤(309条)同，然一以汤治，一云不治，何也？吴茱萸汤证先见手足逆冷，后见烦躁欲死，且以烦为主，阴中尚有阳神；此条则先见吐利躁烦，后见四逆，以躁为主，阳尽唯存阴魄，预后不良，难以挽救耳！

③【临证薪传】
出自《石室秘录》。此方亦可用于急性白血病治疗，扶正祛邪，协同发挥抗癌作用。

④【医理探微】
对于四逆与厥之认识，历代医家意见不一，其争议延续至今。《内经·厥论》认为厥与逆，其意相同。从者，手足温也；逆者，手足寒也。手足者，四末也，故手足寒、手足冷称之为四逆。“厥者，手足逆冷是也”，故或厥，或四逆，皆手足寒冷之意。李氏认为四逆甚于厥，未明经旨也。

⑤【医理探微】
阴阳二病，皆能发厥。然阴厥易明，唯阳厥有阳邪内传阴经，致脉数沉细，易被误认为阴寒也。厥者，多因阴阳失调、气血逆乱，临床医者不忘审时度因，辨证当忌臆测，方能言“治”也。

传进三阴血分，变出四肢厥冷乍温，大便燥实，谵语发渴，扬手掷足，不恶寒反怕热，脉沉有力，此见传经热症，谓之阳厥。阳极发厥者，即阳症似阴，外虽有厥冷，内有热邪耳。盖因大便结实失下，使血气不通，故手足乍冷乍温也。如火炼金，热极金反化水，水寒极而成冰，反能载物，厥微热亦微，四逆散；厥深热亦深，大承气汤。正谓亢则害其物，承乃制其极也。若误为阴症，便进热药，如抱薪救火矣。夫阴厥者，因三阴经血分自受寒邪，初病，无身热，无头疼，就使恶寒，四肢厥冷直至臂胫以上，过乎肘膝，不温，引衣踡卧，不渴，兼或腹满吐泻，或战栗，面如刀刮，口吐涎沫，脉沉迟无力，此为阴经直中真阴寒症，不从阳经传入，谓之阴厥也。轻则理中汤，重则四逆汤温之，勿令误也。又曰："人之手足，乃胃土之末，凡脾胃有热，手足必热；脾胃有寒，手足必冷，理之常也。惟伤寒乃有'厥深热亦深，厥微热亦微'之论，何耶？"曰："此为极则变，火气亢极，反兼水化，故有此象耳。阴阳反覆，病之逆从，未可以常理论也。凡言厥逆、厥寒、厥冷、手足寒冷，皆变文耳，不必分轻重。若言四肢，则有异也，亦未可纯为寒症。若厥冷直至臂胫以上，则为真寒无疑，急用姜、附等温之，少缓便难治。谓其冷上过乎肘，下过乎膝，非内有真寒达于四肢而何？然更当以脉与症参之，庶乎无误。凡看伤寒，不可以厥逆便断为寒，必参脉与兼症，方知端的[①]。如手足厥冷，兼之腹痛腹满，泄利清白，小便亦清，口不渴，恶寒战栗，面如刀刮，皆寒症也；若腹痛后重，泄利稠粘，小便赤涩，渴而好饮，皆热症也，宜详审之。"

手足温

【纲】仲景曰：少阴病，下利，若利自止，恶寒而踡卧，手足温者，可治。

【目】柯琴曰：伤寒以阳为主，不特阴症见阳脉者生，即阴病见阳症者亦可治。背为阳，腹为阴，阳盛则作痉，阴盛则踡卧，若利而手足仍温，是阳回，故可治[②]。

【纲】仲景曰：脉阴阳俱紧者，口中气出，唇口燥

①【注文浅释】
陶氏所言为医者临床要诀。

②【注文浅释】
手足温，下利止，是阳气来复的标志，决其可治。然仍需予扶阳抑阴之剂积极治疗。

干，鼻中涕出，踡卧足冷，舌上苔滑，勿妄治也。到七日以来，其人微发热，手足温者，此为欲解；或到八日以上，反大发热者，此为难治。设使恶寒者，必欲呕也；腹内痛者，必欲利也。

【**目**】许叔微曰：发热虽微[①]，而手足自温，乃阴得阳而欲解也。

【**纲**】**仲景曰：少阴病脉紧，至七八日，自下利，脉暴微，手足反温，脉紧反去者，为欲解。虽烦下利，必自愈。**

【**目**】魏荔彤曰：此申解少阴经邪有自解之故。盖脏邪为里症宜温，经邪为表症宜散，固已。然经邪之感也，有浅深；而人之气禀，有强弱。若其人正弱而邪盛，则非医药不为功；若正旺而邪浅，则经尽可以自解，六经皆然耳。如本条脉症，并非少阴脏病虚寒下利也，乃在经寒邪欲散也。所以紧者失其紧，忽变而为微。微者，缓也，平也，正"紧"字之对，非虚微之微也。且脏病下利，必手足冷，若利止方手足温，今下利而温，其邪不在脏而在经矣。明为欲解，虽烦而不躁，则非阴盛而见阳回之象矣，即利未自止，经邪渐可消矣。经邪有过经自解之理，故紧去而微。[②]

【**纲**】**仲景曰：少阴病八九日，一身手足尽热者，以热在膀胱，必便血也。**

【**目**】魏荔彤曰：八九日而一身手足尽热，似为太阳、阳明之热矣。不知少阴症既具，而如此之热，非阳经为病，仍阴经为病也[③]。肾与膀胱表里，肾热必旁注于膀胱，自然之理，膀胱为太阳腑，遂因腑热而散于太阳经之周身，以此而知病不在阳经，而在阴经，消耗阴津最迫，不可谓阴病得阳为易愈也，明其必便血。在太阳膀胱本经之热症言必便血，今在少阴肾经移注于膀胱经之热症亦言必便血，膀胱一腑，与肾表里，下焦血海，皆相联属，与太阳同有便血之机，就其切近者必之也。此非急泄下焦之热，不足以存少阴之阴也。未成血，则猪苓；既成血，则抵当。非此无以为救，同于太阳犯水之义也。如已下血热泄，又须斟酌。

①【注文浅释】
微发热，邪退也；大发热，邪胜也。病在疑似之间，切勿乱投药耳！

②【注文浅释】
阳固则自愈，然其所言"必自愈"是言有向愈之趋势，仍需综合病情，给予治疗，可助阳气早复，阴平阳秘。

③【医理探微】
诸多注家认为此为脏邪传腑，由阴出阳，然魏氏认为病不在阳而在阴，不循旧说，极有见地。本证仲景未出方治，魏氏以成血与否辨证给予猪苓或抵挡，可作参考。

【纲】仲景曰：下利后脉绝，手足厥逆，晬时脉还，手足温者生，脉不还者死。

【目】鳌按：脉还，手足温，由医药之力也。[①]

急温症

【纲】仲景曰：少阴病，脉沉者，急温之，宜四逆汤。自利不渴者，属太阴，以其脏有寒故也。急温之，宜四逆辈。若膈上有寒饮者，急温之，宜四逆汤。

【目】李梴曰：脉沉，厥冷，膈上寒饮，干呕，或时头痛，皆寒气上攻也，急温之，三味参萸汤；内寒已极，厥逆，吐利，不渴，静踡，阳和之气欲绝，六脉若有若无，急温之，四逆汤。凡言急者，病势已笃，将有变革，非若他病可以缓也[②]。他如太阳汗出不止，汗后恶风，汗后烦躁、心悸、身痛，皆急用附子加肉桂、白芍之类。三阳脉迟腹痛，建中汤当先施也，但一服中病即止。伤寒之药皆然。

鳌按：脏有寒，则寒之畜于内者甚深；脉沉为在里，亦知其内寒已甚，阳和之气欲绝；膈上寒饮，则阴寒之气固结不散。皆用温法，所谓救急之方也。

呕吐　下利

【纲】仲景曰：病人脉阴阳俱紧，反汗出者，亡阳也，此属少阴，法当咽痛，而复吐利。脉阴阳俱紧，至于吐利，其脉独不解，紧去人安，此为欲解。少阴病脉紧，至七八日，自下利，脉暴微，手足反温，脉紧反去者，为欲解也。虽烦下利，必自愈。

【目】朱肱曰：伤寒下利多种，须辨阴阳，勿令差误[③]。三阳下利则身热，太阴下利则手足温，少阴、厥阴下利则身不热，以此别之。大抵下利挟太阳脉症，便不得用温药，俗医但见下利，便作阴症，用温热药，鲜不发黄、生斑而死[④]。大抵伤寒下利，须识脉与外症不同。下利而脉大者，虚也；脉微弱者，为自止；下利日十余行，脉反实者逆；下利脉数而滑，有宿食也，下之愈；脉迟而滑者，实也，

①【注文浅释】
手足温、脉还，意在示人既要辨症状，亦要辨脉象，脉症结合。

②【注文浅释】
急温之，体现了治未病的思想。意在引起医者注意，提高警惕。对于虚寒见证，应早期治疗，见微知著，消患于未形也。

③【注文浅释】
六经病皆有下利，治病应该抓住病机，而不是简单地见利止利。

④【注文浅释】
正如朱氏所言，当今之医亦是如此，见利即用健脾治利，多用温药。殊不知亦有热利，临证应察色按脉先别阴阳，不拘泥于症状。

其利未得便止，宜更下之；下利三部脉皆平，按其心下鞕者，急下之。协热利者，脐下必实，大便赤黄色，及肠间津液垢腻；寒毒入胃，则脐下必寒，腹胀满，大便或黄白、青黑，或下利清谷；温毒气盛，则下利腹痛，大便如脓血，如烂肉汁。更下利，欲饮水者，有热也；下利，谵语，有燥屎也。寒毒入胃者，四逆汤，理中汤、白通汤、附子四逆散，加薤白主之；协热利者，黄芩汤、白头翁汤、三黄熟艾汤、赤石脂丸；温毒下脓血者，桃花汤、地榆散、黄连阿胶汤。虽然，自利而渴属少阴，然三阳下利亦有饮水者，乃有热也。三阴下利，宜温之；然少阴自利清水，心下痛，口干燥者，却宜下之，此又不可不知也。少阴泄利下重，不可投热药，先浓煎薤白汤，纳四逆散，缘此散用枳实、芍药辈也。又寻常胃中不和，腹痛，肠鸣下利者，生姜泻心汤最妙。此二法，不特伤寒症也。若脉沉，自利而身体痛者，阴症也，急当救里，宜四逆汤、附子汤、真武汤。大抵大便利而身体疼者，当救里；大便如常而身体痛者，当救表，不可不知①。

成无已曰：自利者，不因攻下而自泄泻也。有表邪传里，里虚协热而利者；有不因攻下而遂利者，皆协热也。又三阳合病，皆作自利，有攻表、攻里、和解之不同，何则？太阳阳明合病，为在表，故与葛根汤汗之；太阳少阳合病，为半表里，故与黄芩汤和之；阳明少阳合病，为少阳邪气入里，故与承气下之②。下利虽有表症，不可发汗，以下利为邪气内攻，走津液而胃虚也，《经》曰“下利不可攻表，汗出，必胀满”是也。盖三阴自利居多，然自利家身凉、脉静为顺，身热、脉大为逆。大抵下利脱气，又为难治，盖邪盛正虚，邪缠正气下脱，多下利而死也。

【**纲**】**仲景曰：脉阴阳俱紧者，口中气出，唇口燥干，鼻中涕出，踡卧足冷，舌上苔滑，勿妄治也。到六七日以来，其人微发热，手足温者，此为欲解；或到八日以上，反大发热者，此为难治。设使恶寒者，必欲呕也；腹内痛者，必欲利也。**

【**目**】柯琴曰：使七八日来，不能发热，以阴阳俱紧之脉，反加恶寒，是寒甚于表③，上焦应之，必呕；反加腹

①【注文浅释】
病由缓急，症有标本。治疗亦需权衡前后缓急。

②【医理探微】
临床亦可见到阳明腑实的热结旁流。虽有下利清水，但其气臭秽，并伴有腹脐周围的疼痛，口干舌燥，脉滑数这类阳明热症。对于这类疾病，一味地去使用健脾的温热药，就犯了虚虚实实之戒。

③【医理探微】
这里的阴阳脉指的是寸尺脉都为紧脉，标志着邪气盛，表寒郁闭，鼻塞不利，用口呼吸则出现唇口干燥。

痛，是寒甚于里，中焦受之，必利。

【纲】**仲景曰：少阴病，吐利，手足不逆冷，反发热者，不死。脉不至者，灸少阴七壮。少阴病，吐利，烦躁，四逆者，死。**

【目】庞安常曰：此由胃脱之阳将绝，故上吐而下利也。

【纲】**仲景曰：少阴病，脉微涩，呕而汗出，大便数而少者，宜温其上灸之。少阴病，脉沉微细，但欲卧，汗出不烦，自欲吐，至六日，自利，复烦躁，不得卧寐者，死。**

【目】陈士铎曰：伤寒而脉沉微细，明是阴症，况欲卧而不欲动乎？汗已出矣，内无阳症可知；心中不烦，时欲呕吐，此阳邪已散，阴邪作祟，急宜祛寒为是。乃失此不温，至五六日而下利，是上下俱乱也，此时尚不烦躁，则肾中之真阳未散。今又加烦躁、不得卧寐，明是奔越而不可回之兆矣，非死症而何？然其先原因失治而不可救，非本不可救而成此扰乱之症也。有一奇方，名转阳援绝汤，人参、白术、枣仁各一两，茯神五钱，肉桂二钱，水煎，一帖即安[①]。人参救绝，白术、茯神分消水湿而止利，桂以温中去寒，枣仁安心解躁。

【纲】**仲景曰：少阴病，二三日不止，至四五日，腹痛，小便不利，四肢沉重疼痛，自下利者，此为有水气，其人或咳，或小便利，或下利，呕者，真武汤主之。**

【目】吴绶曰：凡自利者，不因攻下而自泻利，俗言漏底伤寒是也。有协热，有协寒，俱宜详辨[②]。《原病式》曰："泻白为寒，泻青、黄、赤、黑皆为热也。"大抵完谷不化，色不寒，有如鹜溏，或泻利腥臭，小便澄澈清冷，口无燥渴，其脉沉细，或迟微无力，或身虽热，手足逆冷，恶寒踡卧，此皆寒也；凡热症，口中燥渴，小便黄赤或涩，或所下如垢腻，其脉多数，或浮，或滑，或弦，或大，或洪，或邪热不杀谷，其物不消化者，当以脉症别之。凡胃虚内热，烦渴，泻利，脉弱者，七味人参白术散。若发热者，参胡三白汤，去黄芩加炒黄连；若腹满，小便不利者，五苓散合理中汤；若呕者，加藿香、半夏、生姜、陈皮；如湿多而泻不止者，加二术；腹胀，加厚朴；腹疼，加白芍、肉桂、木香。凡

① **【临证薪传】**
可根据病人状态加入回阳救急的附子。

② **【医理探微】**
协热与协寒都会产生下利，但患者伴随的其他症状、脉象、舌象却不同。

伤寒作利，脉浮，表未解，仲景以小青龙去麻黄加炒芫花二钱，盖散表即治水也[①]。若小便涩，大便水泻不止，五苓散；水甚不解，亦加芫花二钱以行水，或车前子汤，利自止也。凡下利，不可发汗，当先治利，利止内实，正气得复，邪气得解，则汗出而愈也。盖利下由内虚，若加发汗，则内外皆虚，变症，为难治也。

苏颂曰：为有水气，是真武汤本旨，下利亦水气为患也。后三项，乃真武汤加减法。

【纲】仲景曰：少阴病，二三日至四五日，腹痛，小便不利，下利不止，便脓血者，桃花汤主之。

【目】庞安常曰：此由寒毒入胃，故腹痛而下利也。

【纲】仲景曰：大汗，若大下利而厥冷者，四逆汤主之。大汗出，热不去，内拘急，四肢疼，又下利，厥逆而恶寒者，四逆汤主之。自利不渴者，属太阴，以其脏有寒故也。当温之，宜四逆辈。

【目】柯琴曰：大汗则亡阳，大下则亡阴，阴阳俱虚故厥冷[②]。但利非清谷，急温之，阳回而生可望也。二条，是治之失宜者，虽大汗出而热不去、恶寒，表未除也；拘急、下利，里寒已发；肢疼、厥冷，表寒又见。可知表热里寒者，即表寒亡阳也。

【纲】仲景曰：少阴病，下利清谷，里寒外热，手足厥，逆，脉微欲绝，身反不恶寒，其人面色赤，或腹痛，或干呕，或咽痛，或利止，脉不出者，通脉四逆汤主之。

【目】柯琴曰：咽痛，利止，阳回于内也；腹痛，干呕，寒热交争也。[③]

【纲】仲景曰：少阴病，咳而下利，谵语者，被火气劫故也。小便必难，以强责少阴汗也。

【目】喻昌曰：少阴之脉，从足入腹，上循喉咙，萦绕舌根，故多咽痛之症。其支别出肺，故间有咳症。今以火气强劫其汗，则热邪挟火力上攻，必为咳，以肺金恶火故也；下攻，必为利，以火势逼迫而走空窍故也；内攻，必谵语，以火势燔灼而乱神明故也。小便必难者，见三症皆妨小便。若肺为火气所伤，则膀胱气化不行，大肠奔迫无度，则水谷并趋一路；心胞燔灼不已，则小肠枯涸不至耳。

①【注文浅释】
颇有逆流挽舟之妙。“太阳与阳明合病者，必自下利，葛根汤主之”，是采用逆流升提之法的代表。

②【注文浅释】
大汗大下，皆能使阴液亏乏，阳气损耗。

③【医理探微】
通脉四逆汤证，是阴胜于内，阳格于外，其性质是真寒假热，病情较四逆汤重，本证的身反不恶寒、面色赤属于虚阳浮越之征，为阴胜格阳于外的征象，所以用通脉四逆汤进行治疗。

少阴可强责其汗乎？肾有热邪，其表腑之膀胱必应，小便所以不利也。咳而下利，肺、大肠表里之义乎！

魏荔彤曰：此申解少阴传经热邪入里为患，不可认为直中之寒邪误治，反强责其汗以致难治也。少阴病，有传经热邪，有直中寒邪，固已。然热邪之传，原在经也，而肾脏可以并见；病若直中之邪，则必分为经、为脏矣。为脏者，尚单用温而不用散；为经者，方既用温而复用散。是脏病原无散法也，况为传经入里之热邪乎，又岂可以温散之法治之乎？故热邪久而方炽，必不可用温；又传入里而愈深，更不可用散。此在太阳入阳明之里，已忌发汗矣。再递传三阴，至少阴，下之极，深之尽，为里中之里矣，其忌妄发强责其汗也，何待言乎？惟是少阴一经，兼直中之寒邪在内，法有温经散寒，近于取汗之义，仲师恐人误认以之治传经之少阴，故特标出示之，正见附子、麻黄、细辛、甘草纯为寒邪直中少阴经而设也。寒邪直中少阴脏，且言温而不言散也[①]，并非为少阴传经之热邪病及于少阴肾脏者言也，此乃大关键处，历来无明白剖析者，不可不详辨也。如本条之上曰"少阴病，脉细沉数，病为在里，不可发汗"，而继之以本条云云。夫少阴脉本微细，今细如故，而见沉见数，盖细乃厥阴之少阴也，而沉为少阴正脉也，今不见太阴之微，而反见阳脉之数，数者迟之对，见为微为数，皆于沉中重取辨之也，推此则为细为弦，亦于沉之轻取辨之也。所以沉为少阴本脉也，诊其人，轻取之，沉上见细；重取之，沉下见微，此少阴直中之寒邪也[②]。或宜温中，或宜散寒，再徐察之，而直中少阴之脏病、经病咸得矣。若诊其人，轻取，沉上仍见细；重取之，沉中不见微而见数矣，此乃少阴传经之热邪也。就沉中重取一诊，而分少阴寒、热之二邪，此定诀也。审乎此，则知非直中之表病，而为传经之里病也。盖在风寒初感，不论何经，总为表症，当发汗，故三阴即少阴亦可发汗，如麻黄附子细辛甘草汤症是也；在传经愈深，不论何经，总为里症，皆不当发汗，故三阳即太阳亦不可发汗，如抵当汤、五苓散等症是也。知乎此，方可言表里，不致以三阳定为表，三阴定为里，固执不通之论所惑也。且明乎发汗之义，则治传

①【医理探微】

寒邪伤表汗而发之，在脏宜用温法。治疗疾病应该顺势而为，根据病人的状态、邪气的轻重、病位的不同而采用不同的治疗办法。

②【注文浅释】

脉分寸关，尺亦分浮中沉。临证要综合进行分析，要有整体观念。

里之热邪，方有随机应变之法，而亦不可执一。故仲师但言不可发汗，并不出方，不出方者，方出之于后也。但言不可发汗者，妄发强责，则为祸不旋踵也，请试申之。如咳而下利，谵语者，此传经之热邪递及少阴也，设以火劫汗，少阴一经气血本少，热邪又入耗损，又火劫强责其汗，则阴愈亏短，津液内亡，小便必难也。胃亡津而小便利者，津亡于上而气化尚行于下；此则肾阴有伤，津亡于下，而气化不行矣。强责少阴之汗，用火劫，似邪止伤其阳分、表分，而津亡气耗为害已如是，可不慎乎?!

【纲】仲景曰：伤寒六七日，大下后，寸脉沉而迟，手足厥冷，下部脉不至者，咽喉不利，吐脓血，泄利不止者，此为难治。[1]

【目】陶华曰：六腑气绝于外者，手足寒；五脏气绝于内者，下利不禁，此之谓也。

【纲】仲景曰：少阴病，吐利，手足厥冷，烦躁欲死者，吴茱萸汤主之。干呕，吐涎沫，头痛者，吴茱萸汤主之。

食谷欲呕者，属阳明也，吴茱萸汤主之。得汤反剧者，属上虚也[2]。

【目】鳌按：吐利，烦躁，是阴邪入于合，而不得从阳以出乎外也；干呕者，呕而无物，胃虚也；吐涎沫，胃寒也；食谷欲呕，谷气入于胃，即拒之而出，亦胃寒也；得汤者，即吴茱萸汤也，服之反剧，以上焦有痰饮，俟呕尽自愈也。

【纲】仲景曰：少阴病，下利脉微者，与白通汤；利不止，厥逆无脉，干呕烦者，白通加猪胆汁汤主之。服汤后，脉暴出者死，微续者生。

【目】张元素曰：或谓："白通汤、白通加猪胆汁汤、真武汤、通脉四逆汤，皆为少阴下利而设，除用姜、附相同，其余之药，俱各殊异，何也?"盖病殊则药殊。夫少阴下利，寒气已甚，非姜、附不治，然下利之理无殊，而兼有之症不一，用药故不同耳。如白通用姜、附以散寒止利，加葱白以通调阳气；若利而干呕烦者，寒太甚，内为格拒，姜、附非烦者之所宜，必呕而不纳，加人尿、猪胆汁于白通

①【注文浅释】
宋本后面有"麻黄升麻汤"。

②【注文浅释】
宋本为"属上焦也"，可作参考。

汤中，候温冷服之，二味皆咸苦性寒，是以纳而不阻，至其所，则冷体既消，热性便发。真武治“少阴二三日至四五日，腹痛，小便不利，四肢沉重疼痛，自下利者”，为有水气，故多或为之症。夫水气者，寒湿也，肾主之，肾病不能制水，水饮停畜，为腹痛，寒湿内甚也；肢重疼痛，寒湿外甚也；小便不利，自下利者，湿甚而水谷不能别也。《经》曰“脾恶湿”，“甘先入脾”，苓、术之甘以益脾逐水；“湿所胜，平以辛热；湿淫所胜，佐以酸辛”，附子、芍药、生姜之酸辛，以温经散湿。小青龙症，亦为有水气，故多或为之症如真武也。通脉四逆，治“少阴下利清谷，里寒外热，手足厥逆，脉微欲绝”者，为里寒；“身热，恶寒而面色赤”，为外热。此阴甚于内，格阳于外，不能相通，与通脉四逆以散阴通阳，或为症，依法加减。以上四症，俱云下利，而兼有或为症，是以用药大同小异也。或谓：“白通用附子凡四症，惟真武一症熟用，余皆生用，何也?”附子生用则温经散寒，非干姜佐之不可；熟用则益阳除湿，惟生姜相辅为宜。干姜辛热，故佐生附；生姜辛温，少资熟附之功。佐使之妙，无出此理。然白通等汤，以下利为重；其真武症，以寒湿为先，故用药有轻重之殊耳。盖风湿、寒湿，大概颇同，如太阳桂枝附子汤，治寒湿相搏，附亦用熟，仍用生姜佐之。其生熟之用，轻重之分，无过此理也。

【**纲**】**仲景曰：下利，手足逆冷无脉者，灸之。不温，若脉不还，反微喘者，死。下利后脉绝，手足厥逆，晬时脉还，手足温者生，脉不还者死。少阴病，下利六七日，咳而呕渴，心烦不得眠者，猪苓汤主之。**

【**目**】柯琴曰：下利而热渴，下焦虚不能制水也。咳、呕、烦、渴，肾水不升也；下利、不眠，心火不降也。凡利水之剂，必先上升，而后下降，故主此汤。①

【**纲**】**仲景曰：少阴病，下利，咽痛，胸满心烦者，猪肤汤主之。少阴病，呕而咽中痛，生疮，不能语言，声不出者，苦酒汤主之。**

【**目**】鳌按：首条下利，肾元虚也。次条呕逆，肾火冲也。

①【医理探微】

猪苓汤为阴虚有热，水气不利的方子，本证也有咳嗽，固然与水饮有关，但不是寒饮，而是里热津伤，水气不化。这也给我们指明了一个思路：对于水饮，不一定都要使用温药。

【纲】**仲景曰：少阴病，四逆，泄利下重，其人或咳，或悸，或小便不利，或腹中痛者，四逆散主之。**

【目】朱肱曰：问："仲景少阴四逆汤，又有散，何也？"答曰："大抵少阴病，不可便用热药，且亦有表热者，名晚发热，用麻黄、细辛辈发汗，终不成少阴症便不得发汗耶！今少阴病四肢冷，亦有内热者，故用四逆散也。汤用干姜、附子，而散则主热症也。"[①]

【纲】**仲景曰：少阴病，下利止而头眩，时时自冒者，死。**

【目】柯琴曰：此症阳回利止，是水谷已竭，无物更行。头眩而时时自冒，清阳之气已脱也。

便脓血

【纲】**仲景曰：少阴病，二三日至四五日，腹痛，小便不利，下利不止，便脓血者，桃花汤主之。**

【目】朱肱曰：寒毒入胃者，脐下必寒，腹胀满，大便黄白，或青黑，或下利清谷，宜四逆汤、理中汤、白通加附子汤、四逆加薤白散。挟热利者，脐下必热，大便赤黄色，及肠间津液垢腻，宜黄芩汤、白头翁汤、三黄熟艾汤、薤白汤、赤石脂丸。三黄熟艾汤，治伤寒四日而大下，热利时作，白通诸药多不得止，宜服此，除热止利；薤白汤，治伤寒下利如烂肉汁，赤带下，伏气腹痛，诸热症，悉皆主之。湿毒气甚者，下利腹痛，大便如脓血，或如烂肉汁，宜桃花汤[②]、地榆散、黄连阿胶汤。

柯琴曰：本症与真武大同，彼以四肢沉重疼痛，为有水气；此便脓血，是为有火气[③]矣。此方不清火，不利水，一惟培土，盖土得其养，则火退位也；水归其职，则腹痛自除，脓血自清，小便自利。

【纲】**仲景曰：少阴病，下利便脓血者，桃花汤主之。少阴病，便脓血者，可刺。**

【目】程郊倩曰：此言少阴传经热邪，移人下焦，近后而致便脓血，又热挟中焦，秽浊之物下行也。

方中行曰：便脓血者，当亦热入血室之病，故可刺。

①**【注文浅释】**

本证的四逆由于气机郁滞，阳气不达于四末，并非真正的阴寒证。

②**【临证薪传】**

方中赤石脂温涩固脱以止痢，为君药；干姜大辛大热，温中祛寒，合赤石脂温中涩肠，止血止痢，为臣药；粳米养胃和中，助赤石脂、干姜以厚肠胃，为佐药。

③**【医理探微】**

桃花汤证应属于少阴虚寒滑脱。如果真属少阴热化，随经热邪为患，则应当用阿胶、芩、连之属，岂有复用干姜、石脂的道理？现在用温涩固脱的桃花汤来治疗虚寒性滑脱的下利便脓血，正是药证相符。

刺者[①]，刺期门也，期门为厥阴穴，病在少阴而刺厥阴之穴以泻之，所谓实则泻其子也。

① 【注文浅释】
泄其经气而宣通。

下利清谷

【纲】仲景曰：少阴病，下利清谷，里寒外热，手足厥逆，脉微欲绝，身反不恶寒，其人面色赤，或腹痛，或干呕，或利止，脉不出者，通脉四逆汤主之。下利清谷，里寒外热，汗出而厥者，通脉四逆汤主之。下利，脉沉而迟，其人面少赤，身有微热，下利清谷者，必郁冒，汗出而解，病人必微厥。所以然者，其面戴阳，下虚故也。脉浮而迟，表热里寒，下利清谷者，四逆汤主之。

【目】朱肱曰：大抵阴症发热，终是不同，脉须沉，或下利，手足厥也。病人尺寸脉俱沉细，但欲寐者，少阴症也，急作四逆汤复其阳。

柯琴曰：首条，寒热相半症[②]，下利清谷，阴盛于里也。二条，比首条脉、症皆轻，因其下虚，故下利清谷而厥逆。此阴阳相等，寒热自和，故易愈。三条之脉，浮中见迟，未经妄下而利清谷，是表为虚热，里有真寒也。仲景凡治虚症，以里为主。

② 【医理探微】
应是"里寒外热"证，本证面色赤是属虚阳浮越之征，阳浮于外，人虽觉热，而热亦必不甚，并且久按则不热。本证的病机是阴阳格拒，证情较重，故用通脉四逆汤主治，于四逆汤中倍用干姜，并加重附子用量，以急驱内寒而恢复即将脱越的阳气。

【纲】仲景曰：下利清谷，不可攻表，汗出必胀满。

【目】张兼善曰：里气其既虚矣，其何能藏精而为阳之守乎？幸得表阳尚存，可以卫外，而犹不致于坏也。若又攻之，则表亦必虚，表虚则汗泄，汗出亡阳，其脏必寒而生胀满矣，可不戒哉[③]？

③ 【医理探微】
阳虚完谷不化的腹泻，即使兼有表证，也要慎重使用发表药。如果误用发汗，很可能出现汗后腹部胀满的情况。

【纲】仲景曰：伤寒下之后，续得下利，清谷不止，身疼痛者，急当救里，宜四逆汤。

【目】徐彬曰："病医下之，续得下利，清谷不止，身体疼痛者，急当救里；后身体疼痛，清便自调者，急当救表。"按此言医宜知缓急先后之序也。谓表里分治，常理也，乃有表而复有里，倘因误下而来，不得如余邪未清，双解表里。虽身疼痛，不可治表，谓稍缓而表邪将尽入内，故曰"急当救里"；迨清便调而身仍痛，又不得以余邪而忽之，谓内既曾利，稍缓而里将复受表邪，下利不止也，故又曰“急当救表”。

【纲】仲景曰：既吐且利，小便复利而大汗出，下利清谷，内寒外热，脉微欲绝者，四逆汤主之。

【目】黄仲理曰：此乃气血丧亡[①]，故完谷不化、脉微欲绝也。

①【注文浅释】
此处应是气血阴阳俱衰更为合适。

小便利

【纲】仲景曰：呕而脉弱，小便复利，身有微热见厥者，难治，四逆汤主之。

【目】张从正曰：既呕而又发热，似乎小柴胡症也，却又脉弱，热又微，内无大热也，所以小便利[②]。见厥者，表寒也。呕者，膈上有寒饮也。则诸症皆见阳消阴长之兆，何可治乎！

②【医理探微】
呕而发热看似少阳病，证却有脉弱，与少阳病的弦脉不同。微妙在脉不可不察，由本证可知脉象在临床中的重要性！本证为阳虚阴盛，阴盛于内，阳浮于外。

【纲】仲景曰：既吐且利，小便复利而大汗出，下利清谷，内寒外热，脉微欲绝者，四逆汤主之。

【目】鳌按：三阴皆有小便自利症，不特少阴也，如太阴“伤寒脉浮而缓，手足自温，当发黄；小便自利，不发黄。至七八日，虽暴烦，下利日十余行，必自止”，厥阴“伤寒，热少厥微，指头寒，嘿嘿不欲食，烦躁，数日，小便利，色白者，此热除也，欲得食，为病愈”是也，太阴、厥阴不另立款，故附于此。此条小便利[③]，是门户不约也。

③【医理探微】
呕吐下利，津液耗损，小便本该不利，今反而清利，这是元阳大虚肾气不能固摄的缘故。

小便不利附小便难

【纲】仲景曰：少阴病，咳而下利，谵语者，被火气劫故也。小便必难，以强责少阴汗故也。

【目】柯琴曰：少阴受邪，复受火侮，枢机无主，大肠清浊不分，膀胱水道不利，故下利而小便难也。小便利者可治，此阴虚，故小便难也。[④]

④【医理探微】
少阴病本就是阴阳俱虚的状态，又“火劫”之后，气血阴阳更受损，故出现小便难的症状。

【纲】仲景曰：少阴病，二三日不已，至四五日，腹痛，小便不利，四肢沉重疼痛，自下利者，此为有水气，其人或咳，或小便利，或下利，呕者，真武汤主之。

【目】柯琴曰：小便不利是病根，诸症皆因此而致[①]。然小便不利，实由坎中无阳，坎中火用不宣，故肾家水体失职，是下焦虚寒不能制水故也，法当壮元阳以消阴翳。三“或”字，是加减症，不是主症。

【纲】**仲景曰：二三日至四五日，腹痛，小便不利，下利不止，便脓血者，桃花汤主之。**

【目】柯琴曰：少阴病，腹痛下利，是坎中阳虚，故真武有附子，桃花用干姜。不可以小便不利作热治，真武是引火归原法，桃花是升阳散火法。

【纲】**仲景曰：少阴病，四逆，其人或咳，或悸，或小便不利，或腹中痛，或泄利下重者，四逆散主之。**

【目】朱肱曰：阴症小便不利，手足厥冷，脉微细者，不宜服利小便冷滑药，但服返阴丹，并取脐下石门穴灸之。

吴绶曰：太阴腹满自利，小便不利，无热，脉沉者，理中汤合五苓散；更加厚朴、木香分利其小便，而大便自止。厥阴便闭，厥冷，脉伏，囊缩入腹，小便不利，宜四逆汤加通草、茯苓，或灸气海、石门穴，或以葱熨法治之。[②]

鳌按：朱、吴二说，一于少阴病灸石门穴，一于厥阴病灸石门穴，其皆灸石门者，所谓肝肾同一治也。

①【注文浅释】
本证可以参考“小青龙汤”的诸症。

②【注文浅释】
治病求本，不能只执着于症状。

卷十五

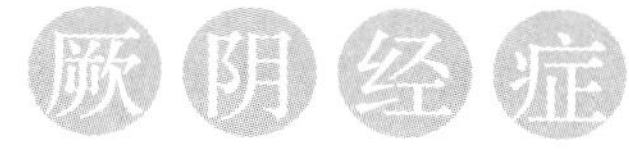

厥阴经脉

【**纲**】**仲景曰：伤寒脉滑而厥者，里有热也，白虎汤主之。**

【**目**】喻昌曰：滑为阳脉，其里热炽盛可知，故宜行白虎汤以解其热，与三阳之治不殊也[①]。

魏荔彤曰：此言厥阴传经热邪盛于里，勿误认为寒邪也。伤寒厥阴病必有厥，厥之为寒、为热迥别。如厥阴病而症俱，厥似寒邪矣，然脉见滑，滑者，大而数也，与沉细迟微相反矣，是热邪在里也，此内为真热，外厥以现假寒乎？非也，其厥者，即他条所云"凡厥者，阴阳气不相顺接"之"凡厥"也，乃阴阳气不顺接所致也。不必阴盛阳衰，气不顺接，可以成厥，即阳盛阴衰，气不顺接，亦可成厥也，故必诊脉之滑而知热在里，当急救其绝阴以制亢阳，不当目为孤阳上浮之假热，明矣。主以白虎汤，寒凉以治热，兼辛散以发升，俾热随肝木发达于表，亦出邪之道路，乘势宜然也。

【**纲**】**仲景曰：伤寒腹满，谵语，寸口脉浮而紧，此肝乘脾也，名曰纵，刺期门。**

【**目**】朱肱曰：足厥阴，肝之经，厥者，尽也。《灵枢》曰："亥为左足之厥阴，戌为右足之厥阴，两阴俱虚，故曰厥阴。"夫阴尽为晦，阴出为朔，厥阴者，以阴尽为义也。其脉循阴器而络于舌本也，脉弗营则筋急，筋急则引舌与卵，故唇青、舌卷而卵缩。其尺寸俱微缓者，知厥阴经受病也。大抵伤寒病，脏腑传变，阳经先受病，故次第传入

①【临证薪传】
白虎汤之用必须是阳明里热炽盛证。

阴经。以阳主生，故太阳水传阳明土，土传少阳木，为微邪；阴主杀，故木传太阴土，土传少阴水，水传厥阴木，至六七日，当传厥阴肝木，必移气克脾土，脾再受邪，则五脏六腑皆困而危殆，荣卫不通，耳聋，囊缩，不知人而死矣，速用承气下之，可保五死一生。古人云："脾热病则五脏危。"又云："土败木贼则死。"若第六七日传厥阴，脉得微缓微浮，为脾胃脉也，故知脾气全，不再受克，邪无所容，荣卫将复，水升火降，则寒热作而大汗解矣。厥阴肝之经，主"消渴，气上撞心，心中疼热，饥不欲食，食则吐蛔，下之利不止"也。若阴气独盛，阳气暴绝，则为阴毒，其症四肢逆冷，脐腹筑痛，身如被杖，脉沉疾，或吐，或利，当急灸之，服以辛热之药，令阳复而大汗解。古云"辛甘发散为阳"，谓桂枝、甘草、干姜、附子之类，能复其阳气也。微用辛甘，甚则用辛苦。阴极发躁，阴盛似阳，以脉别之。

杨士瀛曰：《脉法》曰："脉浮而紧者，名曰弦也。"弦为肝脉[①]。

【纲】仲景曰：厥阴中风，脉微浮，为欲愈；不浮，为未愈。

【目】朱肱曰：伤寒六七日，烦满，囊缩，其脉尺寸俱微缓，此足厥阴经受病也。厥阴病，其脉微浮而欲愈；不浮为未愈，宜小建中汤。脉微缓者，必囊不缩，外症必发热恶寒似疟，为欲愈，宜桂枝麻黄各半汤；若尺寸脉俱沉短者，必是囊缩，毒气入脏，宜承气汤下之。[②]

苏颂曰：厥阴之脉，微缓不浮，中风病传厥阴，脉转微浮，则邪还于表，而为欲愈。

魏荔彤曰：此言厥阴病得愈之脉，以明厥阴病邪之去路，标六经尽处以立治，即伤寒六经之大法也。凡以邪之盛者久必衰，邪之入者久必出，亦由其人阳气原旺，病邪不能久处于中，则必行其经尽而自愈。但厥阴为三阴之尽，其邪行经尽而欲出，舍少阳无路也，又舍太阳无门也。故厥阴一经，为寒邪得自直中者，由少阴而起，温之散之，亦由少阳之半表而透太阳之表；为热邪得自传经者，亦由少阳而传，升之举之，亦必由少阳之半表而透太阳之表。故在厥阴，言邪之去路，则不论为寒、为热，举由此也。试

①【注文浅释】
弦脉可表现为类似浮而紧，实际是肝木旺之征。肝木与脾土，乃五行学说顺次相克的关系，所以名之为纵。

②【注文浅释】
朱氏从经络角度来解释。

验于脉，本厥阴病，脉应沉中或见紧，或见数，俱非微脉也。亦有阳脉而脉微者，则浮沉取之俱微也。今沉取不紧不数如平人，知阴分之邪已离矣；浮取见微，知阳分之邪欲透矣，此微即太阳中风之阳浮而阴弱也。夫厥阴病，何以言中风？以脉见微而于浮取得之，既非无根之阳外脱，亦非厥阴之阳内陷，是厥阴之邪随阳气，由少阳达太阳，欲愈之机也，故可以厥阴中风名其病。见厥阴而病具太阳中风之脉，则阳升邪脱，可识经尽得解之候也。是全于浮之一诊决之，浮则愈，不浮则未愈，可知邪透表，则病已；未全透表，则病未已。主治者，桂枝汤，升阳驱邪之用，仲师他条所言"攻表宜桂枝汤"者，正此处吃紧也，盖邪已由阳有达太阳透表之势，故不用复从少阳为治而用柴胡，但治太阳，即以治少阳，且正所以治厥阴也。

【纲】 **仲景曰：伤寒，脉微而厥，至七八日，肤冷，其人躁无暂安时者，此为脏厥，非蛔厥也，蛔厥者，其人当吐蛔。今病者静，而复时烦，此非脏寒。蛔上入其膈，故烦，须臾复止，得食而呕，又烦者，蛔闻食臭出，其人故吐蛔。吐蛔者，乌梅丸主之。又主久利。**

【目】 喻昌曰：此条微旨，千百年来无识之者。昌于篇首总括大意，挈出肾阳、胃阳，窃原有所自，脏厥者，正指肾而言之；蛔厥者，正指胃而言之。曰"脉微而厥"，则阳气衰微可知，然未定其为脏厥、蛔厥也。惟肤冷而躁无暂安，乃为脏厥，宜用四逆及灸法，其厥不回者主死；蛔厥则时烦时止，未为死候，但因此而驯至胃中无阳，则死也。乌梅丸中酸、苦、辛、温互用，以安蛔、温胃、益虚，久利而便脓血亦主此者，能解阴阳错杂之邪故也。[①]

【纲】 **仲景曰：下利，脉沉弦者，下重也；脉大者，为未止；脉微弱数者，为欲自止，虽发热不死。**

【目】 寇宗奭曰：下利而下重，即痢症也，无论病在伤寒中、不在伤寒中，其症皆为厥阴肝经所主。若惟用寒凉，有伤肝木畅达之性，将日益陷下，便难救疗。惟辨阳气之升降，使阳升则愈，阳陷则危也。

喻昌曰：下利而脉沉弦[②]，主里急后重，成滞下之症。大者[③]，即沉弦中之大；微弱数者[④]，即沉弦中之微弱数也。

①【注文浅释】
临床中乌梅丸的使用十分广泛，如果仅仅是用于治疗"蛔厥"，那么就太局限了。

②【注文浅释】
病邪在里，气机不畅，传导失常。

③【注文浅释】
大主热邪内盛，大主病进，故见下利不止。

④【注文浅释】
数为阳脉，于微弱中见之，虽正气不足，然邪气渐衰，阳气渐复，邪衰正复，利将自止，故曰"为欲自止"。

脉微弱数，虽发热不死；则脉大、身热者，其死可知矣。

【纲】仲景曰：下利，有微热，而阳脉弱者，令自愈。下利，脉数而渴者，令自愈；设不瘥，必圊脓血，以有热故也。下利，脉数，有微热汗出，令自愈。设复紧，为未解。

下利，寸脉反浮数，尺中自涩者，必圊脓血。

【目】魏荔彤曰：此二条申解厥阴下利，诊脉以为审辨，定邪之升降为愈否也。厥阴病，阳升为吉，阳降为凶，要在下利一症，固已。然下利中亦有正阳升降之机，不可不详辨之，以定其愈、不愈，未可因一下利，而即谓厥阴病中之不可救药者也。如下利，微热而渴为阳症，而利为因热[①]也。诊之脉弱，阳气上升，脉必浮，自无沉紧，是阳升本脉，非阳虚病脉也。且渴亦阳盛热越上焦之理。合观脉、症，可勿治而令自愈。盖下利脉应沉紧，阴盛则脉必沉迟，今虽厥阴下利，脉自弱中带数，是阳原易升，表原易透，病原欲罢，故令自愈，而勿妄治也。设不愈，其人必圊脓血，岂脉不应症乎？非也。热邪入阴分已深，因阴分有热，遽不能已，故不愈；倘下利，脉数，热微，则阳必上升透表，邪随汗出，由厥阴竟达少阳，而邪出矣。又入阴分深，留滞于中，不能得脱，则热久内畜，必致便脓血，亦犹少阴之便血，为熏灼肠胃，污秽随下，均一义也。设不弱而紧，非寒邪复中表里，则为阳已深陷，岂能遽解？此诊脉必审阳气升降之故，以明厥阴病之愈否，此要诀也。再就脓血症言之，亦于诊脉识之，寸反浮数，阳升汗出，病愈无疑；而尺中自涩，则阳虽上浮，而阴中有热以涸之，是热入之深，壅闭阴分，故必圊脓血，将阳随利下陷，失其浮而复为紧，致不可解也。此二条，皆就热邪传入厥阴致成下利，而辨其正阳之升降，以定病机进退也，学者勿混正阳为热邪。又不可谓正阳升外，别有热邪应除，斯可与言治厥阴热邪矣。又二条正是首条中段不愈之注，示人诊得寸脉浮数应愈，因尺涩故便脓血不愈也。原文不出方，知急辨症也，症明而用方，在乎其人矣。

①**【注文浅释】**

魏氏说法差矣。大部分医家认为应是虚寒下利，症见微热、口渴，是阳气来复之兆。更见脉弱，说明脉症相符，正衰而邪气亦衰，正复邪去，故知病将自愈。

【纲】仲景曰：伤寒始发热六日，厥反九日而利。凡厥利者，当不能食，今反能食者，恐为除中，食以索饼，不发热者，知胃气尚在，必愈，恐暴热来出而复去也。后

三日脉之，其热续在者，期之旦日夜半愈。所以然者，本发热六日，厥反九日，复发热三日，并前六日，亦为九日，与厥相应，故期之旦日夜半愈。后三日脉之而脉数，其热不罢者，此为热气有余，必发痈脓也。

【目】喻昌曰：少阴经中，内藏真阳，最患四逆，故云“吐利，手足不逆冷，反发热者，不厥”。厥阴经中，内无真阳，不患其厥，但患不能发热与夫热少厥多耳。论中“恐暴热来出而不去，后三日脉之，其热尚在”，形容厥症重热之意，读者不可草草。然得热与厥相应，尤无后患；若热气有余，病势虽退，必发痈脓，以厥阴主血，热与血久持不散，必致壅败也。

魏荔彤曰：厥阴病，以厥为重。而厥与发热二者，又必详辨其时之久暂与气之盈细，此乃病之进退大关，不容不明者。发热六日，反厥九日，再热三日，阴阳之数各均矣。夫阳入阴九日，阳出阴又九日，一出一入，即一屈一伸，一屈一伸，即一曲一直，木之本性也。在三阳之少阳，为往来寒热，属腑，故阳陷者浅，而往来之时暂；在三阴之厥阴，为出入厥热，属脏，故阳陷者深，而出入之时久。旦日夜半愈者，阴阳数九极，数极必变，夜半阳生，故愈也。肝为血脏，热溷其中，而发痈脓，此见厥阴以阳陷为病，以阳升为愈。而阳升必透表而散，方为全愈。若仍在厥阴灼炙为患也，是升犹之乎未升也。凡仲景言“日”，皆约略之词，如此九日，亦未可拘，总以热与厥较其均平耳。如热七八日，厥七日亦可；即热五六日，厥五六日亦可。不过较量其阴阳盛衰，非定谓必热九日，厥九日，方可验准也。原文言“厥阴病，始发热六日”，即知其邪自少阴传来，为热邪也，何也？少阴病无发热。发热即为愈机，至传厥阴，必反发热。以少阴在三阴为阴经之里，故热不能发；厥阴在三阴虽为阴尽处，而与少阳相连表里，故热可得发也[①]。

【纲】仲景曰：伤寒脉结代，心动悸者，炙甘草汤主之。脉来缓，时一止复来者，名曰结；脉来数，时一止复来者，名曰促。阳盛则促，阴盛则结，此皆病脉。又脉来动而中止，更来小数，中有还者反动，名曰结，阴也；脉来动

①【医理探微】

“伤寒始发热六日，厥反九日而利”，说明是厥热胜复，阴胜阳衰的厥利证。由于热少厥多，是阴寒盛而阳气衰，阳虚不能统摄，故不仅肢体厥冷，并且同时出现下利的症状。

而中止，因而复动者，名曰代，阴也。得此脉者，难治。脉瞥瞥如羹上肥者，阳气衰也；脉萦萦如蛛丝者，阴气衰也。浮而虚大者，阳已无根；沉而虚细者，阴已无根。其脉浮而汗出如流珠者，卫气衰也；脉绵绵如泻漆之绝者，亡其血也。伤寒咳逆上气，其脉散者，死，谓其形损故也。

脉浮而洪，身汗如油，喘而不休，水浆不下，形体不仁，乍静乍乱，此为命绝也。

【**目**】柯琴曰：首条，寒伤心主，心不主脉，失其常度，故结代也。结代皆阴脉，伤寒有此，所谓阳症见阴脉者死矣。二条，脉以五至为平，太过、不及是阴阳偏胜，失其常度也。偏胜之脉，更为邪阻，阳邪盛而数中见止，名曰促，有急趋急蹶之象；阴邪盛而缓中见止，名曰结，有绵绵泻漆之状。阳盛，可知为阴虚之病脉；阴盛，可知为阳虚之病状矣。三条，阴阳相搏而脉动，伤寒见此，是形冷恶寒，三焦皆伤矣。况有动中见止，更来小数，中有还者反动，宛如雀啄之状，不以名促，反从结名者，以其为心家真脏之阴脉也；更有动而中止，不能自还，因而复动，宛如虾游之状，不可名结，因得代名者，以乍疏乍数，为脾家将绝之阴脉也。五条，脉浮为阳盛[①]，法当无汗，而反汗出如流珠，是阳虚不能卫外而为固，绝汗出矣；阴虚不能藏精而主血，绵绵其去如漆矣。六条，外寒伤形，内寒伤气。咳不止，气上升，脉散而不朝，心肺之气已绝矣。七条，脉浮而洪，不是死脉，而汗出如油，是心液尽脱，阳反独留之脉也[②]。

吐蛔

【**纲**】**仲景曰：厥阴之为病，消渴，气上撞心，心中疼热，饥而不欲食，食即吐蛔，下之利不止。**

【**目**】朱肱曰：此是厥阴症，或病人有寒，复发其汗，胃中冷，及因发汗后身热，重发其汗，胃中虚冷，故吐蛔。先用理中丸，次乌梅丸。

龚信曰：伤寒有不必厥逆，但吐蛔者，虽有大热，忌下凉药[③]，犯之必死。盖胃中有寒，则蛔不安其所而上膈，大

①【医理探微】
浮脉不一定都是阳盛，阴虚阳盛可见浮脉，体表受邪、欲祛邪外出可见到浮脉，虚劳也可以见到浮大脉象。

②【注文浅释】
火之将灭也必明，脉来浮洪涌盛，此将去人体之兆。

③【注文浅释】
此处大热非真热也。

凶之兆也。急用理中汤，加乌梅二个，川椒十粒，煎服，待蛔定，却以小柴胡汤退热。

李中梓曰：吐蛔而渴，理中汤加大黄，入蜜，利之。

陶华曰：吐蛔，若下之，利不止[①]，用四逆汤。

张介宾曰：凡治伤寒，若见吐蛔者，虽有大热，忌用寒凉。盖胃中有寒，阳气弱极，则蛔逆而上，此大凶之兆也。急用炮姜理中汤，加乌梅二个，花椒一二十粒，盖蛔闻酸则静，见苦即安也。

柯琴曰：太阴、厥阴皆以里症为提纲，太阴主寒，厥阴主热；太阴为阴中至阴，厥阴为阴中之阳也。太阴"腹满而吐，食不下"[②]，厥阴"饥不欲食，食即吐蛔"[③]，同是不能食，而太阴则满，厥阴则饥；同是一吐，而太阴吐食，厥阴吐蛔。此又主脾、主肝之别也。

【纲】 **仲景曰：伤寒，脉微而厥，至七八日，肤冷，其人躁无暂安时者，此为脏厥，非蛔厥也。蛔厥者，其人当吐蛔。今病者静，而复时烦，此非脏寒。蛔上入其膈，故烦，须臾复止，得食而呕，又烦者，蛔闻食臭出，其人故吐蛔。吐蛔者，乌梅丸主之。又主久利。**

【目】 戴原礼曰：胃中冷，必吐蛔，吐蛔，人皆知为阴也。然亦有阳症吐蛔者，盖胃中空虚，既无谷气，故蛔上而求食，至咽而吐。又看别症如何，不可专以胃冷为说。曾医一人阳黄吐蛔，又大发斑阳毒症，口疮咽干，吐蛔，皆以冷剂取效，是亦有阳症矣。

王肯堂曰：蛔厥者，其人手足冷而吐蛔也。脏厥者死，阳气绝也。蛔厥虽厥而烦，吐蛔已则静，不若脏厥之躁无暂安时[④]。病人脏寒胃虚，蛔动上膈，闻食臭则出，因而吐蛔。舌燥口干，常欲冷饮浸口不欲咽。蛔上烦躁，昏乱欲死。两手脉沉迟，足冷至膝。甚者连蛔并屎俱出，大便秘而不行。此症虽险，都可救治也。

鳌按：戴氏阳症吐蛔之说，往往有之，医者不可不察，而动以桂、附、干姜等热剂与之也。

除中

【纲】 **仲景曰：伤寒脉迟六七日，而反与黄芩汤彻**

①【医理探微】
病发于阴，而反下之，则气无止息，而利不止矣。

②【医理探微】
太阴属脾土，脾司大腹。脾虚运化无权，寒湿不化，所以腹满；脾胃相表里，虚寒之气上逆，所以吐而食不下。

③【医理探微】
厥阴属肝木，肝邪乘脾，脾虚失运，所以饥不欲食；蛔闻食臭则窜动而上出于口，故食即吐蛔。

④【医理探微】
脉微而厥，则可知阳气衰微，然未定其为脏厥、蛔厥也。唯肤冷而躁无暂安时，乃为脏厥。

其热。脉迟为寒，今与黄芩汤复除其热，腹中应冷，当不能食；今反能食，此名除中，必死。

【目】刘完素曰：除者，除去也，与除夕之除同义。夫脉迟为寒，胃中真阳已薄，不可更与凉药。盖胃暖乃能纳食，今胃冷而反能食，则是胃之真气发露无余，而胃阳亦必渐去而不能久存，故必死[①]。腹中，即胃中也。

魏荔彤曰：此为阳虚阴寒家立法。见厥阴一症，原寒热杂合，其盈虚消息之机，全在临时斟酌。为阳气盛，热有余，则越之、散之，甚且凉之、下之；为阴气盛，热不足，则升之、举之，甚且温之、补之，俱难一以为治也。此固为厥阴传经之邪言之，而不止此也。伤寒中何经不然？杂病中何症不然？故此条俱未尝专指厥阴也，学者可不察乎?!

【纲】**仲景曰：眼睛不慧，语言不出，而设食反多者，此为除中，口虽欲言，舌不能言。伤寒始发热六日，厥反九日而利。凡厥利者，当不能食，今反能食者，恐为除中，食以索饼，不发热者，知胃气尚在，必愈，恐暴热来出而复去也。后三日脉之，其热续在者，期之旦日夜半愈。**

【目】杨士瀛曰：除中者，脏寒应不能食，今反能食是也。有三症，悉属厥阴，其一由黄芩汤而致误服，期以必死[②]；其一则热少厥多，胃气在者愈，暴来出而复者死，其热续在者生，此不因药故也[③]；其一至眼不慧，舌不能言，则为坏症，必死。

①【注文浅释】
四时皆以胃气为本。胃气已绝，故云必死。

②【注文浅释】
厥阴之病，寒凉之药伤其胃气，胃阳垂绝，故必死。

③【医理探微】
如食后安然而不发热，或仅有微热，则是胃气来复，食欲已苏的现象，故其必愈。如食后忽然暴热，则是真阳尽露，如同回光返照，随即阳气外脱，热必复去，是除中的死症。

气上撞心

【纲】**仲景曰：厥阴之为病，气上撞心，心中疼热，饥而不欲食，食即吐蛔，下之利不止。**

【目】成无己曰：气上撞者，腹中气时时上撞也，此汗、吐、下后之疾，虽经下之，邪犹在表故也。痞病气上撞咽喉，亦由误汗、吐、下而生。

魏荔彤曰：此言厥阴病传经热邪为患，历举其症以验之，示误下之禁也。伤寒之邪，传入少阴，为里中之里，及自少阴传厥阴，又为三阴之极尽处矣。阴尽处受邪，亦无所复传，却由同表里之少阳为升降之出路，故在阳明有下法，在少阴亦有下法，今阴尽之极，则少阳固无下法，厥阴更无下法，下之为误可知矣。然邪在少阴，原分寒热，邪在厥阴，亦必分寒热。邪由传经入少阴者为热，及递传厥阴，不问而知为热矣；惟是厥阴病中，若直中寒邪，亦自少阴起，而入厥阴。是寒热皆由少阴而来，大足相混也。试先言传经自太阴而来为热邪者，能辨乎此，则由少阴直中而起之寒邪，自可徐考而识之。厥阴病，得于传经为热邪者，先验其症，首曰"消渴"，凡热必渴，然寒湿隔阻正气亦有渴，渴欲饮水，必不能多，未有渴而饮，饮而仍渴，随饮随消随渴者，故随饮随消随渴，则为传经之热邪，传入厥阴无疑也。少阴居下，厥阴居中，热渐传上，则上焦必受熏灼之害，为消渴，为气上撞心，为心中疼热，皆少阴之邪热，缘木而升者，竟入肝为病，木火交炽而诸症见矣。然又有饥不欲食，食则吐蛔之症者，何也？盖邪从少阴传来，本自三阳传入，病久胃虚，邪热乘之，蛔因胃气虚，则不能安伏于胃底之下，又热乘之，反浮游于胃口之上，于是胃虚而热，则多饥，蛔在胃口，故不欲食，食入而食在蛔上则相安，食入而蛔反在食上则必吐蛔，此又厥阴病中旁及之胃病也。医家或见热症，谓宜下，再见胃病，又谓宜下，漫为下之，大误矣。少阴之传厥阴，其势骎骎日上矣，治之如法，则邪可从少阳而散，亦如阳明传少阳，为邪出之门户也，反逆其势而下之，阴性本降，再经误下，利何能止乎？仲师于厥阴中，首揭不可下之禁，见厥阴病无论为寒为热，俱不可下也。

【纲】仲景曰：病如桂枝症，头不痛，项不强，寸脉微浮，胸中痞鞕，气上撞咽喉，不得息者，此为胸有寒也，当吐之，宜瓜蒂散。

【目】 寇宗奭曰：此盖未经汗、吐、下作膈实，故宜吐也[①]。

王肯堂曰：气撞心疼者，厥阴本病也。如气上撞，不吐蛔者，为阳症。若撞咽不得息者，瓜蒂散吐之。往来寒热者，奔豚，阴拘挛者，阴阳易，卒口噤者，刚痉与汗、吐、

①**【注文浅释】**
在上者，因而越之。

下之后，各有症治方法，学者详之。

胸胁满痛

【纲】仲景曰：伤寒热少厥微，指头寒，默默不欲食，烦躁，数日，小便利，色白者，此热除也，欲得食，其病为愈，若厥而呕，胸胁烦满者，其后必便血。

【目】吴绶曰：治胁下痛，加枳壳、青皮、桔梗、芍药；胁下硬，加牡蛎粉；若憎寒拘急，往来寒热，而胸胁满者，加桂枝、白芍。俱小柴胡汤[①]内加之。

李时珍曰：此宜小柴胡汤、抵当汤、黄芩芍药汤。

魏荔彤曰：此就邪热之微，阳气之出，易于升举而得愈者，明之也。若小便色不白，即热少厥微，然有烦躁病在，日久郁内，无所宣泄，遂致上冲下注，且下肝脏之血[②]，示人不可轻忽其微热也，此条总是一串成文。

【纲】仲景曰：妇人发热恶寒，经水适来，热除，脉迟，身凉，胸满如结胸状，谵语者，刺期门。吐下后，脉微，心下痞，胁痛，气上冲咽，眩冒，脉动惕者，必成痿。下后，脉弦者，必两胁拘急。胁下素有痞，连在脐旁，痛引少腹入阴筋者，名脏结，死。

【目】王肯堂曰：左右者，阴阳之道路，胁之部也。宿痞在胁，则阴阳之道路不通，故邪不得传经而直入于脏，是以死。

【纲】仲景曰：病人手足厥冷，脉乍紧者，邪结在胸中。心中满而烦，饥不能食者，病在胸中，当须吐之，宜瓜蒂散。

【目】吴绶曰：胸满[③]多用吐法，实者瓜蒂散，虚者人参芦，或以香苏散送下，以手探喉中吐之，亦可。伤寒三四日，已传少阳经，脉弦，口苦，发热而胸满，小柴胡汤。胸中满闷者，加桔梗、枳壳各二钱以利之；胸胁满而烦者，加瓜蒌实三钱，黄连一钱半。《活人》治胸满，气痞不宽，只用桔梗、枳壳各二钱，生姜五片，名曰枳壳汤。凡心之上，胸之分，宜枳壳；心之下，胃之分，宜枳实。盖枳壳能泄至高之气，枳实泄至低之气。瓜蒌仁能泄肺，涤胸中痰

①【临证薪传】

此少阳半表半里证，微者，小柴胡汤和之；深者，大柴胡汤下之。

②【注文浅释】

厥阴肝主血，热不去，又不得外泄，迫血下行，致便血。

③【注文浅释】

邪气实于胸中，阳气被邪气郁遏所致。

垢之要药也，故胸满而烦必加之。一法，治痞气胸满，用小麦麸一二升，以生枳壳切半同炒令热，去枳壳，以帛包麸熨胸中，冷则易，则气易散而愈。

腹满痛

【纲】仲景曰：下利清谷，不可发表，汗出必腹满。下利，腹胀满，身体疼痛者，先温其里，乃攻其表，温里宜四逆汤，攻表宜桂枝汤。伤寒哕而腹满，视其前后，何部不利，利之则愈。伤寒四五日，腹中痛，若转气下趣少腹者，此欲下利也。

【目】成无己曰：哕而腹满，气上而不下也。视其前后部，有不利者，则利之以降其气。前部，小便也；后部，大便也，或用五苓散，或用小承气汤。

张云岐曰：伤寒邪在三阴内，不得交通，故为腹痛。手足之经，皆会于腹，如脉弦而腹痛，过在厥阴肝、太阴肺，刺太溪、太渊、太陵；脉沉而腹痛，过在太阴脾、少阴肾、手厥阴心包，刺太溪、太陵；脉沉细而腹痛，过在太阴脾、少阴心，刺大白、神门、三阴交，此刺腹痛之法也。

魏荔彤曰：二条，乃言直中厥阴之寒邪有急行温里之法，徐可升举其阳，由厥阴而少阳，以返于太阳之表也。下利[①]，本症也；腹满痛，阴寒内结也；身体疼痛，寒邪拘急也。此必先使阳回于少阴，而后厥阴之侵及者可徐图之，且寒邪本自少阴发源，源头之阳水既温，则灌溉于肝木者皆春泉矣，是温肾即以温肝也。然不攻其表，则厥阴本经之阴寒留滞不散，于是用桂枝攻表也。首条，下利清谷则里寒阳微可审，不先温里回阳，遽发其汗，邪即散，阳必亡，阳愈衰，阴愈盛，腹满[②]犹小患也，必至厥冷不还，脉微至绝矣。岂非失于温里乎?！三条，乃预防下利之因也，转气下趣，为寒为热，俱有此症。凡伤寒症中见此，则知其为欲自利，然在阳明胃邪则为欲下行之机，在厥阴肝邪则为欲下陷之候。邪欲其去，以下利而痊；正欲上升，以下利而危，必然之理也。

①【注文浅释】
厥阴下利为里寒。

②【注文浅释】
汗出阳从外泄，浊阴得以内填，腹满所由来也。

少腹满急

【纲】仲景曰：尺寸脉微缓者，厥阴受病也，当六七日发，其症少腹烦满而囊缩。病者手足厥逆，言我不结胸，小腹满，按之痛者，此冷结在膀胱关元也。胁下素有痞，连在脐傍，痛引少腹入阴筋者，名脏结，死。

【目】王肯堂曰：少腹，下焦所治，当膀胱上口，主分别清浊。冷结在膀胱，或用真武汤。夫胸中满，心下满，皆气也；腹满者，多有燥屎也；少腹满者，有物聚也。盖身半以上，同天之阳；身半以下，同地之阴。清阳出上窍，浊阴出下窍，故在上满者，气也；在下满者，物也。物者，溺与血耳。邪结下焦，则津液不通，血气不行，或溺、或血留滞而腹胀也。若小便利者，畜血之症[1]；小便不利者，溺涩症也[2]，俱是热病。惟冷结膀胱，少腹满一症，为寒病，有手足厥冷可辨。

【纲】仲景曰：太阳病不解，热结膀胱，其人如狂，血自下，下者愈。其外不解者，尚未可攻，当先解外；外解已，但少腹急结者，乃可攻之，宜桃仁承气汤。

【目】成无己曰：如狂者，热在下焦，必与血相搏。若不畜，为热迫之，则血自下，下则热随血出而自愈。不下则血为热搏，畜积于下，而少腹急结，乃可攻之，以下热散血。《内经》曰："从外之内而盛于内者，先治其外，后调其内。"此之谓也。

囊缩

【纲】仲景曰：尺寸脉微缓者，厥阴受病也，当六七日发，其症少腹烦满而囊缩。

【目】朱肱曰：厥阴病，其脉微浮为欲愈；不浮为未愈，宜小建中汤。脉微缓者，必囊不缩，外症必发热恶寒似疟，为欲愈，宜桂枝麻黄各半汤；尺寸俱沉短者，必囊缩，表气入腹，宜承气汤下之。大抵伤寒脏腑传变，阳经先受病，次传入阴经，以阳主生，阴主杀也。若六七日传

①**【注文浅释】**
病在血分，必有如狂之象。

②**【注文浅释】**
病在气分，津不输布，必有口渴。

厥阴，脉得微缓微浮，为脾胃脉也[①]，故知土气不受克，邪无所容，荣卫将复，水升火降，则寒热作而大汗出矣。

王好古曰：厥阴病者，烦满，囊缩[②]，大小便不通，发热引饮，腹满，尺寸脉俱微缓。烦者，火也；满者，木也。虽不吐蛔，囊缩但急者，亦木也。火木相合，四肢厥逆而爪甲青。大小便不通，地道塞也；发热引饮，邪气在里，宜温之下之。有以上诸症，大小便俱通，地道不塞；不发渴引饮，邪不在里，则宜温之灸之，则里外相接，以复阳气，宜正阳散。

①【注文浅释】
脉有胃气，乃欲愈之侯。

②【注文浅释】
热气聚于内也。

手足厥逆

【纲】仲景曰：伤寒一二日，至四五日厥者，必发热，前热者后必厥，厥深者热亦深，厥微者热亦微，厥应下之，而反发汗者，必口伤烂赤。脉滑而厥者，里有热也，白虎汤主之。

【目】朱肱曰：手足逆冷，此名厥也。厥者，逆也，阴阳不相顺接，故手足逆冷也。阳气衰，阴气盛，阴胜于阳，故阳脉为之逆，不通于手足，所以逆冷也。伤寒热多厥少者，其病当愈；厥多热少者，其病为进，然有冷厥，有热厥，当仔细辨认。冷厥者，初得病日，便四肢逆冷，脉沉微而数，足多踡卧而恶寒，或自引衣盖覆，不饮水，或下利清谷，或清便自调，或小便数，外症多惺惺而静，脉虽沉实，按之迟而弱者，知其冷厥也，四逆汤、理中汤、通脉四逆汤、当归四逆汤、当归四逆加吴茱萸生姜汤、白通加猪胆汁汤选用；热厥者，初病必身热、头痛，外别有阳症，二三日至四五日乃发厥兼热，厥至半日，却身热，盖热气深方发厥，须在二三日后也，若微厥即发热者，热厥故也，脉虽沉伏，按之而滑，为里有热，其人或畏热，或饮水，或扬手掷足[③]，烦躁不得卧，大便秘，小便赤，外症多昏愦者，知其热厥也，白虎、承气随症用之。本条云"厥应下之"，以热厥当下，若反发汗，必口伤烂赤也。又有下症悉具而见四逆者，是失下后血气不通，四肢便厥，医人不识，疑是阴厥，反进热药，祸如反掌。大抵热厥须脉沉伏而滑，头汗，

③【注文浅释】
扬手掷足：手舞足蹈的意思。

手虽冷，爪甲时温，须承气下之，勿拘忌。诸手足逆冷，皆属厥阴，不可汗、下。然有须汗、须下者，谓虽逆冷，时有温时，手足掌心暖，非正厥逆也，当消息之。若寒热而厥，面色不泽，冒昧，两手忽无脉，或一手无脉者，必是有正汗也，多用绵衣包手足令暖，急用五味子汤，或兼与麻黄细辛甘草汤，服之晬时，必大汗解。或厥逆怔忡者，宜先治水，茯苓甘草汤，然后治厥，不然水浸入胃，必下利。又有"手足厥冷，脉乍结者，邪结在胸也。心下满而烦，饥不能食者，病在胸中，吐之，瓜蒂散"，盖病在胸中，亦令人手足厥，但认脉乍结是也。脉阴虚则结，脉来缓，时一止复来，曰结，主胸满、烦躁。太阴、少阴脉俱不至头，俱无头疼症，仲景只有厥阴一症，吴茱萸汤治干呕、吐涎沫、头疼而已。大抵属三阳者，头疼为多也。若非次头疼，胸中满，及发寒热，脉紧而不大者，即是膈上有痰，瓜蒂末一钱水调下，吐涎立愈。重阳必阴，重阴必阳，寒暑之变也。假令手足逆冷，大便秘，小便赤，或大便黑，脉沉而滑，阳症似阴也，轻则白虎，重则承气。伤寒失下，血气不通，令四肢逆冷，此是伏热深，故厥亦深，急用大承气加分剂下之，汗出立瘥，仲景所谓厥宜下之者此也。热厥与阴厥，自不同。热厥者，微厥即发热；阴厥即不发热，四肢逆冷，恶寒，脉细，大小便滑泄矣。

王好古曰：仲景言四逆与厥者非一，或曰四逆，或曰厥逆、厥冷、厥寒，或曰厥，或曰手足逆冷、手足厥逆、手足厥冷、手足厥逆冷，俱是言寒冷耳。故"厥""逆"二字，每每互言，未尝分逆为不温、厥为冷也。既曰不温，则为冷矣，何异乎?！然四肢与手足却有分，以四字加"逆"字上，是通指手足臂胫以上言也；以"手足"字加"厥""逆"等字上，及无"手足"字，是独指手足言也。虽然，厥冷俱为寒冷，却有阴阳之殊，热极而厥逆，阳极似阴也，以四逆散寒药治之；寒极而厥逆，独阴无阳也，仲景虽无四逆汤热药治四逆之条，但四逆汤之名，由四肢之冷而立，今以四逆汤治手足厥冷，岂非逆厥之不异乎！成氏既谓四逆为热邪，至少阴病四逆条下，又谓四逆为寒甚，不自悖乎？是知四肢冷，犹厥之有寒有热，但四肢通冷，比之手足独冷则异耳。故仲景曰："少阴病，吐利，烦躁，四逆者，死。"又曰："少阴病，四逆，恶寒而踡，脉不至，烦而躁者，死。"又曰："少阴病，吐利，手足厥冷，烦躁欲死者，吴茱萸汤。"此三条，二为死，一为可治，虽通由诸症兼见而然，然死者以"逆"言，可治者以"厥冷"言，可见四逆重于厥冷矣。成氏谓厥甚于逆，岂不谬耶?!

王肯堂曰：凡言四逆，或言厥，言逆者，皆为重症，皆言四肢耳；言指头寒，言手足厥与逆与冷者，皆为厥微。盖手之上为腕，腕上为臂；足之上为踝，踝上为胫也，其病之轻重浅深，皆寓于书法中，宜审。自热至温，自温至厥，乃传经之邪，四逆散主之；厥逆，大便秘，小便赤，或大便黑，脉沉而滑，此为阳症似阴，白虎汤，重者大承气，不可误也。

张介宾曰：厥有二症，曰阳厥，曰阴厥。阳厥者，热厥也，必其先自三阳传入阴分，故初起必头疼、发热，自浅入深，然后及于三阴，变为四肢逆冷，或时乍温，其症必便结，躁烦，谵语，发渴，不恶寒，反恶热，脉沉有力，此以传经热邪所化，外虽手足厥冷，内则因于热邪，阳症发厥，故为阳厥，乃阳极似阴也，其症由邪热内结，或伏阳失下之所致也。凡厥微，热亦微，宜四逆散之类；厥甚，热亦甚，宜大承气之类。阴厥者，寒厥也，初无三阳传经实热等症，而真寒直入三阴，则畏寒厥冷，腹痛吐泻，战栗，不渴，脉沉无力，此阴寒厥逆，独阴无阳也，故为阴厥，轻则理中汤，重则四逆汤、回阳汤主之。按：阳厥、阴厥，其辨如此，此先哲之大法也。然愚则犹有辨，如厥阴一症，既无阳症、阳脉，而病寒若此，明是阴症，今人但曰中寒者，即其病也。然犯此者无几，知此者无难，治宜温中，无待辨也。惟是阳厥则有不得不辨者矣，夫厥由三阳所传，为阳厥固矣，即以传经者言之，又岂尽无阴症乎？故凡病真阳不足者，即阳中之阴厥也；脉弱无神者，即阳中之阴厥也；攻伐清凉太过者，即阳中之阴厥也。四肢为诸阳之本，使非有热结、烦渴、胀实等症，而见厥逆者，皆由阳气不足也。成无己曰："大抵厥逆为阴所主，寒者多矣。"又曰："厥为阴之盛也。"故凡属挟虚伤寒，则虽自阳经传入者，是亦阳中之阴厥也，阴中之阴者，宜温，阳中之阴者，果宜凉乎？勿谓其先有头疼、发热，但自三阳传至者，便为阳厥，而寒因热用之，则为害不小矣。

柯琴曰：首条，明热厥之理[①]。二条，明热厥之脉与方[②]。脉滑以弱，是有胃气；缓而滑，名热中，与寒厥之脉微欲绝不同。

【纲】仲景曰：伤寒病，厥五日，热亦五日，设六日当复厥，不厥者自愈。厥终不过五日，以热五日，故知自愈。

【目】喻昌曰："厥终不过五日"，即上句之注脚。见热与厥相应[③]，阴阳一胜一复，恰恰相当，故可勿药自愈。

魏荔彤曰：此与上"一二日，至四五日"条，乃申解厥阴病厥热互见，以明其阳陷入阴之深浅，均应理其热邪，毋伤阴分，不可误见阳陷为厥，即以为寒；亦不可见阳升发热，即为可汗，而妄治也。上条言"一二日，至四五日"，夫久病非寒，故知其为传经之热，阳陷于阴而得厥也。"厥者，必发热"，是因后之"必发热"，知为热厥而非寒厥也。"前热者后必厥"，正见传经热邪，入于厥阴，升降不能，故发为厥热互见之症也。"厥深"，为日多也，热入阴分之深也，故厥后必热，热亦因深而久也；"厥微"，为日少也，热入阴分微也，故厥后必热，热亦因浅而暂也。推之热后必厥者亦如之，总为阳陷之故也。阳气亦热邪，热邪即阳气也，然热微则陷者浅，可以升举；热深则陷者深，不可升举，乘其陷入之势，与以荡涤之施，是厥阴无下法，又未尝无下法也。喻氏用小承气下热邪而净阴分也，然大柴胡尤为对症，不然，热入之深而反发汗，并失其升举之道矣。若妄施之，邪热愈炽，口伤烂赤，必矣。试就其厥与热互见之日明之，如本条"厥五日"，阳入也，"热亦五日"，阳出也，"设六日当复厥"，阳又入也，"不厥"，则阳不入而直出透表矣，所以知其能自愈。倘复厥，其日亦不过五，以前阳出之数计之，知阳入又必五日而出也。更推之，凡阳入几日，厥几日，必阳出几日，热几日也。均应理热邪，亦未能尽，如渐厥多热少，则又当理其寒邪，勿伤阳分矣。然厥多热少，渐致有厥无热，自各有专条也。

①【医理探微】

热厥是因热邪郁伏于内，阳不外达，以致四肢厥冷的证候。四肢虽冷，必伴有其他热证。热厥的轻重与热郁的程度成正比，四肢厥冷愈甚，表明热邪郁伏愈深；四肢厥冷较轻，热邪郁伏亦轻。

②【医理探微】

滑为阳脉，可知厥的性质属实热。"厥应下之"，乃是热厥的治则，下之不是单纯的攻下，当包括清泄在内。承气或白虎，皆可随证选用。

③【医理探微】

《医宗金鉴》：盖厥热相胜则逆，逆则病进，厥热相平则顺，顺则病愈。今厥与热日相等，气自平，故知阴阳和而病自愈也。

【纲】仲景曰：伤寒，热少厥微，指头寒，默默不欲食，烦躁数日，小便利，色白者，此热除也，欲得食，其病为愈。若厥而呕，胸胁烦满者，其后必便血。

【目】张云岐曰：热少厥微[①]，即热微厥亦微之症也。但曰“指头寒”[②]，不言“手足逆冷”，其为热亦有限矣。

【纲】仲景曰：伤寒，脉微而厥，至七八日，肤冷，其人躁无暂安时者，此为脏厥，非蛔厥也。蛔厥者，其人当吐蛔。今病者静，而复时烦者，此为脏寒。蛔上入其膈，故烦，须臾复止，得食而呕，又烦者，蛔闻食臭出，其人当自吐蛔。蛔厥者，乌梅丸主之。又主久利。

【目】成无已曰：脏厥者死，阳气绝也。蛔厥虽厥而烦，吐蛔已则静，不若脏厥而躁无暂时安也[③]。

【纲】仲景曰：伤寒发热四日，厥反三日，复热四日，厥少热多，其病当愈。四日至七日，热不除者，必便脓血。伤寒厥四日，热反三日，复厥五日，其病为进，寒多热少，阳气退，故为进也。

【目】喻昌曰：以阴阳进退之义互举，其旨跃然。

【纲】仲景曰：伤寒先厥，后发热而利者，必自止，见厥复利。伤寒先厥后发热，下利必自止，而反汗出，咽中痛者，其喉为痹。发热无汗而利必自止，若不止，必便脓血。便脓血者，其喉不痹。

【目】魏荔彤曰：此与上“发热四日，厥反三日”条，申明热厥互见，并详其传经之热邪上冲、下注不同，即此可知阳气升陷之几，而病势之进退决焉。盖传经之邪，其有深浅、升降固已，然就深浅言，此热原为传经之邪；就升降言，此热又为正阳之气。非阳气升透，则热入既深，漫无出路，其患非上冲，即下注，岂能遽言愈哉？厥阴病，总宜升阳于阴分，散热于表分也。此与上条，又在厥阴中辨病势吉凶之大关键也乎。

【纲】仲景曰：伤寒始发热六日，厥反九日而利。凡厥利者，当不能食，今反能食者，恐为除中，食以索饼，不发热者，知胃气尚在，必愈，恐暴热来出而复去也。后三日脉之，其热续在者，期之旦日夜半愈。所以然者，本发热六日，厥反九日，复发热三日，并前六日，亦为九日，

①【注文浅释】
热厥轻证。

②【注文浅释】
指头，《千金翼方》作“稍头”。

③【临证薪传】
脏厥由于真阳极虚，脏气垂绝，病人躁扰而无一刻安宁；蛔厥由于肠寒而胃热，蛔虫不安而向上窜扰，病人时静时烦，得食而呕又烦，并且有吐蛔的病史。治以苦酸辛寒热并用的乌梅丸，此方功能清泄上热、温脏安蛔。后世治蛔方剂多从此方化裁而出。乌梅丸不仅能治蛔厥，而且能治寒热不调的久利，故不应视为治蛔的专剂。

与厥相应，故期之旦日夜半愈。后三日脉之而脉数，其热不罢者，此为热气有余，必发痈脓也。

【目】魏荔彤曰：凡仲景言“日”，如他条一二日、四五日，及五日、六日、四日、三日，与本条九日，皆设以为验之辞，俱不可拘。如算法设为问答，以明其数，使人得较量其亏盈也①。

【纲】仲景曰：伤寒六七日，大下后，寸脉沉而迟，手足厥逆，下部脉不至，咽喉不利，吐脓血，泄利不止者，为难治。麻黄升麻汤主之。

【目】王好古曰：厥阴症，四肢厥冷，爪甲青，脉沉疾，按之有力者，为阳，则当下，宜大承气汤；如脉沉，按之无力者，为阴，则当温，宜四逆汤。

喻昌曰：寸脉沉而迟，明是阳去入阴之故，非阳气衰微可拟。故虽手足厥逆，下部脉不至，泄利不止，其不得为纯阴无阳可知。况咽喉不利，唾脓血，又阳邪搏阴上逆之征验。所以仲景特于阴中提出其阳得汗出，而错杂之邪尽解也。

魏荔彤曰：寸，上焦之部位，阳分之脉也，而见沉迟，寒格于热，上热伏于寒下可知。手足厥冷，阳陷入阴，寒格热伏又可知。下部尺脉不至，平日之寒下肾虚又可知。是肾阳素弱，阳陷于阴，热格于寒之故，如绘目前，何可任阳澌灭乎？但阳毕竟在阴中，虽弱，未尝无也；热毕竟伏寒下，惟郁，故反能为害也。咽喉不利，唾脓血者，热邪不肯屈伏而上冲于肺为患也；泄利不止，热邪既不能上达，不得不随阴气而为挟热之利也。即是热邪伏郁阴中，阳气必勃动于阴分，固极难为升举，不易致透表散邪治之得愈矣。然非有阴无阳，厥去不还之死症也，仍当以破阴升阳为主治，用麻黄升麻汤②，与乌梅丸同理，而各有义。乌梅丸意在缓以收功，治胃厥以安蛔；麻黄升麻汤意在急于奏捷，理肺热以发汗。

【纲】仲景曰：手足厥寒，脉细欲绝者，当归四逆汤主之。若其人内有久寒者，宜当归四逆加吴茱萸生姜汤主之。

【目】魏荔彤曰：厥寒，脉细，似四逆症，然直中之

①**【注文浅释】**
临床应仔细辨别。

②**【临证薪传】**
此方集温、清、补、散于一体，共奏发越郁阳、清上温下之功。李时珍言“麻黄乃发散肺经火郁之药”，升麻主解百毒，辟温疾、瘴邪，为治咽喉肿痛的要药，方中用麻黄、升麻、桂枝汗之解其表，以发越其阳气。然则病已阴伤络损，故佐以石膏、黄芩、知母、葳蕤、天冬、当归、芍药等育阴清热，润肺解毒。此与发越郁阳之品似乎性味相反，但对此复杂之病，正可相得益彰。泄利不止，为脾伤气陷，故用小量之白术、干姜、甘草、茯苓等温中健脾寒，以补下后之虚。药味虽多，并无杂乱。

厥阴，宜四逆。若传经之邪，先盛后衰，渐至不振，则此时之寒，固宜急理，而当日之热，尤宜回顾也。病在厥阴，一热一厥，互争日久，厥阴血脏血未有不亏者，故厥阴病之末，不惟阳气衰而阴血亦亡，法当于救阳之中顾阴也。不然，阴亡而阳亦终归于亡，何救之有？所以主当归四逆，救阳兼补其血[①]也。设或阴盛于阳，阳衰于阴，内有久寒，则加姜、萸，虽扶阳之力较多，而养阴之意不失。所以救肝血于热邪既伤之后，扶阳气于厥多热少之时，此方内第一适用者也。

【纲】仲景曰：下利后脉绝，手足厥冷，晬时脉还，手足温者生，脉不还者死。

【目】鳌按：晬时脉还[②]，非无因而自还也，乃灸之而后还也。若不还，是无根之阳，随火势上升而脱也，亦有阴无阳之厥阴也，安望其生?!

【纲】仲景曰：发热而厥，七日下利者，为难治。伤寒发热，下利，厥逆，躁不得卧者，死。伤寒发热，下利至甚，厥不止者，死。

【目】戴原礼曰：阴阳之病皆能发厥，故有阴厥、阳厥，皆病之深者。而阳厥尤易误，必初得病头疼、身热外，别有阳症，五六日方发厥，虽厥犹畏热，或饮水，或扬手掷足，烦躁不得卧，大便秘，小便赤，乃为阳厥也。近有阳病，自腰以上极热，两脚常冷，盖三阴脉不至头，故头不疼；三阳脉下不至足，故足冷也。

吴绶曰：有尸厥者，《经》言："少阴脉不至，肾气微，奔气促迫，宗气反聚，血结心下，阳气退下，热归阴股，而为尸厥也，急刺期门、巨阙。"

陈士铎曰：伤寒发热而能发厥，便有可生之机，以厥则邪能外出也。然厥可暂而不可久，况身热而下利至甚，如何可久厥而不止乎？宜为死症也。盖下寒上热，郁结于中，而阴阳之气不能彼此相接也，必须和阴阳而通达上下，则死可变生。方用人参三两，白术五钱，附子二钱，甘草、苏子各一钱，自然厥利俱止，倘服后厥仍不止，真不可救。

①【临证薪传】
本方以桂枝汤去生姜，倍大枣，加当归、通草、细辛组成。方中当归甘温，养血和血；桂枝辛温，温经散寒，温通血脉，为君药。细辛温经散寒，助桂枝温通血脉；白芍养血和营，助当归补益营血，共为臣药。通草通经脉，以畅血行；大枣、甘草，益气健脾养血，共为佐药。重用大枣，既合归、芍以补营血，又防桂枝、细辛燥烈大过，伤及阴血。甘草兼调药性而为使药。

②【注文浅释】
晬时脉还是因为该病证属于暂时性的暴脱，所以经过周时之后，阳气尚有来复的可能。

附录：手心、手背辨

李杲曰：内伤及劳役、饮食不节病，手心热，手背不热；外伤风寒，则手背热，手心不热。以此辨之，皎然。

热利下重附下利

【纲】**仲景曰：厥阴之为病，消渴，气上撞心，心中疼热，饥而不欲食，食即吐蛔，下之利不止。**

【目】柯琴曰：太阴、厥阴皆以里症为提纲。太阴主开，本自利，而下之则开折，胸下结鞕者，开折反阖也；厥阴主阖，气上逆，而下之则阖折，利不止者，阖折反开也。按：两阴交尽，名曰厥阴，又名阴之绝阳[①]，则厥阴为病，宜无病热矣。以厥阴脉络于少阳[②]，厥阴热症皆相火化令耳。夫病发于阴而反下之，则气无止息，而利不止矣。

【纲】**仲景曰：下利，欲饮水者，以有热故也，白头翁汤主之。热利下重者，白头翁汤主之。**

【目】戴原礼曰：大抵阳热之利与阴寒之利不同，阳利，粪色必焦黄，热臭，出作声，脐下必热，得凉药则止；阴利，必洞下清谷，粪色或白或淡黄，脐下多寒，宜温中止泻之剂。此阴利、阳利，指阴阳二气而言；非阴阳二经也。缘阴中亦自有阳利，不可因下利便以为阴也。又有内不大满，犹生寒热，未可下而便下之，内虚热入，挟热自利，脐下必热，大便赤黄，及下肠间津液垢腻，名曰利肠，宜白头翁汤、黄芩汤。

【纲】**仲景曰：下利，脉沉弦者，下重也；脉大者，为未止；脉微弱数者，为欲自止，虽发热不死。下利，有微热而渴，脉弱者，令自愈。下利，脉数而渴者，令自愈；设不瘥，必圊脓血，以有热故也。下利脉数，有微热汗出，令自愈。设复紧，为未解。下利，寸脉反浮数，尺中自涩者，必圊脓血。**

【目】鳌按：此三条，详言热利之脉各有不同，由所发之脏腑阴阳不一也。首条，脉沉弦，沉为在里，弦属少

①【注文浅释】
厥阴为三阴之尽。盖阴之初尽，即阳之初生。

②【注文浅释】
厥阴与少阳相表里，禀风木而内寄相火。

阳，下重者，胆气不升，火邪下陷也。大脉[①]属阳明，其未止者，阳明之阳邪太盛，故脉大而病进也。又脉之微弱者[②]，为虚；利后而数[③]，亦为虚，其欲止者，阴阳渐和也。二条，脉弱者，外之发热既微，则内之热势当自解，故现弱象也。诸条“令自愈”，言可不服白头翁汤而令其自愈也。脉数而渴，由于虚热；若不瘥而圊脓血，乃为真热也。“汗出”二字，为本条关键，盖热从汗解，热解则利因可愈也。三条，则阴出之阳，为欲愈之兆，故脉数而带浮。涩见尺中，在便血之后，亦顺脉也。

【纲】仲景曰：伤寒六七日，不利，复发热而利，其人汗出不止者，死。有阴无阳故也。发热而厥，七日下利者，为难治。伤寒发热，下利至甚，厥不止者，死。伤寒发热，下利，厥逆，躁不得卧者，死。

【目】柯琴曰：首条，有阴无阳，指内而言，此为亡阳，与热利之发热不死、汗出自利者[④]天渊矣。二条，发于阳者七日愈，今厥不止，而反下利[⑤]，恐为除中，故难治。若烦躁而能食，尚为热厥利耳。三四条，厥利不止，脏腑气绝矣。躁不得卧[⑥]，精神不治矣，微阳不久留，故死也。

【纲】仲景曰：伤寒、先厥，后发热而利者，必自止，见厥复利。伤寒先厥后发热，下利必自止，而反汗出，咽中痛者，其喉为痹。发热无汗而利必自止，若不止，必便脓血。便脓血者，其喉不痹。

【目】魏荔彤曰：厥阴传来之热邪，一日不升阳透表，必一日在内为患，非上冲而汗出、喉痹，即下注而无汗、便脓血[⑦]。在阳升热出，见病尚如此，况热后复厥，厥后复热，热势愈深，其厥愈深，渐致阳微阴盛，厥多热少，愈难治矣。主治者，安可坐视其困殆，而不一升举其阳，宣导其热乎？

传经之热邪，如本条之为害如此，而尚有言寒邪者，岂非盲目乎？！

便脓血

【纲】仲景曰：下利，有微热而渴，脉弱者，令自愈。

①【注文浅释】
脉大属邪势方张，故未止。

②【注文浅释】
此微弱之脉，不是正气亏虚，而是邪气衰退。

③【注文浅释】
此数脉，含有滑数流利之象。如《素问·玉机真脏论》说“脉滑以弱是有胃气”。

④【医理探微】
伤寒六七日下利与发热并见，这种发热不是阳气来复，而是阴邪太盛、真阳外亡的表现。由于阳虚不能卫外，腠理失却固密，所以汗出不止。

⑤【注文浅释】
七日更增下利，是阳愈虚而阴邪更盛，故难治。

⑥【注文浅释】
神气外越，故主死。

⑦【注文浅释】
热伤上焦气分，则咽痛、喉痹；热伤下焦血分，则下利脓血。

下利，脉数而渴者，令自愈；设不瘥，必圊脓血，以有热故也。下利脉数，有微热汗出，令自愈。设复紧，为未解。下利，寸脉反浮数，尺中自涩者，必圊脓血。

【目】张从正曰：热邪之陷于阴中已深，因阴中有热，一时不能自止，故至便脓血也。脉反浮数，宜其阳出于阴而愈矣。止因尺中涩，故又至便脓血也。

柯琴曰：前条是未脓血，因不瘥而预料之辞；后条在脓血后，因寸浮、尺涩[①]而揣摩之辞。

【纲】仲景曰：**伤寒，热少厥微，指头寒，默默不欲食，烦躁数日，小便利，色白者，此热除也，欲得食，其病为愈。若厥而呕，胸胁烦满者，其后必便血。伤寒发热四日，厥反三日，复热四日，厥少热多，其病当愈。四日至七日，热不除者，必便脓血。伤寒厥四日，热反三日，复厥五日，其病为进，寒多热少，阳气退，故为进也。伤寒先厥，后发热而利者，必自止，见厥复利。伤寒先厥后发热，下利必自止，而反汗出，咽中痛者，其喉为痹。发热无汗而利必自止，若不止，必便脓血。便脓血者，其喉不痹。**

【目】吴绶曰：凡下血、便脓血，有阴阳冷热之不同。古人云"见血无寒"，又言"血得热而行"，此大概也，大抵属热者常八九，属寒者才一二，不可定为无寒也。《要略》曰："阳症内热，则下鲜血；阴症内寒，则下紫黑血如猪肝也。"且夫阳症脉数而有力者，为实热，苦寒之药可用；数而无力者，为虚热，当甘温养血药中少佐寒药可也。若阴症则脉迟而有力者，为有神，可治；无力者，难治也。凡下利脓血，身热、脉大者为难治，身热、脉小者为易治也。

王肯堂曰：便脓血，热病也，其在太阳、阳明者无论已。若在"少阴，下利便脓血"，又有"至四五日，腹痛[②]，便脓血者"，治以桃花汤，成氏释谓里寒，非也[③]。桃花汤虽用干姜，然分两最微，赤石脂、粳米居多，盖调正气，涩滑脱，佐用辛以散之之义。又"八九日，一身尽热，必便血"，又"少阴，下利便脓血者，可刺"，与此三条厥阴之便脓血，皆传经之热邪也，各随其轻重，或用微凉，或用疏导，无不愈者，误用辛热，罔或得痊。世因以为难疗之疾，殊不知仲景著便脓血，别无死候，学者宜究心焉。

①【注文浅释】

寸浮，是阴出之阳，利当自愈矣。涩为少血，因便脓血后见于尺中，亦顺脉也。

②【注文浅释】

《仲景全书》"痛"作"满"。

③【医理探微】

关于桃花汤证，注家见解不一，如喻氏、魏氏等，都认为是少阴传经热邪所致，成氏、钱氏、汪氏、方氏等都认为是下焦虚寒，不能固摄使然，舒氏更疑非仲景旧文。根据仲景立方用药原则，以及厥阴病篇 371 条和 373 条属于热性下利的白头翁汤证相互印证，则桃花汤证应属于少阴虚寒滑脱为是。属于热证的便脓血证固多见，然因下焦虚寒不固而便脓血的亦不少。现在用温涩固脱的桃花汤来治疗虚寒性滑脱的下利便脓血，正是药证相符。如果真属少阴随经热邪为患，则应当用阿胶、芩、连之属，岂有复用干姜、石脂的道理。热证便脓血，仲景已明确指出有下重和渴欲饮水的里热见证，而桃花汤证既无下重，又无渴欲饮水，可见此属虚寒，是不容置疑的。

卷十六

伤寒后症

阴阳易

【纲】仲景曰：伤寒，阴阳易之为病，其人身体重，少气，少腹里急，或引阴中拘挛，热上冲胸，头重不欲举，眼中生花，膝胫拘急者，烧裩散主之。

【目】王好古曰：阴阳易病，当诊脉随症治之。若脉在厥阴，当归四逆送下本散；脉在少阴，通脉四逆汤送下本散；脉在太阴，四顺理中丸煎汤送下本散。所用之药，各随其经而效自速也。

张元素曰：假如妇人病新瘥，未平复，男子与交，因感外邪卒病，实非余邪相染，医见病速，谓之阴易，于法何以别乎？夫易症者，有本条所见之症存焉，其与外所感，岂相侔哉？设若风寒外伤，当有表症，安有少腹里急、引阴中拘挛者乎？或又云："假如男子病新瘥，强合阴阳而自病，仍小腹里急、引阴中拘挛，症同易病，求其理，何故不染易他人而自复，未审其症治，可同何法也[①]？"曰："病虽有复，理与易同，亦用烧裩散以安其气。夫易病之为易，阴阳感动余邪，而其人正气本虚，故能染着，不然，安得受其邪哉？今病自复，缘正气尚虚，而余邪因动，悉非外感，故与易同，亦与烧裩散以安正气，正气安，余邪自退矣。"

赵嗣真曰：病伤寒人，热毒藏气血中者，渐从表里解散；惟热毒藏于精髓中者，无由发泄，故瘥后与不病之体交，男女相传，故名阴阳易，即交易之义也。服此散后，小

①【注文浅释】
谓因毒气盛，故好人感之即病。既然毒气盛，为何病人得以痊愈而行交接呢？

便得利，阴头微肿，阴毒仍从阴窍出耳。

王肯堂曰：男病而女与交接相染，名阳易；女病而男与交接相染，名阴易。男相染，则阴肿，入腹绞痛；女相染，则里急，腰胯连腹内痛。

柯琴曰：此症无内外因，本非伤寒，而冠以伤寒者，原其因也。无恶寒、发热之表症，无胃实、自利之里症，因淫情不禁，阴邪得以投其隙，移祸于不病之人，顿令一身之精气形神皆受欲火之为害，是不病于伤寒，而病于阴阳之易也。

瘥后劳复食复

【纲】仲景曰：大病瘥后，劳复者，枳实栀子豉汤主之。若有宿食者，加大黄如博棋子五六枚。

【目】成无已曰：劳为劳动之劳，复为再发也，是伤寒瘥后，因劳动再发者也。伤寒新瘥后，血气未平，余热未尽，劳动其热，热还经络，遂复发也。此有二种，一因劳动外伤，一因饮食内伤[1]。其劳动外伤者，非止强力摇体，持重远行，即如梳洗则动气，忧思悲虑则劳神，皆令复也，况其过用者乎？其饮食内伤者，为多食则遗，食肉则复也。《内经》曰："热病已愈而时有遗者，何也？以热盛而强食，病已衰而热有所藏，因其谷气留薄，两阳相合，故有所遗。"《经》曰："病已瘥，尚微烦，损谷则愈。"夫伤寒邪气之传，自表至里，有次第焉；发汗、吐、下，自轻至重，有等瘥焉。又其劳复则不然，见其邪气[2]之复来也，必迎夺之，不待其传也，枳实栀豉则吐之，岂必虚烦、懊侬之症；加大黄则下之，岂必谵语、腹满之候！《经》曰："伤寒瘥后，更发热，小柴胡汤。浮脉，以汗解之；脉沉实，以下解之。"亦是便要折其邪也。盖伤寒之邪自外入，劳复之邪自内出，发汗、吐、下随宜施用。劳复、食复、诸劳皆可治，及御内则死矣。若男女相易；为阴阳易；其不易而自病者，为女劳复，以其内损真气，外动热邪，正虚邪盛，故不可治也。

魏荔彤曰：此下申解伤寒病愈后，血气虚羸，余热未尽，饮食起居，俱宜节慎也。至房劳一事，更关性命，故不必列于此，其示禁更切矣。言"大病瘥后"者，凡病皆然，

①【注文浅释】
两者皆可能导致病证复发，名为劳复。

②【医理探微】
劳复之热乃虚热之从内发者，虽亦从汗解，然不比外感之邪，可从辛温发散取汗也。故以枳实栀子豉汤主之。

不但伤寒也。瘥后血气必虚，凡费心费力，过喜过怒，多言多动，皆可因劳而复病也。因劳而动其既虚之血气，虚劳而生其未尽之余热，热邪退而病瘥，热邪生而病复，可见伤寒传经之邪连绵难尽如此，伤寒后血气之亏因循难复如此，推之自凡病后皆然。

【纲】仲景曰：伤寒瘥已后，更发热者，小柴胡汤主之。脉浮者，以汗解；脉沉者，以下解之。

【目】许叔微曰：有人患伤寒，得汗数日，身热，自汗，脉弦数，心不得宁，真劳复也。予诊之曰："劳心之所致，神之所舍，未复其初，而又劳伤其神，荣卫失度，当补其子，益其脾，解其劳，庶几得愈，授以补脾汤，佐以柴胡汤解之。"或曰："虚则补其母，今补其子，何也？"予曰："子不知虚劳之异乎？《难经》曰：'虚则补其母，实则泻其子'。此虚当补母，人所共知也。《千金》曰：'心劳甚者，补脾气，脾旺则感之于心矣'。方治其虚，则补其生我者，与《锦囊》所谓'本骸得气，遗体受荫'同义；方治其劳，则补其助我者，与《荀子》言'未有子富而父贫'同义，此治虚与劳所以异也。"

王好古曰：大抵劳者动也，动非一种，有气血、内外之异焉。若劳乎气而无力与精神者，法宜微举之；若劳乎血与筋骨者，以四物之类补之；若在脾，内为中州，调中可已。此为有形病也。但见外症，则谓之复，非为劳也，如再感风寒是已。

吴绶曰：劳复病古人所谓如大水浸墙，水退则墙苏，不可犯之，但可安卧守静以养气，设或早起劳动，则血气沸腾而发热也。

喻昌曰：瘥已后更发热，乃余热在内，以热召热也，但热当辨其何在，不可泛为施治以虚其虚[①]。如在半表半里，仍用小柴胡和解；在表，仍用汗法；在里，仍用下法。然汗、下之法，即上条用枳实栀豉微汗，下用枳实栀豉加大黄微下也。

【纲】仲景曰：大病瘥后，从腰以下有水气者，牡蛎泽泻散主之。

【目】喻昌曰：腰下有水气者，水渍为肿也。《金

①**【注文浅释】**

各家对瘥后更发热的原因看法不一，有认为即是食复、劳复；有认为不因过劳，亦未过食，而是余邪未尽而复作；有认为病后余气作虚热；有认为复感外邪，或饮食失节等。实际上这些因素都有可能，要当辨证析机，随机论治。文中提出汗、下、和三法，也是举例而言，究竟使用何方，诸说均可参考，不必泥定。

匮》曰"腰以下肿，当利小便"[①]，此定法矣。乃大病后脾土告困，不能摄水，以致水气泛溢，用本汤峻攻，何反不顾其虚耶？正因水势未犯身半以上，急逐其水，所全甚大；设用轻剂，则阴水必袭入阳界，驱之无及矣。庸工遇大病后，悉用温补，自以为善，孰知其大谬哉！

【纲】仲景曰：大病瘥后，喜唾，久不了了者，胃上有寒，当以丸药温之，宜理中丸。

【目】喻昌曰：身中津液，因胃寒凝结[②]而成浊唾，久而不清，其人必瘦削索泽，故不用汤药荡涤，而用丸药缓图。理中丸[③]，乃区分阴阳，温补脾胃之善药。

【纲】仲景曰：伤寒解后，虚羸少气，气逆欲吐者，竹叶石膏汤主之。

【目】喻昌曰：身中津液为热邪所耗，余热不清，必致虚羸少气，难于康复，若更气逆欲吐，是余邪复挟津液滋扰，故用本汤以益虚、清热、散逆也[④]。

【纲】仲景曰：病人脉已解，而日暮微烦，以病新瘥，人强与谷，脾胃气尚弱，不能消谷，故令微烦，损谷则愈。

【目】朱肱曰：大抵新病瘥，多因伤食，便作痞、干噫食臭、腹中雷鸣、下利等症，可与生姜泻心汤。

陈士铎曰：伤寒火退邪散，胃气初转，最忌急与之食，一得食而胃气转闭，不可复开。此时即以药下之，则胃气大伤，而火邪复聚，反成不可解之症。不若禁不与食，则中州之地，自然转输，渐渐关开搬运，不至阻隔，方用茯苓、陈皮、山栀各一钱，白芍三钱，陈曲、枳壳、厚朴、甘草各五分，麦芽二钱。此方似平平无奇，却调理自然无事，然必待其饥饿之时，方可与服[⑤]，饱时服之，徒滋满闷。伤寒愈后，邪已退，正自虚，理宜补正，但脾胃弱，多食补剂，恐不能受，法当用补胃药少，补脾药多，尤不宜补脾药多，而补肾药少，盖肾能生土，土自能生金，金旺则木有所畏，不至来克脾土，然则补肾正所以补脾也。方用熟地一两，麦冬、白芍、白术、苡仁各三钱，五味子五分，肉桂三分，白芥子一钱，此方专补脾肾二经，不必通补各脏，而各脏无不补也。

①【临证薪传】

大病瘥后发生水肿，有虚实两种可能，必须明辨。本条从腰半以下水肿，正如《金匮》曰："腰以下肿，当利小便。"但是，水气壅塞较甚，一般利水剂力量不够，恐难取效，因而选用牡蛎泽泻散以排决利水。由于本方是利水峻剂，必须是邪实而正不虚的。如正气已虚，则不可使用。又本方的作用是利水，与大陷胸汤、十枣汤等泻下逐水剂有别，不应混同。

②【医理探微】

医家对喜唾的病机有两种看法，一是胃阳虚而津液不摄，一是胃中寒而津液凝结。其实两方面的因素都有，而且互相影响。脾胃运化失司，饮食精微不得正常输布，而反凝聚成涎唾，上溢于口，源源不绝，所以喜唾，久不了了。

③【临证薪传】

理中丸能温中益气，驱寒燥湿。中阳得健，津液布化复常，则喜唾自可渐愈。

④【临证薪传】

本方即白虎加人参汤化裁而成，方中以竹叶、石膏清热除烦，人参、甘草益气生津，麦冬、粳米滋养胃液，尤妙在半夏辛散，调补药之滞，以和中降逆。病后虚热，非实火可比，故去原方中之知母，则滋阴多于清热，为伤寒愈后调养之方。

⑤【注文浅释】

本条提示病后调护的原则，饮食起居皆应听其自然，不可勉强。

庞安常曰：凡新瘥，只宜先进白稀粥，次进浓者，又次进糜粥，亦须少少与之，不得过吃肉食。凡男子大病后，早犯女色而为病者，名女劳复。其候头重不举，目中生花，腰背疼痛，或小腹里急绞痛，或憎寒发热，或时阴火上冲，头面烘热，心胸烦闷。《活人》以豭鼠屎汤主之，有热者，竹皮汤。《千金》以赤衣散主之，虚弱者，人参三白汤调下赤衣散；若少腹急痛，脉沉，逆冷者，当归四逆汤加附子、吴萸，送下赤衣散，仍以吴萸一升，酒拌炒，熨少腹。凡卵缩入腹，离经脉见，死不可救。

李梴曰：复者，其病如初也。新瘥津液未复，血气尚虚，或梳洗言动太早，或思维太过，则成劳复。盖劳则生热，热气乘虚还入经络，未免再复，宜小柴胡汤、麦门冬汤和之。食复者，新瘥后胃气尚弱，若恣食饮，不能克化，依前发热。若用补药，则胃热益增，治须清热消食。轻者腹中微满，损谷自愈；重者必须吐、下，宜栀豉枳大黄汤。胸痞者，生姜泻心汤。饮酒复病者，黄连解毒汤。凡复症，先病七日出汗而解，今复举，亦必七日而解；先病十四日出汗而解，今复举，亦必十四日而解。虽三四次复举，亦必三四次发汗而解，但劳复经久不愈，恐成痨瘵。

诸寒热症

【纲】 仲景曰：病人身大热，反欲近衣者，热在皮肤，寒在骨髓也；病人身大寒，反不欲近衣者，寒在皮肤，热在骨髓也。

【目】 朱肱曰：身大热，反欲近衣，此名表热里寒；身大寒，反不欲近衣，此名表寒里热。仲景皆无治法。其热在皮肤，寒在骨髓者，先与阳旦汤，寒已，次以小柴胡加桂以和其表；其寒在皮肤，热在骨髓者，宜先与人参白虎汤，热除，次以桂枝麻黄各半汤以解其外。大抵病有标本，治有先后，表热里寒者，脉须沉而迟，手或微厥，下利清谷，所以阴症亦有发热者，四逆汤、通脉四逆汤主之；表寒里热者，脉必滑而数，口燥舌干，所以少阴恶寒而蜷，时时自烦，不欲厚衣，大柴胡下之而愈。此皆仲景之余议[①]。

柯琴曰：此属内因，不是外感，亦不关七情，病在形

①【注文浅释】

“欲”与“不欲”，虽然是病人的主观愿望，却常是疾病的本质反应，故对于辨别病情的寒热真假有着十分重要的意义。

躯，不涉脏腑，亦不犯经络，故无六经脉症可凭，非天时寒热所可拘也。是病只在骨髓，不在皮肤，皮肤之寒热指天时，不指病，骨髓之寒热是渐积之伏邪，故虽逢天令大寒、大热之正气，亦不能除，时大热而反欲复衣，时大寒而反欲裸身。病在骨髓，与病在营卫者不同，法当以六味、八味二丸，补肾中之真阴、真阳，而骨髓之畜热、痼寒自愈。

【**纲**】**仲景曰：问曰：病有洒淅恶寒，而复发热者何？答曰：阴脉不足，阳往从之；阳脉不足，阴往乘之。曰：何谓阳不足？答曰：假令寸口脉微，名曰阳不足，阴气上入阳中，则洒淅恶寒也。曰：何谓阴不足？答曰：尺脉弱，名曰阴不足，阳气下陷入阴中，则发热也。**

【**目**】柯琴曰：前条病在骨髓，故着而不移；此病在经络，故寒热反覆，却与外感之往来寒热、疟疾之鼓寒战栗又不同。寸者阳所治，寸微为无阳，是阳脉不足，故阴寒得上乘阳位，而洒淅恶寒也；尺者阴所治，尺弱而血虚，是阴脉不足，故上焦虚阳得以下陷阴部，而发热也。夫阴阳互根，又以阳为主，治之者，当以扶阳为急，此补中益气之方[①]为功最巨也。

①【注文浅释】
柯注明确提出外感与内伤之辨，通过对比，得出本条恶寒发热，不属外感的结论。最后又补充“补中益气之方为功最巨”，可见柯氏对内伤发热的治疗确实有深切的体会。

【**纲**】**仲景曰：病人脉微而涩者，此为医所病也。夫发其汗，又数大下之，其人亡血，病当恶寒，后乃发热，无休止时，夏月盛热，欲着复衣；冬月盛寒，欲裸其身。所以然者，阳微则恶寒，阴弱则发热，此医发其汗，使阳气微，又大下之，令阴气弱。五月之时，阳气在表，胃中虚冷，以阳气内微，不能胜冷，故欲着复衣；十一月之时，阳气在里，胃中烦热，以阴气内弱，不能胜热，故欲裸其身。又阴脉迟涩，故知亡血也。**

【**目**】柯琴曰：先寒后热，阳微阴弱，具症与上文同。前条病因在血脉虚，此条病因在妄汗、下以致亡血而脉微涩也。

瘥后诸病

【**纲**】**仲景曰：大病瘥后，从腰以下有水气者，牡蛎泽泻汤主之。大病瘥后，喜唾，久不了了者，胃上有寒，当以丸药温之，宜理中丸。伤寒解后，虚羸少气，气逆欲吐**

者，竹叶石膏汤主之。病人脉已解，而日暮微烦，以病新瘥，人强与谷，脾胃气弱，不能消谷，故令微烦，损谷则愈。

【目】成无已曰：瘥后脾胃虚[1]，不能制约肾水归于隧道，故水溢下焦，腰以下为肿也。

王肯堂曰：《千金方》瘥后口干喜唾或咽痛，用大枣十枚，乌梅三个，共捣，蜜丸，枣核大，含口中，徐徐咽下；或咽痛不愈者，以山豆根凉水浸含。

庞安常曰：解后津液不足而虚羸，余热未尽，热则伤气，故少气而气逆。与竹叶石膏，所以散热、调胃也。阳明旺于申、酉、戌，宿食在胃，故日暮微烦，当小下之，以消宿谷，只用栀豉汤；痞鞕，加枳实。

鳌按：以上水气、喜唾、欲吐、微烦四症，皆仲景书所载。但瘥后病正多，如王氏肯堂补遗十四症，皆瘥后所常患者，今特采之，条附于后，并录陶节庵瘥后症二条。

附：王肯堂补遗瘥后十四症

一、惊悸伤寒后虚羸，心气乏，力弱，惊悸，多忘，茯神散；伤寒后伏热在心，心虚惊悸，龙齿丸；瘥后心胆虚怯，触事易惊，梦寐不安，气郁生涎，涎与气搏，变生诸症，或短气困乏，或自汗盗汗，四肢浮肿，饮食无味，心虚烦闷，坐卧不安，加味温胆汤。

二、烦热瘥后夹劳者，心烦热，背膊疼痛，手足无力，不能饮食，柴胡汤。

三、虚汗瘥后虚羸，盗汗不止，四肢无力，向晚憎寒，鳖甲散；瘥后虚羸，日夜汗出不止，心躁口干，咽喉不利者，黄雄鸡汤。

四、喘嗽瘥后肺痿劳嗽，唾脓血腥臭，连连不止，渐将羸瘦，紫菀散。

五、梦泄瘥后虚损，心多怔悸，夜梦泄精，牡蛎散；伤寒夜梦精泄不禁，身体枯燥，瘦瘠骨立者，羚羊角散。

六、失音伤寒失音不语，二沥汤。

七、呕哕瘥后虚羸少力，呕哕气逆，人参汤[2]。

八、下利瘥后脓血痢，下部疼痛，诃黎勒饮；伤寒热病，热毒下利脓血，黄连丸；大小便自利，腹中痛者，燥

①【医理探微】

本条原文甚简，仅提出从腰以下有水气，很难辨明虚实。关于牡蛎泽泻散排决利水峻剂，所治必是实证，由此可知成氏注为“脾胃气虚，不能制约肾水”不切实际。汪苓友针对成氏的注释，在提出商榷意见的同时，补充出虚证的治法：“使脾土果虚，如仲景五苓散方亦可借用，但方中药宜去桂，加牡蛎、海藻，投之甚稳。盖此条系下焦水热证，故不宜加桂也。”颇能资人启悟和借鉴。要之，必须辨明寒热虚实，方能避免虚虚实实之误。

②【注文浅释】

人参汤，即“理中汤”。

肠丸。

九、腰痛伤寒汗、吐、下后，体虚，元脏积冷，气刺腰痛，难于转动，杜仲酒，外贴蚕蛾膏。

十、不眠瘥后虚烦不眠，栀子乌梅汤。

十一、遗毒瘥后汗出不彻，邪热结耳后一寸二三分，或耳下俱肿硬者，名曰发颐，此为遗热成毒之所致也，宜速消散之，若缓则成脓为害。初起，宜连翘败毒散，外敷消毒救苦散；已破，内托消毒散，未破亦可服。

十二、昏冒伤寒汗出愈后，渐觉昏昏不省，如鬼祟之状，或错语呻吟者，此因汗出未尽，邪热伏于心包所致。《活人》用知母麻黄汤以汗之，但虑病后血气空虚，岂可发汗？若脉弱人，宜十味温胆汤加黄连主之；若有寒热潮热，日晡发热者，小柴胡汤随症增损治之。

十三、发豌豆疮《千金方》治豌豆疮，只以酒炒黄连一味，水煎服，外以赤小豆末加青黛，用鸡子清和涂，神效。

十四、瘥后虚弱治例伤寒新瘥后虚弱，盗汗不止，当归六黄汤；阳虚无热，恶寒，盗汗，无力，下虚者，加味黄芪建中汤；瘥后阴虚，精血不足，四肢少力，心神不宁，夜梦遗泄，或虚热盗汗，饮食少进，不为肌肉，身体羸弱，面色青黄无血色，滋阴补肾丸，或加味补阴丸亦可；瘥后心神不安，夜卧不宁，或多梦不眠，朱砂安神丸；瘥后胃弱食少，加味枳术丸；瘥后脾胃虚弱，不思饮食，养脾汤；纵食不能消化者，健脾散，或六君子汤亦可①。

①【注文浅释】
临证时一定要以病人的状态为本，这是我们中医遣方用药的原则。

又附：陶节庵书所载瘥后症二条

一、瘥后昏沉伤寒后无寒热杂症，但渐变神昏不语，或睡中独语一二句，目赤，唇焦舌干，不饮水，将稀粥与之则咽，不与则不思，心下无痞，心中不满，大小便如常，形貌如醉人，此热传手少阴心经也，心火熏肺，所以神昏，名曰越经症，宜陶氏导赤各半汤。胃口有热，虚烦有热者，竹叶石膏汤加生姜。

二、余热不退伤寒余热不退，通用小柴胡调之。尿赤涩者，柴芩汤。刘河间云："伤寒后虚热不已，白虎加苍术、人参，一服如神，汗止身凉，此通神之法也"。如此则汗、下后热不退，不问有汗、无汗，俱宜白虎加苍术、人参解之，最妙。伤寒后六经余热不退，宜加减凉膈散。余热盛，或发狂言，辰砂益元散[①]。发热后，热不解，脉尚浮者，苍术白虎汤。

妇人伤寒

【纲】仲景曰：妇人中风，发热恶寒，经水适来，得之七八日，热深而脉迟身凉，胸胁下满，如结胸状，谵语者，此为热入血室也，当刺期门，随其实而泻之。

【目】许叔微曰：一妇人患热入血室，医者不识，用补血调气药，延养数日，遂成血结胸，或劝用前药。予曰："小柴胡已迟，不可行也，无已，则有一焉，刺期门穴。"果愈。或问："热入血室何为而成血结胸也？"曰："邪气传入经络，与正气相搏，上下流行，或遇经水适来适断，邪气乘虚而入血室[②]，血为邪逼，上入肝经，肝受邪则谵语而见鬼，复入膻中，则血结于胸也。"何则？妇人平居，水当养木，血当养肝，方未受孕，则下行以为经水；既妊，则中畜以养胎；既产，上壅以为乳，皆此血也。今肝气畜血，并归肝经，聚于膻中，结于乳下，故手触之则痛，非汤剂可及，故当刺期门也。

【纲】仲景曰：妇人伤寒发热，经水适来，昼日明了，暮则谵语，如见鬼状，此为热入血室。无犯胃气及上中二焦，必自愈。

【目】成无己曰：此则不须治而自愈者也。盖经水适来，以里无留邪，但不妄犯，热随血散，故自愈。《经》曰："血自下，下者愈。"故只须无犯胃气及上中焦也。所谓妄犯者，盖恐以谵语为阳明内实，攻之，犯其胃气也；此无胸胁之邪，刺期门，恐犯其中焦也；此无血结，与小柴胡，恐犯其上焦也。小柴胡[③]解散，则动卫气，卫出上焦，动卫气是犯上焦也；刺期门，则动荣气，荣出中焦，动荣气是犯中焦也。

楼英曰：一妇人温病已十二日，诊其脉六七至而涩，寸稍大，尺稍小，发寒热，颊赤口干，不了了，耳聋，病数日，经水乃行，此属少阳热入血室也。若治不对病，则必

①【临证薪传】

方中滑石味甘、淡，性寒，归膀胱、肺、胃经，具有淋尿通淋、清热解暑之效，重用为君药。辰砂（即朱砂）味甘，性微寒，归心经，能够清心镇惊、安神、明目、解毒，用为臣药。黄连清热燥湿，车前子、木通清心除烦，能够增强滑石利尿通淋功效，用为佐药。甘草调和诸药，防止苦寒伤正，用为使药。诸药合用，共奏清心除烦之功。

②【注文浅释】

关于血室。成氏认为即是冲脉，"血室者，荣血停止之所，经脉留会之处，即冲脉也"。柯氏认为是肝脏，"血室者肝也，肝为藏血之脏，故称曰血室"。沈芊绿认为二处都可名为血室。"然则血室之说，成氏主冲，柯氏主肝，二说虽异，其实则同，主冲者就其源头处言，主肝者就其藏聚处言，血必由源而出，不有源则无根，血必聚处而藏，不有聚则散漫无所收，于此二处而为血室，其旨同也。"

③【医理探微】

成氏认为小柴胡汤发汗是犯上焦，因发汗则动卫气，卫气出上焦，刺期门是犯中焦，因刺期门则动荣气，荣气出中焦。果如成氏所说，不可用小柴胡汤和刺期门的方法，只有等待热随血去自愈。然而，病已到谵语妄见的程度，不治自愈，殊难凭信。何况小柴胡汤并非发汗之剂，刺期门也无破血作用，可见成注欠妥。

死。乃按其症，与小柴胡服之，二日，又与此汤加桂、干姜，寒热遂止。又云："我脐下急痛。"又与抵当丸微利，脐下痛痊，身渐凉，脉渐匀，尚不了了，仍与小柴胡。次日又云："我但胸中热燥，口鼻干。"又少与调胃承气汤，不得利，次日，又与大陷胸丸半服，利三行。次日，虚烦不乐，亦有所见，时复狂言，虽知其尚有燥屎，以极虚不敢攻，遂与竹叶汤去其烦热，其夜大便通，下燥屎数枚，而狂言、虚烦尽解，但咳唾，此肺虚也，恐乘虚而成肺痿，遂与小柴胡去人参、姜、枣，加干姜、五味而愈。以上皆用仲景方。

柯琴曰：前言中风，此言伤寒，见妇人伤寒、中风皆有热入血室症也。

【纲】仲景曰：妇人中风七八日，续得寒热，发作有时，经水适断者，此为热入血室，其血必结，故使如疟状，发作有时，小柴胡汤主之。

【目】成无己曰：此须治而愈者也。夫谵语为病邪之甚者，何不须治而愈耶？且胸胁满如结胸状，谵语，是邪气留结于胸胁而不去者，故必刺期门，随其实而泻也。寒热如疟，是邪留于内，故血结不行，故须散之[①]也。

张云岐曰：妇人伤寒中风，自汗，头痛，项背强，发热恶寒，脉浮而缓，恐热入血室，故倍加芍药，宜桂枝加芍药汤。妇人伤寒，脉浮而紧，头痛，身热，恶寒，无汗，发汗恐热入血室，宜麻黄加生地黄汤。妇人伤寒，身热，脉长而弦，属阳明。少阳往来寒热，夜躁昼宁，如见鬼状，经水适断，热入血室，不实满者，小柴胡加牡丹皮汤；大实满者，桃仁承气汤。妇人伤寒，头痛，脉浮，医反下之，邪气乘虚而传于里，经水闭不行，心下结鞕，口燥舌干，寒热往来，狂言如见鬼状，脉沉而数者，当下之，宜小柴胡加芒硝大黄汤。

楼英曰：妇人伤寒，经水适来初断，寒热如疟，狂言见鬼，干姜柴胡汤。

庞安常曰：妇人、室女伤寒发热，经水适来适断，昼日明了，夜则谵语，如见鬼状，宜小柴胡加生地黄汤，亦治产后恶露方来，忽间断欲死。妇人伤寒表虚自汗，身凉，四肢拘急，脉沉而迟，太阳标病，少阳本病，经水适断，宜桂

①【医理探微】
邪与血搏结分争，正气尚有抗邪向外的趋势。所以治宜小柴胡汤助其枢转作用，以驱邪外出。

枝加附子红花汤。

附录：妊娠伤寒治法

朱肱曰：妊娠伤寒，安胎，宜阿胶散、白术散；妊娠伤寒，憎寒发热，当发其汗，宜葱白汤；妊娠伤寒，头痛，憎寒壮热，身痛项强，宜芎苏散；妊娠伤寒，头疼，发热，遍身疼痛，宜紫苏散，亦治胎气不和，凑上心腹，胀满疼痛，谓之子悬[①]，能安活胎，亦下损胎。

王好古曰：若妊娠伤寒中风，表虚自汗，头疼项强，身热恶寒，脉浮而弱，太阳经病，宜表虚六合汤[②]；若妊娠伤寒，头痛，身热，无汗，脉紧，太阳经病，宜表实六合汤[③]；若妊娠伤寒中风温之气，肢节烦疼，脉浮而热，头痛者，太阳标病也，宜风温六合汤；若妊娠伤寒下后，过经不愈，湿毒发斑如锦纹，宜升麻六合汤；若妊娠伤寒，胸胁满痛而脉弦，少阳症，宜柴胡六合汤；若妊娠伤寒，大便硬，小便赤，气满而脉沉数，太阳阳明本病也，急下之，宜大黄六合汤；若妊娠伤寒汗、下后，咳嗽不止，宜人参六合汤；若妊娠伤寒后，虚痞胀满者，阳明本虚也，宜厚朴六合汤；若妊娠伤寒汗、下后，不得眠，宜栀子六合汤；若妊娠伤寒，蒸蒸而烦，脉长而大，宜石膏六合汤；若妊娠伤寒，小便不利，太阳本病也，宜茯苓六合汤；若妊娠伤寒，太阳本病，小便赤如血者，宜琥珀六合汤；若妊娠伤寒汗、下后，血漏不止，胎气损动者，宜胶艾六合汤；若妊娠伤寒，四肢拘急，身凉，微汗，腹中痛，脉沉而迟，少阴病也，宜附子六合汤；若妊娠伤寒，畜血症，不宜用坠胎药下之，宜四物大黄汤下之。若妇人妊娠或畜血，抵当桃仁勿妄施，要教子母俱无损，大黄四物对分之，此乃歌诀也。

楼英曰：妇人有孕伤寒，脉浮，头重，腹中切痛，宜桂枝芍药当归汤；妊娠伤寒，自利，腹中痛，饮食不下，脉沉者，太阴经病也，宜芍药汤；妇人有孕，发斑变黑色，宜栀子大青汤[④]。

吴绶曰：孕妇伤寒，六经治例皆同，但要安胎为主。凡药中有犯胎者，切不可用，如藿香正气散、十味芎苏散、小柴胡汤之类，有半夏能犯胎，如用，须去之；若痰多呕

①【注文浅释】
子悬，指妊娠胸胁胀满，甚或喘急，烦躁不安者，又称胎上逼心。

②【临证薪传】
本方由四物汤加桂枝、地骨皮构成。四物汤补血和营；桂枝发表解肌，散外感风寒，与白芍药配合，能调和营卫；地骨皮清热凉血。诸药合用，有养血和血、调和营卫之效用。

③【临证薪传】
本方由四物汤加细辛、麻黄构成。四物汤补血和营，细辛、麻黄辛温发汗、解表散寒。诸药配伍，共奏养血、和血、解表之功。

④【临证薪传】
本方由生地五钱，升麻八分，栀子一钱半，黄芩一钱半，大青三钱，葱白三个组成。

逆，必欲用之，半夏曲则可。凡川乌、附子、天雄、肉桂、干姜、大黄、芒硝、芫花、甘遂、大戟、蜀漆、虻虫、水蛭、桃仁、丹皮、干漆、赭石、瞿麦、牛膝等类，皆动胎药，必不可犯。大抵妊娠伤寒，合用汤剂，必加黄芩、白术[①]二味，能安胎也，或以二味为末，白汤调下二三钱亦可。如孕妇素弱，加四物汤佐之。且如用小柴胡，去半夏，加白术，合四物汤，可以保胎除热，其效如神，余皆仿此。

附录：妇人伤寒妊娠服药例

王好古曰：发热恶寒，不离桂枝、芍药；往来寒热，不离柴胡、前胡[②]；大渴引饮，不离知母、石膏、麦冬、五味；大便泄利，不离干姜、白术；大便燥结，不离大黄、黄芩；月经适来适断，不离小柴胡；胎动不安，不离人参、阿胶、黄芩、白术；要汗，不离姜、豉、旋覆；头痛，不离山栀、石膏、前胡；伤暑头痛，不离柴胡、甘草、石膏；满闷，不离枳实、陈皮；胎气不安，不离黄芩、麦冬、人参；斑色发黑，不离黄芩、山栀、升麻。

附录：产后伤寒治法

朱震亨曰：产后发热恶寒，皆属血气虚，左手脉不足，补血；右手脉不足，补气[③]。凡恶寒发热，又腹痛，当去恶血。恶寒发热，乳汁不通及膨者，无子当消，用麦芽二两，炒研作四服，白汤下；有子当下，用木通、通草、猪蹄汁，煎服。产后才身热，不可发表，并一切苦寒药。大凡产后头痛、身疼，不可便作感冒治之，此等多是血虚，或败血作梗，宜以平和之剂与服，必效，如玉露散，或四物汤加北柴胡等分。若便以小柴胡及竹叶石膏汤之类，竟不救者多矣。

吴绶曰：新产后患伤寒，不可轻易发汗。盖有产时伤力发热，去血过多发热，恶露不去发热，三日蒸乳发热，或有早起劳动，饮食停滞，一皆发热，状似伤寒，要在仔细详辨，不可便发汗。大抵产后大血空虚，若汗之，则变筋惕肉瞤，或冒郁昏迷而不省，或风搐搦而不定，或大便秘涩而难去，其害非轻，切宜精审。凡有发热，且与四物汤，以

①【临证薪传】

黄芩气平，禀天秋凉之金气，入手太阴肺经；味苦无毒，得地南方之火味，入手少阴心经；气味俱降，阴也。白术性温，禀天阳明之燥气，入足阳明胃经；味甘无毒，禀地中正之土味，入足太阴脾经；气味俱升，阳也。

②【临证薪传】

前胡辛可畅肺，以解风寒；甘可悦脾，以理胸腹；苦能泄厥阴之火；温能散太阳之邪。

③【注文浅释】

《素问·脉要精微论》告诫“微妙在脉，不可不察”。

芎、归为君，炒白芍、熟地佐之。如发热，加软苗柴胡、人参、干姜，最效。盖干姜能引血药入血分，气药入气分，且能去恶养新，有阳生阴长之道。予尝用之取效，如有恶露未尽者，益母丸、黑神散必兼用之；若胃虚食少，必加白术、茯苓；有痰呕逆，必加半夏、陈皮。其余六经，各条治例皆同，但药中必加四物汤为主，乃养血务本之要。产后中风，数十日不解，头微痛，恶寒，时时有热，心下闷，干呕，汗出，虽多阳旦症，或可治，与阳旦汤。产后中风，发热、面赤，喘而头痛，竹叶汤。

鳌按：产后气血大亏，若恶寒发热，固当以四物汤为主，即用表药，只可荆芥、苏叶、桔梗、甘菊轻清之品，然犹当少用；即用凉药，亦不过丹皮、石斛之类，亦须少用。余以此意治产妇，无一失者。尝见俗工，用大散、大凉之剂，往往几日即毙，反此便用大热、大补，加参、桂、姜、附，亦多致死。呜呼！可谓不知高下者矣。

伤寒所属诸病

百合病

鳌按：《伤寒杂病论》十六卷，仲景原书。六经伤寒为《伤寒论》，杂病为《金匮要略》，乃王叔和编次之书，非仲景书也。伤寒症中，有百合病狐惑病、阳毒阴毒二病，皆伤寒之属，患之者正多，六经《伤寒论》中俱未之及，若以叔和编次之书为仲景原本，岂有伤寒所属之病，而《伤寒论》中竟不之及，反详其症治于《金匮》者乎？虽然，百合狐惑、阴毒阳毒，既为伤寒症中之病，则《伤寒论》中断不可缺，欲补其缺，则惟仍采《金匮》篇中之论而已，何也？《金匮》等篇，本即仲景《伤寒杂病》十六卷中之语，非别论也，以仲景书补仲景论中之缺，今虽有假借，在当日实非假借也。故此四症，即录《金匮》中语以为纲云。

【**纲**】仲景《金匮》曰：论曰：百合病者，百脉一宗，悉致其病也。意欲食复不能食，尝默默，欲卧不能卧，欲行不能行，饮食或有美时，或有不欲闻食臭时，如寒无寒，如热无热，口苦，小便赤，诸药不能治，得药则剧吐利，如有神灵者，身形如和，其脉微数，每溺时头痛者，六十日乃愈；若病时头不痛，淅淅然者，四十日愈；若溺时快然，但头眩者，二十日愈。其症或未病而预见，或病四五日而出，或病二十日或一月后见者，各随症治之。

【目】徐彬曰：此言伤寒之人，都有正气不能御邪，致浸淫经脉，现症杂乱，不能复分经络，曰百合病[①]，谓周身百脉皆病[②]。然皆有所宗而主之，以致各病而名不能专持其病者，但觉行住、坐卧、饮食皆妨。而寒热、口苦、便赤、吐利，且得药则剧，身形反如和，毫无可捉摸，而寒热，口苦，似属少阳；小便赤，似属太阳；吐利，似属三焦腑病，未深入脏，故恐邪久留连阳经，搏结于脑，则猝难脱身，而非不治之病。但于溺时而头痛者，知其病深；头不痛而淅淅然，则病稍浅；快然而头眩，则邪更浅，故愈日以渐而速。乃《千金》曰："其状恶寒而呕者，病在上焦，二十三日当愈；其状腹满，微喘，大便坚，三四日一大便，时复小溏者，病在中焦，六十三日当愈；其状小便淋沥而难者，病在下焦，三十三日当愈。"则知此病有搏邪在内而微有三焦之分者，其治法又当分三焦而和之。

【纲】仲景《金匮》曰：百合病，发汗后者，百合知母汤主之。百合病，下之后者，滑石代赭汤主之。百合病，吐之后者，百合鸡子汤主之。百合病，不经吐、下、发汗，病形如初者，百合地黄汤主之。

【目】徐彬曰：十二经络，皆朝宗于肺，而气口成寸，乃仲景注百合病云"百脉一宗，悉致其病"，岂不谓百脉之病，无可名状，一宗于肺而为病乎？百合者，补肺药也，用以主治百合病，则仲景因肺为治之意晓然。然不明言肺，何也？盖百合病，乃伤寒余邪留连阳经，而浸淫于各腑之阴，无正气以统之，各自为病，互相牵引，若出一宗，而现症无一是肺，则知病虽不在肺，而肺之治节实不行矣，故以百合辅肺之正气以合于他脏而理其滞者为主。其在汗后者，汗过伤阳，阳虚热郁，不可攻补，故用百合同知母以养阴，泉水以清热，而阳邪自化；其在下后者，下多伤阴，虚邪在阴，阴虚火逆，攻补无益，故以百合同滑石、

①【注文浅释】

现代临床多将百合病列入情志病范畴，与西医学的神经症、自主神经功能紊乱、癔病、抑郁症、甲状腺功能亢进症等有相类似的表现。

②【医理探微】

心主血脉，肺朝百脉，心肺为百脉之宗。心肺阴虚则百脉受累，证候百出。

代赭以通阳气，而阴气自调；其在吐后者，吐伤元气，而阴精不上奉，故用百合同鸡子以滋元阴，以行肺气，则气血调而阴阳自平。若不经吐、下、发汗，则无伤阴、伤阳之可虑，但病形如初者，即《伤寒论》所谓太阳病是也。如初不解，是阳经之困极，而阴气亦耗竭矣，心为五脏主，故以生地[①]之凉血补心者，同百合、泉水养阴，以化其阳经之久邪。

【**纲**】**仲景《金匮》曰：百合病，一月不愈，变成渴者，百合洗方主之。百合病，渴不瘥者，瓜蒌牡蛎散主之。**

【**目**】徐彬曰：有阳渴，有阴渴，百合病所变，其为阴虚火炽无疑矣。至渴不瘥[②]，虽以百合汤洗无益矣，明乎阳亢而阴气未复也，故用本汤从其内治。

【**纲**】**仲景《金匮》曰：百合病，变发热者，百合滑石散主之。**

【**目**】李梴曰：百合病者，百脉合病也，治以百合[③]为主者，以其能合百脉也。

楼英曰：大病后未平复，失于调理，余症在阳，医反下之；余症在阴，医反汗之。以此百脉一空，举皆受病，所谓无复经络传次也。

鳌按：仲景谓发于阳者，其人振寒发热，则百合病而变发热，由内热太甚，淫于肌肤，而阳分亦热也。

【**纲**】**仲景《金匮》曰：百合病，见于阴者，以阳法治之；见于阳者，以阴法救之。见阳攻阴，复发其汗，此为逆；见阴攻阳，乃复下之，此亦为逆。**

【**目**】徐彬曰：阳法、阴法即和阴、和阳之法也，以此相救，即和其未病意，《内经》所谓"用阳和阴，用阴和阳"也。故诸治法，皆以百合补肺，而使流气于腑，所谓"气得于权衡，权衡以平"也；皆以泉水清邪热，而使受成于肺金，所谓"炎蒸得清肃，而万物咸平"也。但病见阳，加一二味以和阴；病见阴，加一二味以和阳耳[④]。

鳌按：阳法救者，使阳得其平，阴邪欲传之而不受，即阴邪亦渐消也；阴法救者，使阴得其平，阳邪欲传之而不受，即阳邪亦渐消也。救与攻相反，汗、下即所谓攻，故曰"逆"。

①【注文浅释】
服药后大便呈黑色，为服生地黄汁所致，停药后便会消失。

②【临证薪传】
因为热盛津伤，药不胜病，内服外洗，渴仍不解，故用瓜蒌牡蛎散生津止渴，潜降浮阳。方中瓜蒌根生津止渴，清养肺胃；牡蛎益阴潜阳，引热下行，则口渴自解。

③【临证薪传】
百合养阴清润心肺，入心、肺、大小肠四经。

④【注文浅释】
本条论述百合病的治疗原则。

狐惑病

【纲】仲景《金匮》曰：狐惑之为病，状如伤寒，默默欲眠，目不得闭，卧起不安，蚀于喉为惑，蚀于阴为狐，不欲饮食，恶闻食臭，其面目乍赤、乍白、乍黑，蚀于上部则声哑，甘草泻心汤主之；蚀于下部则咽干，苦参汤洗之；蚀于肛者，雄黄熏之。

【目】朱肱曰：狐惑与湿䘌皆虫症，初得状如伤寒，或因伤寒变成。大抵伤寒病，腹内食入少，肠胃空虚，三虫行作求食，蚀人五脏及下部，为䘌病。其候齿无色，舌上白，甚者唇黑有疮，四肢沉重，忽忽喜眠，虫蚀其肛，烂见五脏则死。当数看其上下唇，上唇有疮，虫蚀其脏；下唇有疮，虫蚀其肛，杀人甚急，多因下利而得。治䘌，桃仁汤、黄连犀角汤、雄黄锐散。少阴症，口燥咽干者，急下之。病人嘿嘿欲眠，目不能闭，起居不安，其声哑，或咽干者，即当作狐惑治之。

徐彬曰：狐惑，虫也，虫非狐惑，因病以名之。大抵皆湿热毒所为之病，故状如伤寒。蚀者若有食之而不见其形，如日月之蚀也。面者，阳明之标；目者，厥阴之标，内有毒气乘之，故乍赤、白、黑，变现不一也。上部毒盛，则所伤在气，而声哑；下部毒盛，故所伤在血，而咽干也。

鳌按：狐惑病，有专由湿热而生者，有由伤寒后湿热未清而成者。“状如伤寒”[①]句，须看得活。

【纲】仲景《金匮》曰：病者脉数，无热，微烦，默默但欲卧，汗出，初得之三四日，目赤如鸠眼，七八日，目四眦黑；若能食者，脓已成也，赤豆当归散主之。

【目】李中梓曰：狐惑症失汗所致也，以清热为主。

鳌按：此条非言狐惑病，乃湿热侵阴，有似狐惑而更甚者。首曰“病”者，乃概言之辞，非专指病狐惑者，故用赤豆、当归[②]，与治狐惑之药异，其病总由阴分热极，故现症如是也。

阴毒

【纲】仲景《金匮》曰：阴毒之为病，面目青，身痛如

①【注文浅释】
湿热内蕴，营卫失和，则其状若伤寒。

②【注文浅释】
《金匮玉函经二注》：“用赤豆、当归治者，其赤小豆能消热毒，散恶血，除烦排脓，补血脉，用之为君；当归补血、生新去陈为佐；浆水味酸，解热疗烦，入血为辅使也。”

被杖，咽喉痛。五日可治，七日不可治，升麻鳖甲汤去雄黄、蜀椒主之。

【目】许叔微曰：积阴感于下，则卫阳消于上，故其候四肢沉重逆冷，腹痛，咽喉不利，或心下胀满结硬，燥渴，虚汗不止，或时狂言，爪甲、面、舌青黑，六脉沉细，而一息七至，服还阳汤、退阴散。阴毒沉困之候，六脉取之附骨方有，按之即无，一息七八至以上，甚至不可数，至此则难治矣，宜灸脐下二三百壮，更以热药助之，手足不和缓亦不治。

朱肱曰：手足逆冷，脐腹筑痛，咽疼，呕吐下利，身如被杖，或冷汗，烦渴，脉细欲绝，此名阴毒也。阴毒之为病，初得病手足冷，背强，咽痛，糜粥不下，毒气攻心，心腹痛，短气，四肢厥逆，呕吐下利，宜服阴毒甘草汤、白术散、附子散、正阳散、肉桂散、回阳丹、返阴丹、天雄散、正元散、退阴散，选用。大抵阴毒，本因肾气虚寒，或因冷物伤脾，外伤风寒，内既伏阴，外又感寒，或先感外寒而内伏阴，内外皆阴，则阳气不守，遂发头疼，腰重，眼睛疼，身体倦怠，四肢逆冷，额上手背冷汗不止，或多烦渴，精神恍惚，如有所失，二三日间，或可起行，不甚觉重，脉俱沉细而疾，尺部短小，寸口脉或大。六脉俱浮大，或沉取之而不甚疾者，非阴症也。大抵阳毒伤寒，其脉多弦而洪数；阴毒伤寒，其脉沉细而弦疾，不可不知也。若误服凉药，则渴转甚，躁转急，有此病者，便须急服辛热药，一二日便安。若阴毒渐深，其候沉重，四肢逆冷，腹痛转甚，或咽喉不利，心下胀满结鞕，躁渴，虚汗不止。阳盛则身热而无汗，阴盛则身冷而有汗。岐伯云："阳盛则身热，腠理闭，喘粗，为之俯仰，汗不出而热；阴胜则身寒，汗出，身常清，数栗而寒，寒则厥"。或时郑声，指甲、面色青黑，六脉沉细而疾，一息七至以来，有此症者，速于气海及关元[①]二穴灸二三百壮，以手足和缓为效，仍于前诸方选而服之，内外得通，遂令阳气复而大汗解矣。阴独盛而阳气暴绝，则为阴毒；阳独盛而阴气暴绝，则为阳毒。大凡阴阳离绝，非大汗不能复其正气也。若阴毒已深，病势困重，六脉附骨，取之方有，按之即无，即难治。但于脐中用葱熨法，或

①【注文浅释】
气海、关元在任脉上。《针灸大成》："气海主伤寒，饮水过多，腹胀肿，气喘心下痛，冷病面赤，脏虚气惫，真气不足，一切气疾久不瘥等。""关元主积冷虚乏，脐下绞痛，流入阴中，发作无时，冷气结块痛；寒气入腹痛，失精白浊，溺血七疝，风眩头痛等。"

灼艾三五百壮，手足不温，真不可治；如得手足温，更服前热药助之，若阴气散，阳气来，即减热药而调治之。

阳气乍复，往往烦躁，慎不可投凉药，烦躁甚者，再与返阴丹即定。当识此，勿误也。

王好古曰：考仲景书，虽有阴毒之名，然其所叙之症，不过面目青、身痛如被杖、咽喉痛而已，并不言阴寒极甚之症；况其所治之方，亦不过升麻、甘草、鳖甲、当归而已，并不用大温大热之药，是知仲景所谓阴毒者，非阴寒之病，乃感天地恶毒异气入于阴经，故曰阴毒[①]耳。后之论者，遂以为阴寒极盛之症称为阴毒，乃引仲景所叙“面目青”数语并而言之，却用附子散、正阳散等药以治，窃谓阴寒极甚之症，固亦可名为阴毒，然非仲景所以立名之本意，观后人所叙阴毒，与仲景所叙阴毒，自是两般，岂可混论?！后人所叙阴毒，亦不过内伤冷物，或不正暴寒所中，或过服寒凉药所变，或内外俱伤于寒而成耳，非中天地之恶毒异气也。

楼英曰：阴毒，本因肾气虚，或因欲事，或食冷物后伤风，内既伏阴，外又感寒，或先感外寒，而后伏阴，内外皆阴，则阳气不守，遂发头痛，腰重，腹痛，眼睛痛，身体倦怠而不甚热，四肢逆冷，额上及手背冷汗不止，或多烦渴，精神恍惚，如有所失，或可起行，不甚觉重，六脉俱沉细而疾，尺部短小，寸口或无。或六脉俱浮大，或沉取之大而不甚疾者，非阴症也。若服凉药过多则渴转甚，躁转急，有此症者，急服还阳退阴之剂，即安。惟补虚和气而已，宜正元散、退阴散、五胜散。阴症不宜发汗，如气盛脉大，身热未瘥，用药发汗无妨。

李梴曰：伤寒三阴经病深，必变为阴毒，其症四肢厥冷，吐利，不渴，静倦不卧，甚则目痛，郑声，加以头痛，头汗，睛痛不欲见亮，面、唇、指甲青黑，手背冷汗，心下结鞕，脐腹筑痛，身如被杖，外肾冰冷，宜甘草汤、正阳散。阳气乍复，或生烦躁者，破阴丹、复阳丹，不可用凉药。

吴绶曰：或问：“阴毒伤寒，用附子汤冷服，何也?”此盖阴极于下，阳浮于上之治法也。予曾治一人，伤寒十余日，脉沉细，手温而足冷，大便不通，面赤，呕吐，烦渴，万

①【注文浅释】
阴阳毒乃疫毒累及营血，病情变化较快，应及早治疗，则疫毒之邪尚可透发；若迁延失治，病邪深重，终不可治。

不能下，惟喜凉水一二口，或西瓜一二块，食下良久复吐出，此阴寒于内，逼其浮阳，失守之火聚于胸中，上冲咽嗌，故为面赤、呕、烦也。遂用大附子一枚，以姜汁和面包煨熟，取附子去皮尖，切八片，又以人参、炮姜各三钱，煎浸冷水中，待冷服之，即愈。《内经》曰："若调寒热之逆，冷热必行，则热药冷服，下嗌之后，冷体既消，热性即发，由是病愈。"近世患阴症伤寒，往往疑似参差，初便不敢用附子，直待阴极阳竭而用之，迟矣。且夫阴症伤寒，先因欲事伏阴于内，却又着寒，内外皆阴，阴气独盛，则阳气以衰，故脉沉而足冷也，必须急用人参、附子以益元气，温肾散寒，若舍此二味，将何以救之？许学士论，必以真气为主，盖真气乃人之根蒂也，若不察真气虚实，而欲攻其实，或施汗、下，或用寒凉药，攻热未愈，阴寒又生，病至危已。又方，用雄鸡血滴入无灰酒中，尽量饮之，以衣被温覆取汗。

王肯堂曰：有阴毒渐深，爪青面黑，脉七至沉细者，积阴感于下，则微阳消于上，故其候四肢逆冷，腹痛转甚，或咽喉不利，或心下胀满结鞕，躁渴，虚汗不止，或时狂言，爪甲、面色青黑，六脉沉细，一切七至，速宜灸气海、关元二穴二三百壮，以手足温暖为效，仍服五胜散、还阳散、退阴散。有阴毒沉困之候，与前后渐染之候皆同而更加沉重，难治。有阴中伏阳者，初病四逆，脐筑痛，身疼如被杖，盖阴症也，病虽阴症，而见阳脉，有可生之理，仍灸气海、丹田百壮，手足温温阳回，得汗而解。或问："滑沉之状，如何便有生理？"予曰："仲景云：'翕奄沉，名曰滑，何谓也？沉为纯阴，翕为正阳，阴阳和合，故名曰滑。'古人谓脉滑，虽曰往来前后，流利旋转替替然，与数相似，仲景三语而足也。此三字极难晓，翕，合也，言张而复合也，故曰'翕为正阳'；沉，言忽降而下也，故曰'沉为正阴'。方翕而合，俄降而沉。奄，为忽忽间。仲景论滑脉为谛当矣，其言皆有法，读者难晓，宜细思之。"

徐彬曰：寒邪直中阴经，久而不解，则为毒矣。故有阴毒之病，其病乃直中于肾，浸淫肝脾，寒气凛冽，所至疼痛面目者，肝脾之精所及也，土受寒侵，木乃乘之，故色青。寒侵肌肉，与卫气相争，故痛如被杖。咽喉亦痛者，少阴脉上至咽，故有伏寒者，咽必痛，喉虽属阳，痛甚则气相应也。然邪总以相传而深，深则难治，故曰“五日可治，七日不可治”。药用升麻、鳖甲，独去蜀椒、雄黄[①]，盖阴邪为毒，虽阴亦有阴躁之气，则温之无益，即攻之亦偏而鲜济，故去蜀椒之温、雄黄之猛，而但以鳖甲、当归走肝和阴以止痛，升麻、甘草从脾升散以化其寒，谓直折而有刚燥之患，不若辛平而得散解之力也。

① **【临证薪传】**

蜀椒：辛，温。温中止痛，杀虫止痒。用于脘腹冷痛，呕吐泄泻，虫积腹痛，蛔虫症；外治湿疹瘙痒。

雄黄：辛，温；有毒。解毒杀虫，燥湿祛痰，截疟。用于痈肿疔疮，蛇虫蛟伤，虫积腹痛，惊痫，疟疾。

阳毒

【**纲**】**仲景《金匮》曰：阳毒之为病，面赤斑斑如锦纹，咽喉痛，唾脓血。五日可治，七日不可治，升麻鳖甲汤主之。**

【**目**】朱肱曰：伤寒病，若阳气独盛，阴气暴绝，必发躁，狂走，妄言，面赤，咽痛，身斑斑若锦纹，或下利赤黄，脉洪数，或滑促者，此名阳毒也。宜用酸苦之药，令阴气复而大汗解矣，葶苈苦酒汤、阳毒升麻汤、大黄散、栀子仁汤、黑奴丸，可选用之。若阳毒倍常，躁盛大渴者，黑奴丸主之。

李梴曰：伤寒三阳病深，必变为阳毒，或有失于汗、下，或本阳症，误用热药，使热毒陷深，发为狂乱，面赤眼红，身发斑黄，或下利黄赤，六脉洪大，名曰阳毒发斑，宜黑奴丸、三黄石膏汤、消斑青黛饮。

楼英曰：伤寒先观两目，或赤，或黄赤，为阳毒，脉洪大有力，燥渴者，轻则三黄石膏汤、三黄巨胜汤，重则用大承气汤下之，外用水渍法。

吴绶曰：凡咽痛，有阴阳二毒，阳毒咽喉肿痛，乃热极也；阴毒咽喉不利，乃冷极也。阳毒脉浮数而大，咽痛，吐脓血，《活人》用黑奴丸。又阳气独胜，狂躁，咽痛，脉洪实滑，《活人》用葶苈苦酒汤。

徐彬曰：《内经》云：“人伤于寒，皆为热病。”然邪在阳经，久而炽盛，则为毒矣。故有阳毒之病，其病乃热淫营卫，接结于卫，上干咽喉。总是阳热，故炽于上焦，而肝脾之阴不交。面者，阳明之气所注，故火热盛而面赤斑斑如锦纹也。咽喉虽有阴阳之分，大火所冲，玉石无分，故咽喉俱痛也。阳经热盛，心火并之，心主血，则化而为脓，病在上焦，故唾也。阳毒病甚，虽非伤寒传经之比，非人身经脉递运，五日经气未遍，故可治；七日则阴阳经气已周而再行，故不可治[①]。药用升麻鳖甲汤，此热按气血，不可宜折，故以升麻合生甘草升散热毒为主，而以雄黄解毒为臣，鳖甲、当归以理其肝阴为佐，以蜀椒导其热气为使，非阳毒反起于阴经而用鳖甲也。盖治病之法，病在阳必兼和其阴，亦即所谓病现于阳以阴法救之也，然非补也。

①【注文浅释】
强调早期治疗的重要性。

仲景辨脉平脉

辨脉篇

鳌按：《辨脉》《平脉》二篇，理精词简，义达神清，与《伤寒》及《金匮要略》同一笔墨，的是仲景所撰。旧本有"韵语"一段，庸浅肤鄙，乃叔和伪作，与仲景笔墨不类，前人或置之《辨脉》下《平脉》前；或将《平脉》倒置《辨脉》前，而以"韵语"冠于首；或将《辨脉》《平脉》合为一篇，而以"韵语"终。至柏乡既知《辨》《平》二篇不可不分，又知先《辨》后《平》之次，何得仍将"韵语"冠于首？不知"韵语"诚属叔和伪作，当直削之，毋俾滋混，而此二篇，乃益见纯粹也。二篇注释，皆窜摘柏乡语，而以己见正之。

问曰：脉有阴阳者，何谓也？答曰：凡脉大、浮、动、数、滑，此名阳也；脉沉、涩、弱、弦、微，此名阴也。凡阴病见阳脉者生，阳病见阴脉者死。

此段首揭脉有阴阳，当辨于过、不及之间。元阳为气，元阴为精。脉者，不离乎气血，亦不杂乎气血，统乎精气，而得神之名也。气血有盛衰，精气随有盈亏，于是神亦因之各异矣。故未辨病，先辨脉，脉虽合阳气、阴血而成，既成，又必分为二，不分则不见其合也，于是脉有阴阳，所必辨也。盛而盈者，阳脉也，气血之有余也；衰而亏者，阴脉也，气血之不足也。病气之阴阳既成，脉之阴阳必应。阴病在脏在里，得阳脉，则正气有余；阳病在腑在表，得阴脉，则正气不足[①]。

问曰：脉有阳结、阴结者，何以别之？答曰：其脉浮而数，能食，不大便者，此为实，名曰阳结也，期十七日当剧；其脉沉而迟，不能食，身体重，大便反鞕，名曰阴结也，期十四日当剧。

此段就阴阳之脉，辨出阴阳之症。阳实而结，阳非有余而阴正不足，故津液耗而阴亡，阴亡而阳何所依乎？阴虚亦结，阳正不足而阴邪有余，故阴寒凝滞而亡阳，阳亡而阴何所主乎？

此段论结，俱验大便[②]，似乎专论阳明，但不必专论伤寒病之阳明，凡结症皆可以阴阳辨之于脉症之间。

问曰：病有洒淅恶寒，而复发热者何？答曰：阴脉不足，阳往从之；阳脉不足，阴往乘之。曰：何谓阳不足？答曰：假令寸口脉微，名曰阳不足，阴气上入阳中，则洒淅恶寒也。曰：何谓阴不足？答曰：假令尺脉弱，名曰阴不足，阳气下陷入阴中，则发热也。

此段言人身阴阳之气，稍有过、不及，即互相交争而为病，不必定出于天地之阴阳邪气伤人身之正气也。人身之中有部位，有界限，此不足则虚，彼有余则实，实不就虚，则虚处无气。天地内，人身中，凡有空处，无非气塞，无无气之空处，此部位、界限内，既不足而虚，则彼部位界限内有余者，必来凑实，一定之理也。本条问答，未可专言一病。

凡寒热皆本于阴阳从乘[③]也。阳脉浮，则阴来乘，斯恶寒矣；阴脉数，则阳往从，斯发热矣。无寒热，不是此义。

阳脉浮，阴脉弱者，则血虚，血虚则筋急也。其脉沉者，荣气微也。其脉浮，而汗出如流珠者，卫气衰也。荣气微者，加烧针，则血流不行，更发热而烦躁也。

此段就脉之阴阳，以辨气血之或过、或不及。其脉沉、浮，接“阳脉浮”来，阳浮则阴自沉。荣气微者，荣，血也，卫，气也，血亦气之化也。卫气衰，宜补气以壮阳；荣气微，宜生血以滋阴。然荣气亦气，补气壮阳，未尝非滋阴也。因筋急而加烧针，致有火邪入荣之患[④]。

脉蔼蔼如车盖者，名曰阳结也。脉累累如循长竿者，

①【医理探微】

阴病见阳脉者生，阳病见阴脉者死，主要说明邪正的盛衰与阴阳的消长。阴病见阳脉，就是正能胜邪，病有转愈的趋向，所以谓之生；反之，阳病见阴脉，表明正不胜邪，邪愈深入，势必走上恶化的道路，所以谓之死。此乃举例而言，其实辨脉之阴阳不仅是生死决诊，举凡病势的进展与否，证情的危险与否，都可以结合脉之盛衰作出判断。

②【医理探微】

阳结证，大便秘结，是由于阳气偏胜而阴不足，阴不足以济阳所致。阴结证，大便反硬，是由于阴气偏胜而阳不足，阳不足以化阴所致。关于预后推断，大多数注家据传经日期与阴阳相互制约之理来解释，尽管都有理由，但临床上绝不如此机械，病势的转轻转剧，有着各方面的因素，必须根据具体病情进行具体分析，才能作出比较准确的预断。

③【注文浅释】

阴阳交虚，相互乘从。为什么阳气下入于阴曰从，阴气上入于阳曰乘？方中行说：“阳先乎阴，以陷入也，故曰从，讳之也；阴随于阳，以上入也，故曰乘，伤之也。”

④【医理探微】

卫属阳主外，营属阴主内。卫气虚而阳浮于外，则阳脉浮；营气虚而血亏于内，则阴脉沉而且弱，血液不足，则筋脉缺乏滋养，所以筋脉拘急。既然是营气微弱，自然应当治以滋阴养血，反而加用烧针，遂致血液凝泣而不行，造成更发热而躁烦的变证。

名曰阴结也。脉瞥瞥如羹上肥者，阳气肥也。脉萦萦如蜘蛛丝者，阳气衰也。脉绵绵如泻漆之绝者，亡其血也。

此段根上阳结、阴结，申言之以辨阳统乎阴，阳微固不足行其气，阳衰更不能化血也。二脉虽病脉，而浮、中、沉皆有力，结虽病邪，必有气聚之处，故邪反助脉而见力，如车盖[①]、如循竿[②]也。瞥瞥[③]，顶汗出如珠之浮脉，脉虽浮，至瞥瞥之状，是阳脉中见弱也；萦萦[④]，顶荣气微之沉脉，沉虽同，至萦萦之状，是阴脉中兼见微弦细也。绵绵[⑤]，承上阳从阴见绵绵之象，必平日亡血血虚，故阳来凑荣阴之虚处，而实其隧道也。萦萦者，无将断不断之势，其细尚均匀也。绵绵者，忽细忽微，细兼紧，尚有力；细不紧而微，则更无力矣。此所以细同，而细之中又不同也。绵绵之象，从沉取而得。

脉来缓，时一止复来，名曰结；脉来数，时一止，名曰促。阳盛则促，阴盛则结，此皆病脉。

此段辨脉有结、促，皆病脉，不治，将至代、结也。阴盛故缓，太缓无力而结，将为结代之结矣；阳盛故数，太数无力而促，将至代矣。见诸于诊，人虽未病，脉已病矣，脉病，人未有不病者。较结代虽尚可治，然退则吉，进则凶。辨脉者，当预图[⑥]。

阴阳相搏，名曰动。阳动则汗出，阴动则发热，形冷、恶寒者，三焦伤也。若数脉见于关上动脉之象，上下无头尾，厥厥动摇者，名曰动也。

此段辨明五阳脉中之动脉，及动脉主症，因摹动脉之形状。关上，专主关脉言，厥厥动摇，且兼滑矣。阳动则汗出者，阳不足，阴乘而搏阳，沉取之，脉必动，阴脉动，则阴强而阳弱不固，故汗出；阴动则发热者，阴不足，阳从而搏阴，浮取之，脉必动，阳脉动，则阳强阴弱而荣不敛，故发热。此阴阳有太过、不及，不能均平之故也[⑦]。然又有不汗、不热，但形冷、恶寒者，此三焦之里气损伤也[⑧]。盖

①【注文浅释】
提示有上拥之象。

②【注文浅释】
弦坚而涩，有坚硬之行。

③【注文浅释】
浮泛于上，难以寻按。

④【注文浅释】
细而极微，难以把握。

⑤【注文浅释】
头大而末小。

⑥【医理探微】
必须明确结、促两脉，都是脉能自还，一止即来，而且歇止也没有一定时间。如果脉来中止，不能自还，而歇止又有定数的，那是代脉危候，应当区别开来。

⑦【医理探微】
自成氏提出阴阳相搏，虚者则动，阳动为阳虚，阴动为阴虚之后，许多注家皆持动脉主虚说，其实是不确当的。第一，动为五阳脉之一，大浮数动滑并举，如果主虚，则与阳性脉的定义不符；第二，动脉与滑脉类似，实际是动必兼滑，只是滑脉流动不居，动脉动而不移，然而动脉为什么动摇似有根而不移？是因为“阴阳相搏”，阴阳搏击聚在一起，所以动而不移；第三，既然动脉由于阴阳相搏，那么，不管是汗出，还是发热，都必然与阴阳双方有关，而绝对不会是单方面的。由此可见，动脉主虚说既有悖原文旨意，也不符临床实际。

⑧【医理探微】
形冷恶寒应是由阴阳相搏较剧，导致三焦阳气不得通达于外的假寒症状，本质属于实热。

三焦根于少阴之少火，损伤则少火不能生气以充三焦，而火亦衰，故形冷、恶寒。然此非就动脉言症，乃就阴阳相搏之至极者，充类至义之尽也。反此，大发热，汗出，烦躁不宁，可卜矣。

阳脉浮大而濡，阴脉浮大而濡，阴脉与阳脉同等者，名曰缓也。

此段言平人之脉。阴阳中和，故缓脉应。然缓又论无力、有力，又论兼浮、兼沉，如阴脉阳脉，左右诊之，俱浮而大，则有力；兼见濡，则有力而和柔，故为缓。浮诊大而浮，恐其直硬弦紧见于沉取，则浮大乃亢而非和，必兼沉取之濡，则浮取不陷，中取不弱，沉取有根，斯可谓无病之平脉也。阴阳五脉中，无缓与迟与濡。盖缓者，中和也，胃脉也，不同于阴阳偏胜之脉；迟者，三息一至，太迟带止，则病脉，近缓之微迟，尚未可名为病脉也；濡者，柔软也，今人得之，为有湿邪，然湿邪之濡，寒湿、水饮俱兼紧细，湿热则兼数，此之濡，乃单见和柔之象，非湿邪之濡也。大率辨脉者在神气，执一字以论专兼，如二十四脉之说，则后世之论，非仲景本意也。

脉浮而紧者，名曰弦也。弦者，状如弓弦，按之不移也。脉紧者，如转索无常也。脉弦而大，弦则为减，大则为芤，减则为寒，芤则为虚，虚寒相搏，此名为革。妇人则半产、漏下，男子则亡血、失精。

此段辨明五阴脉中之弦脉，因论弦脉主症。弦脉按之直劲不动，紧脉按之移动如转索，是弦乃紧之有力而硬直者，紧乃弦之无力而细直者，弦虽兼浮紧，而弦自弦，紧自紧，明矣[①]。弦、减、芤三脉，是递说，又从三脉合看出革脉。

若弦脉，似有力而大，却非硬直，亦非单弦，盖单弦则浮而见紧，兼大则中取不紧，有渐微之象，是减也，如十分之物，减损一二分也。然见于浮，其损轻；见于沉弦且大，是形大力薄，则不止于减损，其中且必亏伤，而呈中空外实，芤之形象。见减知寒，以弦、紧皆阴脉，阴乘阳而寒盛也；见苴知虚，以浮大之弦，渐成形大力薄，则阳不足而气中虚也。弦为减，减阳气则不能和柔；大为芤，虚中气则

①【医理探微】
弦脉与紧脉，在外形上颇相类似，而性质上却不相同。脉浮而紧者，名曰弦也，表明弦脉寓有浮紧的现象，但并不等于浮紧就是弦脉，切不可把两者等同起来。

脉不能充实。虚寒相搏者，中阳既虚，必聚阴寒，故名革也。革如鼓革，外硬中空[①]，是为病脉，不必说为改革生命之革也。观下半产、漏下，亡血、失精，皆革脉之见症，不外于中空外实之义也。中空，固正气空；外实者，阴气也。阳之根空于中，则外阳尽掣，不能包阴，而阴散于外而实，是阴阳俱失其位，而血竭精枯，所必至也。失此不治，而鼓革之革，亦且为改革之革矣。脉弦而芤，未尝言浮沉二取也。后条乃言"脉弦而紧，按之反芤"，可知浮与沉两取之矣。所谓按之大，大而空，故谓之芤，言极简而意极赅，正难一见了然耳。

问曰：病有战而汗出，因得解者，何也？答曰：脉浮而紧，按之反芤，此为本虚，故当战而汗出也。其人本虚，是以发战；以脉浮，故当汗而解也。若脉浮而数，按之不芤，此人本不虚；若欲自解，但汗出耳，不发战也。问曰：病有不战而汗出解者，何也？答曰：脉大而浮数，故知不战汗出而解也。问曰：病有不战、不汗而反解者，何也？答曰：其脉自微，此以曾经发汗，若吐，若下，若亡血，以内无津液，此阴阳自和，必自愈，故不战、不汗出而解也。

此段因辨脉而知其症，故是辨脉，非辨症也。浮取，弦也，按之芤，则弦而大也。本虚者，中气不足，不能使邪透表，邪又欲透表之甚，中气方振，汗作随之[②]，故必身战而后汗出也。若脉浮而数，即从上转下，言若汗出不战者，则气未虚，诊之而非紧，必数也，邪已将透表也。按之不芤，是中取而得实象，知正气足以逐邪，汗出而不致身战也。再问"不战而汗出"，乃于浮数之中，见一"大"字，不惟无弦紧，且浮数者亦有力，于此言大，知异乎沉取之弦而大也。彼弦紧之弦，阴脉阳盛；此浮数之数，阳脉阳盛也。彼浮紧之弦，得于沉取，沉取则弦者大，大而空也；此浮数之数，不待沉取即见大，大而实也。彼此浮沉，为紧、为弦、为数、为大，俱辨脉之必精者也。其脉自微[③]者，非正气微，乃邪气退而脉得宁静不弦紧，亦不浮数，虚之大、实之大俱平也，故曰微脉。虽弱而非病脉，不过因曾经发汗、吐、下，亡血，正气弱，津液亡，故脉见微也。然无他病致脉偏胜，左右浮沉一例，则阴阳之气虽微而自和

①【注文浅释】
革脉的特征是外急中空，好像鼓面的皮革一样，因而名为革脉。

②【注文浅释】
由于正气虚而不甚，还能奋起驱邪，正邪抗争，因而陡然地寒战起来。

③【注文浅释】
"其脉自微"，标志着邪气已衰。假使脉不微而邪气尚盛，那是不会病解的。

合也。

问曰：伤寒三日，脉浮数而微，病人身凉和者，何也？答曰：此为欲解也，解以夜半。脉浮而解者，濈然汗出也；脉数而解者，必能食也；脉微而解者，必大汗出也。

此段辨脉而知解之时，解之状。伤寒见病在表，亦可类推。脉浮，已有邪欲透表之势，不必兼数、兼微也，然兼见、单见，皆各有义，故犹必验诸症。如脉浮数而微，病人身凉意和[①]，可知其夜半病解[②]，盖浮数恐身热，浮数而微恐正虚而烦，今身凉意和，不热不寒，知此浮数，乃邪急向外，病后正虚之微，俟夜半阳生，阳不微，则驱邪有力，邪必透表，而浮数自罢矣，此浮兼微之诊也；或但浮不数，则邪不盛不微，则正不虚，故不大汗而解；若但数，并不浮，是邪尚不能自然透表，然不微，则中气足，必能食，食能助气，气能驱邪，故邪自解；若但微，似乎难解，然此微非病脉，即前"其脉自微"之微，但既微，则正气虚，而卫稍虚，故必大汗出而表症以解。此三者，皆于辨脉而得其症之本原，自能预知其解之时、解之状也。

问曰：脉病欲知愈未愈者，何以别之？答曰：寸口、关上、尺中三处，大小、浮沉、迟数同等，虽有寒热不解者，此脉阴阳为和平，虽剧当愈。

此段就脉辨之，而知阴阳自和，必自愈也。此又辨脉察症，进退之机也。曰"脉病"，以病时脉为问也，今见此三处同等之脉，虽病寒热，亦可以和脉答之。三处各有三诊，脉皆同等，所谓和也。盖大小、浮沉、迟数皆可名病脉，至于三处同等，则俱为和脉也。前段言不战、不汗而解，明其为阴阳自和，于何知之？于诊三处同等脉而知之也[③]。

立夏得洪大脉，是其本位。其人身体苦疼重者，须发其汗；若明日身不疼、不重者，不须发汗。若汗濈濈自出者，明日便解矣。何以言之？立夏得洪大脉，是其时脉，故使然也。四时仿此。

此段辨脉得时旺，则邪不胜正，可以察病之进退也。举夏以该三时，俟人推暨其余。"须发其汗"句，是曲笔，犹云身体疼重，为阴寒邪气所伤，本须发汗，但见时脉，则

①【注文浅释】
此为邪不传，病欲解的依据。

②【注文浅释】
病解的时间，是根据阴阳消长的道理来判断。夜半阴尽阳生，所以解以夜半。

③【注文浅释】
本条所述三部脉大小、浮沉、迟数相等，为阴阳和平。病情虽剧，亦当为痊愈的预断，正是脉证合参而以脉为主要依据的例证。

邪不胜正，明日即不疼重，故汗自出，又不大出，明日便解也，此得时脉洪大之吉征也。病人得时脉[①]为最难，非平日持身谨慎不能得，此时旺之脉也。

问曰：凡病欲知何时得，何时愈？答曰：假令夜半得病，明日日中愈；日中得病，夜半愈。何以言之？日中得病，夜半愈者，以阳得阴则解也；夜半得病，明日日中愈者，以阴得阳则解也。

此段[②]因时脉而辨及于每日之阴阳衰旺，则不尽求之脉矣。

前条四时旺脉，即六经各有旺时之义，此又就阴阳出入，推明病机。

寸口脉浮为在表，沉为在里，数为在腑，迟为在脏。假令脉迟，此为在脏也。

此段就浮、沉、迟、数，因人内、外、浅、深而辨别之。合两手之寸口，言寸、关、尺三部，虽三候，而寸口又为气之所聚[③]，易得察识也。于此得浮、沉、迟、数之脉而辨之，则症自可明，而所祛之邪，亦自得当矣。浮沉，就经脉分表里；迟数，就脏腑分表里[④]。脉浮在表，沉似在脏腑矣。然寸口之沉，非关、尺之沉，故云里，亦表之里，而非里之里也。表里义无尽，未可就经络脏腑之一大表里，而不研究其极也。

寸口脉浮而紧，浮则为风，紧则为寒。风则伤卫，寒则伤荣。荣卫病，骨节烦疼，当发其汗。

此段承上"寸口脉浮"一语申明之，示人推暨其余。荣卫俱病，则经脉俱急，故骨节觉其烦疼[⑤]也。此症言治邪在表，宜驱之于外，故当发汗也。亦不过笼统言之，示人知辨脉为要，与前段一势叙下，故下段稍易前后焉。

趺阳脉浮而涩，少阴脉如经也，其病在脾，法当下利。何以知之？若脉浮大者，气实血虚也。今趺阳脉浮而涩，故知脾气不足，胃虚也。以少阴脉弦而浮才见，此为调脉，故称如经也。若反滑而数者，故知当屎脓也。

此段言辨脉之法，不但辨手三部，并当辨足跗骨上之趺阳脉[⑥]也。此辨脉于精微，多方求其至，不惟表里脏腑，大势可明，即细微曲折，无不可明矣。趺阳，胃脉也，又以

①【医理探微】

如果脉能应时，就是有病也不会太重，而且容易痊愈。因为脉来应时，表示正气充实，虽一时不慎，外感客邪而病，但体内尚无大的变化，所以知病可自愈。

②【注文浅释】

应注意这里所指的是暂病。如果病延日久，正气已虚，就不是本条内容所能概括的。

③【注文浅释】

自《难经》独取寸口，气口成寸，为脉之大会，死生吉凶系焉。

④【注文浅释】

柯氏曰："浮沉是审起伏，迟数是察至数，浮沉之间迟数寓焉。"

⑤【注文浅释】

风寒外束，荣卫受病，以致经气不畅，故骨节烦疼。

⑥【注文浅释】

趺阳脉是足背部的动脉，在第二、第三跖骨之间，相当于冲阳穴部位。

候少阴肾。胃者，就经以候腑；肾者，就下以候下也。夫在经为胃脉，而四肢则属脾，胃又与脾为表里，故脉之行，实脾胃之气互相为用也。今趺阳脉浮而涩，其浮不同于手脉之浮也。寸口浮，在经络之表；趺阳浮，则在腑之里。然在腑虽为里，就脾脏言，则仍表也。然浮皆作表论，在趺阳亦然也。若浮而大，则为气实血虚，是何病乎？亡血也，则大脉乃是外实中虚，浮按而得空之芤脉，故但为亡血，以是知浮大之症，不同于脉浮而涩之症也[①]。盖浮而又涩，似肾病，但诊肾脉之在手者，则弦而浮，弦虽似寒，而按之不紧，且浮，则非寒而弦也，乃少阴之气通于少阳，寒水上溉风木，水木相生，非为病脉，故脉浮而涩，专为脾家病也。盖趺阳浮为胃气，兼涩则脾病，以涩为血不足，血不足，仍是气不足，脾之阳气不足，则脉涩，实由胃之阳气虚，而不能温脾，表里俱虚，土不能障水，故下利也。因趺阳属胃，又属肾，求之少阴，脉调如经[②]，更求之胃阳浮，即得脾之阴涩，设下利之久，浮而涩忽反滑而数，知向脉之浮；阳虚外散者，因下利而随阴下趋，尽敛而陷入阴分，为挟热之利，且当便脓血矣。是趺阳脉虽兼肾而候胃，但候肾亦必少阴常负趺阳，方为调脉如经，故求之肾不得病脉，而见调脉，即求之胃，亦先浮而涩，继滑而数，知病在脾，并不在胃，特以脾不离胃，应于趺阳，故辨胃而知其病在脾耳。旧说，将滑而数谓少阴病，不知少阴已脉调如经，何得滑数？且少阴之数，必兼沉细，或下利，未有不涩者，今云滑数，岂少阴病乎？况少阴虽开窍于二阴，却不司屎之软硬，脓血之有无，明系自上文“浮涩”来，故加“反”字也，如此看本段文义方一线。本段笔法，回互错综，极变化之妙，庸医不能骤解，真仲师之文也，即此已可知非后人伪作。

趺阳脉迟而缓者，胃气如经也。趺阳脉浮而数，浮则伤胃，数则动脾，此非本病，医下之所为也。荣卫内陷，其数先微，脉反但浮，其人必大便鞕，气噫而除。何以言之？本以数浮动脾，其数先微，故知脾气不治，大便鞕，气噫而除。今脉反浮，其数改微，邪气独留，心中则饥，邪热不杀谷，潮热发渴，数脉趺阳脉当迟缓，脉此是手脉**因前后度数**

①【注文浅释】
必须注意浮涩与浮大不同。如果脉浮大，就属于气实血虚，切不可与浮涩相混。

②【注文浅释】
张隐庵：“少阴脉弦而浮，得春生上达之象，故称为如经之调脉。”

如法，病者则饥。数脉不时，则生恶疮也。

此段再就趺阳，明其为胃脉，以胃与脾表里，病必连及，故又当于脉辨之。迟而缓[①]，“迟”字只贴缓，作虚字看，非三至之迟，故为如经之调脉，浮而数则不如经矣。盖浮则正阳外散，而中气虚，故曰胃伤；数则邪热入里，而中阴耗，故曰脾动。夫脾本动，今非本经之动，乃病邪触之使动也。医所以下者，必以数为内热，故下之。不知浮为在表，虽兼数，无下理；数为在腑，必兼滑大，方为实热，可下；数而微小，则为虚热，亦无下理也。今误下之，荣卫所受之表邪悉内陷，脏腑虚热浮游不能持久，故脉之数者先罢而微。但见虚浮之象，则内陷之邪变热，必逼胃阳外出，胃中液耗而便鞕，且脉浮少气，浮而上逆，噫除更噫，皆由妄下伤阴，以致阳扰也。何以言之？先言数则动脾，后因妄下而数脉先微，一切便鞕、气噫，皆脾气之不治也。夫前条因脾不足而知胃弱，此条因脾不治而乱胃气，其表里相关如此，所以浮数改为但浮，而数已渐微先罢，数去浮存，必表邪独留于内，遂致心中则饥，口不能食，食亦不消，且邪热耗液，液耗则阴虚，而热必潮，渴必发，于是汗大泄，邪遂以散，邪散正复，是以趺阳脉复当迟缓也。且不独趺阳，即诸脉之在手者，亦必六诊同等而如法，病人自饥而能食也。或有平日热邪内胜，误下后，虽数暂改微而病愈，然恐不时又起，变生恶疮，故亦不可因病愈而忽之也。此段亦笔法回互，文义婉曲，一时不易猝解。

①【注文浅释】
迟即不数，缓即和缓。

师曰：病人脉微而涩者，为医所病也。大发其汗，又数大下之，其人亡血，病当恶寒，后乃发热，无休止时，夏月盛暑，欲着复衣；冬月盛寒，欲裸其身。所以然者，阳微则恶寒，阴微则恶热，此医发其汗，阳气微，又大下之，令阴气弱。五月之时，阳气在表，胃中虚冷，以阳气内微，不能胜冷，故欲着复衣；冬十一月之时，阳气在里，胃中烦热，以阴气内弱，不能胜热，故欲裸其身。又阴脉迟涩，所以血亡也。

此段就脉之微涩[②]，知为医所病，而致气血多虚之症也。

②【注文浅释】
脉微而涩，表示阳微阴弱。

“其人亡血”句，宜着眼，包阴阳两虚在内。阳微、阴微，不过示人知误汗、误下之禁，其实汗即血也，误汗多出，何尝不病阴？津液，气之化也，误下，何尝不病阳？此又可推广误汗、下阴阳交病之理也。兼以天时言之，亦俱推广阴阳来复，而知病之加损也，于是可以再申言之。脉之微者，寸口浮取之也；脉之涩者，尺部沉取之也。微、涩皆阴脉，而候之于尺寸、浮沉，则分阴阳矣，故浮而涩，阴阳俱病也。言亡血者，其阴脉涩之中又兼迟也。迟而涩，沉取于尺部而得之，可以专言血分，但既兼迟，气不足运，脉不如经，过于缓而得迟，血亡由于气衰，误为汗、下，可以一症而兼得之也，安可不辨脉哉？独言亡血者，血有形，气无形，血之亡可见，气之亡不可见，故言亡血下，即言“当恶寒，后发热”，若但亡血，不过阴虚生内热，发热而已，何以复阳虚生外寒，而先恶寒后发热耶？但外感之邪，亦有先寒后热，何以知其阴阳两虚？此又就症之寒热无休止时而可知矣。

脉浮而大，心下反鞕，有热，属脏者，攻之，不令发汗；属腑者，不令溲数，溲数则大便鞕，汗多则热愈，汗少则便难，脉迟尚未可攻。

此段就脉辨病，属脏属腑，分在里之表里，以求病邪，病邪得，尤必辨脉以施治也。“不令溲数”数语，一贯说下，俱贴属腑一边。脉浮而大[①]，寸口得之，知病在表，然心下鞕，邪已入里，且内有热，必烦必渴，此属心脏也、肺脏也。此在胸则结胸，虽不入肺而碍于肺；在心则痞，虽不入心而迫于心，故曰“属脏”。审于脉浮大在表，原应令汗出以解病，至于变热内结，则必攻之，攻法不必尽言，尽言则非辨脉，是辨症、辨治矣。此因浮大既悉，又审于症，却无非辨脉耳。“属腑”一段，亦根浮大脉来，脉大本宜汗，邪既变热入里，幸不成结胸、痞诸近脏之症，惟转入阳明之腑，则不可因内热而利小便，盖小便利则津液从清道泄，无以润大肠，故便鞕。是仍宜发汗，使邪从阳明转太阳而出，盖热虽入胃腑，而胃尚未实，切宜禁下。况脉见浮大，故仍从表治，必令汗出彻，而后邪热入里者，还从表解也；如汗出不彻，邪不透表，日久在胃，消耗正津，大便鞕者，且渐难，必至成实，有无所复传之危症。夫至便难，

①【注文浅释】
脉浮大而心下硬，当是阳热之邪结于胸脘部位。

似宜下矣，然犹必辨脉，若带迟，胃虚冷，亦未可下也。总之，当初入胃腑，邪犹在表，一汗而热愈，为不易之良法也。此亦就辨脉而申论之症，示人当知辨脉为先务也[①]。

脉浮而洪，身汗如油，喘而不休，水浆不下，形体不仁，乍静乍乱，此为命绝也。又未知何脏先受其灾，若汗出发润，喘不休者，此为肺绝也；阳反独留，形体如烟熏，直视摇头者，此心绝也；唇吻反青，四肢漐习者，此为肝绝也；环口黧黑，柔汗发黄者，此为脾绝也；溲便遗失，狂言，目反直视者，此为肾绝也。又未知何脏阴阳前绝，若阳气前绝，阴气后竭者，其人死，身色必青；阴气前绝，阳气后竭者，其人死，身色必赤，腋下温，心下热也。

此段因辨三部皆浮而无根，及洪大而散之脉，而知其大命之将绝，又就症辨何脏先绝，又辨阴阳尽竭之前后，辨脉至此，精矣至矣，故非辨症也。所以命绝[②]者，以脉三部皆浮而无根，洪大而散，是阳将外脱上越，阴不能维持于中，以致离卸其交钮，再或阴寒内盛，自下逼上，孤阳外亡，独阴无阳，亦成离判也，此皆辨脉而知其命将绝也。漐习，谓振动搐搦，手足时引缩也。

寸口脉浮大，而医反下之，此为大逆。浮则无血，大则为寒，寒气相搏，则为肠鸣。医反不知，而反饮冷水，令大汗出，水得寒气，冷必相搏也，其人即饲。

此段只就寸口浮大一脉推究之，以见左右三部九候应辨者，无穷也。寸口脉浮，是邪在表[③]，不治表而下之，自犯大逆也。且凡言浮，则必过于浮凡脉皆当如此看；凡言大，则必过于大。故寸见浮，可知气胜而亡血，阴不能维阳使静，故只见浮而且大，可知所谓气胜者，亦非正气，乃挟外感风寒之邪，参杂而成大脉，是外感邪寒与正气相搏而成病者也。夫中表固为寒与正搏，即直中里，因肠胃素有虚风，风亦气也，亦与时感之寒相搏，遂成肠鸣之症，即不下之，且将自利，可下之乎？然不可下，俗医必为可汗，但因浮大，谓为实热在内，饮以冷水，令大汗出，不知冷水只可消实热，焉可治寒气？今所饮冷水，得寒气又必相搏，搏于胸胃，阳滞阴凝，饮食入而必饲矣。饲，即噎也，所以饲者，以寒邪格于阳部，拒而不入也。饮冷水以

①【注文浅释】
本条强调脉诊的重要性，但是必须注意脉症互参的原则，综合整个情况来细致分析，才可能得出正确的诊断，否则就难保不发生错误。

②【注文浅释】
方氏认为“命绝”与“肺先绝”联系密切。人以气在则生，气绝则死。肺主气，气主命，故以总一身而盖言之，则曰命绝。

③【医理探微】
程氏认为本条之浮大脉为邪气在表，法当发汗；而张氏认为浮大脉并不一定都见于表证、热证、实证，也可见于里虚寒证。由于血虚中寒，阳气虚浮于外，所以脉见浮大，但必是浮大无力，脉似有余而实不足。阳浮中寒，必然伴有肠鸣，所以说“浮则无血，大则为寒，寒气相搏，则为肠鸣”。

发汗，诸家概置勿论，魏氏比义于白虎汤，而云未能自信，然此无难知者，如今人患热病，食西瓜则汗出而解，亦此意也。餲病有成于饮冷者，有成于饮热酒者，无非寒热与虚气相搏而成也。

趺阳脉浮，浮则为虚，浮虚相搏，故令气餲，言胃气虚竭也。脉滑，则为哕，此为医咎，责虚取实，守空迫血。脉浮，鼻中燥者，必衄也。

此段承上申言气逆之餲，再审于专主胃之趺阳脉也。下体之诊，浮即为虚，不同于寸口之必兼大也。浮虚相搏之虚，乃胃虚也。虚必有寒，虚寒之胃气相搏，是以气必上逆而为餲，不必定成噎症。凡胃虚寒，胸膈必反有浮游之热，逆而上冲，重可噎饮食，轻亦可逆鬲气，是胃已虚，不治则将竭也。如浮带滑，滑近数，邪热上冲，必为空哕[①]，是胃虚气逆，更甚于呕矣。此由医误汗、下，或误饮冷水也。夫胃本虚而以为实，反责虚以取实，其为大逆，如前段所云也。于是胃气内空，则阳不足而越于外，阴之内守者亦不能自固于中，且阴既虚，又生邪热，热入阴中，迫血妄行，于是血随邪热而上行，必从鼻而出，故趺阳脉浮而觉鼻中燥者，必衄也。然则趺阳得一浮脉，即知胃气之虚竭，兼一滑脉，即知邪热之妄行，其可不辨之而误有所治哉？此段言胃虚，大约虚寒则餲食，虚热则吐血，于浮脉兼滑、兼大而辨之。大即芤，滑即数也，可体原文上段言芤、言革、言数而明之。

①【注文浅释】
哕（yuě）：有声无物曰哕，即俗称呃逆。

诸脉浮数，当发热而洒淅恶寒，若有痛处，饮食如常者，畜积有脓也。脉浮而迟，面赤而战惕者，六七日当汗出而解，反发热者，瘥迟。迟则无阳，不能作汗，其身必痒也。

此段就脉之浮数[②]辨论。曰“诸脉”，则左右三部九候皆该，不独两寸也，然必以两寸为气之聚，脉之归焉。

②【注文浅释】
浮数脉，一般多见于表证，所以说当见发热恶寒等证。但是痈疡外科病也会出现脉浮数的发热恶寒，那就不是外感表证。因此，必须注意鉴别。

寸口脉阴阳俱紧者，法当清邪中于上焦，浊邪中于下焦。清邪中上，名曰洁；浊邪中下，名曰浑也。阴中于邪，必内栗也。表气虚微，里气不守，故使邪中于阴也。阳中于邪，必发热头痛，项强颈挛，腰痛胫酸，所谓阳中雾露之气。故曰清邪中上，浊邪中下。阴气为栗，足膝逆冷，便

溺妄出。表气虚微，里气微急，三焦相混，内外不通。上焦怫郁，脏气相熏，口烂食断也。中焦不治，胃气上冲，脾气不转，胃气为浊，荣卫不通，血凝不流。若卫气前通者，小便赤黄，与热相搏，因热作使，游于经络，出入脏腑，热气所过，则为痈脓。若阴气前通者，阳气厥微，阴无所使，客气内入，嚏而出之，声嗢咽塞。寒厥相逐，为热所壅，血凝自下，状如猪肝。阴阳俱厥，脾气孤弱，五液注下。下焦不阖，清便下重，令便数难，脐筑湫痛，命将难全。

此段似乎辨症，但起手重提“寸口脉阴阳俱紧”一语，则浮、中、沉取之俱紧，乃三焦阴寒涸沍之象[①]，故必详究表里、上下之症，以为阴阳俱紧之脉证验，则辨症正以辨脉也。

脉阴阳俱紧者，口中气出，唇口干燥，踡卧足冷，鼻中涕出，舌上苔滑，勿妄治也。到七日以来，其人微发热，手足温者，欲解；到八日以上，反大发热者，此为难治。设使恶寒者，必欲呕也；腹内痛者，必欲利也。

此段承上“脉阴阳俱紧”，申言寒湿中人上下成病，其症候次序，病情转变[②]，大命生死，一切情状也。此段单就初病言，下段又就变迁言。

脉阴阳俱紧，至于吐利，其脉独不解；紧去人安，此为欲解。若脉迟，至六七日不欲食，此为晚发，水停故也，为未解；食自可者，为欲解。

此段又就“脉阴阳俱紧”申言之，以见脉之宜辨症，正所以证脉也[③]。

病六七日，手足三部脉皆至，大烦而口噤不能言，其人躁扰者，必欲解也。若脉和，其人大烦，目重，睑内际黄者，此为欲解。

此段总承上“阴阳俱紧”三段而申言之，点出手足三部脉[④]，以见不独寸口也。

脉浮而数，浮为风，数为虚，风为热，数为寒，风寒相搏，则洒淅恶寒也。脉浮而滑，浮为阳，滑为实，阳实相搏，其脉数疾，卫气失度。浮滑之脉数疾，即发热开出者，此为不治。

此段辨脉之浮数，以明症之轻重不同也。

①【注文浅释】

王氏认为本条所言是湿邪的治病特点。王肯堂：“此所言邪似是湿邪，盖有天之湿，雾露雨是也。天本乎气，故中上、中表、中经络；有地之湿，水、泥是也，地本乎形，故中下、中里、中筋骨。”

②【注文浅释】

病在疑似之间，切勿乱投药饵。

③【医理探微】

辨病之欲解与未解，必须脉症合参。本条列举两种情况：一是阴盛里寒证的脉阴阳俱紧，以至吐利，有邪去为欲解和邪盛为未解的两种转归。紧脉未变，表明寒邪仍然很盛，不会病解；如果脉不紧，则表明寒邪已退，吐利乃寒邪的去路，所以说“紧去人安”。二是晚发的水停脉迟，由于中焦虚寒而致水停为病，只要中阳恢复，则水不再停而病可解。因此，这种病的解与未解，进食情况有重要的参考价值。病至六七日，仍不欲食，是胃气未复，当然不会病解；食自可，表明胃气已经渐复，所以知病将解除。

④【医理探微】

病至六七日，突然发生大烦，口噤，不能言语，躁扰不安，但手足三部脉皆至，也就是脉和，知不是病情恶化，而是欲解之兆。

伤寒咳逆上气，其脉散者死，其形损故也。

此段结言辨脉之终，故就伤寒推究其所以死[①]也。

平脉篇

师曰：呼吸者，脉之头也。初持脉，来疾去迟，此出疾入迟，名曰内虚外实也；初持脉，来迟去疾，此出迟入疾，名曰内实外虚也。

此段先明呼吸为脉所自始[②]。

问曰：上工望而知之，中工问而知之，下工脉而知之，愿闻其说。师曰：病家人请云，病人苦发热，身体疼，病人自卧，师到诊其脉，沉而迟者，知其瘥也，何以知之？表有病者，脉当浮大，今脉反沉迟，故知愈也。

此段因脉辨症。此所谓沉迟[③]，是就初持脉寸口浮取而言，非持之而得沉迟，故为病愈。此等大有关系，故申明之；

假令病人云腹内卒痛，病人自坐，师到脉之，浮而大者，知其瘥也。何以知之？若更有病者，脉当浮而细，今脉浮大，故知愈也。

此段亦是因脉知症。更有病，“更”即“仍”字义，非别病也。

师曰：病家人来请云，病人发热烦极。明日师到，病人向壁卧，此热已去也。设令脉不和，处言已愈。设令向壁卧，闻师到，不惊起而盼视，若三言三止，脉之咽唾者，此诈病也。设令脉自和，言此病太重，当须服吐下药，针灸数十百处，乃愈。

此段就病人情伪，察识其病之真假，而必以脉为定也[④]。言须服吐下药，针灸数十百处，以受尽痛苦吓之，彼诈病者惊闻，必不敢见欺，而自吐实情矣。

师持脉，病人欠者，无病也。脉之呻者，病也。言迟者，风也。摇头言者，里病也。行迟者，表强也。坐而伏者，气短也。坐而下脚者，腰痛也。里实护腹，如怀卵物者，心痛也。

此段就持脉时，病人之声音、状貌、情态，以辨明何病，亦以佐辨脉察病之法也[⑤]。

①【注文浅释】
脉散形损，是脏真告竭的外候。

②【注文浅释】
脉随呼吸而行，故呼吸为脉所自始。脉搏的徐疾快慢以平人的呼吸为根据，故“头”又有标准的意思。

③【注文浅释】
沉迟相对浮大而言，不是里虚寒的沉迟。

④【医理探微】
此处应是四诊合参，热去向壁静卧，脉自和者当然为愈候。但脉不和，也并不代表一定是病脉，仅是病邪初罢，而尚未恢复正常之象。

⑤【注文浅释】
从师持脉开端，并未历举脉象，尽是从望诊、问诊、闻诊而察其病情，可见四诊必须配合运用。

师曰：伏气之病，以意候之，今月之内，欲有伏气。假令旧有伏气，当须伏之。若脉微弱者，当喉中痛似伤，非喉痹也。病人云：实喉中病。虽尔，今复欲下利。

此段辨明伏气之脉，故虽及症，而不言治法。冬时感寒，伏藏经中者，为伏气，今月春分，伏寒欲发时也。"欲有伏气"，为时令言。假令旧有伏气，诊于人而得之，脉微弱，指少阴[①]也。喉痛如物伤之，而非火邪壅肿之喉痹，此正伏气久已变热也。病人果云实喉中痛，辨脉验症，伏气已真矣。虽尔，喉痛为伏气上冲，且必下决作利也。

问曰：人病恐怖者，其脉何状？师曰：脉行如循丝累累然，其面白脱色。问曰：人不饮，其脉何类？师曰：脉自涩，唇口干燥也。问曰：人愧者，其脉何类？师曰：脉浮，面色乍白乍赤。

此段并言三症，皆辨脉而兼望色，以知病之情状也。

问曰：脉有三菽六菽重者，何谓也？师曰：脉者，人以指按之，如三菽之重者，肺气也；如六菽之重者，心气也；如九菽之重者，脾气也；如十二菽之重者，肝气也；按之至骨者，肾气也。

此段明诊法轻重，以求脉于浅深[②]，而知所属何脏也。

假令下利，寸口、关上、尺中，悉不见脉，然尺中时一小见，脉再举头者，肾气也；若见损脉来至，为难治。

此段补叙少阴伏气，由元阳素虚，寒邪久畜，变成热邪，上冲不透，下趋必利，为危候也。

问曰：脉有相乘，有纵有横，有顺有逆，何也？师曰：水行乘火，金行乘木，名曰纵；火行乘水，木行乘金，名曰横；水行乘金，火行乘木，名曰逆；金行乘水，木行乘火，名曰顺。

此段就五行生克[③]之理，辨脉之衰旺，乘者为病邪，所乘者为正气也。

问曰：脉有残贼，何谓也？师曰：脉弦、紧、浮、滑、沉、涩，此六者名为残贼，能为诸脉作病也。

此段申明病脉，有害于如经之脉，又以此六脉为关要，故举以示人。弦、紧者，阴病脉，残贼阳正脉之柔缓也；浮、滑者，阳病脉，残贼阴正脉之和缓也，浮而兼滑，大

①【医理探微】

少阴属肾，肾司二便，而经脉循行咽喉，故少阴伏气病，法当咽喉疼痛而又下利。与厥阴病的便脓血者的其喉不痹，有一定区别。

②【注文浅释】

《难经·第五难》曰："初持脉，如三菽之重，与皮毛相得者，肺部也。如六菽之重，与血脉相得者，心部也。如九菽之重，与肌肉相得者，脾部也。如十二菽之重，与筋平者，肝部也。按之至骨，举指来疾者，肾部也。"

③【注文浅释】

所谓纵横，乃就五行相克的关系而言；所谓逆顺，乃就五行相生的关系而论。总之，四时五脏之气，皆贵得其平，无论太过不及，均能导致克贼而为病变。

而芤也；沉、涩者，亦阴病脉，残贼阳正脉之流行充畅也。举此六者以概之，然凡病脉，皆能残贼[①]正脉，使之变动而不安其常。

问曰：脉有灾怪，何谓也？师曰：假令人病，脉得太阳，与形症相应，因为作汤，比还送汤，如食顷，病人乃大吐，若下利，腹中痛。师曰：我前来不见此症，今乃变异，是名灾怪。又问曰：何缘作此吐利？答曰：或有旧时服药，今乃发作，故名灾怪也。

此段辨脉审症，推究以至于极也[②]。脉得太阳，必用散邪升阳汤剂，旧服药，今发作，必是寒凉之药旧存于里，今得治表之汤，寒邪在表，未及驱逐，而寒药在里，先发作而吐泻矣，故曰灾怪。然寒药中存者，得吐泻可除，即今表邪亦不治而自散矣，何也？吐上越，必有汗可解也。

问曰：东方肝脉，其形何似？师曰：肝者，木也，名厥阴，其脉微弦濡弱而长，是肝脉。肝病自得濡弱者，愈也。假令得纯弦者，死。何以知之？以其脉如弦直，是肝脏伤，故知死也。

南方心脉，其形何似？师曰：心者，火也，名少阴，其脉洪大而长，是心脉。心病自得洪大者，愈。假令脉来微去大，故名反，病在里也。脉来头大本小者，故名覆，病在表也。上微头小者，则汗出。下微本大者，则为关格不通，不得尿。头无汗者，可治，有汗者死。

西方肺脉，其形何似？师曰：肺者，金也，名太阴，其脉毛浮也。肺病自得此脉，若得缓迟者，皆愈；若得数者，则剧。何以知之？数者，南方火，火克西方金，法当痈肿，为难治也。

此三段因五行生克之理，已于前纵、横、顺、逆详言之，今复就辨脉而知脏病，欲人审察之也。但言三脏者，亦如《辨脉篇》但言夏令，人当自推及也。

问曰：二月得毛脉，何以遽言至秋当死？师曰：二月之时，脉当濡弱，反得浮者，故知至秋死。二月肝用事，脉应濡，反得毛浮，是肺脉也。肺属金，金来克木，故知秋死也。他皆仿此。

此段因五脏辨脉，而推及于四时，亦举一以例其

①【注文浅释】

弦紧浮滑沉涩六脉，皆为残贼之脉，能为诸脉作病，此其所以为残贼也。

②【注文浅释】

示人问诊必须详细，一旦发生灾怪情况，应究其因而切勿忽视。

余也[①]。

师曰：脉肥人责浮，脉瘦人责沉。肥人当沉，今反浮；瘦人当浮，今反沉，故责之。

此段就人形体辨诊脉之轻重[②]，以定责治之法也。

师曰：寸脉下不至关，为阳绝；尺脉上不至关，为阴绝。此皆不治，决死也。若计其余，有生死之期，期以月节克之也。

此段承上关格，推言阴阳不顺接[③]，上下不交通，凡病皆可决之于脉也。

师曰：脉病人不病，名曰行尸，以无王气，卒眩仆不识人者，短命则死。人病脉不病，名曰内虚，以无谷神，虽困无苦。

此段因前文辨脉审症，而知所重惟在乎脉，而症不过证其脉也[④]。

问曰：翕奄沉，名曰滑，何谓也？沉为纯阴，翕为正阳，阴阳相合，故令脉滑，关尺自平。阳明脉微沉，食饮自可。少阴脉微滑，滑者，紧之浮名也，此为阴实，其人必股内汗出，阴下湿也。

此段专辨脉之沉，而兼及滑、浮、紧，正申言"脉有残贼"一节也。翕与辟对，奄与发对，掩同。脉属气属阳，阳为阴所翕合而奄掩之，则脉沉也。再重按，形圆顶指，此沉乃流动有力而滑[⑤]也。

问曰：曾为人所难，紧脉从何而来？师曰：假令亡汗，若吐，以肺里寒，故令脉紧也。假令咳者，坐饮冷水，故令脉紧也。假令下利，以胃中虚冷，故脉紧也。

此段亦申言残贼脉也。前段论关、尺二部之沉、滑，于尺中辨阳虚阴实之紧脉。此言寸脉之紧，及胃中虚冷之紧，皆明三部之阳虚阴实[⑥]也。

寸口卫气盛，名曰高；荣气盛，名曰章。高章相搏，名曰纲。卫气弱，名曰惵；荣气弱，名曰卑。惵卑相搏，名曰损。卫气和，名曰缓；荣气和，名曰迟。迟缓相搏，名曰沉。

此段分三节，辨脉之过、不及与中和之象，而审病机也。曰"寸口"[⑦]者，以诸脉总会之首，实该三部九候而辨

①**【注文浅释】**
以春季肝脉为例，说明相克脉预后不良的机制。

②**【注文浅释】**
论体质肥瘦与脉象浮沉的关系。

③**【注文浅释】**
《内经》："阴阳离决，精气乃绝。"今阴阳偏绝，故其预后当凶。

④**【注文浅释】**
《内经》说："形气有余，脉气不足，死；脉气有余，形气不足，生。"

⑤**【注文浅释】**
此滑脉，表明气血充盛，经脉畅行流利。

⑥**【注文浅释】**
紧脉有虚有实，临床应鉴别清楚。

⑦**【注文浅释】**
寸口也是荣卫阴阳之气相会之处，所以据寸口脉象的变化，可以候荣卫的太过、不足与平和无病。

之也。

寸口脉缓而迟，缓则阳气长，其色鲜，其颜光，其声商，毛发长。迟则阴气盛，骨髓生，血满，肌肉紧薄鲜鞕。阴阳相抱，荣卫俱行，刚柔相搏，名曰强。

此段紧接上“迟缓为沉”来，分别出迟、缓[①]，又可名强也。亦曰“寸口”者，分以两寸统各三部，其左右六部悉同等也。

趺阳脉滑而紧，滑者胃气实，紧者脾气强，持实击强，痛还自伤，以手把刃，坐作疮也。

此段承上“强脉”，并前段言“阴实”，专就脾胃表里[②]，以明脉见强为平脉，亦有时为病脉也。脉贵和平，胃实、脾强皆为病脉，如持阳实以击阴强，则水火相搏，不相逮者，真相搏矣。然非外敌，乃自相残伤，如以手把刃，坐而自戕其躯体，以成疮疡也。但言“持实击强”，不言“持强击实”，可推其义。

寸口脉浮而大，浮为虚，大为实，在尺为关，在寸为格，关则不得小便，格则吐逆。趺阳脉伏而涩，伏则吐逆，水谷不化，涩则食不得入，名曰关格。

此段就脉辨出关格[③]之病，却有两种。然皆由阴阳为病，无错杂之邪阻碍，故尚轻于无尿、但头汗出之关格。

脉浮而大，浮为风虚，大为气强，风气相搏，必成瘾疹，身体为痒。痒者，名泄风，久久为痂癞。

此段又就浮大脉辨瘾疹、痂癞之症[④]，亦于寸口候表也。

寸口脉弱而迟，弱者卫气微，迟者荣气寒。荣为血，血寒则发热；卫为气，气微则心内饥，饥而虚满，不能食也。

此段亦辨脉论症，总不外阳虚阴实[⑤]之义。

趺阳脉大而紧者，当即下利，为难治。寸口脉缓而弱，弱者阳气不足，缓者胃气有余，噫而吞酸，食卒不下，气填于胸上也。

此段亦辨脉论症，专以胃之虚实验病之轻重，而实为阳虚阴实之见端也。

趺阳脉紧而浮，浮为气，紧为寒，浮为腹满，紧为绞

①【注文浅释】

成无己：“缓为胃脉，胃合卫气，卫温分肉，充皮毛，肥腠理……声清毛泽矣。迟为脾脉，脾合荣气，荣养骨髓……荣和血满，则骨正髓生，肌肉坚硬矣。”

②【医理探微】

寸口脉主气血，故以寸口脉论荣卫；趺阳脉主中土，故以趺阳脉论脾胃。

③【注文浅释】

关格是证候名称，也是病机概念。关，关闭的意思，因为病在下，所以又称关阴。格，格拒的意思，因为病在上，所以又称格阳。

④【注文浅释】

本条脉浮大，乃正虚而邪风外袭，因而发生隐疹或痂癞。

⑤【注文浅释】

卫虚荣寒。

痛，浮紧相搏，肠鸣而转，转即气动，膈气乃下，少阴脉不出，其阴肿大而虚也。

此段就趺阳脉辨少阴之症[①]，而胃脉亦兼统焉，以趺阳主胃、肾二经之脉也。程氏谓肾肿兼有水畜，亦是肾阳已衰，无湿不作虚肿也。然此水畜，必在膀胱，气盛阳足则自宣泄，不可作湿热治也。

寸口脉微而涩，微者卫气不行，涩者荣气不足，荣卫不能相将，三焦无所仰，身体痹不仁。荣气不足，则烦疼，口难言；卫气虚，则恶寒，数欠。三焦不归其部，上焦不归者，噫而吞酢；中焦不归者，不能消谷引食；下焦不归者，则遗溲。沉而数，沉为实，数消谷，紧者病难治。

此段辨脉，乃就表之荣卫、里之三焦，而得阴阳两亏之脉，虽言寸口，实兼关、尺二部，轻重取之而得也。紧者病难治[②]，以中气空虚之极所致，较浮而涩者更加等也。然皆不为预图之故，不重可悔恨哉！

寸口脉微而涩，微者卫气衰，涩者荣气不足。卫气衰，面色黄；荣气不足，面色青。荣为根，卫为叶，荣卫俱微，则根叶枯槁而寒栗、咳逆、唾腥、吐涎沫也。

此段又就寸口脉分辨病情、面色，而知阳虚阴实，更兼痰之候。

趺阳脉浮而芤，浮者卫气衰，芤者荣气伤，其身体瘦，肌肉甲错，浮芤相搏，宗气衰微，四属断绝。

此段又就辨脉明荣卫之表气，而趺阳为胃脉，中焦之气出于胃，因可识宗气也。四属[③]，四肢也。断绝则荣卫不行，不止不足，将为半身不遂等症矣。

寸口脉微而缓，微者卫气疏，疏则其肤空；缓者胃气实，实则谷消而水化也。谷入于胃，脉道乃行；水入于经，其血乃成。荣盛则其肤必疏，三焦绝经，名曰血崩。

此段因前二段寸口、趺阳候得荣卫俱微，遂专论卫微、荣盛之症，亦于脉辨之也。里荣无所统摄，多入于经者，亦易乱出于经，何也？气有行于荣中者，荣气也；气有护于荣外者，卫气也。卫气既疏，则里血无力，血易泛滥，不由经道而下崩，此乃三焦经绝[④]也。

趺阳脉微而紧，紧则为寒，微则为虚，微紧相搏，则为

①【注文浅释】
张令韶："此言趺阳之气下归于少阴，而少阴之气不上交于趺阳而为病。"

②【医理探微】
趺阳脉沉紧，紧为寒邪之甚，脾胃阳气必遭伤残，邪实正伤，故为难治。

③【注文浅释】
四属：即四肢，也有认为是皮、肉、脂、髓。

④【注文浅释】
关于"三焦绝经"的"经"字，成氏解为"三焦绝其常度"；《医宗金鉴》解为"气血失其经常之道"；张氏训经为经脉，解成"三焦无所仰，不能循行经脉，而与经相绝"。

短气。少阴脉弱而涩，弱者微烦，涩者厥逆。趺阳脉不出，脾不上下，身冷肤鞕。

此段又就脉辨得阳虚阴实之一症，余可类推。

少阴脉不至，肾气微，少精血，奔气促迫，上入胸膈，宗气反聚，血结心下，阳气退下，热归阴股，与阴相动，令身不仁，此为尸厥，当刺期门、巨阙。

此段就上“趺阳脉不出”，推出少阴脉[①]，以趺阳主肾，故可明肾虚主症也。

寸口脉微迟，尺脉紧，其人虚损多汗，知阴常在，绝不见阳也。寸口诸微亡阳，诸濡亡血，诸弱发热，诸紧为寒。诸乘寒者，则为厥，郁冒不仁，以胃无谷气，脾涩不通，口紧不能言，战而栗也。

此段又就脉申言阳虚阴实之病，更推类以结之也。

问曰：濡弱何以反适十一头？师曰：五脏六腑相乘，故十一。问曰：何以知乘腑？何以知乘脏？师曰：诸阳浮数为乘腑，诸阴迟涩为乘脏也。

此段言脉之通于脏腑，凡邪之乘，因乎脉之虚，所以通结《辨脉》《平脉》二篇之义也。濡弱[②]，言气血，气无形，血如水，皆软细之物，非指病脉为濡弱，凡人脉皆如此也。适，往也；反，来也。反适，即往来义。头，即“处”字之意，十一头，原文自明之，言相乘表里之谓也。五脏六腑，皆阴阳相配为表里，而以三焦统之，成十二经，又分上、中、下为三。上焦心、肺二脏，配以心包络一腑，即身里上段之大膜，而就其包裹心者主之，包心络者，不止包心，通于全里，遂更通于表矣；中焦肝、脾二脏，配以胃、胆二腑，两胁之间，胃肠之际，又有脂膜以连之，胃之下口，通于中焦之小肠、大肠；下焦膀胱二腑，独肾一脏，此十一头之部位也。上焦肺稍后，心稍前，而肺下心上是为胸膈，其中为膻中，宗气居焉。中焦肝、胆在左，脾在右，胃居中。胃之下，小肠之后，大肠之上，是为人之中，脐上三寸三分是其处，居于身左右、前后之中，乃受天地父母之元气而生身者，故与脐对，有窍而不开，虽其气无不通，而无可通之窍，所以深藏永固之也。下焦则肾居后，膀胱居前，肾脏两丸，附于脊骨，而中虚者为命门。膀胱之上、脐之下亦

①**【注文浅释】**

少阴脉不至，是肾气衰微，精血少也。

②**【注文浅释】**

濡弱为胃气柔和之征，五脏六腑皆借胃气以生，病脉尽管各异，皆应以有胃气为贵。

有空处，是为关元。命门水中存火，以温三焦，三焦无形，以躯壳为形，以脂膜为界，其实一物，故亦附名为腑经，为手少阳，正配肾足少阴，以命门之火，同为相火，共奉心之君火也。关元之中，有气专司分清浊二路，故曰关，而名其气为胞中。此十一头相乘，而得十二经之义也。其中为膻中，为胃中，为身中之中，为胞中之中，为命门之中，皆形虚而有气以实之，惟虚故能实，万化起于中，静者，动之本也。至鼻下口上，亦名人中，则以人之开窍上下者分中。人中之上，耳、目、鼻皆两窍，阴耦数，三耦合乎坤也；人中以下，口与前后阴皆一窍，阳奇数，三奇合乎乾也。坤上乾下，乃成泰[①]象，故阴阳、上下、左右皆以交而生，以不交而死也。此十一头、三焦、五中，皆气之充塞，则皆脉之流通，故脉之濡弱，而实气之所藉流行也此段系魏氏全文。按：《平脉篇》起手曰“脉之头”，结处曰“十一头”，两“头”字首尾照应成篇法。

按：魏氏释辨脉、平脉之义，以为辨者，分别之；平者，较量之，平如平章之平，非平人之脉。然则辨者，始条理也，分为二，推至于无穷也；平者，终条理也，衡如一，究归于不二也。夫气有阴阳，邪亦有阴阳，病必分阴阳，脉必辨阴阳，必分为二以辨之；气之阴阳有有余、不足，邪之阴阳亦有盛衰，病因而有轻重，脉必平阴阳，故权衡如一以平之。如此释《辨》《平》二字之义，致有精凿。

①【注文浅释】

泰卦为第 11 卦。彖曰：泰，小往大来，吉亨。则是天地交，而万物通也；上下交，而其志同也。内阳而外阴，内健而外顺，内君子而外小人，君子道长，小人道消也。